Lehrbuch Pflegeassistenz

Lehrbuch Pflegeassistenz

Elisabeth Blunier

Wissenschaftlicher Beirat Programmbereich Pflege:

Angelika Abt-Zegelin, Dortmund; Jürgen Osterbrink, Salzburg; Doris Schaeffer, Bielefeld; Christine Sowinski, Köln; Franz Wagner, Berlin

Elisabeth Blunier

Lehrbuch Pflegeassistenz

6., vollständig überarbeite Auflage

unter Mitarbeit von
Robert Ammann
Elsbeth Gianfelici
Kathrin Hänseler

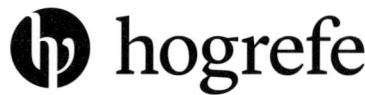

Elisabeth Blunier. Pflegefachfrau, Diplompädagogin, Erwachsenenbildnerin, Schulleiterin Pflegeassistenz a. D.
Eichackerweg 3
2545 Selzach
E-Mail: e.blunier@swissonline.ch

Wichtiger Hinweis: Der Verlag hat gemeinsam mit den Autoren bzw. den Herausgebern große Mühe darauf verwandt, dass alle in diesem Buch enthaltenen Informationen (Programme, Verfahren, Mengen, Dosierungen, Applikationen, Internetlinks etc.) entsprechend dem Wissensstand bei Fertigstellung des Werkes abgedruckt oder in digitaler Form wiedergegeben wurden. Trotz sorgfältiger Manuskriptherstellung und Korrektur des Satzes und der digitalen Produkte können Fehler nicht ganz ausgeschlossen werden. Autoren bzw. Herausgeber und Verlag übernehmen infolgedessen keine Verantwortung und keine daraus folgende oder sonstige Haftung, die auf irgendeine Art aus der Benutzung der in dem Werk enthaltenen Informationen oder Teilen davon entsteht. Geschützte Warennamen (Warenzeichen) werden nicht besonders kenntlich gemacht. Aus dem Fehlen eines solchen Hinweises kann also nicht geschlossen werden, dass es sich um einen freien Warennamen handelt.

Bibliografische Information der Deutschen Nationalbibliothek
Die Deutsche Nationalbibliothek verzeichnet diese Publikation in der Deutschen Nationalbibliografie; detaillierte bibliografische Daten sind im Internet über http://www.dnb.de abrufbar.

Dieses Werk einschließlich aller seiner Teile ist urheberrechtlich geschützt. Jede Verwertung außerhalb der engen Grenzen des Urheberrechtes ist ohne Zustimmung des Verlages unzulässig und strafbar. Das gilt insbesondere für Kopien und Vervielfältigungen zu Lehr- und Unterrichtszwecken, Übersetzungen, Mikroverfilmungen sowie die Einspeicherung und Verarbeitung in elektronischen Systemen.

Anregungen und Zuschriften bitte an:
Hogrefe AG
Lektorat Pflege
z. Hd.: Jürgen Georg
Länggass-Strasse 76
3000 Bern 9
Schweiz
Tel: +41 31 300 45 00
Fax: +41 31 300 45 93
E-Mail: verlag@hogrefe.ch
Internet: www.hogrefe.ch

Lektorat: Jürgen Georg, Detlef Kraut
Herstellung: Daniel Berger
Umschlagabbildung: © Bilderwerkstatt, Martin Glauser, Uttigen
Umschlag: Claude Borer, Riehen
Illustration/Fotos (Innenteil): Elisabeth Blunier
Satz: Elisabeth Blunier
Druck und buchbinderische Verarbeitung: Finidr s.r.o., Český Těšín
Printed in Czech Republic

1. Nachdruck 2022 der 6., vollst. überarb. Auflage 2017
© 2011, 2007, 2005, 2002, 2001 by Verlag Hans Huber, Hogrefe AG, Bern
© 2017 Hogrefe Verlag, Bern

(E-Book-ISBN_PDF 978-3-456-95830-9)
ISBN 978-3-456-85830-2
http://doi.org/10.1024/85830-000

Inhalt

Einführung 10

1. Grundlagen 11
Pflegemodelle 12
Pflegeprozess 16
Die Pflegeplanung 17
Pflegedokumentation 22
Beobachten und Wahrnehmen 24
Das Berufsgeheimnis 27
Sexuelle Belästigung am Arbeitsplatz 30
Ethik 33
Fixieren von Klienten 35
Menschen- und Patientenrechte 35

2. Schlafen 37
Das Zimmer 38
Das Bett 38
Der Nachttisch 40
Das Betten 41
Der Schlaf 45
Unterstützung des Schlafens 48
Vorbereitungen zur Operation 52

3. Sich bewegen 53
Sich bewegen 54
Rückenschonende Arbeitsweise 55
Kontrakturen 57
Kontrakturenprophylaxe 58
Mobilität/Immobilität 58
Störungen der Mobilität 59
Folgen der Immobilität 62
Ursachen für Stürze 64
Lagerung des Klienten 65
Mobilisation des Klienten 71
Geh- und andere Bewegungshilfen 74
Krankheitsbilder 77
Das Bobath-Konzept 82

INHALT

4. Sich sauber halten und kleiden ... 85

Körperpflege ... 86
Tägliche Körperpflege ... 88
Die Ganzwaschung ... 89
Waschen am Waschbecken/Lavabo ... 93
Zahn-, Prothesen- und Mundpflege ... 95
Soor- und Parotitisprophylaxe ... 98
Hand- und Fusspflege ... 99
Haarpflege/Rasieren ... 100
Haarwäsche ... 102
Baden und Duschen ... 103
Augen-, Nasen- Ohrenpflege ... 108
Dekubitus und Dekubitusprophylaxe ... 110
Sich kleiden ... 114
An- und Auskleiden ... 115

5. Essen und Trinken ... 119

Essen und Trinken ... 120
Ernährung und Stoffwechsel ... 121
Kostformen und Diäten ... 127
Das Körpergewicht ... 127
Unterstützung der Nahrungsaufnahme ... 131
Flüssigkeitszufuhr ... 133
Krankheitsbilder ... 135

6. Ausscheiden ... 141

Ausscheiden ... 142
Urin und Urinausscheidung ... 143
Urinmessungen ... 145
Urinuntersuchungen ... 147
Flüssigkeitsbilanz ... 148
Unterstützung bei der Ausscheidung ... 150
Urinbeutel ... 151
Stuhl und Darmentleerung ... 153
Erbrechen ... 155
Inkontinenz ... 158

INHALT

7. Regulieren der Körpertemperatur ... 163

Körpertemperatur ... 164
Körpertemperaturmessung ... 165
Veränderte Körpertemperatur ... 167
Pflege bei Fieber ... 170
Untertemperatur (Hypothermie) ... 172

8. Atmen ... 173

Atmen ... 174
Steuerung der Atmung ... 175
Beobachtung der Atmung ... 175
Pneumonieprophylaxe ... 180
Vitalzeichen ... 185
Blutdruck und Blutdruckkontrolle ... 188
Blutdruck im Alter ... 191
Krankheitsbilder ... 192
Antikoagulation ... 194
Thrombose und Thromboseprophylaxe ... 195

9. Für eine sichere Umgebung sorgen ... 199

Das Sicherheitsbedürfnis ... 200
Eintritt des Klienten in das Spital, in das Heim ... 201
Infektionslehre ... 203
Immunität und Immunisierung ... 207
Hygiene und Hygienemaßnahmen ... 208
Reinigung, Pflege, Sterilisation und Desinfektion ... 213
Umgang mit Schmutzwäsche ... 219
Schutz vor blutübertragbaren Infektionskrankheiten ... 220
Isolierung ... 220
Umgang mit Medikamenten ... 223
Verabreichen von Medikamenten ... 225

10. Kommunizieren ... 233

Kommunikation ... 234
Störungen der Kommunikation ... 236
Sehbehinderung ... 237

INHALT

Schwerhörigkeit ... 239
Hörgeräte ... 240
Umgang mit demenzkranken Menschen ... 245
Hauptformen der Demenz ... 245
Angehörige Demenzkranker Menschen ... 251
Validation ... 252
Basale Stimulation ... 255

11. Arbeiten und Spielen ... 259

Sich beschäftigen ... 260
Wenn Beschäftigungen wegfallen ... 261
Unterstützung beim Sich-Beschäftigen ... 263
Schwierigkeiten beim Sich-Beschäftigen ... 265
Beispiele möglicher Aufgaben/Arbeiten ... 266

12. Seine Geschlechtlichkeit leben ... 267

Sich als Frau oder Mann fühlen ... 268
Scham und Intimsphäre ... 269
Ekel ... 271
Sexualität ... 274

13. Sterben – ATL: Sinn finden ... 277

Sinn finden ... 278
Krise ... 278
Schmerzen ... 282
Sterben und Tod ... 284
Palliative Pflege ... 285
Glaubensüberzeugungen, Umgang mit verstorbenen Menschen ... 288
Umgang mit belastenden Situationen ... 290
Zeichen des nahenden Todes ... 291
Maßnahmen nach Eintritt des Todes ... 291
Pflegerische Aufgaben nach Eintritt des Todes ... 292

14. Anatomie – Physiologie ... 293

14.1 Ananatomisch-physiologische Grundlagen ... 294
    Die Zelle ... 296
    Gewebe ... 299
    Die Organe ... 301
    Die Organsysteme ... 301

INHALT

14.2 Das Blut	304
14.3 Das Herz	308
14.4 Blutgefäße und Blutkreislauf	311
14.5 Das Atmungssystem	314
Die Atemwege	315
Die Lunge	316
Der Gasaustausch	316
14.6 Das Verdauungssystem	317
14.7 Das Harnsystem	322
14.8 Das Genitalsystem	325
Das weibliche Genitalsystem	325
Das männliche Genitalsystem	328
14.9 Das Bewegungssystem	330
Der passive Bewegungsapparat	330
Der aktive Bewegungsapparat	335
14.10 Die Haut	338
Physiologie/Pathologie der Haut	340
Aufgaben der Haut	341
Die Altershaut	343
Hautanhangsgebilde	344
14.11 Die Sinnesorgane	345
Das Sehorgan	345
Das Hör- und Gleichgewichtsorgan	347
Der Hörvorgang	348
14.12 Steuerungssysteme unseres Körpers	349
Das Hormonsystem	349
Das Nervensystem	350
Das zentrale Nervensystem	351
Das periphere Nervensystem	353
Das vegetative Nervensystem	354
Wärmehaushalt und Temperaturregulation	355
Synonymwörterliste	359
Glossar	361
Anatomische Begriffe Deutsch – Lateinisch	
Anatomische Begriffe Lateinisch – Deutsch	
Literaturverzeichnis	371
Abbildungsnachweis	373
Sachwortverzeichnis	375

EINFÜHRUNG

EINFÜHRUNG

Als Pflegeassistentin/Pflegeassistent benötigen Sie Können und Wissen, um Ihren Beruf auszuüben, Sie brauchen Sicherheit und Flexibilität, um die Pflege dem Klienten optimal anzupassen, Sie müssen als zuverlässiges Teammitglied Ihre eigene Arbeit überprüfen können.

Da Sie als Lernende/Lernender im Praktikum meist bereits als Arbeitskraft eingesetzt werden, ist es unerlässlich, dass Sie so schnell wie möglich Arbeitsabläufe kennen und ausführen können. Dieses Lehrmittel soll Ihnen dazu verhelfen.

Die Struktur des Lehrmittels stützt sich auf das Pflegemodell von Roper et al. und ist in die Aktivitäten des täglichen Lebens nach Juchli eingeteilt. Die Pflegeverrichtungen sind teilweise detailliert aufgeführt, damit sich auch Lernende ohne Pflegeerfahrung rasch ein fundiertes Basiswissen erarbeiten können.

Abläufe von Pflegeverrichtungen sind als Beispiele gedacht und müssen nach den Weisungen Ihrer Schule, Ihres Krankenhauses, Ihres Pflegeheims, Ihrer Abteilung variiert werden.

Das Buch ist als Arbeitsbuch gedacht. Wichtige Grundsätze sind besonders hervorgehoben und die Ränder sind breit gehalten, damit Sie Notizen machen können.

Weibliche und männliche Bezeichnungen sind willkürlich gewählt; der Einfachheit halber immer nur eine Form, die in den meisten Fällen auch für das andere Geschlecht gilt.

Elisabeth Blunier

DANK

Direkt oder indirekt haben einige Leute an der Entstehung dieses Buches mitgewirkt. Ein ganz persönlicher Dank geht an Robert Ammann, Elsbeth Gianfelici, Marianne Schwab und Dori Nenniger.

1. GRUNDLAGEN

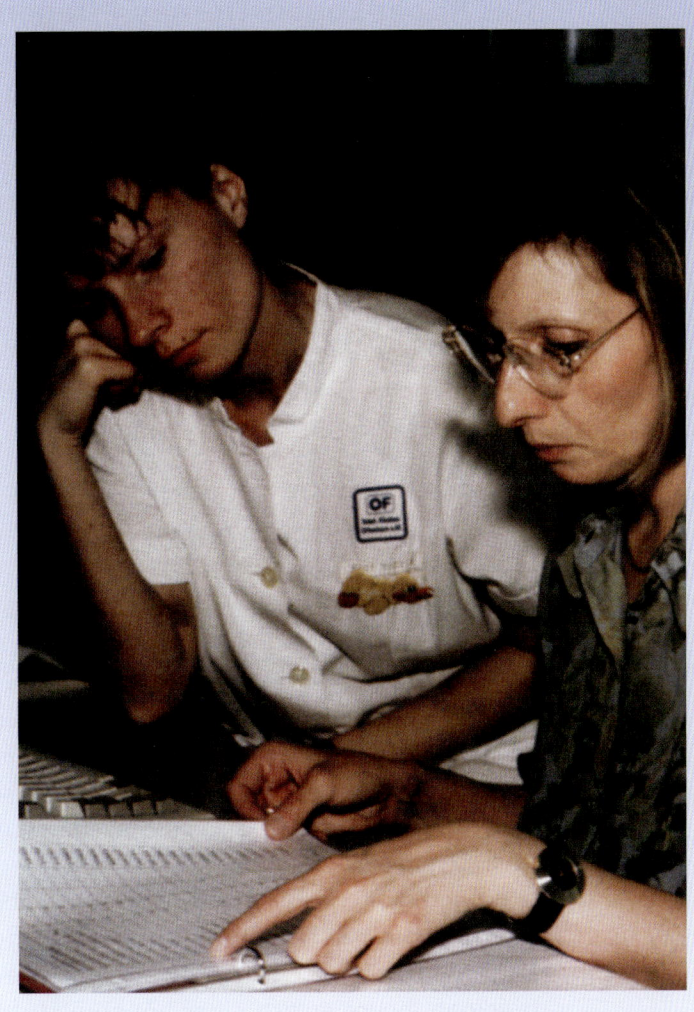

PFLEGEMODELLE

Notizen

Pflegemodelle

Da die Struktur dieses Buches sich auf das Pflegemodell von Roper, Logan und Tierney stützt, soll dieses Modell hier näher beschrieben werden.

Ein **Modell** ist ein Abbild der Wirklichkeit. Das Modell eines Ohrs zeigt uns, wie das Ohr aussieht.

Bei den Pflegemodellen geht es nicht darum, die Pflege genau so auszuführen, wie sie im Modell beschrieben wird. Es geht darum, den Pflegenden das Verständnis von Pflege zu erleichtern. Pflegemodelle liefern Begründungen für das Handeln und die Wirkung der Pflege (vgl. Swoboda, B.: Pflegeplanung).

Das Roper-Logan-Tierney-Pflegemodell

Das **Pflegemodell** von Roper, Logan und Tierney basiert auf einem **Lebensmodell**. Es wurde ursprünglich von Nancy Roper im Jahre 1976 entworfen. Das Modell des Lebens ist ein Versuch, die ganze Komplexität des «Lebens» darzustellen und auf Beziehungen zwischen den verschiedenen Komponenten hinzuweisen. Gemäß Abb. 1.2 gibt es fünf Hauptkomponenten im Modell, nämlich:

- Lebensaktivitäten (LA)
- Lebensspanne
- Abhängigkeits-/Unabhängigkeits-Kontinuum
- Faktoren, welche die LA beeinflussen
- Individualität im Leben

Lebensaktivitäten (LA)

Die LA beschreiben, was zum täglichen Leben gehört (s. Tab. 1.1, S. 14). Jede dieser LA lässt sich in zahllose Einzelaktivitäten aufteilen, zwischen denen enge Wechselbeziehungen bestehen.
Wenn wir z. B. einen Klienten waschen (LA «Sich sauber halten und kleiden»), sprechen wir mit ihm (LA «Kommunizieren»), wir beachten die Hygienevorschriften (LA «Für eine sichere Umgebung sorgen»), wir regen ihn an sich zu bewegen (LA «Sich bewegen»).

Der amerikanische Psychologe A. Maslow (1908-1970) hat diese Bedürfnisse beschrieben und in fünf Stufen gegliedert (s. Abb. 1.1). Nach Maslow muss der Mensch zuerst seine Grundbedürfnisse befriedigen, bevor er sich einer höheren Stufe zuwenden kann. Das heißt, er kann sich nur höheren Bedürfnissen zuwenden, wenn er zuerst die darunterliegenden befriedigt hat.

Zentrale Aussagen aus dem Modell

Jeder Mensch bewegt sich in seinem Leben zwischen Polen der völligen Abhängigkeit und der völligen Unabhängigkeit.

Die Pflegenden unterstützen die Klienten in den Lebensaktivitäten und beugen einer Beeinträchtigung vor.

Pflege bezieht immer die Individualität im Leben ein.

Einer der besten Wege, einen Menschen zu verstehen, ist die Beobachtung seiner Lebensaktivitäten.

Grundlagen

PFLEGEMODELLE

Bedürfnispyramide nach Maslow

Bedürfnis nach Selbstentfaltung
Sinnfindung, Freiheit, Selbstverwirklichung, Religion, Schönheit, Harmonie

Bedürfnis nach Wertschätzung
Anerkennung, Ansehen, Kompetenz

Soziale Bedürfnisse
Geborgenheit, Zugehörigkeit, Liebe, Akzeptanz

Bedürfnis nach Sicherheit
Ordnung, Regelmäßigkeit, Geborgenheit, Vorsorge, Schutz

Physiologische Bedürfnisse
Sauerstoff, Nahrung, Flüssigkeit, Kleidung, Schlaf, Wärme, Bewegung

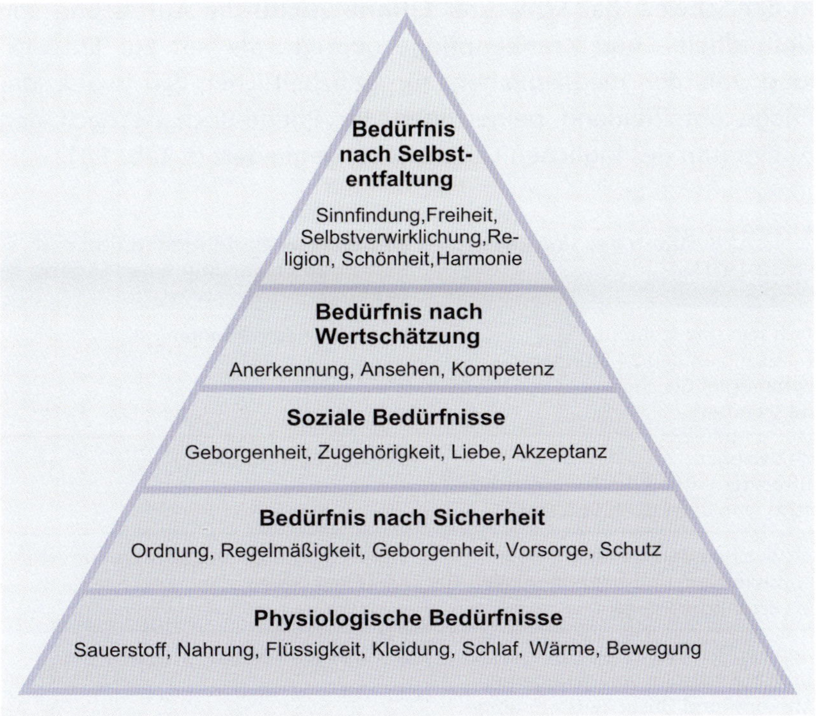

Abb. 1.1: Bedürfnispyramide nach A. Maslow

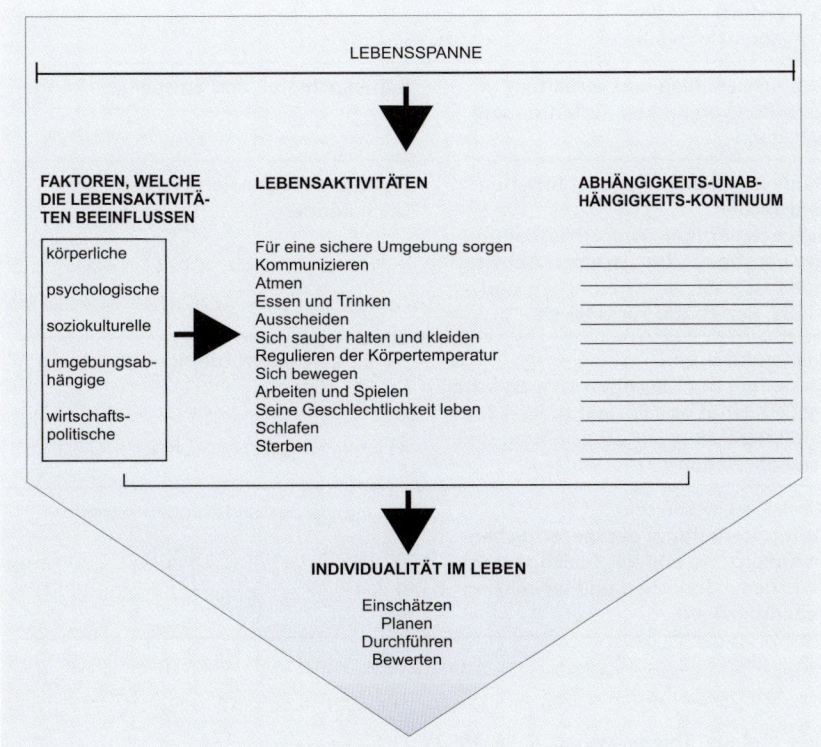

Abb. 1.2: Diagramm des Pflegemodells nach Roper, Logan und Tierney

PFLEGEMODELLE

In der Schweiz hat Schwester **Liliane Juchli** die Auffassung von Gesundheits- und Krankenpflege geprägt. Sie hat zur Entwicklung von der medizinischen zur ganzheitlichen Sichtweise der Pflege entscheidend beigetragen. Ihr Pflege-Buch ist nach den Aktivitäten des täglichen Lebens (ATL) gegliedert (s. Tab. 1.1).

Die 12 Lebensaktivitäten (LA) (nach Roper, Logan, Tierney; veränderte Reihenfolge, 2009)	Die 12 Aktivitäten des täglichen Lebens (ATL) (nach Juchli, 1997)	Aktivitäten, Beziehungen und existenzielle Erfahrungen des Lebens (ABEDL) (nach Krohwinkel, 2008)
Schlafen	Wach sein und schlafen. Anpassung an den 24-Stunden-Rhythmus im Gleichgewicht von Wachen und Schlafen	Kommunizieren können
Sich bewegen	Sich bewegen. Aufrechterhaltung des Tonusgleichgewichts von Bewegung und Statik	Sich bewegen können
Sich sauber halten und kleiden	Sich waschen und kleiden. Verantwortung und Unabhängigkeit für die persönliche Pflege	Vitale Funktionen des Körpers aufrecht erhalten können
Essen und Trinken	Essen und Trinken. Aufrechterhaltung von genügender Nahrungs- und Flüssigkeitsaufnahme	Sich pflegen können
Ausscheiden	Ausscheiden	Essen und trinken können
Regulieren der Körpertemperatur	Körpertemperatur regulieren. Erhaltung der Wärme-Kälte-Regulation	Ausscheidungen können
Atmen	Atmen. Aufrechterhaltung der Luftzufuhr (Sauerstoff) und der Kohlendioxidabgabe	Sich kleiden können
Für eine sichere Umgebung sorgen	Sich sicher fühlen und verhalten. Verhüten von Risiken, Gefahren und Schäden	Ruhen, schlafen und entspannen können
Arbeiten und Spielen	Raum und Zeit gestalten – Arbeiten und Spielen. Sich beschäftigen, Aufrechterhaltung des Gleichgewichts zwischen Aktivität und Passivität, zwischen Arbeit und Muße, Beziehung zur Umwelt	Sich beschäftigen, lernen, sich entwickeln können
Kommunizieren	Kommunizieren. Steuerung des Gleichgewichts zwischen Individualität und Sozialität, Rückzug und Interaktion, Selbstbeziehung und Fremdbeziehung	Für eine sichere/fördernde Umgebung sorgen können
Sich als Mann oder Frau fühlen und verhalten	Kind, Frau, Mann sein. Aufrechterhaltung der menschlichen Fortpflanzung und des Gleichgewichts zwischen männlichen und weiblichen Lebensbezügen	Die eigene Sexualität leben können

Tab. 1.1: Aus: Juchli, L.: Pflege, 8. überarbeitete Auflage, Thieme Verlag, S. 86, 1997
N. Roper und L. Juchli richten sich beide nach A. Maslow und erstellten bedürfnisorientierte Pflegemodelle, N. Roper spricht dabei von Lebensaktivitäten (LA), L. Juchli von Aktivitäten des täglichen Lebens (ATL). Das Modell von M. Krohwinkel orientiert sich an Aktivitäten, Beziehungen und existenzielle Erfahrungen des Lebens (ABEDL).

PFLEGEMODELLE

Die Lebensspanne

Die Lebensspanne dauert von der Geburt bis zum Tod. Jeder Mensch durchläuft (wenn er nicht vorzeitig stirbt) in seinem Leben verschiedene Abschnitte: Das **pränatale Stadium** (vor der Geburt), das **Säuglingsalter**, die **Kindheit**, die **Adoleszenz** (Jugendalter), das **Erwachsenenalter** und das **Alter**. Die Pflege hat mit Menschen aller Altersstufen zu tun. Jeder Mensch kann zu jedem beliebigen Zeitpunkt Pflege benötigen.

Abhängigkeits-Unabhängigkeits-Kontinuum

Eng verbunden mit der Lebensspanne ist der Begriff des Abhängigkeits-Unabhängigkeits-Kontinuums. Damit soll zum Ausdruck gebracht werden, dass es Abschnitte im Leben eines Menschen gibt, in denen er eine oder mehrere Lebensaktivitäten nicht allein ausführen kann; er ist nicht mehr unabhängig, sondern ganz oder teilweise auf die Hilfe von anderen Menschen angewiesen (abhängig).

Abhängigkeit kann folgende Ursachen haben:

Den biologischen Lebenslauf (z.B. Säuglingsalter/Alter), körperliche oder geistige Behinderung, gestörte oder ausgefallene biologische Funktionen, krankhafte oder degenerative Veränderungen, Unfälle, Infektionen, Probleme, die sich aus dem physischen, psychischen oder sozialen Umfeld ergeben.

Faktoren, welche die Lebensaktivitäten beeinflussen

Biologische, psychologische, soziokulturelle, umgebungsabhängige und **wirtschaftspolitische** Faktoren beeinflussen jede LA und sind mit der Lebensspanne und dem Abhängigkeits-Unabhängigkeits-Kontinuum verbunden.

Individualität im Leben

Ist die Individualität nicht mehr gewährleistet, ersetzt Roper das Lebensmodell durch ihr Roper-Logan-Tierney-**Pflegemodell**. Im Pflegemodell kommt nun anstelle der Individualität die individualisierte Krankenpflege zum Tragen.
Diese wird durch die Anwendung des **Pflegeprozesses** erzielt.

■ Der Kühlschrank ist leer.	**Ist-Zustand feststellen**
■ Es ist nichts mehr zum Essen da.	**Problem formulieren**
■ Kühlschrank ist gefüllt.	**Ziel formulieren**
» Überlegen, was wo einkaufen, Einkaufszettel schreiben.	**Maßnahmen planen**
» Einkaufen gehen.	**Maßnahmen durchführen**
» Beim Einräumen in den Kühlschrank kontrollieren, ob nichts vergessen wurde.	**Evaluieren** (Kontrollieren) Wenn nötig, neues Ziel setzen bzw. neue Maßnahmen planen.

Abb. 1.3: Der Problemlösungsprozess

Anregung

Formulieren Sie allein oder in Gruppen ähnliche Beispiele aus Ihrem Alltag.

DER PFLEGEPROZESS

Quellen: Fiechter/Meier: Pflegeplanung und Müller, U.: Der Krankenpflegeprozess

Notizen

Der Pflegeprozess

Der Pflegeprozess geht auf ein Schema der Problemlösung zurück, das ursprünglich nicht für die Pflege, sondern für die Wirtschaft entwickelt wurde. Man nennt diese Art der Problemlösung **«Problemlösungsprozess»** (s. Abb. 1.3). Praktisch jeder Mensch wendet den Problemlösungsprozess einige Male am Tag – meist unbewusst – an, z. B. wenn der Kühlschrank leer ist.

Seit einiger Zeit wird diese Art der Problemlösung auch in der Pflege angewendet und **Pflegeprozess** genannt. Der Pflegeprozess beschreibt folgende Schritte: Zuerst werden alle Daten, die für die Pflege relevant (wichtig) sind, gesammelt (Informationssammlung). Die Daten werden analysiert und strukturiert: Welches sind die Probleme des Klienten und welches die Ressourcen (Kräfte, Fähigkeiten), die ihm helfen, die Probleme anzugehen und zu bewältigen? In einem nächsten Schritt werden Ziele formuliert, die der Klient erreichen möchte, und dazu Maßnahmen geplant, die es ihm ermöglichen, diese Ziele zu erreichen. Die Maßnahmen werden durchgeführt. Nach der vorgesehenen Zeit wird überprüft (evaluiert), ob die Ziele erreicht sind. Wenn ja, ist das Problem behoben, wenn teilweise oder nein, werden neue Ziele formuliert und andere Maßnahmen geplant. So kann der Pflegeprozess als Regelkreis dargestellt werden (s. Abb. 1.4).

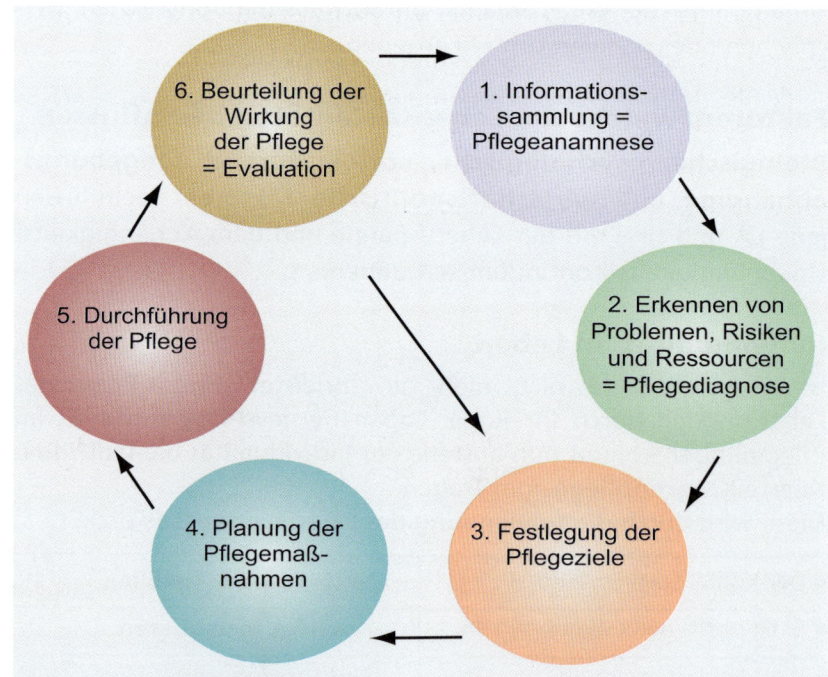

Abb. 1.4: Der Pflegeprozess als Regelkreis nach Fiechter/Meier, Pflegeplanung, RECOM 1998

Pflege als Beziehungsprozess

Bei der Pflege treten Pflegende und Klienten miteinander in Kontakt. Dabei entwickelt sich eine professionelle Beziehung, durch deren Qualität der Pflegeprozess erst wirksam werden kann.

DIE PFLEGEPLANUNG

Die Pflegeplanung

Grundlagen

«Niemand handelt ohne eine Vorstellung von dem, was er tut. Man kann alleine handeln, ohne seine Ideen in Worte zu fassen. Will man etwas mit anderen in ähnlicher Weise machen, geht es nicht mehr ohne Sprache, ohne Vermittlung. Pflegeplanung ist die Methode dafür.» (Swoboda, B.: Pflegeplanung, Vincentz, Hannover 2002).
In der gesetzlichen Regelung zur Qualitätssicherung, in der Schweiz im **KrankenVersicherungsGesetz (KVG),** wird in Art. 32 gefordert, dass sämtliche Leistungen der obligatorischen Krankenversicherung **wirksam, zweckmäßig** und **wirtschaftlich** sein müssen. Die Wirksamkeit muss mit wissenschaftlichen Methoden nachgewiesen sein.
Eine Leistung wird von der Versicherung nur getragen, wenn sie alle drei Kriterien gleichzeitig erfüllt.
Die Pflegeplanung ist ein ideales Instrument, den gesetzlichen Forderungen nachzukommen; sie bildet die Grundlage für eine geplante, ziel- und menschenorientierte Pflege und enthält Aspekte der Qualitätssicherung und Wirtschaftlichkeit.

Die Schritte des Pflegeprozesses

1. Informationssammlung = Pflegeanamnese

Es werden alle Daten aufgenommen, die für die Pflege wichtig sind: Ressourcen, Einschränkungen, Vorlieben, Gewohnheiten, Abneigungen usw. So erhält man ein möglichst umfassendes Bild von der Persönlichkeit des Klienten. Die Informationssammlung dient als Grundlage der Pflegeplanung (s. Tab. 1.2).

Daten können grundsätzlich auf zwei verschiedene Arten erhoben werden:

direkt	indirekt
durch Beobachtung: Aussehen, Verhalten, Zustand, nonverbale Zeichen, Schwitzen, Zittern, usw.	**durch Auskunft von Drittpersonen:** Arzt, ambulanter Dienst/Spitex, andere an der Betreuung/Pflege beteiligte Personen
durch spontane Aussagen des Klienten oder seiner Angehörigen	**aus Aufnahmeformularen:** Personalien
im Anamnesegespräch	**aus der medizinischen Anamnese, ärztlichen Krankengeschichte, Befunden usw.**

Tab. 1.2: Informationssammlung

Die gesammelten Daten werden unterschieden in **objektive** und **subjektive** Daten.

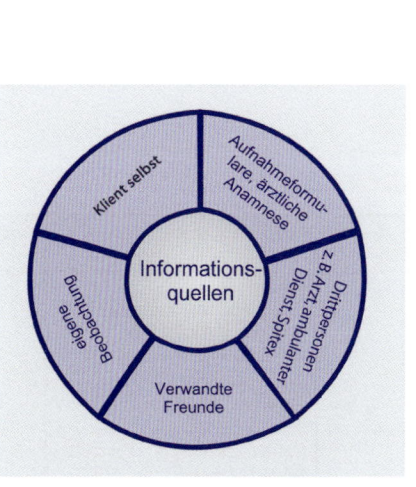

Abb. 1.5: Informationsquellen

DIE PFLEGEPLANUNG

Grundsatz

Pflegepersonen sollen nur Daten erheben, welche für die Pflege relevant sind!

Objektive Daten: Alles, was wir beobachten oder messen/zählen können, z.B. Gewicht und Größe, Temperatur, Blutdruck und Puls, die Beschaffenheit der Haut, die Menge der Flüssigkeitsaufnahme und der Ausscheidung, das Ausmaß einer Funktionsstörung usw.

Subjektive Daten: Alles, was der Klient selbst aussagt über das, was er empfindet, z. B. Ängste, Sorgen bezüglich seiner Zukunft, Erwartungen, Vorstellungen, Schmerzen, Müdigkeit, Kraft.

Beim erwachsenen Menschen müssen die Lebensgewohnheiten nicht in jedem Fall erfragt werden, nur wenn er Probleme hat oder wenn Probleme zu erwarten sind (z.B. eine bevorstehende Operation).

Grundsatz

Der Experte für seine (subjektiven) Probleme und Ressourcen ist und bleibt der Klient selbst resp. seine nächsten Angehörigen!

2. Erkennen von Problemen und Ressourcen/Pflegediagnose

Die durch die Informationssammlung erhaltenen Daten über den Klienten werden analysiert und in Bezug auf folgende Fragen interpretiert:

- Welches sind die **Probleme** des Klienten, warum treten sie auf, wie sehen sie aus?
- Welches sind die **Ressourcen** des Klienten resp. seines Umfeldes, die für die Lösung der aktuellen und potentiellen Pflegeprobleme relevant sind?

Probleme sollen kurz, klar und objektiv, das heißt frei von persönlichen Werturteilen dargestellt werden.
Ressourcen können sein: Fähigkeiten, Quellen, Kräfte, Reserven, Möglichkeiten oder Lebensaktivitäten, die der Klient unabhängig ausführen kann.

Notizen

Fallbeispiel

Herr Mahler hat nach seinem Schlaganfall große Mühe mit dem Gehen; sein linkes Bein ist teilweise gelähmt. Der Patient will unbedingt wieder draußen spazieren gehen können; zur Zeit kann er nur mühsam im Zimmer am Gehbock gehen.

Herr Mahler hört sehr schlecht, vor allem wenn mehrere Leute reden, oft versteht er die Pflegepersonen nicht oder falsch; fernsehen kann er nur bei höchster Lautstärke. Herr Mahler hat kein Hörgerät und war noch nie beim Ohrenarzt.

Datum	Probleme u. Ressourcen	Datum	Pflegeziele	Datum	Pflegeplanung	Pflegezielkontrolle (Datum)
16.3.15	**Gehfähigkeit** Hat große Mühe mit dem Gehen; das linke Bein ist teilweise gelähmt Will unbedingt wieder draußen spazieren					
16.3.15	**Schwerhörigkeit** Kann Gesprächen nicht mehr folgen und nicht mehr fernsehen					

DIE PFLEGEPLANUNG

Bewegung

selbstst.: ❑ im Bett ❑ im Raum ❑ im Freien

❑ Gehbock ❑ Rollator ❑ Gehstöcke

❑ Begleitung

❑ Lehnstuhl

❑ Rollstuhl

❑ Gehtraining:

Atmung

❑ problemlos

❑ Behinderung:

❑ Rauchgewohnheiten:

❑ Therapie:

Kleidung

❑ an-, auskleiden selbstständig

❑ braucht Hilfe bei:

Schlaf

❑ Schlafgewohnheiten:

❑ Schlafstörungen:

Bettgitter: ❑ links ❑ rechts

❑ Sicherungsdecke

Körperpflege

❑ selbstständig

❑ Ganzwäsche

❑ Oberkörper am Waschbecken

❑ Intimwäsche im Bett

❑ Bad ❑ Dusche

Mundhygiene

❑ selbstständig ❑ braucht Hilfe

Zahnprothese: ❑ oben ❑ unten ❑ TP

Rasieren: ❑ selbstständig ❑ nass
 ❑ elektrisch

Sicherheit

❑ kann selbstst. Hilfe anfordern (Rufanlage)

❑ braucht Hilfe/Überwachung:

Haut

❑ gesund / intakt

❑ gefährdete Stellen *(rot eintragen)*

❑ Lokalisation des Schmerzes *(blau eintragen)*

versteht/spricht: ❑ deutsch ❑ andere Sprache:

❑ Sprachstörung:

Gehör: ❑ intakt ❑ schwer hörend
Hörgerät: ❑ rechts ❑ links

Sehvermögen: ❑ intakt ❑ sieht schlecht
❑ Brille ❑ Lesebrille ❑ Lupe ❑ andere:

❑ Kost/Diät:

gewohnte Flüssigkeitsmenge:

ca.   ml/Tag

ca.   ml/Nacht

isst auf der Station:

❑ Morgen ❑ Mittag ❑ Abend

❑ bes. Vorlieben

❑ bes. Abneigungen:

❑ Unverträglichkeiten:

❑ Tellerring ❑ Schnabelbecher

❑ andere:

❑ Schwierigkeiten b. d. Nahrungsaufnahme:

Ausscheidung

❑ selbstständig

❑ braucht Hilfe:

❑ WC ❑ Nachtstuhl ❑ Bettschüssel

inkontinent: ❑ Urin ❑ Stuhl

❑ Einlagen

❑ Toilettentraining

Neigung zu: ❑ Verstopfung ❑ Durchfall

Maßnahmen:

Wohnverhältnis

❑ hat eigene Wohnung

Größe/Stockwerk/Lift:

Gedächtnis

❑ Erinnerungsvermögen intakt

Gedächtnisstörung

❑ Frischgedächtnis

❑ Langzeitgedächtnis

Orientierung

❑ intakte Orientierung

fehlende Orientierung:

❑ Ort ❑ Zeit ❑ Person

Sinnfindung / Lernen

erlernter Beruf:

❑ pensioniert

Glaube / Konfession

❑ nimmt Glaubenshilfe in Anspruch:

❑ möchte am Gottesdienst teilnehmen:

Beschäftigung / Freizeitgestaltung

❑ Basteln ❑ Turnen ❑ Spielgruppe

❑ Gedächtnistraining ❑ Lesen/ Zeitung

❑ Karten spielen ❑ Kochgruppe

❑ andere Aktivitäten:

Tab. 1.3: Checkliste für die Pflegeanamnese/Informationssammlung

DIE PFLEGEPLANUNG

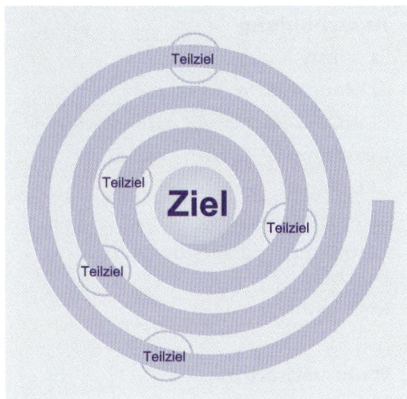

Abb. 1.6: Teilziele und Fernziel

3. Zielformulierung

Zu jedem Problem wird ein Pflegeziel formuliert. Dieses gibt die Richtung an, eine unbefriedigende Situation zu verändern. Alle Ziele müssen realistisch, erreichbar und überprüfbar sein. Die Formulierung muss so eindeutig sein, dass sie nicht mehr erklärt werden muss. Grundsätzlich lassen sich Zielsetzungen unterteilen in **Teilziele** und **Fernziel(e)** (s. Abb. 1.6).

Teilziele (Nahziele) markieren den Weg zum Fernziel, sie sind für kürzere Zeitabstände gedacht. Sie motivieren Klienten und Pflegende, weil sie Erfolgserlebnisse ermöglichen. Jedes Teilziel ist dem Fernziel untergeordnet.

Fernziele liegen in folgendem Rahmen:
- größtmögliches Wohlbefinden
- größtmögliche Unabhängigkeit in den verschiedenen LA/ATL/ABEDL
- Kompensation von eingeschränkten Funktionen
- Erhaltung oder Wiederherstellung eines gesunden Selbstwertgefühls
- Aufrechterhaltung der Beziehung zur Umwelt
- Neuorientierung, Sinnfindung im Leben
- würdiges Sterben

Auch Fernziele müssen für jeden Klienten individuell und konkret formuliert werden.

Formulieren der Pflegeziele

Pflegeziele sollen vom Klienten aus formuliert werden. Sie sollen möglichst einen qualitativen oder quantitativen Hinweis (Eigenschaftswort, Maßeinheit) und ein Zeitelement enthalten.

> **Grundsatz**
>
> Wenn immer möglich, sollen die Pflegeziele gemeinsam mit dem Betroffenen oder seinen Angehörigen formuliert werden.

Datum	Probleme u. Ressourcen	Datum	Pflegeziele	Datum	Pflegeplan	Pflegezielkontrolle (Datum)
16.3.15	**Gehfähigkeit** Hat große Mühe mit dem Gehen; das linke Bein ist teilweise gelähmt Will unbedingt wieder draußen spazieren	16.3.15	**Gehfähigkeit** *Teilziele:* geht mit dem Gehbock zur Toilette bis 25.3.15 geht mit dem Rollator in den Speisesaal bis 30.3.15 *Fernziel:* Spaziergang im Garten mit dem Rollator/den Stöcken bis 30.4.15			
16.3.15	**Schwerhörigkeit** Kann Gesprächen nicht mehr folgen und nicht mehr fernsehen	16.3.15	**Schwerhörigkeit** hat Kenntnisse über die Untersuchung beim Ohrenarzt und ist damit einverstanden kann sich mit Hilfe eines Hörgeräts mit Mitbewohnern und Pflegenden verständigen kann mit Hilfe eines Kopfhörers fernsehen bis 21.3.15			

DIE PFLEGEPLANUNG

4. Planung der Maßnahmen

Standardisierte Pflegeplanung

Es gibt eine Anzahl typischer Probleme, die bei den meisten Klienten unter gleichen Bedingungen auftreten können. Die Pflegemethoden sind bekannt, teilweise Routine (z. B. Körperpflege, Prophylaxen) und müssen nicht bei jedem Klienten neu beschrieben werden. Es gibt dafür standardisierte Pläne als Checklisten.

Individuelle Pflegeplanung

Die Pflegemaßnahmen werden anhand der formulierten Pflegeprobleme, der Ressourcen sowie der Ziele des Klienten geplant. Die Pflegeplanung gibt Auskunft über:

- die einzelnen praktischen Maßnahmen, mit denen die Pflegeziele erreicht werden sollen.
- die Art und Weise der Berücksichtigung individueller Bedürfnisse des Klienten.
- die Einbeziehung der Ressourcen des Klienten, evtl. der Angehörigen.

Formulierung der Pflegemaßnahmen

Die Maßnahmen können als eigentliche Pflegeverordnungen, die eingehalten und kontrolliert werden müssen, betrachtet werden. Die Formulierung soll:

- konkrete Maßnahmen beschreiben, mit denen man das gesetzte Ziel am besten zu erreichen hofft oder die sich bisher für diesen Klienten als wirkungsvoll erwiesen haben.
- die Art, die Quantität, die zeitlichen Abstände der Maßnahmen angeben.
- so kurz und knapp wie möglich, aber für alle an der Pflege Beteiligten verständlich sein.

Datum	Probleme u. Ressourcen	Datum	Pflegeziele	Datum	Pflegeplan	Pflegezielkontrolle (Datum)
16.3.15	**Gehfähigkeit** Hat große Mühe mit dem Gehen; das linke Bein ist teilweise gelähmt Will unbedingt wieder draußen spazieren	16.3.15	**Gehfähigkeit** *Teilziele:* geht mit dem Gehbock zur Toilette bis 25.3.15 geht mit dem Rollator in den Speisesaal bis 30.3.15 *Fernziel:* Spaziergang im Garten mit dem Rollator/den Stöcken bis 30.4.15	16.3.15	**Gehfähigkeit** Mit dem Physiotherapeuten, zusammen Übungsplan aufstellen Übungen nach Plan durchführen	18.3.15 Plan ist erstellt 25.3.15 Geht mit dem Gehbock zur Toilette 30.3.15 Geht mit dem Rollator in den Speisesaal
16.3.15	**Schwerhörigkeit** Kann Gesprächen nicht mehr folgen und nicht mehr fernsehen	16.3.15	**Schwerhörigkeit** hat Kenntnisse über die Untersuchung beim Ohrenarzt und ist damit einverstanden kann sich mit Hilfe eines Hörgeräts mit Mitbewohnern und Pflegenden verständigen kann mit Hilfe eines Kopfhörers fernsehen bis 21.3.15	16.3.15	**Schwerhörigkeit** Untersuchung beim Ohrenarzt erklären (Besuch ist für den 19.3. geplant und organisiert) Maßnahmen im Umgang mit schwerhörenden Menschen beachten Kopfhörer besorgen, Funktion erklären	19.3.15 Besuch beim Ohrenarzt hat stattgefunden Hr. M. hat Probehörgerät und versteht uns jetzt gut 21.3.15 Hr. M. kann Kopfhörer bedienen

PFLEGEDOKUMENTATION

Notizen

5. Durchführung der Pflegemaßnahmen

Die geplanten Pflegemaßnahmen werden durchgeführt, sie sind für das ganze Team verbindlich, jede/r muss sich daran halten. Begründete Abweichungen (der Klient ist z.B. erschöpft von einer Röntgenuntersuchung und kann am Mittag nicht mit dem Gehbock zur Toilette gehen) müssen im Pflegebericht dokumentiert werden.

6. Beurteilung der Wirkung der Pflege – Pflegebericht

Im Pflegebericht werden die Wirkung der durchgeführten Pflegemaßnahmen und das Befinden des Klienten genau dokumentiert.

Die Eintragungen sollen laut Fiechter/Meier Antworten auf folgende Fragen geben:

- Was für eine Wirkung hat die Pflege auf den Klienten?
- Wie sind seine Reaktionen auf einzelne Maßnahmen?
- Wie ist sein Befinden heute?
- Sind Veränderungen in seinem Zustand eingetreten: besser, schlechter, stabil?
- Inwieweit wurden die gesetzten Ziele erreicht?

Aufgrund des Pflegeberichts wird entschieden, ob die Pflegeziele erreicht sind oder nicht. Wenn ja, ist der Prozess abgeschlossen, wenn nicht, werden neue Ziele und Maßnahmen definiert.

Pflegedokumentation

Das Dokumentationssystem

Die Pflegedokumentation besteht aus verschiedenen Einzelblättern, die übersichtlich geordnet in Mappen aufbewahrt werden. Es werden Systeme verwendet, die eine Mischung aus anzukreuzenden und frei formulierbaren Angaben enthalten.

Auf den Mappen sind sog. «Reiter» (farbige Plättchen) angeordnet. Sie dienen der raschen Übersicht (spezielle Ernährung, Bettruhe, Antikoagulation usw.). Wenn ein Klient gewogen werden muss, schiebt die verantwortliche Pflegeperson z.B. das blaue Plättchen hoch. Am nächsten Morgen sieht die Pflegende, dass sie den Klienten wiegen muss.

Die Mappe enthält das Stammblatt, auf dem die Stammdaten (Name, Adresse usw.) des Klienten stehen, verschiedene Blätter für den Pflegebericht, Kurven (z.B. Fieberkurve) und Formulare (z.B. Überwachungsblatt), auf denen Untersuchungen, Beobachtungen, Messungen usw. eingetragen werden können.

In vielen Institutionen wird die Pflegedokumentation inzwischen elektronisch gemacht. Die Mitarbeitenden/Lernenden werden in Ihren Betrieben oder im Unterricht über den Gebrauch der Programme instruiert.

Tab. 1.4: Beispiel einer Pflegedokumentation (Fieberkurve) des Bürgerspitals Solothurn (S. 23)

PFLEGEDOKUMENTATION

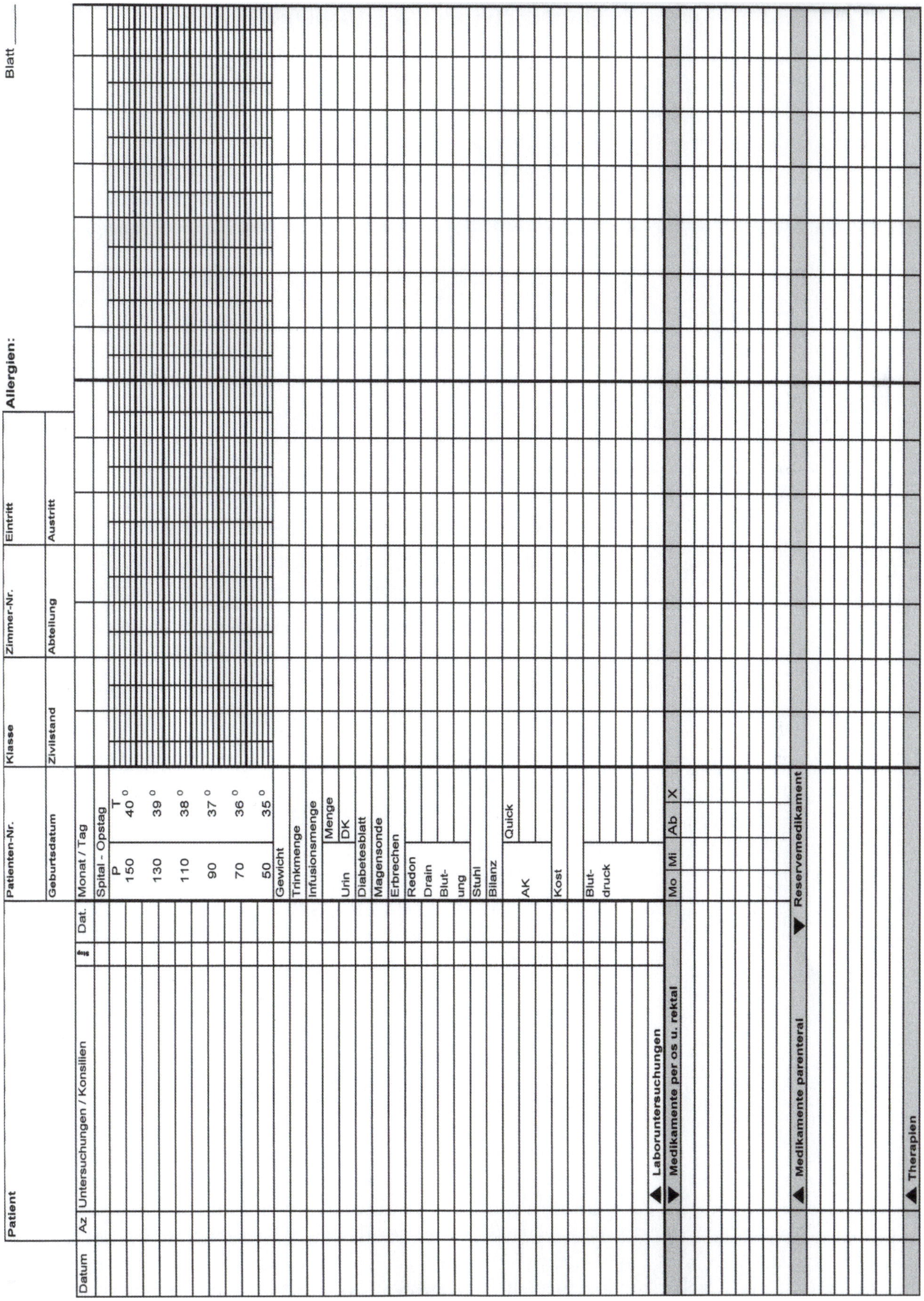
Patient
Patienten-Nr.
Klasse
Zimmer-Nr.
Eintritt
Allergien:
Blatt ____
Geburtsdatum
Zivilstand
Abteilung
Austritt
Datum
Az
Untersuchungen / Konsilien
Stop
Dat.
Monat / Tag
Spital - Opstag
P 150 130 110 90 70 50
T 40° 39° 38° 37° 36° 35°
Gewicht
Trinkmenge
Infusionsmenge
Urin Menge DK
Diabetesblatt
Magensonde
Erbrechen
Redon
Drain
Blut-ung
Stuhl
Bilanz
AK Quick
Kost
Blut-druck
▲ Laboruntersuchungen
▼ Medikamente per os u. rektal
Mo Mi Ab X
▲ Medikamente parenteral
▼ Reservemedikament
▲ Therapien

Beobachten und Wahrnehmen

Elsbeth Gianfelici

Beobachten

Beobachten ist ein aufmerksames Betrachten und Wahrnehmen eines Menschen, einer Situation oder eines Sachverhalts. Beobachten heißt auch, Ereignisse zu betrachten, ohne in das Geschehen einzugreifen.

Zum Beobachten benötigen wir unsere Sinne:
- Sehsinn
- Hörsinn
- Tastsinn
- Riechsinn
- Geschmackssinn
- Gleichgewichtssinn

Einige Beispiele der Beobachtung beim Klienten:
- Mit dem Auge sehen wir den Ernährungszustand, die Hautfarbe, die Körperhaltung, den Gesichtsausdruck.
- Mit dem Ohr hören wir die Atemgeräusche, den Husten, die Äußerungen des Klienten, die Sprachstörung.
- Mit den Fingern tasten wir den Puls, die Hauttemperatur, die Hauttrockenheit, den Schweiß.
- Mit der Nase riechen wir den Körpergeruch, den Atemgeruch, die Ausscheidungen.

Interpretieren

Bei jeder Beobachtung besteht die Gefahr, dass wir sofort interpretieren: Wir neigen dazu, die Situation zu bewerten. Eine Interpretation darf aber nur im Zusammenhang mit der Wahrnehmung geschehen.

Wahrnehmen

Wahrnehmung ist mehr als nur der Gebrauch unserer Sinne, sie beinhaltet die Aufnahme von Informationen über unsere Sinne, aber auch die Verarbeitung dieser Informationen zu Sachverhalten, die uns bedeutsam sind. Was wir über unsere Sinne aufgenommen haben, wird mit unseren Vorerfahrungen und unserem Vorwissen in einer Art und Weise in Verbindung gebracht, die es uns ermöglicht, die wahrgenommene Information zu beurteilen. Wahrnehmung in der Beziehung zwischen Menschen ist ein sozialer Vorgang. Jeder nimmt jemanden in einer bestimmten Art und Weise wahr und versucht sich ein Bild zu machen. Dieses Bild be-

BEOBACHTEN UND WAHRNEHMEN

einflusst, wie mit dem Gegenüber Kontakt aufgenommen und wie die Beziehung gestaltet wird.

Die Wahrnehmung wird mitbestimmt von unseren vorangegangenen Erfahrungen, von unseren Wertvorstellungen und Bedürfnissen.

Übung

Auf der Station wird ein Neuzugang (Eintritt) erwartet. Einige Daten der Klientin liegen bereits vor. Welches Bild ergibt das Durchsehen der Daten?

Die Klientin trifft ein. Wie kommt sie, von wem wird sie begleitet? Was an der Klientin kann sonst beobachtet werden? Wie ist das Verhalten der Klientin?

Wahrnehmen ist ein komplexer Prozess

Es ist uns nicht möglich, alle Informationen, die auf uns einströmen, wahrzunehmen. Wir treffen deshalb eine Auswahl (Selektion). Wir nehmen vor allem die Informationen wahr, die uns aufgrund früherer Erfahrungen wichtig sind und uns besonders interessieren. Unerwünschte Informationen, die für uns bedrohlich oder beschämend sind, meiden wir.

Die Selektion kann einschränken, z.B. wenn wir bei einem Klienten den Puls messen und dabei seine Ängste oder Schmerzen nicht beachten. Oder wenn wir bei der Kommunikation nur auf den Inhalt, nicht aber auf Gestik und Mimik achten. Das kann zu Missverständnissen führen.

Oft machen wir Annahmen oder ziehen Schlüsse, die uns auf Grund der vorliegenden Informationen nicht möglich sind. Wenn uns Informationen fehlen, fügen wir Informationen aus früheren Erfahrungen hinzu. In der Kommunikation ergänzen wir den Inhalt der mitgeteilten Nachricht mit unseren eigenen Interpretationen. Auch hier können Missverständnisse entstehen.

Wir versuchen, das Wahrgenommene in ein zusammenhängendes Bild zu bringen und vergleichen mit den Erfahrungen, die in unserem Gedächtnis gespeichert sind. Häufig haben wir die Tendenz, Einzelheiten als Ganzes wahrzunehmen. Auch das Umfeld, in dem sich das Ganze abspielt, hat eine spezifische Wirkung auf die Wahrnehmung.

Notizen

Beobachten und Wahrnehmen

> **Beispiel**
>
> *Ein Kreis, umgeben von größeren Kreisen oder umgeben von kleineren Kreisen, erscheint unterschiedlich groß.*

Um Objekte aus der Umwelt zu identifizieren, teilen wir sie in Kategorien ein. Menschen teilen wir in Geschlecht, Alter, Nationalität und Hautfarbe ein. Hier gibt es vorgegebene soziale und kulturelle Kategorien, z. B. welcher Mensch als intelligent oder selbstsicher eingestuft wird. Wir entwickeln aber auch individuelle Kategorien, z. B. welcher Mensch uns sympathisch ist.
Gefahr: Wenn das Bild stark vereinfacht wird, entstehen Klischees und Stereotypen.

Wenn wir immer wieder das Gleiche oder Ähnliches wahrnehmen, entstehen Regeln, die wir später losgelöst von der ursprünglichen Erfahrung auf andere Personen oder Situationen übertragen. Z. B. erleben wir zum ersten Mal, wie ein Patient nach der Operation über Durst klagt. Im theoretischen Unterricht lernen wir, wieso das so ist. Der nächste Patient klagt auch wieder über Durst, mit weiteren Erlebnissen dieser Art wird es zu einer Regel, die nach einer Operation eintreffen kann.

Beobachten und Wahrnehmen ist ein komplexer Vorgang, der auch zu Fehlwahrnehmungen und Verzerrungen führen kann. In der Krankenpflege ist es besonders wichtig, bewusst und sorgfältig damit umzugehen. Krankenbeobachtung gehört zur Grundlage professioneller Pflege:

- Die Pflegebedürftigkeit wird eingeschätzt.
- Wünsche und Bedürfnisse werden erfasst.
- Veränderungen werden festgestellt.
- Der Klient wird überwacht.
- Die Wirksamkeit durchgeführter Maßnahmen wird überprüft.

Das ganze Pflegeteam ist beteiligt, Beobachtungen und Wahrnehmungen müssen deshalb weitergeleitet und ausgetauscht werden und schließlich in den Pflegeprozess einfließen.

Das Berufsgeheimnis

Einige Berufe können nur sinnvoll ausgeführt werden, wenn die Klienten den Berufsausübenden voll und ganz vertrauen können. Wenn ein Ratsuchender z.B. zum Arzt geht, vertraut er darauf, dass der Arzt das, was ihm der Klient berichtet, für sich behält.
In der Schweiz wird die sog. Geheimsphäre des Patienten als Persönlichkeitsrecht sowohl im Strafrecht als auch im Zivilrecht geschützt.
Im Strafgesetzbuch (StGB) ist die Schweigepflicht des Arztes und seiner Hilfspersonen im Art. 321 geregelt. Sie lautet:

1. Geistliche, Rechtsanwälte, Verteidiger, Notare, nach Obligationenrecht zur Verschwiegenheit verpflichtete Revisoren, Ärzte, Zahnärzte, Apotheker, Hebammen sowie ihre Hilfspersonen, die ein Geheimnis offenbaren, das ihnen infolge ihres Berufes anvertraut worden ist, oder das sie in dessen Ausübung wahrgenommen haben, werden, auf Antrag, mit Gefängnis oder mit Buße bestraft.
Ebenso werden Studierende bestraft, die ein Geheimnis offenbaren, das sie bei ihrem Studium wahrnehmen.
Die Verletzung des Berufsgeheimnisses ist auch nach Beendigung der Berufsausübung oder der Studien strafbar.

2. Der Täter ist nicht strafbar, wenn er das Geheimnis auf Grund einer Einwilligung des Berechtigten oder einer auf Gesuch des Täters erteilten schriftlichen Bewilligung der vorgesetzten Behörde oder Aufsichtsbehörde offenbart hat.

3. Vorbehalten bleiben die eidgenössischen und kantonalen Bestimmungen über die Zeugnispflicht und über die Auskunftspflicht gegenüber einer Behörde. (StGB 2003)

Hilfspersonen

Als Hilfspersonen gelten nur solche, die in ihrer Berufstätigkeit Hilfe leisten, also beispielsweise die Pflegefachleute, die PflegeassistentInnen, die Sekretärin des Arztes oder des Anwaltes, nicht aber die Haushilfe oder der Chauffeur.

Begriff des «Geheimnisses»

Das Geheimnis ist eine nicht allgemein bekannte und auch nicht allgemein zugängliche Tatsache, an deren Geheimhaltung eine Privatperson ein berechtigtes Interesse hat und die sie auch geheim halten will (z.B. das Fabrikations- oder Geschäftsgeheimnis). Über Tatsachen, die allgemein bekannt oder zugänglich sind, z.B. die Adresse des Klienten, brauchen von der Schweigepflicht betroffene Berufsangehörige nicht zu schweigen. Als Geheimnis im Sinne von Art. 321 StGB gilt nur, was einer Person in ihrer Eigenschaft als Angehörige eines oben erwähnten Berufes anvertraut worden oder bekannt geworden ist. Anvertraut ist alles, was der Klient der Berufsangehörigen mitteilt, gleichgültig, ob die Tat-

DAS BERUFSGEHEIMNIS

sache sich auf den Mitteilenden selber bezieht oder auf andere Personen. So muss der Arzt auch Mitteilungen über Familienangehörige des Klienten, z.B. über die Trunksucht des Vaters, geheim halten.

Umfang des Berufsgeheimnisses

Es gilt die Regel, dass das Berufsgeheimnis vor allen gewahrt werden muss, es sei denn, die Mitteilung entspreche einer Anzeige- oder Meldepflicht (s.u.) oder der Erfüllung eines vom Geheimnisherrn (Klienten) erteilten Auftrages. Die Pflicht zur Verschwiegenheit besteht grundsätzlich auch gegenüber Berufskollegen. Allerdings muss ein Austausch von Informationen innerhalb des Arbeitsteams erlaubt sein.

Das Berufsgeheimnis muss auch gegenüber dem gesetzlichen Vertreter gewahrt werden. Deshalb darf z.B. der Arzt den Eltern nicht sagen, ob ihre Tochter empfängnisverhütende Mittel verwendet.

Das Berufsgeheimnis besteht nicht für Auskünfte an den Klienten über diesen selbst. Der Arzt muss dem Kranken die Diagnose und die Prognose mitteilen und ihn über die Art der Behandlung und eventuelle Risiken unterrichten. Der Patient hat auch das Recht, seine «Krankengeschichte» einzusehen.

Verletzung des Berufsgeheimnisses

Die strafbare Handlung besteht in der Offenbarung des fremden Geheimnisses, also im Geheimnisverrat. Das Offenbaren umfasst jede Art der Bekanntgabe des Geheimnisses, insbesondere die mündliche oder schriftliche Mitteilung und die Aushändigung von Schriftstücken oder anderen Sachen, die das Geheimnis verraten. Die Tat kann auch durch Unterlassung begangen werden, wenn Akten offen herumliegen gelassen werden, so dass andere in die Akten Einsicht nehmen können.

Dauer der Geheimhaltungspflicht

Die Geheimhaltungspflicht besteht das ganze Leben lang, auch wenn der Verpflichtete nicht mehr in seinem Beruf arbeitet oder pensioniert ist. Auf der anderen Seite dauert die Schweigepflicht über den Tod des Patienten hinaus an. Auch Geheimnisse Toter sind zu wahren.

Rechtfertigungsgründe

Die Verletzung des Berufsgeheimnisses ist in folgenden Fällen rechtmäßig:
- **Durch Gesetz vorgeschriebene Anzeigepflichten und gesetzlich vorgesehene Melderechte.**

DAS BERUFSGEHEIMNIS

Zahlreiche Gesetzesbestimmungen verlangen von Medizinalpersonen, den Behörden beruflich erworbene Feststellungen zu melden, oder sie ermächtigen das Medizinalpersonal, Amtsstellen von Wahrnehmungen zu unterrichten, falls dies im Interesse des Patienten geschieht (z.B. Meldung übertragbarer Krankheiten).

- **Einwilligung durch den Patienten**

Der Patient kann den Arzt oder das Pflegepersonal ermächtigen, einem Dritten (Angehörigen, Behörden, Arbeitgeber, Versicherungen usw.) Auskunft zu geben.

- **Ermächtigung durch die vorgesetzte Behörde oder die Aufsichtsinstanz**

Der Arzt kann mit einem schriftlichen Gesuch an die vorgesetzte Behörde gelangen und diese bitten, ihn von der Schweigepflicht zu entbinden. Wird ihm dies erlaubt, darf er die entsprechende Auskunft erteilen.

- **Notwehr, Notstand und Wahrung berechtigter Interessen**

Beispiele: Wenn die Bedrohung nicht anders abgewendet werden kann, darf der Arzt das Berufsgeheimnis über gefährliche ansteckende Krankheiten (z.B. AIDS) gegenüber Personen lüften, die sich durch den Kontakt mit dem Kranken anstecken könnten. Oder der Arzt möchte der Straßenverkehrsbehörde mitteilen, dass sein Patient, der nicht auf den Führerschein verzichten will, unter epileptischen Anfällen leidet.

Berufsverbot

Die Verletzung des Berufsgeheimnisses wird dann bestraft, wenn jemand die Verletzung anzeigt (Antragsdelikt). Bei einer Strafe von mehr als drei Monaten Gefängnis kann als Nebenstrafe das Berufsverbot verhängt werden.

Das Berufsgeheimnis im Prozess

Personen, die unter dem Berufsgeheimnis stehen, haben in einem Prozess das Recht, die Aussage als Zeuge oder die Herausgabe von Akten im Umfange des Berufsgeheimnisses zu verweigern.

Zusammenfassung

Folgerungen für das Pflegepersonal:
a) Die Pflegenden sind bezüglich festgestellter Tatsachen in der Berufsausübung an die Schweigepflicht gebunden. Diese endigt erst mit dem Tod der Pflegenden.
b) Grundsätzlich gilt das Berufsgeheimnis gegenüber jedermann, ausgenommen:
- gegenüber dem Patienten selbst,
- gegenüber dem Arbeitsteam.

Quelle: SchKG, OR, ZGB, StGB, Orell Füessli Verlag, Zürich 1998, CD-Edition, Orell Füssli Verlag: Taschenkommentare zum ZGB, OR, St.GB und SchkG, Orell Füssli Verlag, Zürich 1998

SEXUELLE BELÄSTIGUNG AM ARBEITSPLATZ

Sexuelle Belästigung am Arbeitsplatz
Robert Ammann

Was ist sexuelle Belästigung am Arbeitsplatz?

«Sexuelle Belästigungen am Arbeitsplatz sind unerwünschte Annäherungsversuche sowie Abwertungsversuche jeder Art, in Form von Gesten, Äußerungen und Handlungen, die von der Person oder Personengruppe, an die sie sich richten, als beleidigend, unangemessen und unerwünscht empfunden werden.» Sexuelle Belästigungen am Arbeitsplatz sind ein Ausdruck von Respektlosigkeit gegenüber der anderen Person. Sie dienen dazu, Machtstellungen zu verstärken.

Sexuelle Belästigungen können verschiedene Formen annehmen: Sie reichen von anzüglichen oder peinlichen Bemerkungen und aufdringlichen Blicken über zweideutige Bemerkungen und aufdringlich wiederholten Einladungen bis hin zu unerwünschten Körperkontakten sowie sexuellen Übergriffen (s. Tab. 1.5).

Verhaltensweisen, die Unbehagen entstehen lassen	■ hinterherpfeifen ■ taxierende Blicke
unangebrachte Bemerkungen	■ anzügliche Witze ■ Anspielungen, Fragen zum Intimleben ■ vulgäre Kommentare
unangebrachte Bemerkungen über Frauen im Allgemeinen	■ Kritik, Verachtung ■ Vorurteile
pornografisches Material	■ Kalender, Zeitschriften ■ Wandschmierereien, Zeichnungen ■ E-mails, Bildschirmschoner
zweideutige oder peinliche Aufforderungen	■ unerwünschte Annäherungsversuche
unerwünschte körperliche Kontakte	■ «zufällige» Berührungen ■ anfassen, grabschen, betätscheln ■ küssen
unerwünschte sexuelle Beziehungen	■ sich gezwungen fühlen, sexuelle Beziehungen zu haben, die man nicht wirklich will
sexuelle Erpressung	■ mit Belohnung: z. B. Erpressung bei der Einstellung, Forderung von sexuellen Gefälligkeiten ■ mit Drohungen: mit schlechter Qualifikation oder mit Schwierigkeiten drohen
Vergewaltigung	■ versuchte Vergewaltigung; sexuelle Übergriffe

Quelle: Eidg. Büro für die Gleichstellung von Frau und Mann (Hg.): Genug ist genug. Ein Ratgeber gegen sexuelle Belästigung am Arbeitsplatz. Bern, 1998

Tab. 1.5: Formen sexueller Belästigung am Arbeitsplatz

SEXUELLE BELÄSTIGUNG AM ARBEITSPLATZ

Zu häufig vorkommenden Belästigungen in der Pflege gehören zweideutige Bemerkungen, die sich auf das Privatleben von weiblichen Pflegenden beziehen, sowie – vereinfacht durch die große körperliche Nähe bei verschiedenen Pflegehandlungen – scheinbar zufällige körperliche Berührungen.

Sexuelle Belästigungen sind keine Kavaliersdelikte. Sie haben oft schwerwiegende Folgen für die Opfer:

- Sexuelle Belästigung am Arbeitsplatz verletzt die physische und psychische Integrität der Betroffenen. Die betroffen Personen können den Respekt vor sich selbst verlieren. Sie suchen dann die Schuld bei sich selbst, machen sich Selbstvorwürfe und betrachten das, was sie erlebt haben, als persönliche Niederlage.
- Sexuelle Belästigung verschlechtert das Arbeitsklima, sie verunsichert die Betroffenen und schüchtert sie ein.
- Sexuelle Belästigung kann Frauen daran hindern, berufliche Chancen zu nutzen. Sie kann dazu führen, dass eine Frau es vorzieht, ihre Stelle zu kündigen, ohne den wahren Grund anzugeben.
- Betroffene fühlen sich unwohl, gedemütigt und ausgeliefert. Oft wissen sie nicht, wie sie reagieren sollen.
- Sexuelle Belästigung kann bei den Betroffenen zu Einschränkungen ihrer Leistungsfähigkeit führen, zu Konzentrationsmängeln, Depressionen, Schlaflosigkeit, Magenbeschwerden und anderen Störungen.

Das Gleichstellungsgesetz verpflichtet Betriebe, gegen sexuelle Belästigung vorzugehen und für ein Arbeitsklima zu sorgen, welches sexuelle Beästigung ausschließt.

Was tun bei sexueller Belästigung?

- ▶▶ Sofort und bestimmt reagieren. Der Belästiger muss klar erkennen, dass man sein Verhalten nicht toleriert.
- ▶▶ Den Belästiger schriftlich auffordern, das unerwünschte Verhalten in Zukunft zu unterlassen.
- ▶▶ Mit einer vertrauten Person sprechen. Wichtig ist, die Vorfälle nicht für sich zu behalten.
- ▶▶ Ein Tagebuch führen über alle Vorfälle mit Datum und genauer Beschreibung (Worte, Gesten, Handlungen, ZeugInnen).
- ▶▶ Mit anderen Frauen aus dem Arbeitsteam sprechen. Evtl. sind noch weitere Frauen sexuell belästigt worden.
- ▶▶ Wenn der Belästiger sein Verhalten nicht einstellt, sich über den Dienstweg an die vorgesetzte Person wenden.
- ▶▶ Wenn die vorgesetzte Person nicht dafür sorgt, dass das belästigende Verhalten aufhört, sich an eine externe Beratungsstelle wenden und sich beraten lassen, wie man am besten vorgehen kann. Mögliche Beratungsstellen sind z. B. Nottelefone gegen sexuelle Gewalt oder Geschäftsstellen von Ge-

Notizen

SEXUELLE BELÄSTIGUNG AM ARBEITSPLATZ

Notizen

werkschaften. Gleichstellungsbüros können entsprechende Adressen vermitteln.

» Drittpersonen, welche selbst nicht vom belästigenden Verhalten betroffen sind, können die betroffene Person unterstützen, indem sie bestätigen, dass ihre Wahrnehmung korrekt ist und indem sie sich als Zeugin bzw. Zeuge zur Verfügung stellen.

» Jede Mitarbeiterin und jeder Mitarbeiter kann selbst zu einem Arbeitsklima beitragen, das sexuelle Belästigung verhindert, indem sie bzw. er bei verletzenden Äußerungen Stellung nimmt.

» Wenn in anderen Bereichen des Betriebes pornografische Bilder hängen oder Bildschirmschoner mit pornografischem Inhalt benutzt werden, kann dies dem Personaldienst gemeldet werden.

Quelle: Eidg. Büro für die Gleichstellung von Frau und Mann (Hg): Genug ist genug. Ein Ratgeber gegen sexuelle Belästigung am Arbeitsplatz. Bern, 1998

ETHIK

Ethik
Robert Ammann

Definition Ethik

- Ethik bedeutet übersetzt «Sittenlehre». In der Umgangssprache wird für Ethik eher das Wort «Moral» verwendet.
- Ethik fragt nach dem richtigen oder falschen Handeln in bestimmten Situationen: Was gehört sich? Was soll ich tun?
- Zur Klärung dieser Fragen dienen ethische Grundsätze oder Richtlinien. Ethische Grundsätze leiten sich von Werten ab, die als allgemein gültig anerkannt sind. Das heißt, es geht um Werte, die nicht nur für einzelne Personen oder Gruppen gelten, sondern für alle Menschen. Die Menschenrechte (s. Seite 35f.) sind ein Beispiel von ethischen Richtlinien.
- Ethik hat auch mit dem Begriff der Verantwortung zu tun. Wo ich selber entscheiden kann, wie ich handeln will – das heißt nicht einfach nur ausführe, was andere mir sagen – bin ich für mein Handeln verantwortlich.

Ethische Prinzipien

Berufsgruppen wie beispielsweise Ärzte und Pflegende erarbeiten selber ethische Grundsätze, nach denen sie ihren Beruf ausüben wollen (vgl. z.B.: Schweizerischer Heimverband: Grundlagen für verantwortliches Handeln in Alters- und Pflegeheimen). Solche beruflichen Grundsätze beziehen sich auf die folgenden grundlegenden ethischen Prinzipien:

Autonomie	■ Autonomie ist das Recht des Menschen auf Selbstbestimmung.
	■ Das Prinzip der Autonomie erfordert von den Pflegenden, dass sie die eigenständigen Entscheidungen und Handlungen der Klienten ernst nehmen.
	Zum Beispiel: Akzeptieren, wenn eine Klientin an einem Tag beschließt, dass sie sich heute nicht waschen will.
Gutes tun	■ Dieses Prinzip ist eng verknüpft mit dem Prinzip, nicht zu schaden.
	■ Das Prinzip Gutes zu tun erfordert von den Pflegenden, für das Wohlbefinden der Klienten zu sorgen.
	Zum Beispiel: Einem Klienten ermöglichen, dass er am Geburtstagsfest seiner Tochter teilnehmen kann, indem ein Rollstuhltaxi organisiert wird.
Nicht schaden	■ Pflegende sind verpflichtet, für die Sicherheit der Klienten zu sorgen und sie vor potenziellen Gesundheitsrisiken zu schützen.
	■ Außerdem erfordert das Prinzip nicht zu schaden von den Pflegenden, das Leben der Klienten zu schützen.
	Zum Beispiel: Die Haut der Klienten gut beobachten und durch geeignete Maßnahmen wie Umlagern verhindern, dass ein Dekubitus entsteht.

ETHIK

Gerechtigkeit
- Das Prinzip der Gerechtigkeit verpflichtet Pflegende, Klienten ungeachtet ihrer Religion, ihrer Nationalität, ihres Geschlechts, ihrer politischen Überzeugung, ihrer sexuellen Orientierung und ihrer Persönlichkeit gleich zu behandeln.
- Alle Klienten sollen dieselbe Pflege erhalten, das heißt die gleiche Aufmerksamkeit und Fürsorge.

  Zum Beispiel: Alle Klienten haben die Möglichkeit, die Teesorte zu wählen – nicht nur diejenigen, die den Pflegenden besonders sympathisch sind.

Ethik – ein Fallbeispiel

Eine verwirrte Klientin steht immer wieder auf und verlässt ihr Zimmer. Sie ist körperlich so geschickt, dass sie über die befestigten Bettgitter hinwegklettern kann. Da sie sehr unsicher auf den Beinen ist, ist sie schon mehrfach gestürzt. Einmal hat sie sich den Vorderarm gebrochen. Beim letzten Mal hat sie sich den Oberschenkelknochen gebrochen und musste für drei Wochen ins Spital. Sie hat auch jetzt noch starke Schmerzen deswegen.

Wie sollte man in einer solchen Situation vorgehen? Ist es richtig, die Klientin im Bett oder im Lehnstuhl anzubinden, damit sie nicht aufstehen und sich verletzen kann? Oder ist es wichtiger, ihr die Freiheit zu lassen sich frei zu bewegen, selbst wenn sie sich dabei verletzt?

Überlegungen zu Lösungsmöglichkeiten

Wenn man das Prinzip «Nicht schaden» stark berücksichtigt, wird man die Klientin vielleicht mit einem Magnetgurt im Bett fixieren. Damit verletzt man aber das Prinzip der «Autonomie». Bei diesem Beispiel handelt es sich um ein **ethisches Dilemma** – eine Situation, in der zwei Lösungen, die beide richtig sind, sich widersprechen und nicht miteinander vereinbar sind. Bei einem ethischen Dilemma gibt es keine Lösung, welche absolut richtig ist. «Lösen» kann man diese Situation nur, indem man sich mit den Angehörigen, dem Arzt und dem Team zusammensetzt und darüber spricht, was für die betroffene Klientin in dieser Situation das voraussichtlich bessere Vorgehen ist. Bei verschiedenen Klientinnen wird es beim gleichen ethischen Dilemma deshalb möglicherweise zu unterschiedlichen Lösungen kommen: Bei der einen Klientin steht in diesem Dilemma vielleicht der Aspekt der Selbstbestimmung im Vordergrund, da ihr selbst ihre Bewegungsfreiheit immer sehr wichtig war. Bei einer zweiten Klientin erscheint der Schutz vor Schmerzen wichtiger und führt dazu, dass man bei ihr fixierende Maßnahmen wählt. **Fazit:** Die besten Lösungen findet man, wenn die (vermuteten) Bedürfnisse der Klientin im Zentrum stehen und wenn mehrere Personen gemeinsam nach der Lösung suchen.

FIXIEREN VON KLIENTEN

Fixieren von Klienten

- Fixationen sind rechtlich erlaubt. Zuläßig sind sie z. B. bei Verwirrtheit zur Durchführung «angemessener» medizinischer und pflegerischer Maßnahmen; ebenso bei Selbst- oder Fremdgefährdung (Selbstmordgefahr bzw. drohende Gewalt gegen andere Personen).
- Auch Medikamente zur Ruhigstellung sind Maßnahmen, welche die Bewegungsfreiheit einschränken.
- Studien zeigen folgende mögliche **Vorteile** der Fixation: Die Sicherheit der Klienten kann durch Fixationen gewährleistet werden; Fixationen können bei Übererregung zur Beruhigung beitragen; andere Personen können vor aggressiven Klienten geschützt werden.
- Studien zeigen folgende mögliche **Nachteile** der Fixation: Auf der körperlichen Ebene können Fixationen zu Kontrakturen, Druckstellen oder Verletzungen führen, sie können die Pneumoniegefahr verstärken, da Klienten sich weniger bewegen können; auf der psychischen Ebene können Fixationen Gefühle der Hilflosigkeit herbeiführen sowie bereits bestehende Unruhe verstärken. Weiter verstärken sie oft eine ablehnende Haltung gegenüber Therapien. Schließlich können fixierende Maßnahmen die Verwirrtheit von Klienten verstärken.
- Mögliche Alternativen zur **Fixation**:
  1. Verstärkte Überwachung: Eine Glocke über der Türe oder in speziellen Matten am Boden befestigen, welche läutet, wenn die Klienten aufstehen; elektronische Türmelder, welche Alarm geben, wenn Klienten einen Bereich verlassen; freiwillige Helferinnen oder Zivilschutz-Angehörige einsetzen; Klienten ins Stationszimmer nehmen oder mit einzelnen Pflegenden «mitlaufen lassen».
  2. Ursachen von Stürzen beheben: die Medikation überprüfen; sichere Schuhe mit besserem Profil; das Bett an die Wand schieben; schlechte Beleuchtung verbessern.
  3. Besser vor Sturzfolgen schützen: Hüftschutz (Safe-Hip) für gefährdete Klienten; Ellbogen-, Knie- und Handgelenkschoner sowie Helme aus dem Skating-Bereich einsetzen; die Matratze auf den Boden legen (Bodenpflege); Gymnastikmatten rund ums Bett legen.
  4. Umgebung umgestalten: Haltevorrichtungen befestigen (an den Wänden entlang; in den Zimmern); Non-slip-Streifen in Nassbereichen anbringen.

Menschen- und Patientenrechte

Menschenrechte sind unveräußerliche Rechte, die naturrechtlich begründet werden und daher nicht durch andere Gesetze, geschlossene Verträge oder andere rechtsverbindliche Formen genommen werden können. Sie stehen jedem Menschen zu, allein auf der Tatsache beruhend, dass er Mensch ist. Durch die Formulierung von Grundrechten in der Verfassung und internationalen Abkommen wird versucht, die Menschenrechte als einklagbare Rechte festzulegen.

Notizen

MENSCHEN- UND PATIENTENRECHTE

Zu den Menschenrechten zählen:

- Recht auf Leben, körperliche Unversehrtheit, Freiheit und Sicherheit der Person, Meinungsfreiheit
- Gedanken-, Gewissens- und Religionsfreiheit
- Reisefreiheit
- Versammlungsfreiheit
- Informationsfreiheit
- Bildungsfreiheit
- Recht auf Arbeit, freie Berufswahl und angemessene Entlohnung
- Recht auf gesundheitliche Versorgung
- Gleichberechtigung von Mann und Frau

aber auch:

- Recht auf Eigentum
- Recht auf einen angemessenen Lebensstandard
- Recht auf freie Teilhabe am kulturellen Leben, Kunst und wissenschaftlichen Fortschritt
- Recht auf Freizeit und bezahlten Urlaub

Charta der Rechte des Krankenhauspatienten

Angemessene Leistungen
Der Patient hat das Recht, Zugang zu den Leistungen des Krankenhauses zu erhalten, die der Art seiner Krankheit oder seines Zustands angemessen sind.

Rücksichtsvolle Betreuung
Der Krankenhauspatient hat das Recht auf eine rücksichtsvolle Betreuung unter Respektierung seiner menschlichen Würde. Diese Betreuung umfasst nicht nur medizinische, pflegerische und verwandte Dienstleistungen, sondern auch angemessene Beratung, Unterbringung, Amtshilfe und technische Hilfe.

Verweigerungsrecht
Der Krankenhauspatient hat das Recht, der Durchführung jeglicher Diagnose- und Behandlungsverfahren zuzustimmen oder sie zu verweigern. In den Fällen, in denen der Patient (gemäß den gesetzlichen Bestimmungen oder den gegebenen Umständen) nicht oder nur teilweise fähig ist, dieses Recht auszuüben, soll es in dem Maße, wie der Patient dazu selbst nicht in der Lage ist, in seinem Namen von seinem Vertreter oder einer vom Gesetz bestimmten Person ausgeübt werden.

Informationsrecht
Der Krankenhauspatient hat das Recht auf Informationen, die entsprechend seiner Lage für ihn von Bedeutung sind. Bei der Weitergabe dieser Informationen an den Patienten sollen dessen höhere Interessen Vorrang haben. Unter Berücksichtigung dessen muss die erteilte Information dem Patienten erlauben, eine genaue Einsicht in alle Aspekte seiner medizinischen und sonstigen Lage zu gewinnen und ihn auf der Grundlage dieser Information befähigen, seine eigene Entscheidung zu treffen oder sich an den Entscheidungen zu beteiligen, die Auswirkungen auf sein Befinden haben.
Hierzu zählt auch das Recht, vollständig über die mit der Anwendung unerprobter Diagnose- und Behandlungsmethoden verbundenen Risiken im Voraus informiert zu werden. Die Zustimmung zu der Durchführung solcher Verfahren muss ausdrücklich gegeben werden und muss jederzeit widerrufbar sein. Bei der Beteiligung des Patienten an Lehre und Forschung im Krankenhaus ist es notwendig, den Patienten völlig frei entscheiden zu lassen, ob er seine Zustimmung dazu geben will oder nicht und wann er daran teilnehmen oder seine Zustimmung widerrufen will.

Recht auf Schutz der Privatsphäre
Der Krankenhauspatient hat innerhalb der Möglichkeiten der Umgebung, in der er untergebracht ist, das Recht auf den Schutz seiner Privatsphäre. Die Vertraulichkeit der Informationen auf Aufzeichnung persönlicher, vor allem medizinischer Art muss gewährleistet werden.

Respektierung der religiösen und weltanschaulichen Überzeugung
Der Krankenhauspatient hat das Recht auf Respektierung und Anerkennung seiner religiösen und weltanschaulichen Überzeugungen.

Recht auf Beschwerde
Der Krankenhauspatient hat das Recht, sich zu beschweren, seine Beschwerde überprüfen zu lassen und über das Ergebnis informiert zu werden.

Die «Charta der Rechte des Krankenhauspatienten» wurde 1979 vom Ausschuss der Krankenhäuser der Europäischen Wirtschaftsgemeinschaft formuliert. Sie gilt für alle Patienten, nicht nur für die von Krankenhäusern.

2. SCHLAFEN

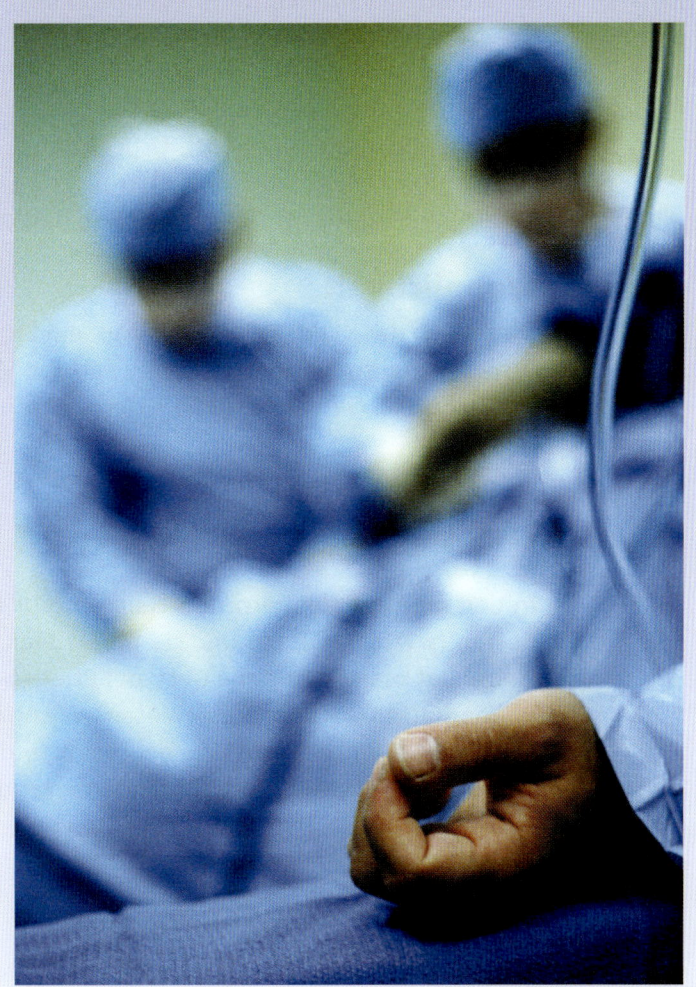

DAS ZIMMER

Das Zimmer

Im Spital ist die Zimmereinrichtung in der Regel standardisiert, im Heim dürfen in der Regel eigene Möbel mitgebracht werden.

Jeder Klient hat
- ein Bett
- einen Schrank für seine Kleider
- einen Nacht- und einen Esstisch
- im Bad oder beim Waschbecken ein Schränkchen für seine Waschutensilien

Zur Grundausstattung des Zimmers gehören
- Tisch und Stühle
- ein Lehnstuhl
- eine Nasszelle mit Waschbecken, WC, evtl. Dusche
- Ablagen/Schränke für Pflegeutensilien
- Wagen oder Ablage für Blumen
- eine Alarmanlage (Schwesternruf)
- Trennwände/Vorhänge
- Anschlüsse für Sauerstoff, Druckluft
- genug Licht, auch abschirmbares
- Anschlüsse für Telefon, Fernseher, Radio

Wohnlichkeit

Damit sich der Klient wohl fühlt, soll sein Zimmer möglichst gemütlich eingerichtet werden ([pastell] farbige Vorhänge, evtl. Wände, Bilder, Fotos). Gegenstände, die der Klient gerne mag, aufhängen, hinstellen.

> Alle Gegenstände müssen abgewaschen und desinfiziert werden können.

Das Bett

In den meisten Spitälern und Heimen gibt es elektrische (Pflege-) Betten (s. Abb. 2.1), hie und da findet man noch hydraulische. Zu Hause hat man das eigene Bett; bei Pflegebedürftigkeit kann man Pflege-Betten kaufen oder mieten. Wichtig ist, dass sie einfach, auch vom Klienten selbst zu bedienen sind und sicheres, rückenschonendes Arbeiten der Pflegenden erlauben.

Anforderungen an das Bett
- gute Rollfähigkeit
- Fahr- und Blockiervorrichtung
- Verstellbarkeit (Niveau und Körperlage, s. Abb. 2.2)
- Kopf- und Fußbrett herausnehmbar
- abwasch- und desinfizierbar
- Halterungen für Bettrahmen (Bettgitter), andere Pflegehilfen
- Aufzugstange mit Bettbügel
- evtl. ausziehbares Bettablagegitter am Fußende (z. B. für die Bettdecke)

Schlafen

DAS BETT

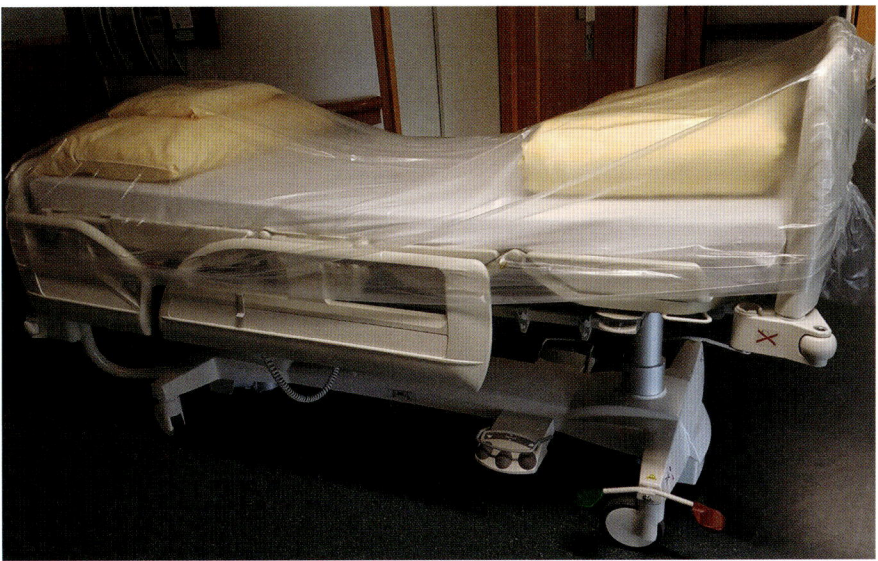

Abb. 2.1: Elektrisches Pflegebett

Zubehör

- gute Matratze
- Matratzenschutzbezug (waschbar, wasserdicht, luftdurchläßig, geruchlos)
- Krankenunterlage; wenn möglich keine Gummieinlagen verwenden (neuere Unterlagen sind weich, dreischichtig, flüssigkeitsabweisend und rutschfest)
- Bettdecke (möglichst 60–80 °C waschbar)
- ein großes und ein kleines Kissen (möglichst 60–80 °C waschbar)
- Bettwäsche

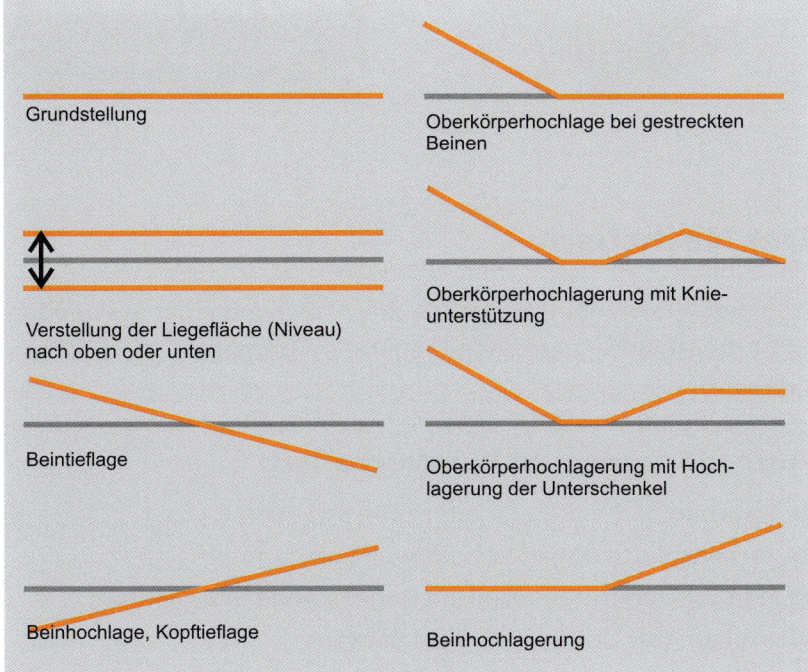

Abb. 2.2: Mögliche Stellungen des Pflegebettes

Notizen

DER NACHTTISCH

Weiteres Zubehör

Teile, die nicht für jedes Bett vorhanden sein müssen. Je nach Bedarf reichen ein bis vier Stück pro Abteilung.

- Lagerungshilfsmittel
- Bettverlängerung
- Fußstützen
- Bettbogen
- Bettgitter und Bezüge
- Sicherungslaken (Zewidecke), Sicherungsgurten
- spezielle Matratzen (Superweich, «Turn-Soft» usw.)

Spezialbetten (Abb. 2.3 und 2.4)

Bei bestimmten Krankheiten oder Verletzungen (z. B. Tetraplegie) und zur Dekubitusprophylaxe werden besondere Pflegebetten verwendet. Diese Spezialbetten sind meistens nur in großen Spitälern oder Fachkliniken (z. B. Paraplegikerzentrum) vorhanden, weil sie sehr teuer sind. Man kann sie, wenn nötig, mit speziellen Lagerungssystemen zusammen, von den Vertriebsfirmen mieten.

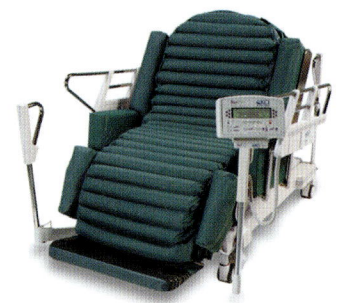 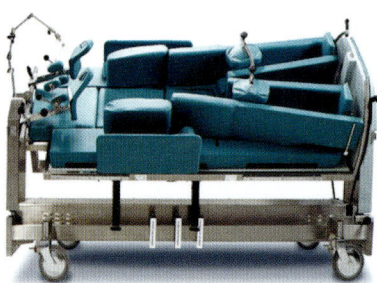

Abb. 2.3 (links): BariAir von KCI bietet Therapien, die die Pflege bewegungsunfähiger adipöser Patienten erleichtern. Mit Low-Air-Loss-Therapie, Rotation, Pulsation und Perkussion unterstützen die BariAir-Therapien das Klinikpersonal bei der Pflege schwieriger adipöser Patienten.

Abb. 2.4 (rechts): Das RotoRest-Therapiesystem ermöglicht programmierbare Kinetic Therapy™ bis zu 62° (kontinuierliche laterale Rotationstherapie KLRT) beidseits für Patienten mit Wirbelsäulenverletzungen und dem Risiko pulmonaler Komplikationen.

Der Nachttisch

Zu jedem Krankenbett gehört ein Nachttisch mit einer ausklappbaren Arbeitsplatte (wenn keine separaten fahrbaren Tische vorhanden sind).

Anforderungen an den Nachttisch

- fahrbar
- Arbeitsplatte höhenverstellbar, neigbar
- Schubladen (für persönliche Gegenstände des Klienten)
- Ablage (für Urinflasche, Steckbecken)
- abwasch- und desinfizierbar
- evtl. Halterung für die Nachttischlampe

DAS BETTEN

Das Betten

Das Betten eines (mehr oder weniger) bettlägerigen Klienten dient nicht allein seinem körperlichen Wohlbefinden, sondern ist eine gute Gelegenheiten, mit ihm in Kontakt zu treten, mit ihm zu kommunizieren, seinen körperlichen Zustand zu erfassen (z. B. Druckstellen) und ihn zu beobachten.

Vorbereitung

Pflegepersonen

Die Pflegenden ziehen wo üblich und angebracht Schutzkleidung an (Pflegeschürze) und desinfizieren sich die Hände.

Material

- ❏ Wäsche richten (nur mit sauberen Händen berühren):
  - Leintücher (Bettlaken)
  - Decken- und Kissenbezüge
  - Nässeschutz (die im Hause üblichen Unterlagen)
  - Unterlagen (Stecklaken) ohne Nässeschutz bei kontinenten Klienten
  - Baumwoll- oder Wolldecken
- ❏ Wenn der Klient gleichzeitig gewaschen wird:
  - Nachthemden, Frottiertücher, Waschlappen
  - Waschwasser, Pflegeutensilien
- ❏ Händedesinfektionsmittel
- ❏ Wäschesack im fahrbaren Gestell (aus hygienischen Gründen nur außen anfassen)

Klient, Zimmer

- ▸ Den Klienten über das Vorgehen informieren.
- ▸ Den Klienten wenn möglich aufstehen lassen oder ihm beim Aufstehen behilflich sein, ihn evtl. beim Betten helfen lassen.
- ▸ Wenn der Klient nicht aufstehen kann, ihn dazu ermuntern, so viel wie möglich mitzuhelfen (z. B. sich selbst drehen).
- ▸ Störende Gegenstände aus dem Weg räumen.
- ▸ Vorhang zuziehen oder Wandschirm zum Schutz der Intimsphäre aufstellen.
- ▸ Bettablagegitter für die Bettdecke herausziehen oder zwei Stühle (Sitzfläche dem Bett zugewandt) an das Bettende stellen.
- ▸ Alles Material, das benötigt wird, in die Nähe stellen, legen.
- ▸ Bettbügel hochhängen.
- ▸ Bett in die richtige Arbeitshöhe bringen.
- ▸ Lagerungshilfsmittel entfernen.
- ▸ Infusionen, Urinbeutel, Drainagen usw. so hinhängen oder -legen, dass sie nicht spannen oder herausgerissen werden können.

Grundsätze

- ✗ Richtlinien für rückenschonende Arbeitsweise beachten.
- ✗ Gute Zusammenarbeit der Pflegepersonen anstreben.
- ✗ Ressourcen der Klienten mit einbeziehen (z. B. zur Mitarbeit anregen).
- ✗ Intimsphäre wahren.
- ✗ Hygienische Gesichtspunkte berücksichtigen (z. B. Wäsche direkt in den Wäschesack).
- ✗ Vorgehen dem momentanen Befinden (physisch und psychisch) des Klienten anpassen.
- ✗ Möglichkeiten zur Kommunikation mit dem Klienten nutzen.
- ✗ Bewegungen zur Thromboseprophylaxe nutzen.

Notizen

DAS BETTEN

Technik des Bettens
Das leere Bett

Das Betten eines leeren Bettes kann durch eine oder zwei Pflegepersonen erfolgen.

Vorgehen (2 Personen)

Je eine Pflegeperson steht auf einer Seite des Bettes.

Ausbetten

- Bettdecke falten (um keine Keime zu verschleppen, Innenseite gegen Innenseite) und auf die Stühle oder das Bettablagegitter legen.
- Kissen umgekehrt auf die Bettdecke legen.
- Betttücher von unten her von der Matratze lösen.
- Unterlage falten, gebrauchte Seite gegen innen und auf die Laken legen oder entfernen.

Einbetten

- Laken leicht ausschütteln, damit zum Kopfende zurückgehen.
- Laken oben unter die Matratze stecken, spannen und unten fixieren. Die Seiten unter die Matratze stecken; darauf achten, dass das Laken gut gespannt ist und keine Falten aufweist. (Nicht spannen bei Superweich-Matratzen.)
- Unterlage hinlegen, spannen und fixieren (wenn Bruchkante, diese nach oben, wenn sie unter das Kopfkissen zu liegen kommt, sonst nach unten, weil unten weniger Druck aufliegt). Auf Superweich-Matratzen wird keine Unterlage gelegt, weil die Superweich-Matratze sonst nichts nützt.
- Kopfkissen (nur Federkissen) «mit Luft füllen» (ringsherum mit beiden Händen leicht zusammendrücken), hinlegen.
- Bettdecke falten oder zusammenrollen, auf das Bett legen.

Ab- und Beziehen des Bettes

- Kissen- und Bettdeckenbezüge abziehen und in den Wäschesack legen.
- Nach hausinternen Regelungen schmutzige Wäsche direkt in (verschiedenfarbige) Wäschesäcke sortieren.
- Bei dreiteiligen Matratzen Würfel mindestens ein Mal pro Woche (nach Plan) untereinander auswechseln.
- **Kissen beziehen:** Den Bezug (linke Seite nach außen) über die Arme streifen, an die Ecken des Kissens fassen, gut festhalten, den Bezug durch leichtes Schütteln von den Armen über das Kissen gleiten lassen. Am Schluss mit den Händen in den Bezug greifen und die Ecken des Kissens gut in die Ecken des Bezugs platzieren, Bezug schließen.
- **Bettdecke beziehen (zu zweit):** Die linke Seite des Bezugs ist außen. Jede Pflegeperson greift mit einer Hand in eine Ecke der Bettdecke; mit der freien Hand werden der Bezug über die Decke gestreift, die Ecken richtig platziert und der Bezug geschlossen. (Allein: Vorgehen wie beim Kopfkissen).

DAS BETTEN

Betten eines bettlägerigen Klienten

Das Vorgehen richtet sich nach der Beweglichkeit bzw. der Einschränkung der Bewegung des Klienten, also an der Art der Bewegungseinschränkung oder Behinderung, daran, ob er sich drehen darf und/oder gedreht werden kann und ob er sich hochheben darf und kann.

Klient kann sich drehen oder gedreht werden

Betrifft die meisten Klienten. Ausnahmen sind z. B. Klienten nach Rückenoperationen.

Vorgehen

Das Betten eines bettlägerigen Klienten geschieht immer zu zweit (bei Bedarf zu dritt oder mehr).

Je eine Pflegeperson steht auf je einer Seite des Bettes.

- Zusammen Bettdecke falten (um keine Keime zu verschleppen Innenseite gegen Innenseite) und auf die Stühle oder das Bett ablagegitter legen.
- Klienten mit Molton, Badetuch oder Wolldecke zudecken.
- Bettlaken lösen.
- Kopfende des Bettes möglichst flach stellen.
- Klienten auf die Seite drehen oder drehen lassen, den Kopf auf das kleine Kopfkissen lagern (Achtung: Mund und Nase müssen frei sein); Klienten gut beobachten.
- Bettlaken und Unterlage (an der Rückenseite des Klienten) so weit wie möglich in die Mitte unter den Klienten schieben oder rollen.
- Laken neu spannen oder ein sauberes Laken der Länge nach auf das Bett legen, die innere Hälfte einrollen, oben, unten und auf der Seite einspannen und so weit wie möglich zur Mitte hin unter den Klienten schieben.
- Unterlage von der Mitte nehmen und einspannen oder frische Unterlage auf der einen Seite einspannen und zur Mitte unter den Klienten rollen.
- Den Klienten sich auf die andere Seite drehen lassen oder drehen (ihn vorher darauf aufmerksam machen, dass es etwas unangenehm wird), Kissen nachschieben.
- Schmutzige Wäsche entfernen.
- Laken und Einlagen gut und gerade einspannen.
- Klient kann sich wieder auf den Rücken drehen/gedreht werden.

Klient kann sitzen und sich hochheben

Betrifft Menschen, die nicht aufstehen dürfen, weil sie z. B. ein Bein in einem Streckverband haben. Es ist günstig, zu zweit zu arbeiten.

Vorgehen

- Schmutziges Laken am Kopfende lösen und so weit wie möglich unter das Gesäß rollen.
- Neues Laken einspannen und ebenfalls einrollen.

Grundsätze
(bei Superweich-Matratzen)

 Die Matratze wird mit einem atmungsaktiven (luftdurchlässigen), flüssigkeitsabweisenden Schonbezug geschützt.

 Auf die Matratze wird ein normales Laken gelegt (kein Fixlaken), das man auf den Seiten lose hängen lässt.

 Auf das Laken dürfen weder weitere Unterlagen noch Moltex usw. gelegt werden; wenn mehr als eine Lage Tücher auf der Superweichmatratze liegt, verliert die superweiche Schicht ihre Wirkung – der Klient liegt dann so hart wie auf einer normalen Matratze.

Notizen

DAS BETTEN

Notizen

- Alle Betttücher lösen.
- Klienten bitten, sich am Bettbügel festzuhalten und das Gesäß hochzuheben.
- Schmutzige Tücher entfernen, sauberes Laken herunterziehen.
- Klienten ausruhen lassen, wenn nötig Nässeschutz (und Unterlage) vorbereiten.
- Klienten noch einmal bitten, sich hochzuheben, die Tücher von oben her unter ihm durch ziehen und einspannen.

Betten mit dem Patientenheber

Klienten, die sich weder drehen noch heben dürfen oder können (z. B. bei Lähmungen, Adipositas, Beckenbruch), werden mit Hilfe des Patientenhebers gebettet.

Nachbereitung

- Klienten nach Wunsch (oder Plan) lagern.
- Nachttisch, Tisch, Klingel in Reichweite stellen/hängen.
- Bettbügel herunternehmen.
- Zimmer aufräumen, lüften.
- Volle Wäschesäcke wechseln.
- Schutzkleidung ablegen.
- Hände desinfizieren.
- Frische Wäsche auffüllen.

DER SCHLAF

Der Schlaf

«Der Schlaf ist ein eigenartiges Phänomen. Wir alle können schlafen, ohne es gelernt zu haben, und dennoch wissen wir nicht, wie es geht. Wir sehnen uns nach Schlaf und dennoch spüren wir oft auch eine Bedrohung aus der Welt des Schlafes und des Traumes auf uns zukommen. Gemäß der archetypischen Analogie bezeichnet der Volksmund den Schlaf als den kleinen Bruder des Todes. Mit jedem Einschlafen üben wir Sterben. Einschlafen verlangt von uns Loslassen von aller Kontrolle, von aller Absichtlichkeit, von aller Aktivität. Einschlafen verlangt von uns Hingabe und Urvertrauen, ein Einlassen auf Unbekanntes. Einschlafen lässt sich gerade nicht durch Zwang, Selbstbeherrschung, Wille und Anstrengung herbeizwingen. Jedes aktive Wollen ist die sicherste Art, Schlaf zu verhindern. Wir können nicht mehr tun, als günstige Voraussetzungen zu schaffen, doch dann müssen wir geduldig warten und darauf vertrauen, dass es geschieht, dass der Schlaf sich auf uns herniedersenkt. Es ist uns kaum erlaubt, diesen Vorgang auch nur zu beobachten; die Beobachtung würde bereits verhindern, dass wir einschlafen.» (Detlefsen 1983.)

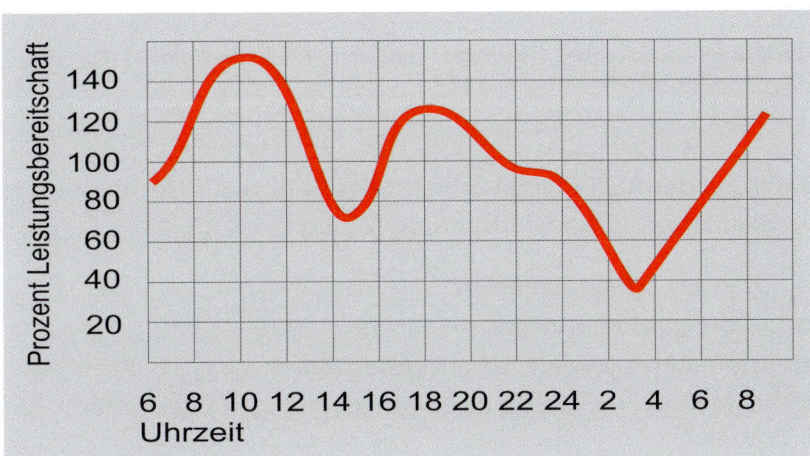

Abb. 2.5: Schwankungen der physiologischen Leistungsbereitschaft über 24 Stunden

Bei allen Lebewesen wechseln Zeiten von Wachsein und Schlafen ab. Wir werden nicht mit einem 24-stündigen Wach-Schlaf-Rhythmus geboren, sondern eignen uns diesen an. Dementsprechend verändert sich auch der Grad unserer Leistungsbereitschaft (s. Abb. 2.5).

Schlafphasen (Abb. 2.6)

Im Schlaf wechseln sich Leicht- und Tiefschlafphasen ab. Jede Phase wird etwa 4–5 Mal durchlaufen. Während des REM-Schlafs träumt der Mensch, seine Augen bewegen sich sehr schnell hin und her. Deshalb wird diese Phase REM-Phase (Rapid Eye Movement = schnelle Augenbewegungen) genannt. Die REM-Phasen dauern 10–50 Minuten; sie werden gegen Morgen immer länger.

DER SCHLAF

«Die Traumforschung hat die Wichtigkeit der Träume bewiesen: Hindert man eine Versuchsperson am Träumen, indem man sie regelmäßig zu Beginn der REM-Phase weckt, so stellen sich nach einiger Zeit Persönlichkeitsstörungen und Gesundheitsprobleme ein. (Da fast alle Schlafmittel die REM-Phase unterdrücken, kann davon ausgegangen werden, dass der durch Medikamente gewonnene Schlaf nicht erholsam wirkt.)» (Juchli 1997, S. 101)

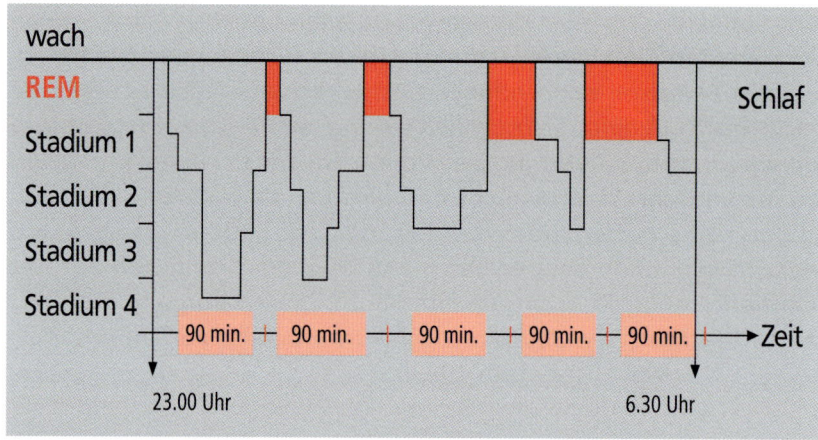

Abb. 2.6: Schlafmuster beim Gesunden: Einschlafphase (1), Leichtschlaf (2), Tiefschlaf (3–4), REM-Schlaf (5)

Während der REM-Phasen arbeitet das Gehirn auf Hochtouren; es verbraucht ca. 12% mehr Nahrung (Glukose) als sonst:

- Das Herz schlägt schneller.
- Atmung und Blutdruck schwanken stark.
- Oft haben wir wilde, bilderreiche Träume.
- Viele Menschen sprechen im Schlaf, schlagen oder treten um sich.

Ablauf eines normalen Schlafprogramms

1. Stadium: «Dösigkeit», ist durch Weckreiz noch leicht zu unterbrechen

2. Stadium: Leichtschlaf, Gehirn kann noch von äußeren Reizen erreicht werden; diese führen aber nicht mehr zum Erwachen

3. Stadium: Tiefschlaf, Übergang ist fließend, Schläfer nur noch schwer weckbar (s. Abb. 2.6)

Physiologische Vorgänge während des Tiefschlafs

- Die Körpertemperatur sinkt nach der ersten Tiefschlafphase langsam ab und steigt nach dem Aufwachen wieder an.
- Die Kälteempfindung steigt.
- Atmung und Puls verlangsamen sich, der Blutdruck sinkt.
- Der Energieverbrauch wird um ca. $1/3$ vermindert.

DER SCHLAF

- Die Muskeln entspannen sich.
- Darmtätigkeit und der gesamte Stoffwechsel sind reduziert.

Zweck des Schlafs

Während des Schlafs werden große Mengen von Wachstumshormonen abgesondert. Diese sorgen bei Kindern für Wachstum, bei Erwachsenen für Regeneration der Zellen. Während des Schlafs sammeln wir neue Kraft und scheiden Giftstoffe aus dem Körper aus.

Schlaftypen

Morgentypen (Lerchen) gehen früh ins Bett und stehen morgens gerne früh auf. **Abendtypen (Eulen)** gehen spät ins Bett und stehen spät auf. **Kurzschläfer** schlafen unter sechs Stunden, **Langschläfer** über acht Stunden.

Wenn die Pflegepersonen wissen, welcher Klient welcher Schlaftyp ist, können sie das in die Pflege mit einbeziehen. Die Morgentypen können am Morgen als Erste bei der Körperpflege unterstützt werden, die Abendtypen dürfen ausschlafen.

Schlafstörungen

Schlafstörungen können verschiedene Ursachen haben:

körperlich bedingte	psychisch bedingte	umweltbedingte
■ Schwitzen, Frieren	■ Angst (vor Diagnose, Schmerzen, Tod)	■ Straßenbeleuchtung, Licht im Zimmer, kein Licht
■ Schmerzen	■ ungewohnte Umgebung	■ Lärm
■ Fieber	■ Partnerverlust	■ Zimmernachbar (Schnarchen, Unruhe, Gerüche)
■ Juckreiz	■ Sorgen (Geldsorgen, Arbeitsplatzverlust)	■ Zimmertemperatur zu heiß, zu kalt
■ Inkontinenz (Urin, Stuhl)	■ Depression	■ zu hartes, zu weiches Bett
■ nächtliches Wasserlassen	■ Aufregung	■ Wetterverhältnisse wie Gewitter, Schwüle, Hitze
■ Behinderung	■ Überreiztheit (z. B. durch Fernsehen)	■ Standort des Bettes (z. B. auf einer Wasserader)
■ Lagerung (z. B. Rückenlage nach einer Operation)		■ keine Wand, schmales Bett (Angst vor dem Herausfallen)
■ Schläuche, Katheter, Verbände		■ Apparate, die ticken oder summen
■ unruhige Beine		■ Störungen durch das Pflegepersonal (z. B. laute Schuhe, Türen unsanft schliessen)
■ Atemnot, Husten		
■ Hunger, Durst		
■ Medikamente		
■ «Aufputschmittel» wie Schwarztee, Kaffee, Cola		
■ zu wenig körperliche Bewegung tagsüber		
■ zu frühes Schlafengehen		

Notizen

UNTERSTÜTZUNG DES SCHLAFENS

Unterstützung des Schlafens

Bearbeitung und Ergänzung: Robert Ammann

Um ein Umfeld und eine Situation zu schaffen, in denen der Klient möglichst gut schlafen kann, müssen die Pflegepersonen seine Gewohnheiten bezüglich Ruhen und Schlafen kennen. Es ist wichtig, im Rahmen des Eintritts Schlafgewohnheiten sowie, z. B. anhand einer Checkliste (s. Tab. 2.1), Informationen zu Schlafstörungen oder Erkrankungen zu sammeln. Wichtig ist auch, Folgendes zu berücksichtigen: Die geeigneten Maßnahmen zur Unterstützung des Schlafens sind so unterschiedlich wie die verschiedenen Klienten. Während bei einer Person Kaffee den Schlaf verhindert, führt es bei einer anderen Person zu einem guten, ungestörten Einschlafen.

Schlafzeiten	nachts	von	bis ....
	tagsüber	von	bis ....

Durchschnittlich benötigte Schlafmenge: .... Stunden

Raum	Raumtemperatur: .... °C	Licht: ....
	mögliche Störungsquellen:	....
Bett / Lagerung	Standort/Wände:	harte/weiche Matratze: ....
	Decken:	Kissen ....
	Lagerungshilfsmittel:	Einschlafposition: ....

Einschlafgewohnheiten

Schlaf- oder Beruhigungs-medikamente	Medikament/e	Dosierung	Uhrzeit	täglich	in Reserve
	....	....	....	☐	☐
	....	....	....	☐	☐

Was hilft?	Musik:	lesen: ....
	Tee / andere Getränke:	essen: ....
	Wickel:	Gespräche: ....
	Massage/Kalt-/Warm-Anwendungen:	andere: ....

Krankheiten, altersbedingte Veränderungen und Störungen

Behandlungen, welche das Ruhe-/Schlafbedürfnis beeinträchtigen

Tab. 2.1: Checkliste zur Informationssammlung der Schlafgewohnheiten des Klienten

UNTERSTÜTZUNG DES SCHLAFENS

Pflegerische Unterstützung beim Schlafen und bei Schlafstörungen

Gewohnheiten und Rituale berücksichtigen

- Berücksichtigen, wer ein Morgen-, wer ein Abendtyp ist. Das heißt: Die Arbeitsorganisation der Station soweit flexibel gestalten, dass z. B. das Frühstück auch zu einem späteren Zeitpunkt eingenommen werden kann (evtl. Frühstücksbuffet).
- Gewohnheiten und Schlafrituale der Klienten erfassen, dokumentieren und berücksichtigen.

Vorbeugen

- Körperliche Betätigung und 1–2 Stunden Licht und frische Luft tagsüber.
- Erhöhung des Schlafdrucks durch Verminderung der Schlafmenge (Nickerchen) tagsüber; nicht zu früh ins Bett gehen.
- Zu viel Alkohol vermeiden, bis 200 ml (Wein/Bier) bei Schlafgesunden.
- Fett- oder kalorienreiche Speisen am Abend vermeiden.
- Aufregung am Abend (Spätnachrichten, Thriller) vermeiden.

Umgebung/Vorbereitung

- Bei unruhigen Klienten: Einzelzimmer oder ggf. Zimmerwechsel; ZimmernachbarInnen Oropax anbieten; Schnarchen angehen (Nasenpflaster, Seitenlage).
- Wärmeabgabe erleichtern (heißer Tee, kühle Wadenwickel).
- Kleines Licht im Zimmer brennen lassen bzw. Zimmer gut abdunkeln.
- Türe offen lassen oder schließen, je nach Bedürfnis der Klienten.
- Temperatur gemäß den Bedürfnissen der Klienten von Zimmer zu Zimmer individuell einstellen.
- Glocke, Lichtschalter, Nachttisch müssen für den Klienten gut erreichbar sein; ebenso nach Bedarf Urinflasche, Steckbecken oder Nachtstuhl.
- Gelegenheit geben, Gesicht und Hände zu waschen, die Zähne zu putzen und Wasser zu lassen.
- Vor allem in den ersten drei Nachtstunden möglichst wenig wecken (z. B. keine schematischen Kontrollen von Inkontinenzeinlagen), Pflegemaßnahmen bündeln, leise ausführen.

Entspannung, körperlich

- Massagen/Einreibungen: z. B. atemstimulierende Einreibung; schmerzende Beine massieren.
- Fußmassage mit Lavendelöl oder wärmender Salbe durchführen.
- Entspannende Wickel (Lavendelölbrustwickel oder Leinsamennackenkompresse) anlegen.
- Entspannende Bauchauflage (Körnersäckchen) auflegen.
- Kalten Waschlappen auf Stirn legen.

Notizen

UNTERSTÜTZUNG DES SCHLAFENS

- Kalte Armbäder: Kaltes Wasser ins Waschbecken oder ein anderes genügend großes Becken einlassen, die Arme für 10–30 Sekunden eintauchen, nicht abtrocknen.
- Unterstützen der peripheren Wärmeabgabe zur Nacht (entspannendes Bad, Füße wärmen, Waschungen).

Entspannung, geistig

- Gespräche, ein offenes Ohr haben, sich dazusetzen. Die dunklen Nachtstunden führen bei vielen Menschen zu Ängsten, aber auch größerer Offenheit und dem Bedürfnis, sich anderen mitzuteilen.
- Nachtgebet sprechen.
- Entspannungsübung durchführen; Phantasiereise ausdenken.
- Etwas vorlesen.
- Musik hören lassen, meditieren.

Essen und Trinken

- Warme Milch oder Milch mit Honig anbieten.
- Kaffee mit Milch und Zucker (bei Klienten mit zerebralen Durchblutungsstörungen, da Kaffee die Durchblutung des Gehirns verbessert; kann auch helfen bei Personen mit einer Tendenz zur Zuckerkrankheit mit nächtlichem Blutzuckerabfall).
- Heiße Tees (Orangenblütentee, Passionsblumen-Tee, Melisse, Lavendel-Tee), wirken durch Förderung der peripheren Wärmeabgabe einschlaffördernd.
- 1 Glas Wein oder Bier bei Klienten ohne Schlafstörungen (Alkohol wirkt einschlaffördernd, aber schlafstörend in der zweiten Nachthälfte).
- Etwas Leichtes, Kohlenhydratreiches zu essen anbieten, z. B. einen Apfel.

Ablenken

- Eine Klientin, die nicht schlafen kann, nachts Servietten zusammenfalten lassen – anschließend wieder ins Bett schicken.
- Einen Klienten in den Nachtwachen-Aufenthaltsraum nehmen, ihm etwas zu essen und zu trinken geben, ihn nach einer Stunde zur Toilette und dann wieder ins Bett begleiten.

Medikamentös

- Baldrian-Dragees/Tropfen (bei Einschlafstörungen und Nervosität).

Bei verwirrten Klienten

- Zwei Stunden Lichtexposition am Tag, müde machen (Bewegung), wenig bis keine Nickerchen am Tag.
- Einschlaflieder singen; von Angehörigen ein vertrautes Stofftier mitbringen lassen und ins Bett geben. Zu beachten: Stofftier nicht waschen; Teil der Wirkung von Stofftieren als Einschlafhilfe ist ihr vertrauter Geruch.
- Jeden Tag denselben Ablauf berücksichtigen, keine Ausnahmen!

UNTERSTÜTZUNG DES SCHLAFENS

Schlafstörungen im Alter: Was können wir tun?

Der Schlaf wird mit dem Alter nicht nur subjektiv leichter, häufiger unterbrochen und oft weniger erholsam, sondern es lassen sich auch objektiv deutliche Veränderungen feststellen:

- Tiefschlaf nimmt ab
- Schlafunterbrechungen nehmen zu

Die Dauer des Schlafs könnte an sich gleich sein, aber die Zeit, die man im Bett verbringen müsste, um die gleiche Schlafmenge zu erreichen, verlängerte sich; Nickerchen tagsüber kompensieren oft das nächtliche Schlafmanko. Individuelle Unterschiede nehmen im Alter zu.

Notizen

Weitere Tatsachen zum Thema Schlaf

 Der Schlaf verändert sich mit dem Älterwerden (leichter, kürzer, zerhackter, störungsanfälliger); der Körper ist nicht unbedingt auf einen Schlaf von 7–8 Std. angewiesen.

 Die Schlafdauer, welche ein Mensch benötigt, ist individuell. Bereits bei Neugeborenen bestehen Unterschiede in der Schlafdauer. Einige Neugeborene schlafen nur 14 Stunden am Tag, andere bis zu 21 Stunden. Wenn ein alter Mensch nachts immer frühzeitig aufwacht, kann das evtl. verändert werden, indem der Schlaf tagsüber verkürzt wird oder er später am Abend ins Bett geht.

 Die ersten drei Schlafstunden der Nacht sind «gesünder», weil sie mehr Tiefschlafphasen enthalten.

 Häufiges Erwachen ist normal (bis zu 30-mal). Wer nicht wieder einschlafen kann sollte aufsitzen, aufstehen und etwas ermüdendes tun, bevor er/sie wieder ins Bett geht.

 Schlafstörungen begünstigen Erkrankungen u.a. durch Schwächung der Körperabwehr, sie weisen auf psychische Erkrankungen (z.B. eine Depression) hin.

 Schlafstörungen können auch als Nebenwirkungen von Medikamenten auftreten.

VORBEREITUNG ZUR OPERATION

Vorbereitungen zur Operation

Jede Operation ist ein Eingriff in das Leben eines Menschen und bedeutet für den Menschen als Person einen Eingriff, der in ihm Gefühle der Angst, der Unsicherheit und des Ausgeliefertseins auslöst. Für den Menschen als Organismus bedeutet eine Operation eine künstliche Verletzung von Haut und Gewebe und eine vorübergehende Unterbrechung vieler physiologischen Abläufe.

Am Tag vor der Operation

Operationsgebiet: Die diplomierte Pflegeperson rasiert und desinfiziert das Operationsfeld (wenn es nicht am Operationstag im Operationstrakt gemacht wird).

Darmreinigung: Wird nach Vorschrift von der diplomierten Pflegeperson durchgeführt.

Ernährung: Nachtessen je nach Operation, in der Regel ab Mitternacht nichts mehr essen und trinken, Ernährung bei Diabetikern mit dem Arzt absprechen.

Materialien richten, die vor der, für die und nach der Operation gebraucht werden:

- ❏ Unterlage
- ❏ gummierter Bettschutz
- ❏ offenes Hemd
- ❏ Ops-Mütze
- ❏ Nierenschale, Zellstoff

Am Operationstag

Körperpflege: Der Klient duscht, badet oder wäscht sich ganz. Wo nötig, hilft ihm die Pflegeperson oder übernimmt die Körperpflege ganz. (Vor Bauchoperationen Bauchnabel gut reinigen, ggf. Piercing entfernen.)

Bei der Morgentoilette: Uhr, Schmuck (außer Ehering) abnehmen und evtl. wegschließen. Schminke, gefärbten Nagellack, Haarnadeln usw. entfernen. Zahnprothesen (auch Teilprothesen) herausnehmen und in die angeschriebene (evtl. mit Wasser gefüllte), Prothesenschale legen. Hörapparat entfernen und in die Nachttischschublade legen.

Ernährung: Der Klient bleibt nüchtern (erlaubt ist evtl. ein Schluck Wasser zur Einnahme eines Medikaments).

Vor der Prämedikation: Klient soll noch zur Toilette gehen; nachher darf er nicht mehr aufstehen (Prämedikation macht in der Regel schläfrig) und muss ggf. in die Bettpfanne oder Urinflasche urinieren.

Vor dem Weg in den Operationssaal: Klienten offenes Nachthemd und Mütze anziehen lassen. Kontrollieren, ob das Bett mit dem Namen des Klienten und der Abteilung beschriftet ist.

3. SICH BEWEGEN

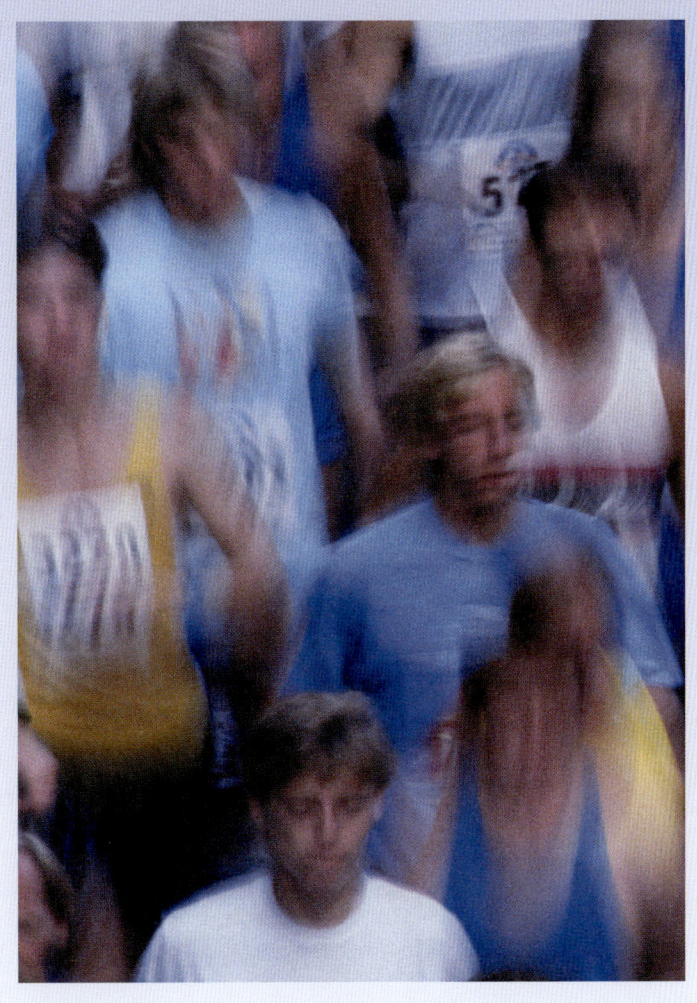

SICH BEWEGEN

Notizen

Sich bewegen

Jeder Mensch bewegt sich, bewusst oder unbewusst, hunderte Male am Tag und auch in der Nacht während des Schlafs. Durch das Bewegen verändern wir unseren Standort, die Lage unseres Körpers oder Teile davon.
Bewegung entlastet die Muskulatur (Abwechslung), verhindert Druckstellen auf der Haut und ist auch maßgeblich am venösen Rückfluss des Blutes beteiligt.
Wenn wir uns, z. B. nach einem Unfall, nicht oder nur teilweise bewegen können, kann unsere Selbstständigkeit und Freiheit sehr stark eingeschränkt sein.
Mit unserem Körper drücken wir aber auch Gefühle wie Freude, Wut, Trauer, Angst, Abwehr ohne Worte (nonverbal) aus.

Um zu erfahren, was die Klienten in Bezug auf die Aktivität des täglichen Lebens «Sich bewegen» gewöhnt sind und wie sie sich bewegen möchten, müssen die Pflegepersonen versuchen, Folgendes in Erfahrung zu bringen:

- Ist die Bewegungsfähigkeit intakt/eingeschränkt?
- Wo braucht der Klient Hilfe?
- Welche Hilfsmittel braucht der Klient?
- Ist der Klient eher ein aktiver oder passiver Mensch?
- Hat der Klient Schmerzen?

Anregung

Versuchen Sie an sich selbst zu erfahren, was eine eingeschränkte Mobilität bedeutet.

Mögliche Beispiele sind:

1. Lassen Sie sich im Bett lagern oder das Bettlaken wechseln.

2. Lassen Sie sich mit dem Patientenheber vom Boden aufnehmen.

3. Fahren Sie im Rollstuhl oder lassen Sie sich im Rollstuhl die Treppe hinunterheben.

RÜCKENSCHONENDE ARBEITSWEISE

Rückenschonende Arbeitsweise

Falsche Körperhaltung, falsches Tragen und Heben führen zu falscher Belastung der Wirbelsäule und damit zu Rückenschmerzen und Bandscheibenschäden (s. Abb. 3.1).

Zwischen je zwei Wirbelkörpern befindet sich eine Bandscheibe. Die Bandscheiben bestehen aus einem Ring aus Bindegewebe und Knorpel (Faserring) und einem gallertartigen Kern. Sie sind sehr elastisch und dienen der Wirbelsäule als Stoßdämpfer und Polster. Der Kern saugt sich in Ruhe voll Wasser. Bei starker Beanspruchung wird das Wasser nach und nach ausgepresst. Damit sich der Kern wieder mit Flüssigkeit vollsaugen kann, ist es gut, sich wenn immer möglich für 5–10 Minuten flach auf den Rücken zu legen.

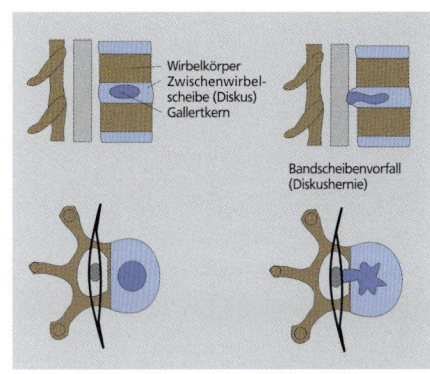

Abb. 3.1: Intakte Bandscheibe (links) Bandscheibenvorfall (rechts)

In der Pflege wird man immer wieder dazu verleitet, größere Gewichte spontan und ohne Beachtung der Grundregeln der rückenschonenden Arbeitsweise zu heben bzw. zu bewegen. Eine große Zahl von Pflegenden weist entsprechende Rückenschäden auf. Es ist daher lohnend, sich die wenigen nachfolgenden Merksätze und Bilder einzuprägen und danach zu handeln.

Richtiges Heben
(aus: Hebe richtig, trage richtig, SUVA 1995)

Schone Deinen Rücken
- Rücken flach
- Oberkörper steil aufgerichtet
- aus der Hocke
- Last möglich nahe am Körper

Viele Rückenleiden entstehen durch falsches Heben
▸▸ Beuge den Rücken nicht beim Heben.
▸▸ Neige den Oberkörper nicht weit nach vorn.
▸▸ Hebe Lasten nie ruckartig an.

Falsches und richtiges Heben medizinisch gesehen

Beim Heben mit gebeugtem Rücken werden die knorpeligen Bandscheiben keilartig verformt und an den Kanten überbelastet, was zu Rückenleiden führen kann.

Je stärker der Oberkörper nach vorn geneigt wird, umso größer ist die Belastung der Rückenmuskulatur und der Bandscheiben. Mit vorgeneigtem Rumpf besteht schon bei leichten Lasten Gefahr. Beim Heben mit flachem Rücken neigt sich der Rumpf im Hüftgelenk; die Bandscheiben werden nicht verformt, sie werden gleichmäßig und nur gering belastet.

Notizen

RÜCKENSCHONENDE ARBEITSWEISE

Notizen

Mit aufgerichtetem Oberkörper können schwere Lasten gefahrlos gehoben werden.

Wende beim Heben und Absetzen von schweren Lasten immer die rückenschonende Technik an:
- Oberkörper steil aufgerichtet
- Rücken flach
- Last nahe am Körper
- sicherer Stand
- sicherer Griff
- ruckfreie Bewegungen

Möglichkeiten des Rückenschonens im Spital/Heim
- Möglichst nicht heben.
- Wenn Heben notwendig ist, die größtmögliche Mithilfe des Klienten verlangen (ihm genau erklären, was passiert und was getan werden muss; so entspannt er sich und hat weniger Angst).
- Hilfe (2. Pflegeperson) anfordern.
- Geräte wie Patientenheber/Badelift benutzen.
- Lasten möglichst nicht tragen, sondern auf einem Wagen transportieren.
- Gute, sichere, rutschfeste Schuhe und bequeme, nicht einengende Kleidung tragen.
- Arbeitsfläche (z. B. Bett, Badelift, Badewanne) auf richtige Arbeitshöhe bringen.
- Arbeitsablauf organisieren: Klienten genau informieren, alle nötigen Utensilien in Griffnähe stellen, mit der Hilfsperson und dem Klienten Kommandos absprechen.

KONTRAKTUREN

Kontrakturen

Unsachgemäße Lagerungen und längere Inaktivität des Bewegungsapparates können zu Versteifungen und Fehlhaltungen führen. Wenn die betroffenen Gelenke nicht konsequent trainiert werden, kommt es zu bleibenden Schäden, zu Kontrakturen.
Kontrakturen sind Dauerverkürzungen von Muskeln, Sehnen und Bändern; es entstehen Funktions- und Bewegungseinschränkungen und die Gelenke versteifen.
Weil die Beugemuskeln fast immer stärker sind als die Streckmuskeln kommt es meistens zu Beugekontrakturen (Ellbogen, Finger, Knie, Fuß).

Symptome
- Zwangshaltung; das Gelenk kann aktiv (vom Klienten selbst) nicht mehr und passiv (von den Pflegepersonen) kaum mehr bewegt werden
- Schmerzen
- unharmonischer Bewegungsablauf

Ursachen
- Immobilität, Bettlägerigkeit (vor allem bei geschwächten Klienten)
- Gelenkerkrankungen: Verletzungen, Entzündungen, Verschleiß (Arthrose)
- Schonhaltung: Das Gelenk wird kaum bewegt, weil es schmerzt
- Erkrankungen des Weichteilapparates: Verletzungen von Muskeln, Bändern und Sehnen, Muskelerkrankungen
- Ruhigstellung: Gipsverband, Schienenlagerung
- Ausfall peripherer oder zentraler Nerven: Die Zusammenarbeit vom Beuge- und Streckmuskel ist gestört; z. B. bei Gehirnverletzungen, Lähmungen (Schlaganfall)
- unsachgemäße Lagerung und fehlendes Durchbewegen von: bewusstlosen, immobilen, gelähmten Klienten
- großflächige Narben in Gelenknähe: Narben ziehen das Gewebe zusammen, das Gelenk kann nicht mehr oder nur mit Schmerzen bewegt werden (z. B. nach Verbrennungen, Verletzungen, Dekubitus)

Notizen

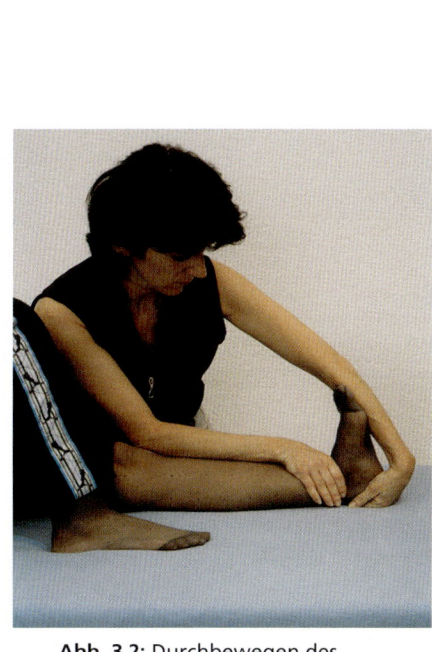

Abb. 3.2: Durchbewegen des Fussgelenks

KONTRAKTURENPROPHYLAXE

Kontrakturenprophylaxe

Ziel der Kontrakturenprophylaxe ist, die Beweglichkeit der Gelenke zu erhalten. Maßnahmen zur Vorbeugung und Verhinderung von Kontrakturen:

- Mobilisation: so früh und so viel wie möglich.
- Bewegungsübungen: aktiv und passiv (durchbewegen) (s. Abb. 3.2).
- Evtl. vorbereiten durch Wärme/Wasser (Hand-Fußbad, Bad), verordnete Abgabe von Schmerzmittel.
- Extremitäten korrekt lagern.

Durchbewegen von Klienten

Für jeden Klient sollte von den Physiotherapeuten ein genau auf ihn abgestimmter Therapieplan erstellt werden. Die Physiotherapeuten können die Pflegepersonen anleiten, einfachere Übungen, die mehrmals am Tage durchgeführt werden müssen, anzuwenden.

Grundsätze dabei:

- Die Gelenke möglichst vom ersten Tag einer Behinderung an durchbewegen (im Idealfall mehrmals täglich); dies geschieht am besten während oder nach der täglichen Pflege.
- Bei stark versteiften oder sehr spastischen Gelenken mit kleinen Bewegungen anfangen und versuchen, diese zu steigern.
- Einfach denken: Gelenke anschauen und in allen Bewegungsrichtungen, die einen Bewegungsmangel aufweisen, durchbewegen.
- Schmerzgrenze des Klienten nicht überschreiten, aber Bewegung an Schmerzgrenze heranführen!
- ▼ Bewusstlose oder gelähmte Klienten spüren in der Regel keine Schmerzen; ihre Gelenke dürfen von der Pflegenden nur ganz vorsichtig gebeugt und gestreckt werden.

Mobilität/Immobilität

Ein mobiler Mensch kann sich frei bewegen. Wenn diese Bewegungsfähigkeit (Mobilität) eingeschränkt ist oder ausfällt, wird er unsicher und teilweise oder ganz abhängig. Es kommt zu vorübergehenden oder bleibenden körperlichen, psychischen und sozialen Störungen.

STÖRUNGEN DER MOBILITÄT

Störungen der Mobilität

Körperliche Ursachen

Dafür verantwortlich sind Erkrankungen/Unfälle/Verschleißerscheinungen im Bereich der Muskeln, der Knochen und der Gelenke:

Verletzungen / Erkrankungen / Veränderungen	Therapie

Verstauchungen, Verrenkungen

Eine **Verstauchung** ist eine gewaltsame Überdehnung des Gelenks. Bei einer **Verrenkung** springt der Gelenkkopf aus der Gelenkpfanne; dabei können Bänder zerrissen werden.

Symptome
- Bewegungsschmerz
- Druckschmerz
- teilweise oder volle Bewegungseinschränkung
- zunehmende Schwellung
- bei Verrenkungen Formveränderungen des Gelenks

» Gelenk ruhig stellen.
» Kälte auflegen oder z. B. bei einem verstauchten Knöchel den Fuß in kaltes Wasser stellen.
» Bei Verrenkungen zum Arzt oder ins Krankenhaus fahren.

▼ Nie versuchen, ein verrenktes Gelenk selber einzurenken.

Knochenbrüche (Frakturen)

Wir unterscheiden zwischen geschlossener und offener Fraktur. Bei der offenen Fraktur ist eine Wunde vorhanden, es besteht Infektionsgefahr.

Einteilung
- Biegungsbruch: der Knochen wird überbogen
- Drehbruch: durch starke Drehbewegung bei fixiertem Knochenende (z. B. Skischuh)
- Zertrümmerungsbruch: durch Gewalteinwirkung (z. B. schwerer Gegenstand fällt auf Arm oder Bein)
- Kompressionsbruch: der Knochen wird der Länge nach zusammengedrückt (z. B. Sturz aus der Höhe)

Symptome
- abnorme Beweglichkeit
- abnorme Stellung
- Knochenreiben (bei vorsichtigem Bewegen der Knochen gegeneinander)
- Bluterguss
- Schmerzen
- Gebrauchsunfähigkeit

Gefahren
▼ Schock durch Schmerzen und Blutverlust
▼ zusätzliche Verletzung von Blutgefäßen, Nerven, Organen
▼ Fettembolie
▼ Infektion bei offenen Brüchen

Erste Hilfe
» Bruch ruhig stellen, offenen Bruch steril abdecken.
» Transport zum Arzt oder ins Krankenhaus.

Reposition (Richtigstellen der Knochenteile) und Gipsverband
» Reposition in der Regel in Narkose.
» Gipsverband anlegen.

Den Klienten in den ersten Stunden sehr gut beobachten, weil der Gips evtl. zu eng ist. Er kann:

▼ die arterielle Blutversorgung behindern: Finger oder Zehen werden blass, kalt und gefühllos, Schmerzen.
▼ den venösen Rückfluss behindern: Finger oder Zehen werden blau, Schmerzen.
▼ die Beweglichkeit einschränken: Finger und Zehen müssen bewegt werden können.
▼ Druckschmerzen verursachen: Der Gips drückt auf Nerven, Gefäße und Gewebe.

Extension (Zug)
» Ein Verband wird an der Haut oder ein Draht am Knochen des verletzten Gliedes angelegt und mit Gewichten belastet, um die verschobenen Knochenteile ruhig zu stellen.

Das Gewicht muss immer frei hängen, darf nicht ruckartig bewegt werden (z. B. beim Transport des Bettes).

Operation (Osteosynthese)
» Der Knochen wird mit Schrauben, Platten, einem Nagel und/oder Drähten von innen oder außen zusammengefügt.

STÖRUNGEN DER MOBILITÄT

Verletzungen / Erkrankungen / Veränderungen	Therapie
Schenkelhalsfraktur	▸ Konservativ (keine Behandlung); Folge: Der Patient kann nicht mehr gehen. ▸ Platte einsetzen. ▸ Knochen verschrauben (dynamische Hüftschraube). ▸ Endoprothese = künstliches Gelenk einsetzen; entweder nur Gelenkkopf oder Gelenkkopf und Gelenkpfanne.
Osteoporose Verminderung des Knochengewebes durch gesteigerten Knochenabbau und/oder verminderten Knochenaufbau «Senile» Osteoporose ab ca. 65 Jahren; sehr starke Entkalkung an allen Skelettteilen. **Symptome** ■ (starke) Rückenschmerzen ■ oft keine Beschwerden, bis es durch eine oft relativ harmlose Verletzung zu einem Schenkelhals- oder Wirbelbruch kommt	▸ Vitamin D, Kalzium verabreichen. ▸ Frauen sollen evtl. Östrogen einnehmen (bei Eintreten der Menopause). ▸ Massagen verabreichen, warme Bäder nehmen/geben, gymnastische Übungen machen. ▸ Schmerzen bekämpfen. ▸ Gesund ernähren. **Prophylaxen** ▸ (Niedrige) Östrogengabe (Frauen) nach den Wechseljahren (Körper braucht genug Östrogen, um Kalzium in die Knochen einbauen zu können). ▸ Bewegung fördern. ▸ 800 mg Kalzium pro Tag (z. B. ein Liter Milch oder 100 g Hartkäse) einnehmen/verabreichen.
Bandscheibenschaden Bezeichnung für alle Veränderungen an den knorpeligen Wirbelverbindungen **Ursachen** ■ Alterung des Gewebes ■ Verschleiß ■ Folge von Verletzungen und Haltungsfehlern **Beschwerden** ■ Hexenschuss (Reizung des Ischiasnervs im Lendenbereich (z. B. Schwangerschaft, Bandscheibenvorfall, Tumoren) ■ Bandscheibenvorfall (Diskushernie)	▸ Physiotherapie: Gymnastik betreiben, Massage. ▸ Je nach Verträglichkeit kalte oder warme Anwendungen verabreichen. ▸ Auf rückenschonende Haltung/Bewegungen achten. ▸ Operieren lassen.
Arthrose Degenerative (entartete) Gelenkerkrankung **Ursachen** ■ angeborene Fehlbildungen (zu flache Gelenkpfannen) ■ Folgen von Gelenkentzündungen, Abnutzungserscheinungen (ältere Menschen) ■ zu hohes Gewicht **Symptome** ■ Steifegefühl, Anlaufschmerz, später immer stärkere Schmerzen, auch in Ruhestellung ■ Fehlstellungen ■ Kontrakturen	▸ Gewicht reduzieren (bei Arthrosen der Hüft- und Kniegelenken). ▸ Örtliche Wärme anwenden. ▸ Medikamente einnehmen. ▸ Krankengymnastische Übungen, evtl. Muskeln trainieren. ▸ Operation – künstliches Gelenk einsetzen lassen.

STÖRUNGEN DER MOBILITÄT

Verletzungen / Erkrankungen / Veränderungen	Therapie
Arthritis Entzündung hauptsächlich der Gelenkinnenhaut **Symptome** ■ Gelenkschmerzen ■ Gelenkschwellung ■ Überwärmung ■ Bewegungseinschränkung	▸ Gelenk ruhig stellen. ▸ Bewegungen dosieren. ▸ Lokale (örtliche) physikalische Anwendungen, Krankengymnastik anwenden. ▸ Medikamente einnehmen.
Gicht Die Gicht ist eine Stoffwechselerkrankung. Dabei werden Harnsäurekristalle an verschiedenen Körperstellen, vor allem in den Gelenken, eingelagert. **Ursachen** ■ vermehrte Harnsäurebildung **Symptome** ■ heftige Schmerzen ■ Stelle über dem Gelenk, z. B. Zehe, hochrot, heiß, druckempfindlich ■ Gicht beginnt oft im Zehen-Grundgelenk	▸ Abbau von Harnsäuredepots im Gewebe durch Medikamente, Diät. ▸ Ruhig stellen, feuchte, kalte Umschläge (z. B. Heublumen) verabreichen.
Hallux valgus («Zehe krumm») Achsenfehlstellung der Großzehe **Ursachen** ■ Vererbung ■ Spreizfuß ■ zu enge, zu hochhackige Schuhe **Symptome** ■ Schuhe passen nicht mehr ■ Schmerzen ■ Fehlstellung des Gelenks	▸ Operieren lassen. ▸ Nicht therapieren. 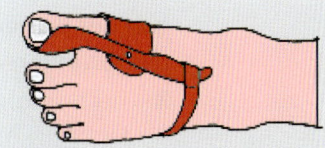 **Abb. 3.3:** Hallux-valgus-Nachtschiene zur Stabilisierung des Gelenks nach der Operation.
Wunden Schürfungen, Stich-, Schnittwunden, Riss-Quetschwunden, Schusswunden, Bisswunden **Quetschungen und Prellungen** entstehen bei stumpfer Gewalteinwirkung (z.B. Schlag, Sturz). **Symptome** ■ Schmerz, verminderte Beweglichkeit ■ Hämatom (Bluterguss): Blut tritt aus (unter der Haut), es kommt zu einer Schwellung mit blauroter Verfärbung	▸ Große Wunden werden vom Arzt versorgt. Als erste Hilfe Umgebung der Wunde reinigen, Wunde steril abdecken, ruhig stellen. Bei starker Blutung Druckverband anlegen. ▸ Kleine Wunden desinfizieren und verbinden. ▼ Wunden sind infektionsgefährdet, immer an die Tetanusimpfung gegen den Wundstarrkrampf denken! (Impfung muss alle 10 Jahre erneuert werden.) Bei **Hämatomen** Kälte auflegen, betroffenen Körperteil ruhig stellen, hochlagern. ▼ Bei schweren Prellungen können innere Organe verletzt sein; vom Arzt abklären lassen.

Tabelle 1.15: Erkrankungen und Verletzungen des Bewegungssystems

FOLGEN DER IMMOBILITÄT

Erkrankungen des Fußes

Fußballenentzündungen, Hühneraugen, Nageleinwachsungen, Nekrotisierung (Absterben des Gewebes) von Zehen und Fußanteilen bei z. B. Diabetikern.

Lähmungen

Das ist der Oberbegriff für die Minderung (**Parese**) oder den Ausfall (**Plegie, Paralyse**) der Funktionen eines Körperteils oder eines Organsystems. Wir unterscheiden die **Monoparese/Monoplegie**, bei der eine Extremität (Arm oder Bein) betroffen ist, die **Hemiparese/Hemiplegie**, hier ist eine Körperhälfte gelähmt, die **Paraparese/Paraplegie**, bei der zwei Extremitäten, meistens beide Beine, gelähmt sind (Querschnittslähmung), und die **Tetraparese/Tetraplegie**, hier sind alle vier Extremitäten gelähmt.

Ursachen

Schädigungen des Nervensystems (zentral oder peripher) durch Erkrankungen (gefolgt von Sauerstoff-Mangel), Tumoren und Verletzungen.

Weitere Ursachen von Störungen der Mobilität

Bei Störungen der Mobilität müssen wir auch an Ursachen denken, die in keinem direkten Zusammenhang zu Störungen/Erkrankungen des Bewegungssystems stehen. Die Mobilität kann aus folgenden Gründen eingeschränkt sein:

- neurologische Störungen: Durchblutungsstörungen des Gehirns, Morbus Parkinson
- Herz-, Kreislauf- und Lungenerkrankungen
- Diabetes
- Harninkontinenz
- psychische Erkrankungen: Depression, Demenz
- Nebenwirkung von Medikamenten: Beruhigungsmittel, Schlafmittel, Schmerzmittel, Diuretika

Folgen der Immobilität

Physiologische Folgen

Längere körperliche Inaktivität wirkt sich auf alle Organe des Körpers nachteilig aus, besonders aber auf das muskuloskeletale System. Muskelmaße und -tonus verringern sich enorm schnell; die Muskeln verlieren in den ersten 4–5 Wochen schon 10–15 % ihrer ursprünglichen Stärke. Die Beweglichkeit von Muskeln und Gelenken vermindert sich; die Verkürzung der Muskeln führt zu Gelenkkontrakturen.

Sich bewegen 63

FOLGEN DER IMMOBILITÄT

Psychische Folgen
Die psychischen Folgen sind sehr unterschiedlich; sie reichen von Wut, Aggressionen, Feindseligkeit bis zu Angst und Schlafstörungen. Depressionen und Resignation sind häufig.

Soziale Folgen
Immobilität trägt zum allmählichen Zusammenbruch sozialer Beziehungen und dem Rückzug von geselligen Aktivitäten bei; das kann zu Einsamkeit und Isolation führen (vgl. Corr 1992).

Auswirkungen der Immobilität auf die Lebensaktivitäten (LA)

Lebensaktivität	Auswirkung der Immobilität	Grundlegende Pflegemaßnahmen
Für eine sichere Umgebung sorgen	▪ Abhängigkeit	▸ Auf Raumgestaltung und Anordnung von Gegenständen achten.
Kommunizieren	Gefahren ▼ Hospitalismussyndrom ▼ Aggressionen ▼ Depressionen ▼ Machtlosigkeit ▼ Körperbildstörung	▸ Beobachten, wahrnehmen, Situation einschätzen. ▸ Tagesablauf mit Klienten abstimmen. ▸ Raum geben für Privatsphäre. ▸ Situation besprechen. ▸ Nach Pflegeplanung vorgehen. ▸ Evtl. Hilfspersonen beiziehen.
Atmen	Gefahren ▼ Pneumonie (Lungenentzündung) ▼ Thrombosen	▸ Atemtherapie anwenden. ▸ Thromboseprophylaxe vornehmen.
Essen und Trinken	▪ evtl. Appetitverlust	▸ Leichte Kost geben. ▸ Wunschkost anbieten. ▸ Genügend Flüssigkeit verabreichen.
Ausscheiden	▪ Miktionsbeschwerden ▪ Obstipation ▪ evtl. Schwitzen	▸ Genügend Flüssigkeit eingeben, -nehmen. ▸ Ballaststoffe verabreichen. ▸ Evtl. warme Bauchwickel machen. ▸ Verdauungsfördernde Tees anbieten. ▸ Entspannungsübungen machen. ▸ Physiotherapie anwenden. ▸ Baumwollwäsche anziehen. ▸ Wäsche so einbetten, dass rasch gewechselt werden kann. ▸ Gute Körperpflege vornehmen. ▸ Flüssigkeit ersetzen.
Sich sauber halten und kleiden	Gefahren ▼ Dekubitus ▼ Ekzeme, Ausschläge ▼ Juckreiz	▸ Dekubitusprophylaxe machen. ▸ Gute Körperpflege mit hautpflegenden (rückfettenden, feuchtigkeitsspendenden und juckreizstillenden) Produkten durchführen.
Regulieren der Körpertemperatur	Gefahren ▼ je nach Erkrankung rasch warm oder kalt ▼ spürt Wärme/Kälte nicht	▸ Bekleidung und Bettwäsche anpassen. ▸ Vor Hitze/Kälte schützen.

URSACHEN FÜR STÜRZE

Lebensaktivität	Auswirkung der Immobilität	Grundlegende Pflegemaßnahmen
Sich bewegen	**Gefahren** ▼ Muskelathrophie (-schwund) ▼ Kontrakturen ▼ Unruhe	» Isometrisches Muskeltraining durchführen. » Klienten durchbewegen. » Wo möglich, Gymnastik betreiben. » So bald wie möglich mobilisieren.
Arbeiten und spielen	■ Langeweile ■ evtl. Einschränkung der Armbewegungen (bei Lähmung)	» Ergotherapie anbieten. » Bedürfnisse des Klienten mit einbeziehen. » Besuche fördern. » Radio, Fernsehen einstellen. » (Geeignete) Spiele spielen.
Seine Geschlechtlichkeit leben	■ Vereinsamungsgefahr ■ Sexualstörungen	» Besuch: Zeit zum Alleinsein geben. » Angehörige wo sinnvoll einbeziehen. » Auf Kleidung und Bettwäsche achten.
Schlafen	■ Schlafstörungen ■ Schmerzen	» Tag-Nacht-Schlafrhythmus des Klienten erhalten. » Nachtschlaf möglichst wenig stören. » Lagern, nicht-medikamentöse Schmerzlinderung. » Aktivierung am Tag.
Sinn finden	■ Auseinandersetzung mit existenziellen Fragen	» Zeit haben für Gespräche, aktiv zuhören. » Zeit haben für Pflege, Begleitung, Präsenz zeigen. » Nach Wunsch Hilfspersonen hinzuziehen (Priester, Therapeut usw.).

Ursachen für Stürze

(nach Corr 1992)

Notizen

- **Umwelt** (instabile Möbel, rutschige oder lockere Teppiche, lose Kabel und Drähte, rutschige oder unebene Oberflächen, herumliegende Gegenstände, Betten und Toiletten in unangemessener Höhe, schlechte Beleuchtung, ungewohnte Umgebung, Fixierungen)
- **Psychische Probleme** (Stress, Depression, Angst, Verwirrung)
- **Störungen der Sinneswahrnehmungen** (beeinträchtigtes Sehvermögen, beeinträchtigtes Hörvermögen, Störungen des Gleichgewichtsorgans)
- **Neurologische Probleme** (Synkopen = kurze Bewusstlosigkeit), Schlaganfall, Anfallerkrankungen, Parkinsonsche Krankheit, Gangstörungen, Demenz)
- **Herz-Kreislauferkrankungen** (Herzinsuffizienz, beeinträchtigter venöser Rückfluss, orthostatische Hypotonie = zu niedriger Blutdruck im Stehen, vor allem beim Aufstehen)
- **Stoffwechselerkrankungen** (Hypoglykämie, Schilddrüsenerkrankung)
- **Muskuloskeletale Probleme** (Veränderungen der Wirbelsäule, Veränderung der Muskulatur [Muskelschwächen, Muskelerkrankungen], Knochenbrüche, Gelenkschmerzen und Steifheit)
- **Medikamente** (Beruhigungsmittel, Antidepressiva, Hypoglykämika [«Zuckertabletten»], Diuretika [«Wassertabletten»], blutdrucksenkende Mittel)
- **Alkohol**

LAGERUNG DES KLIENTEN

Stürzen vorbeugen

» Stolperfallen wie Möbel, lose Teppiche, herumliegende Gegenstände, Kabel, Schwellen beseitigen.
» Keine nassen Böden; verschüttete Flüssigkeiten usw. sofort aufwischen.
» Rutschfeste Matten im Bad und in der Dusche anbringen.
» Treppen sollen feste Geländer haben, die Stufenkanten markiert sein.
» Handläufe in den Gängen, Stühle zum Festhalten und Ausruhen anbringen/hinstellen.
» Haltegriffe in Dusche/Bad/Toilette anbringen.
» Ausreichendes Licht, Lichtschalter müssen gut erreichbar sein.
» Griff zum Verstellen der Betthöhe muss gut erreichbar sein.
» Mobiliar mit Rädern immer und überall arretieren (rutscht nicht oder weniger heftig weg, wenn sich jemand daran festhalten will).
» Gehhilfen (s. S. 74) brauchen (weitere Tipps s. Tideiksaar 2008).

Schutz beim Stürzen

Ein **Hüftprotektor** schützt den Klienten vor einer Oberschenkelhalsfraktur (s. Abb. 3.4 und 3.5).

Ein **Sturzhelm** wird bei einem Epileptiker als Schutz vor einer Schädelfraktur eingesetzt.

Ein **Bett, dessen Niveau bis auf den Boden abgesenkt werden kann**, wird z. B. bei verwirrten, körperlich noch beweglichen Klienten zum Schutz vor dem Hinunterfallen verwendet.

Lagerung des Klienten

Gesunde oder leichtkranke Menschen lagern sich selbst, d. h. sie verändern ihre Lage in regelmäßigen Zeitabständen ohne Hilfe oder Unterstützung. Wenn kranke Menschen zunehmend schwächer werden, sind sie nicht mehr in der Lage selbst zu bestimmen, wie sie liegen wollen. Sie liegen so, wie die Pflegepersonen sie betten. Die richtige Lagerung ist ein wichtiger Teil des Behandlungsplans des Klienten. Die erforderliche Lagerung entspricht nicht immer seinen Wünschen, doch wir versuchen, es ihm so behaglich wie möglich zu machen und seine Wünsche und die notwendigen Maßnahmen so gut wie möglich in Einklang zu bringen.

Ziele

■ Dekubitus- und Kontrakturenprophylaxe
■ Spastizitätshemmung
■ Unterstützung der Herz- und Lungenfunktion
■ Abschwellen von geschwollenen Gliedmaßen
■ Schmerzlinderung (z. B. bei Arthrosen)
■ Abwechslung

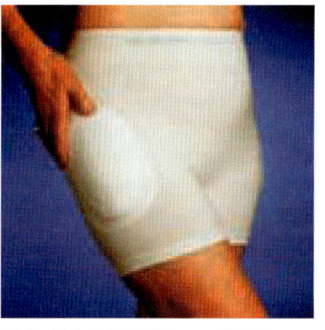

Abb. 3.4: SAFEHIP top für Frauen

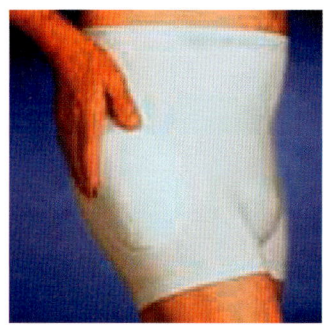

Abb. 3.5: SAFEHIP top für Männer

Hüftprotektoren funktionieren als Schutzschilder bei einem Sturz. Damit können verheerende Sturzfolgen verhindert werden.
Die Handhabung ist einfach: Die beiden dünnen Schalen sind entweder bereits in der Unterwäsche eingenäht oder sie werden in dafür vorgesehene Taschen in der Wäsche eingesteckt.
Der Hüftprotektor verteilt bei einem Sturz entweder die einwirkende Kraft weg vom Hüftknochen auf die umliegenden Weichteile oder er entfaltet seine Wirkung hauptsächlich durch Stoßdämpfung.
In Pflege- und Altersheimen werden die Protektoren immer häufiger als sinnvoller Bestandteil im Präventionsangebot angewendet. Eine Wirksamkeitsuntersuchung bei älteren Menschen in Alters- und Pflegeheimen ergab, dass jährlich etwa 600 Hüftfrakturen verhindert werden könnten.

LAGERUNG DES KLIENTEN

Notizen

Grundsätzliches zur Lagerung

(nach P. Bindschedler 1998)

✗ Je weicher ein Klient gelagert wird, desto immobiler wird er.

✗ Je mehr Lagerungshilfsmittel eingebettet werden, desto eingeschränkter ist der Klient in seinen Bewegungen. Bei der Lagerung sollten immer die verbleibenden Ressourcen des Klienten berücksichtigt werden.

✗ Je mehr Körperoberfläche des Klienten aufliegt, desto geringer wird der Auflagedruck der Haut. (Ein Bleistiftabsatz hat z. B. viel mehr Auflagedruck als ein Elefant, der auf einem Fuß steht.)

✗ Straff gespannte Leintücher (Laken), Gummi- und andere Unterlagen (auch Moltex usw.) erhöhen das Dekubitusrisiko; der Auflagedruck wird dabei um ein Vielfaches erhöht. Deshalb darauf achten, dass:

- das Leintuch nur lose über weiche und superweiche Matratzen gelegt wird.

- nur das Leintuch und sonst gar nichts zwischen der Matratze und dem Klienten liegt.

✗ Felle bieten keine Weichlagerung und können deshalb nicht für die Dekubitusprophylaxe benutzt werden. Die einzige Wirkung der Felle ist die Reduktion der Scherkräfte. (Felle bieten Schutz vor Verletzungen, wirken polsternd und halten z. B. die Füße des Klienten warm.)

✗ Langes Weichlagern vermindert die Wahrnehmung des Körperschemas: Durch kontinuierliche Reize auf unsere Körpersensoren erhalten wir ein Schema unseres Körpers. Bei der Weichlagerung fehlen diese Reize und der Klient verliert das Gefühl für seinen Körper. (Wenn wir z. B. 1 Std. auf einem harten Stuhl sitzen, spüren wir unser Gesäß, auf einem weichen Kissen nicht.) Wir müssen deshalb abschätzen, welche Bedeutung die Weichlagerung hat. Wenn möglich lagern wir den Klienten abwechslungsweise weich und hart.

✗ Wünsche und Äußerungen des Klienten sollten in die Wahl der passenden Lagerungsform mit einbezogen werden. Es nützt nichts, wenn der Klient zwar keinen Dekubitus hat, aber wegen zu häufiger Störungen durch Umlagern nicht mehr schlafen kann.

✗ Scherkräfte tragen erheblich zur Entstehung eines Dekubitus bei. Wir reduzieren sie durch:

- Abheben des Klienten, wenn wir ihn verschieben (z. B. beim Höherheben im Stuhl).

- den Einsatz eines Fells (minimal).

- den Einsatz spezieller Kissen (z. B. solche, die das Herunterrutschen im Rollstuhl verhindern).

Sich bewegen

LAGERUNG DES KLIENTEN

Lagerungsarten

Lagerungsart	Indikation	Vorgehen
Normallage	■ selbstständiger Klient, ohne besondere Grunderkrankungen	▸ Kopfteil des Bettes leicht erhöht, Kissen nach Wunsch des Klienten legen.
Flache Rückenlagerung	■ einfache Entspannungslage ■ nach Rückenoperationen ■ bei Wirbelsäulen- und Beckenverletzungen	▸ Bett flach stellen. ▸ Kleines Kissen unter den Kopf legen. ▸ Evtl. kleines Kissen oder Knierolle unter die Knie legen.
Oberkörperhochlagerung	■ zum Essen und Trinken ■ mehr Bewegungsfreiheit ■ bei Herz- und Lungenerkrankungen: erleichtert das Atmen ■ nach bestimmten Operationen, z. B. Strumektomie	▸ Klienten in Rückenlage gut nach oben rutschen lassen, bzw. ihn nach oben heben. ▸ Kopfteil des Bettes hochstellen. ▸ Den Rücken mit 1–2 Kissen stützen. ▸ Evtl. Knierolle, kleines Kissen einlegen oder «Knieknick» des Bettes einstellen. **bei schwerer Atemnot** ▸ Arme stützen: mit Kissen unter den Achseln oder Arme auf dem Esstisch auflegen lassen.
Seitenlagerung (30/90°)	■ Druckentlastung des Sakralbereichs, des Schulterblatts, des Ellenbogens, der Fersen und der anderen Seite (Dekubitusprophylaxe) ■ bei gelähmten und bewusstlosen Klienten ■ nach Lungenoperationen ■ Entlastungslagerung bei schwerkranken Menschen ■ 90° Bobath-Lagerung bei Menschen mit Hemiplegie	▸ Klienten an den Bettrand ziehen und zur Bettmitte hin auf die Seite drehen. ▸ Rücken mit Kissen oder Keil stützen. ▸ Das untere Bein strecken, das obere leicht beugen und nach vorne oder gestreckt nach hinten auf Kissen lagern. Die Anzahl und Größe der Kissen ist immer abhängig vom Körperbau des Klienten. ▸ Die untere Schulter etwas vorziehen. ▸ Lagerung in der Regel 30° (90° nur für kurze Zeit bei Hemiplegikern = Bobath-Lagerung).
Seitenlagerung (130°)	■ Dekubitusprophylaxe ■ Abwechslung ■ Verbandwechsel am Gesäß ■ nach 1 Stunde umlagern, weil sonst der Beckengürtel zu sehr belastet wird	▸ Den Klienten auf die Seite drehen (90°). ▸ Ein Kissen vor den Brust-Bauchraum legen. ▸ Den Klienten weiter auf das Kissen drehen. ▸ Das oben liegende Bein auf ein Kissen lagern.
Tieflagerung der Beine	■ Förderung der arteriellen Durchblutung bei arteriellen Durchblutungsstörungen der Beine ■ nach Gefäßoperationen im arteriellen System	▸ Bettende tief oder das ganze Bett schräg stellen. ▸ Fußstützen anbringen. ▸ Evtl. kleines Kissen unter die Knie legen (Gefäße dürfen nicht «abknicken»).
Tieflagerung des Kopfes: Schocklagerung nach Trendelenburg	■ Schock ■ Kreislaufversagen ■ bei akuten Blutungen	**Meistens Notfallsituation** ▸ Das ganze Bett schräg stellen (Kopfende tief), damit das Blut besser ins Gehirn fließen kann.
Hochlagerung der Beine	■ Förderung des venösen Rückflusses ■ nach Venenoperationen (Krampfadern) ■ zum Ausschwemmen von Ödemen ■ bei Unterschenkelgeschwür (Ulcus cruris) ■ Thromboembolieprophylaxe	▸ Fußende hochstellen oder Beine auf abgeschrägtes Schaumstoffkissen lagern (mindestens 25 cm hoch). ▸ Knick in der Leiste vermeiden.
Bauchlagerung	■ Dekubitusprophylaxe ■ Luxations- (Ausrenkungs-) Prophylaxe nach Oberschenkelhalsoperationen ■ nach Operationen im Analbereich (Fisteln, Hämorrhoiden)	▸ Bett flach stellen. ▸ Evtl. flaches Bauchkissen unter den Bauch legen.

LAGERUNG DES KLIENTEN

Mikrolagerung zur Dekubitusprophylaxe

Der gesunde liegende Mensch führt pro Stunde 8–40 Mikrobewegungen (kleinste Veränderungen seiner Lage) durch. Der kranke Mensch kann seine Lage nicht mehr selbst verändern. Pflegende können diese Bewegungen durch Mikrolagerungen bis zu einem gewissen Grad ersetzen, indem sie dekubitusgefährdete Stellen (den Kopf, die Schultern, die Hüfte und die Fersen) entlasten und die Position der Gelenke physiologisch verändern.

Es findet keine Druckentlastung, aber eine **Druckreduzierung** statt. Das heißt, die Mikrolagerung ersetzt die Umlagerungen nicht, ergänzt sie aber sinnvoll. Es ist vor allem in der Nacht günstig, weil das Intervall des Umlagerns verändert werden kann (z. B. von zwei auf drei Stunden).

Vorgehen

Bei jedem Kontakt mit dem Klienten werden (von allen Pflegenden) kleinste Lagen- und Positionswechsel durchgeführt. Man benutzt dazu z. B. zusammengefaltete oder -gerollte Handtücher oder kleine Kissen. Damit alle Stellen berücksichtigt werden, kann man z. B. im Uhrzeigersinn vorgehen. Damit jeder weiß, dass gelagert wird, farbige Handtücher, die man nur dazu verwendet, brauchen. Es können z. B. zuerst Handtücher unter die rechte Schulter und die rechte Hüfte, dann unter das rechte Knie und die rechte Ferse, 30 Min. später unter die linke Ferse und das linke Knie und zuletzt unter die linke Hüfte, die linke Schulter und den Kopf gelegt werden. Jeder, der beim Klienten vorbeikommt, weiß genau wie es geht und kann die Handtücher in der richtigen Reihenfolge weiter platzieren.

Grundsätze bei der Lagerung auf Spezialmatratzen

- Kein System (außer das der Schräglagerung) ersetzt das regelmäßige Umlagern des Klienten.
- Je weniger Abdeckungsmaterial zwischen Matratze und Klient, desto besser die Wirkung. Also keine Unterlagen, Moltex usw. auf die Matratze legen.
- Das Leintuch nie straff spannen und auf der Seite nicht einschieben.
- Sollte ein Klient zu spastischen Reaktionen neigen, das Wechseldrucksystem zuerst ausprobieren. Die Bewegung des Druckwechsels kann spastische Reaktionen fördern.
- Bei elektrisch betriebenen Matratzen immer die Gebrauchsanleitung lesen und danach handeln.
- Keine Sicherheitsnadeln zum Befestigen von Schläuchen (z. B. Verweilkatheter) verwenden.

LAGERUNG DES KLIENTEN

Lagerungshilfsmittel

Lagerungshilfsmittel gibt es heute für beinahe jede Situation. Es gilt, sich vor ihrem Einsatz genaue Überlegungen über ihren Sinn und Zweck zu machen.

Nicht jeder Mensch braucht gleich viel und die gleichen Kissen. Lagerung und Gebrauch von Hilfsmitteln sind abhängig vom Körperbau des jeweiligen Klienten. Es gibt keine Standards und keine Schemen; jeder Mensch ist anders.

Nachfolgend werden einige der meist gebrauchten Hilfsmittel kurz beschrieben.

Hilfsmittel/Verwendung	Material/Hinweise/Gefahren
Keilkissen ■ Unterstützung des Rückens bei Seitenlagerung	■ Superschaum 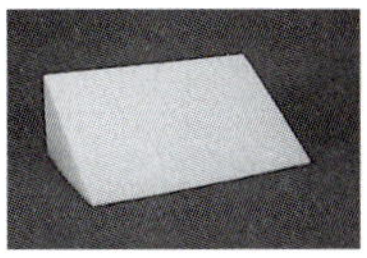
Spezialkissen ■ zur Lagerung der Arme und Beine	■ gefüllt mit z. B. Polystyrol, Styropor, Hirse » Besonders kennzeichnen (z. B. durch spezielle Kissenbezüge), damit sie nur zum Lagern verwendet werden. 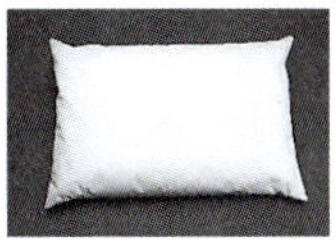
Schaffelle ■ Reduktion der Scherkräfte ■ Klient gleitet leichter	■ Echt-Schaffell, waschbar bei 30 °C ■ synthetische Felle sind preiswerter, bis 95 °C waschbar, tumblerfest » Das Fell gegen das Verfilzen von Zeit zu Zeit kämmen. 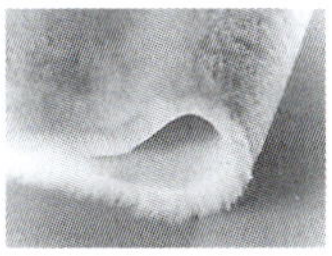
Fersenkappen/-stiefel ■ Schutz vor Verletzungen ■ Warmhalten der Beine/Füße z. B. bei schlechter Durchblutung ■ Polster	■ wie «Schaffelle» ■ Schaumstreifen, waschbar bei 90 °C, sterilisieren bis 140 °C 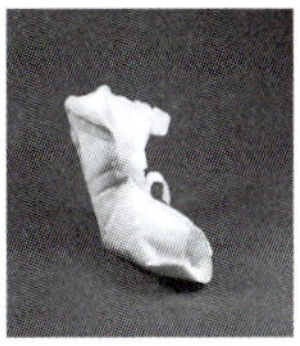
Luft- oder Schaumstoffring ■ Verletzungen oder Erkrankungen im Kreuzbein-, Anus-, Genitalbereich	» Möglichst keine Gummiringe verwenden; sie können an den Rändern einen Dekubitus verursachen.
Schräglagerungssytem ■ schwerstkranke Menschen, die man kaum mehr lagern kann ■ chronisch kranke Menschen (z.B. mehrheitlich bettlägerige Klienten mit Multipler Sklerose)	Der Klient wird alle 30 Minuten automatisch umgelagert. » Gebrauchsanweisung lesen und beachten.
Luftzellenmatratzen ■ Klienten, die die Matratze nur vorübergehend brauchen, z. B. nach einer Operation ■ im SPITEX-Bereich	Zwei Luftzirkulationssysteme werden abwechselnd alle 10 Minuten gefüllt und entleert; man kann den Druck auf die Größe und das Gewicht des Klienten einstellen. » Bei defekten Luftzellen kann man die einzelnen Reihen problemlos auswechseln.

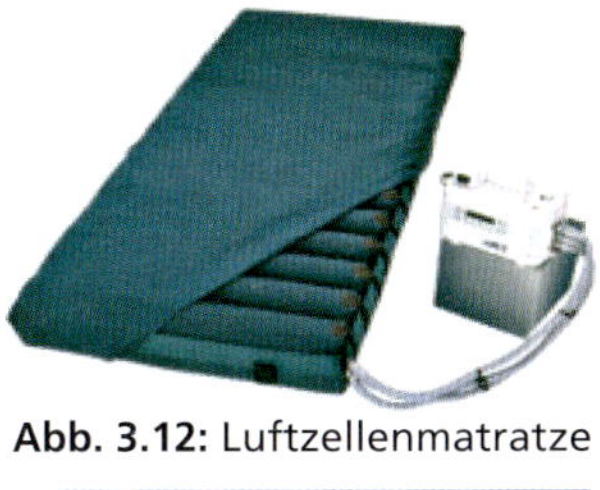

Abb. 3.6: Keilkissen

Abb. 3.7: Spezialkissen

Abb. 3.8: Schaffell

Abb. 3.9: Fersenstiefel

Abb. 3.10: Schaumstoffring

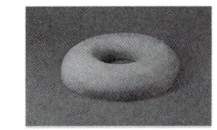
Abb. 3.11: Schräglagerungssystem

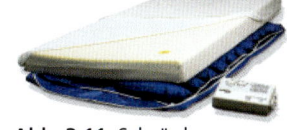
Abb. 3.12: Luftzellenmatratze

LAGERUNG DES KLIENTEN

Hilfsmittel/Verwendung	Material/Hinweise/Gefahren	
Superweichmatratze (einteilig, dreiteilig – Druckverteilwürfel) ■ dekubitusgefährdete Klienten	Verschiedene Schaumstoffe, passen sich dem Körper widerstandslos an. » Würfel nach Plan wechseln. **Gefahren** ▼ Bei schweren Klienten (> ca. 80 kg) geht die Wirkung verloren, weil die Matratze zu stark zusammengedrückt und dabei hart wird. ▼ Wenn der Klient über längere Zeit superweich gelagert wird, kann er je nach Krankheitsbild sein Körpergefühl verlieren.	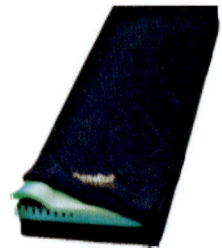 Abb. 3.13: Einteilige Superweichmatratze

Ruhigstellung

Kranke, verletzte, geschwollene und operierte Extremitäten (z. B. verstauchter Fuß) müssen oft hochgelagert und ruhig gestellt werden. Klienten müssen vor Stürzen geschützt werden. Hier einige Hilfsmittel:

Schienen ■ Ruhigstellung vor allem der Beine (z. B. bei Bein-, Sprunggelenksbrüchen, Knieoperationen)	**Schaumstoff** » Vor dem Gebrauch beziehen (z. B. mit Bezug für Lagerungskissen). » Wenn nötig polstern.	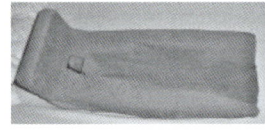 Abb. 3.14: Lagerungsschiene
Kissen, Säcke Hochlagerung von Extremitäten ■ Unterstützung bestimmter Lagerungen	verschiedene Füllungen	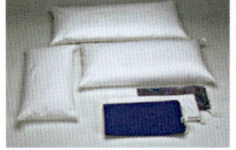 Abb. 3.15: Kissen mit verschiedenen Füllungen
Fixiergurte ■ Schutz vor Stürzen (Stuhl/Bett) (S. auch S. 35, Fixieren von Klienten)	» Breite, verstellbare Gurte aus Leder oder Kunststoff verwenden. » Nie auf die bloße Haut legen, evtl. polstern (Dekubitusgefahr). » Wenn Gurten im Bett gebraucht werden, Bettgitter montieren (Gefahr des Strangulierens). » Das Fixieren von Klienten ist eine freiheitsentziehende Maßnahme und muss gut überlegt werden. » Gurten nur auf (ärztliche) Anordnung verwenden.	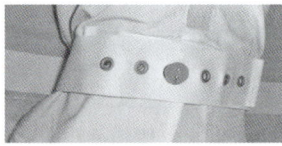 Abb. 3.16: Fixiergurte
Zevi-Decke (Sicherungsdecke) ■ Schutz vor Stürzen aus dem Bett, Kälteschutz (vor allem bei älteren, verwirrten, unruhigen Menschen und bei Kindern)	**Frottée** ■ Dient als Bettlaken und kann mit einem Reißverschluss geschlossen werden. **Gefahr** ▼ Strangulation bei sehr unruhigen Klienten.	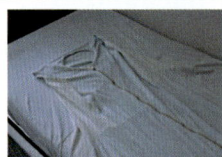 Abb. 3.17: Zevi-Decke

MOBILISATION DES KLIENTEN

Mobilisation des Klienten

Klienten im Bett hochrutschen lassen/sie hochheben

Es gibt verschiedene Möglichkeiten, Klienten zu helfen, im Bett nach oben zu rutschen bzw. sie nach oben zu bewegen. Je nach Selbstständigkeit können sie es alleine, oder mit nur wenig Hilfe tun. Wenn sie es nicht alleine können oder dürfen, werden sie von einer bzw. zwei Pflegenden nach oben bewegt.

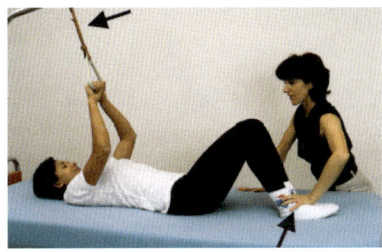

Abb. 3.18: Klientin schiebt sich mit wenig Unterstützung hoch

Klienten können lernen, sich selbst «hochzuschaukeln»:
- Leichte Seitenlage rechts einnehmen.
- Linke Becken- und Schulterseite nach oben ablegen.
- Leichte Seitenlage links einnehmen.
- Rechte Becken- und Schulterseite nach oben ablegen.
- Füße immer nachstellen.

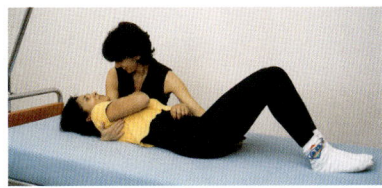

Abb. 3.19: Klientin schiebt sich mit Hilfe einer Pflegenden nach oben

Aufgaben der PA/AGS:
- Bettbügel so weit nach hinten wie möglich hängen (besserer Drehpunkt).
- Füße mit Druck auf den Rist fixieren (s. Abb. 3.18).

Klientin schiebt sich mit Hilfe einer Pflegenden nach oben
- Die obere Hand zum Brustkasten durchschieben.
- Die untere Hand an den Sitzbeinhöcker legen.
- Die Klientin zu sich hochziehen. Klientin hilft mit (s. Abb. 3.19).

Klientin wird von zwei Pflegenden nach oben bewegt
- Die Pflegenden stellen sich an die beiden oberen Seiten des Bettes.
- Bett auf Arbeitshöhe stellen.

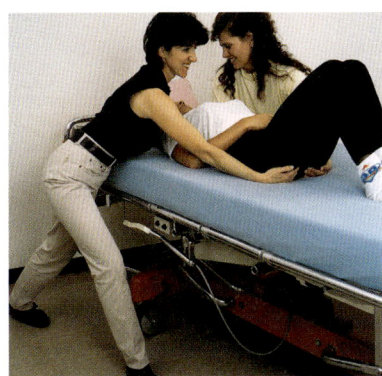

Abb. 3.20: Klientin wird von zwei Pflegenden nach oben gehoben

- Die Pflegenden schieben je einen Unterarm parallel zur Wirbelsäule der Klientin, die andere Hand liegt am Sitzbein.
- Die Klientin (auf Kommando) zu sich hochziehen (s. Abb. 3.20) (ist auch mit gestreckten Beinen möglich) (s. Abb. 2.22).

oder:
- Die Pflegenden stellen sich seitlich am Bett auf und schieben ein Frottiertuch unter die Oberschenkel der Klientin.
- Die linke Hand der Pflegenden fasst das Frottiertuch, die rechte wird als Stütze unter die Schulter der Klientin geschoben.
- Auf Kommando ziehen die Pflegenden die Klientin gleichzeitig mit dem Frottiertuch nach oben.

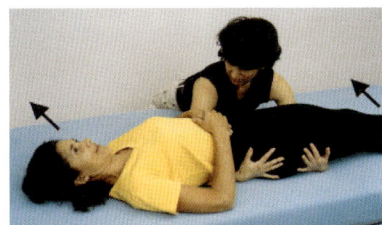

Abb. 3.21: Klientin zu sich heranziehen (allein)

Klienten seitlich verschieben

Bevor man Klienten auf die Seite drehen kann (z. B. zum Aufnehmen), muss man sie in die Mitte des Bettes legen; sonst besteht die Gefahr, dass sie zu weit außen liegen und beim Aufsitzen auf den Boden rutschen.

Klientin zu sich heranziehen (allein)
- Kopf und Beine zuerst vorlagern, dann das Gesäß und wenn nötig den Oberkörper zu sich ziehen (s. Abb. 3.21).

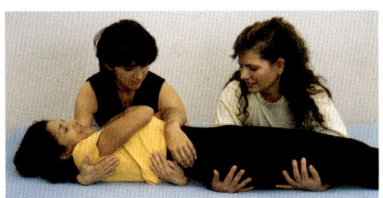

Abb. 3.22: Klientin zu sich heranziehen (zu zweit)

Sich bewegen

MOBILISATION DES KLIENTEN

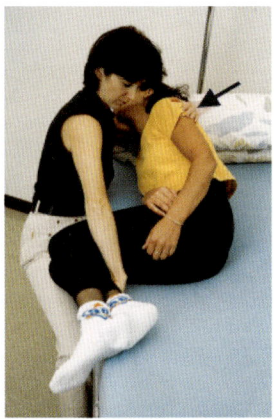

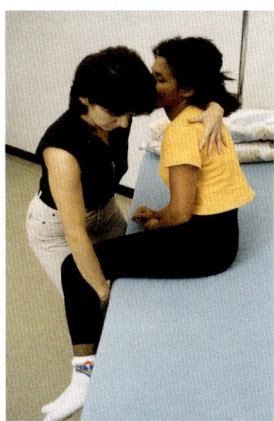

Abb. 3.23 und 3.24: Aufsetzen der Klientin

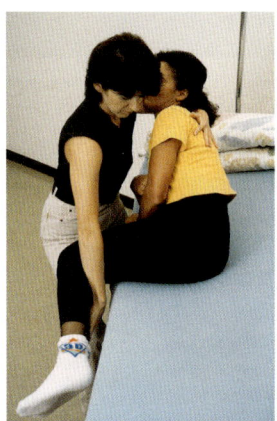

Abb. 3.25: Hinlegen der Klientin

Klientin zu sich heranziehen (zu zweit)
- Die Hände soweit wie möglich unter die Klientin schieben; die Finger bleiben flach (s. Abb. 3.22).

Klientin an den Bettrand setzen

Wenn möglich, sollte man die Klientin im Bett auf die Seite drehen und sie (in einer Bewegung, ohne die Beine gegenüber dem Oberkörper zu verdrehen) aufsetzen.
- Zur Erleichterung Kopfteil ein wenig hochstellen.
- Die Hand auf dem Rücken verhindert, dass sich die Klientin zurückdreht.
- Die Beine vom Bett schieben, die Klientin im gleichen Moment aufsetzen (s. Abb. 3.23 und 3.24).
- Den Oberkörper nach vorne, das Gewicht auf die Ellenbogen und langsam hoch zum Sitz.

Das Zurücklegen der Klientin geschieht in umgekehrter Reihenfolge.
- Den Unterschenkel von oben halten.
- Den bettnahen Arm der Klientin vor ihren Bauch legen (blockiert sonst das Hinlegen) (s. Abb. 3.25).
- Klientin zuerst auf die Seite, erst dann auf den Rücken drehen.

Transfer

Die Klientin wird vom Bett in den Stuhl/Rollstuhl mobilisiert. Hierbei gibt es verschiedene Möglichkeiten.

Variante I: Wenn die Klientin relativ selbstständig ist, kann sie mit Hilfe eines Stuhls aufgenommen werden.
- Die Füße der Klientin leicht verschoben auf den Boden stellen.
- Die Klientin stützt sich vorne auf einem zweiten Stuhl ab und bringt so ihren Kopf und ihr Gewicht nach vorne über die Füße (s. Abb. 3.26).
- Die Pflegeperson hilft, indem sie die Klientin an Gesäß und Brustkorb fixiert und ihre Bewegung unterstützt, Schritt für Schritt (s. Abb. 3.27).

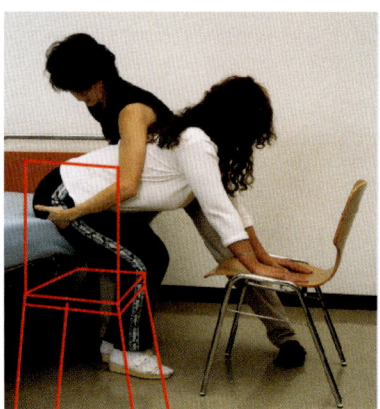

Abb. 3.26: Gesäß und Brustkorb fixieren

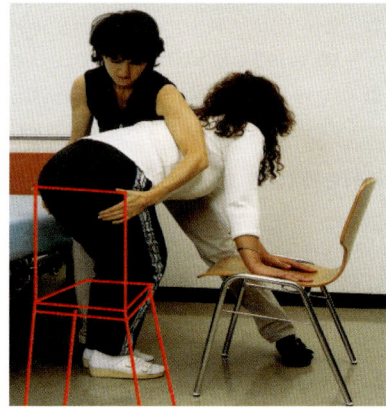

Abb. 3.27: Beim Abdrehen und sich Hinsetzen helfen

MOBILISATION DES KLIENTEN

Variante II: Transfer nach Bobath (z. B. bei Hemiplegikern).

Vorbereitung

In der Vorbereitung wird das Bett auf Arbeitshöhe gestellt und die Klientin aufgesetzt. Beim Rollstuhl/Stuhl werden die Fußstützen und bettseitigen Armstützen entfernt. Die Schuhe werden in Griffnähe gestellt.

Vorgehen

- Die Klientin mittels Gewichtsverlagerungen, rechts – links zur Bett- oder Stuhlkante vorrutschen lassen.
- Den stuhlseitigen Fuß der Klientin leicht nach vorne versetzt platzieren (verhindert das Blockieren beim Abdrehen). Je nach Bedarf ein oder beide Knie der Klientin mit den eigenen Knien von schräg vorne führen (s. Abb. 3.28).
- Die stuhlabgewandte Hand unter dem Arm der Klientin auf den oberen Teil des Rückens legen.
- Den Oberkörper der Klientin nach vorn holen, bis der Kopf schräg auf der stuhlabgewandten Seite der Pflegeperson liegt (s. Abb. 3.29).
- Die andere Hand geht (stuhlseitig) zum Gesäß der Klientin.
- Die Pflegeperson verlagert ihr Gewicht nach hinten, bis die Klientin ihren Schwerpunkt über ihren Füßen hat.
Das Gesäß lässt sich nun automatisch vom Bettrand/Stuhl in den Stuhl/Rollstuhl abdrehen (s. Abb. 3.30).

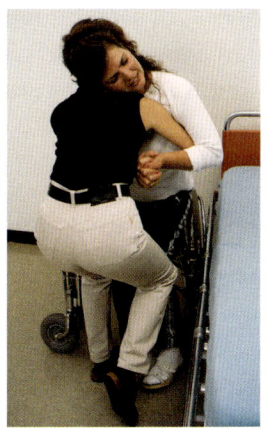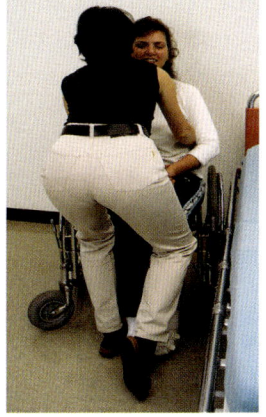

Abb. 3.28-3.30: Transfer nach Bobath

Klienten beim Aufstehen helfen

- Den Klienten zur Stuhlkante vorrutschen lassen oder mittels Gewichtsverlagerung rechts – links nach vorne bewegen.
- Die Pflegende bringt den Klienten mit seinem Arm in Vorlage.
- Der Schwerpunkt liegt über den Füßen, evtl. Unterstützung am Knie (s. Abb. 3.34).

Prinzip

1. Auf dem Stuhl oder am Bettrand: soweit wie möglich nach vorne rutschen.
2. Im Sitzen: zuerst Oberkörper aufrichten.
3. Gewicht nach vorne über die Füße bringen.
4. Schrittweise transferieren.

Notizen

Achtung

Beim Aufstehen vom Bettrand darauf achten, dass die Klienten mit den Füßen eine gute Bodenhaftung haben. Besonders, wenn sie Pantoffeln tragen, können die Füße leicht nach vorne wegrutschen.

Damit dies nicht geschieht, blockiert die Pflegeperson die Füße der Klienten mit ihrem quergestellten Fuß, den sie vor die Füße der Klienten auf den Boden stellt.

GEH- UND ANDERE BEWEGUNGSHILFEN

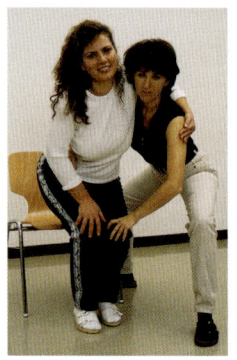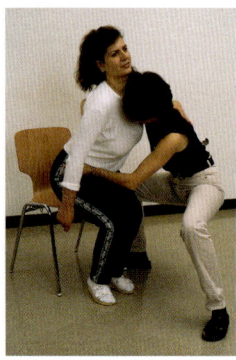

Abb. 3.31 (links): Klientin beim Aufstehen und
Abb. 3.32 (rechts): Sich-Hinsetzen unterstützen

Klientin beim Sich-Hinsetzen unterstützen

Sackmessersyndrom:
- Mit der einen Hand das Becken nach hinten schieben.
- Mit der anderen den Oberkörper nach vorne holen

Klientin führen

- Die Klientin nicht aus seiner ihrer Mitte herausnehmen.
- Die Klientin in der Regel auf ihrer besseren Hälfte unterstützen und führen. Ausnahme: Hemiplegie-Patientinnen in der Regel auf der gelähmten Seite unterstützen und führen.

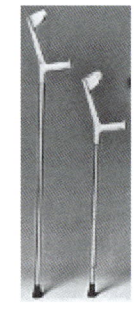

Abb. 3.33: Unterarmgehstützen

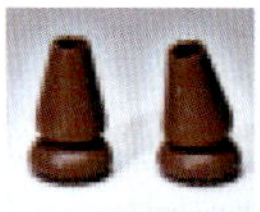

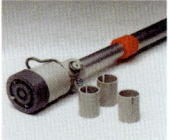

Abb. 3.34: Bewegliche Krückenkappen

Abb. 3.35: Krückenkappen mit ausfahr- und einziehbaren Dornen

Geh- und andere Bewegungshilfen

In der Regel hat jeder Klient seine eigene Gehhilfe. Er braucht sie entweder vorübergehend (z. B. Stöcke bei einem Beinbruch) oder dauernd (Rollator bei chronischen Gehproblemen).
Gehhilfen müssen immer der momentanen Situation des Klienten angepasst werden. Hier einige Beispiele:

Gehstützen (Abb. 3.33)

Gehstützen werden eher bei jüngeren Patienten und hauptsächlich auf der Orthopädie eingesetzt. Das Gehen mit Gehstöcken muss gelernt und geübt werden, wenn möglich schon vor einer (geplanten) Operation. Am besten ist die Anleitung durch den Physiotherapeuten.

- Handgriffe evtl. polstern.
- Krückenkappen (s. Abb. 3.34) auf Abnutzung und Defekte kontrollieren.
- Im Winter draußen Krückenkappen mit Dornen an die Stöcke stecken (s. Abb. 3.35).

Gehstützen einstellen
- Stock neben den Fuß des Klienten stellen.
- Arme hängen lassen.
- Länge des Stocks so einstellen, dass sich die Griffe auf der Höhe des Handgelenks befinden.

Gehwagen (Abb. 3.36)

Der Gehwagen wird eingesetzt für betagte und/oder behinderte Menschen und nach Operationen (wenn z. B. ein Bein nicht belastet werden darf), um allgemein das Gehen wieder zu lernen. Da der Klient auch unter den Armen gehalten wird, fühlt er sich mit dem Gehwagen relativ sicher.

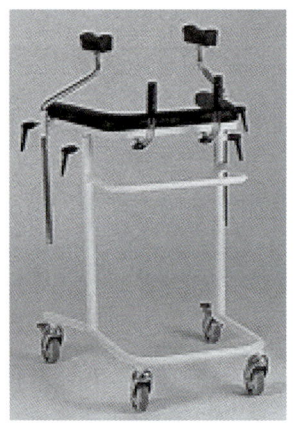

Abb. 3.36: Gehwagen

GEH- UND ANDERE BEWEGUNGSHILFEN

Gehwagen einstellen
- Klienten gerade stellen.
- Schulter locker hängen lassen.
- Achselpolster zwei Finger breit unter der Achselhöhle fixieren.
- Polster ganz an Körper anlegen.

Gehen am Gehwagen
- Körpergewicht auf Arme und Beine abstützen.
- Becken geradehalten.
- ▼ Gefahr der Überbelastung des Schultergürtels (schmerzhaft).
- ▼ Klienten **nicht** mit dem Gehwagen sich hinsetzen oder aufstehen lassen; Gehwagen erst geben, wenn der Klient sicher steht, den Gehwagen vor dem Hinsetzen wegschieben.

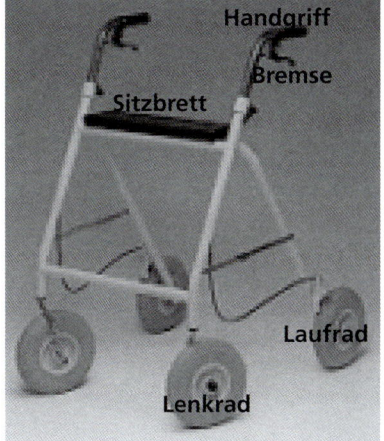

Abb. 3.37: Rollator

Rollator (Abb. 3.37)

Der Rollator ist beweglich, einfach zu schieben und ermöglicht fließenderes Gehen. Er hat Bremsen und oft einen Korb, in dem Gegenstände transportiert werden können oder ein Brett, auf welches sich der Klient setzen und sich ausruhen kann[1].

Viele betagte Menschen sind begeisterte «Rollatorfahrer». Das Hauptproblem dabei ist die schlechte Körperhaltung, die sie sich dabei aneignen. Die Handgriffe müssen so eingestellt werden, dass sie sich in der Höhe der Handgelenke befinden, damit der Klient möglichst gerade aufgerichtet stehen/gehen kann.

Achtung

▼[1] Der Rollator ist nicht geeignet für Klienten mit starken Gleichgewichtsstörungen und Sitzunfähigkeit.

Der Patientenheber/Badelift (Abb. 3.38)

Es gibt verschiedene Heber- bzw. Liftersysteme und Gurte/Netze in verschiedenen Größen. Wichtig ist, dass man das jeweils vorhandene Modell genau kennt, d. h. die beiliegende Dokumentation liest und danach handelt. Unter diesen Voraussetzungen sind die verschiedenen Systeme eine massive Erleichterung für Pflegepersonen und Klienten.

Einsatzmöglichkeiten
- Transfer vom Bett in den (Roll-)Stuhl oder umgekehrt
- Transfer vom Bett in die Badewanne/auf die Toilette und zurück
- Klienten vom Boden aufheben (z. B. nach einem Sturz ohne schwerwiegende Verletzung)
- Hochheben zum Betten, Wäschewechsel, Intimpflege

Vorbereitung
- Den Heber auf Funktionstüchtigkeit und Sicherheit prüfen:
  - Akku(mulator) muss geladen sein.
  - Fahrrahmen und Bremsen müssen arretierbar (feststellbar) sein.
  - Räder müssen sauber sein, damit sie gut rollen.

Grundsätze

✗ Vor dem Benützen des Rollators die Funktion der Bremsen prüfen.

✗ Beim Anhalten, wenn der Rollator steht, und vor dem sich darauf setzen, immer die Feststellbremse betätigen (in der Regel den Bremshebel nach unten drücken und darauf achten, dass er einrastet – man hört ein leises Klicken).

✗ Zum Lösen der Bremse den Hebel nach oben ziehen.

✗ Sich immer gegen die Fahrtrichtung auf den Rollator setzen.

GEH- UND ANDERE BEWEGUNGSHILFEN

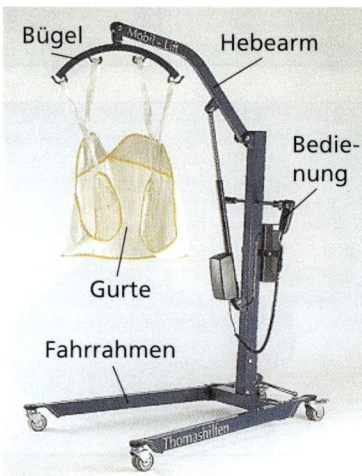

Abb. 3.38: Lifter/Patientenheber

Grundsatz

✗ **Immer zu zweit arbeiten**; eine Pflegeperson behält die ganze Zeit den Klienten im Auge, hält ihn wenn nötig fest oder hält seinen Kopf.

Ausnahme: Neue moderne Geräte können mit einer Hand bedient werden, mit der anderen kann man den Klienten stützen. Unvorhersehbare Reaktionen des Klienten können jedoch nicht von einer Einzelperson bewältigt werden.

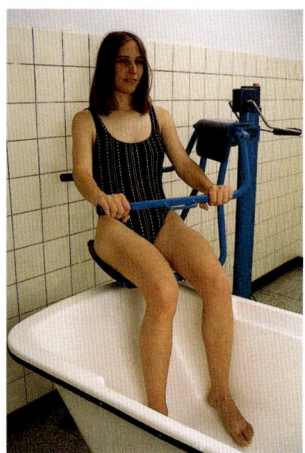

Abb. 3.39: Klientin mit Hilfe des Badelifts in die Badewanne helfen

» Den Klienten informieren (er hat evtl. Angst).
» Pflegeutensilien (in Griffnähe) vorbereiten.
» Bett auf Arbeitshöhe stellen.
» Stuhl/Rollstuhl so hinstellen, dass die Pflegepersonen bequem dazu fahren können.
» Bei Transport ins Bad/zur Toilette Hindernisse aus dem Weg räumen, auf Schwellen am Boden achten.

Vorgehen

- Bettdecke wegnehmen, den Klienten mit Laken oder Badetuch zudecken.
- Gurte anlegen; den Klienten entweder aufsetzen oder drehen und den Gurt durchziehen.
- Arme je nach Gurtesystem außerhalb oder innerhalb der Gurte lagern.
- Heber an das Bett fahren, Fahrrahmen ggf. einrasten lassen, Gerät arretieren.
- Gurte befestigen, Befestigung auf Sicherheit prüfen.
- Klienten anheben; dabei hält und führt die eine Pflegeperson den Klienten (stützt wenn nötig seinen Kopf, informiert ihn), die andere bedient das Gerät.
- Bei längerem Transport (ins Badezimmer, auf die Toilette) Hebearm absenken. Zu zweit arbeiten: Eine Person hält den Klienten fest, die andere fährt das Gerät und achtet auf Hindernisse.
- Klienten beim Transport gut zudecken (auch hinten).
- Die vorgesehen Tätigkeit ausführen (Wäschewechsel, zum Stuhl fahren usw.).
- Klienten absenken, wenn er richtig über der Liege- bzw. Sitzfläche schwebt.
- Gurte lösen, entfernen, Patientenheber zurückfahren, Klienten lagern, zudecken.

Pflege des Geräts

- Gurte nach Gebrauch abwaschen, wenn sie trocken ist wenn nötig desinfizieren.
- Das Gerät abwaschen, die Räder sauber halten.
- Bei elektrischen Geräten den Akku aufladen (s. Gebrauchsanweisung).
- Defekte sofort melden, wenn nötig einen Fachmann hinzuziehen.

Der Badelift (Abb. 3.39)

Im Prinzip gilt hier das Gleiche wie für den Patientenheber, außer: Wenn der Badelift nur im Badezimmer gebraucht wird, um Klienten in die Badewanne zu helfen, kann eine Pflegeperson allein arbeiten.

Es gibt auch für den Badelift einen Gurt, um Klienten vor dem Hinunterfallen zu sichern. In einigen Heimen besteht die Anweisung, den Gurt immer anzulegen. Wenn ein Gurt vorhanden ist, müssen auf jeden Fall schwache, unsichere Klienten auf dem Lift angegurtet werden.

KRANKHEITSBILDER

Krankheitsbilder

Morbus Parkinson (Parkinsonsche Krankheit)

Der Morbus Parkinson, auch Schüttelkrankheit genannt, ist eine der häufigsten neurologischen Erkrankungen und tritt meistens zwischen dem 50. und 65. Lebensjahr auf. Die Krankheit wird durch eine Stoffwechselstörung des Gehirns hervorgerufen. Damit Reize von Nervenzelle zu Nervenzelle übertragen werden können, produzieren bestimmte Gehirnzellen ständig chemische Überträgerstoffe (z. B. Dopamin für das willkürliche Nervensystem, Serotonin und Noradrenalin für das vegetative Nervensystem). Bei der Parkinsonschen Krankheit gehen diese Zellen aus unbekannten Gründen zugrunde; es werden keine Überträgerstoffe mehr gebildet. Das führt dazu, dass sowohl die motorischen Funktionen des willkürlichen Nervensystems (z. B. Bewegungen, Sprache) als auch die Funktionen des vegetativen Nervensystems (Klienten leiden z. B. an Schweißausbrüchen, Überfunktion der Speicheldrüse) gestört sind.

Ursachen

Die primären Ursachen sind nicht bekannt: Man weiß trotz weltweiter Forschung nicht, warum diese Zellen zugrunde gehen. Sekundäre Ursachen können sein:

- Medikamente (Psychopharmaka)
- Hirnhautentzündung
- Gefäßveränderungen (z. B. Arteriosklerose)
- Hirntumoren
- Kopfverletzungen («Boxerkrankheit»)
- Tuberkulose (Gehirn)
- Vergiftungen (z. B. Kohlenmonoxid)

Symptome

Die ersten Symptome:

- Zittern der Hände (sieht aus wie «Pillen drehen» oder «Geld zählen»)
- Schmerzen, vor allem Rückenschmerzen durch Muskelverspannungen
- Müdigkeit
- Knöpfe können nicht mehr geschlossen werden

Wenn man merkt, dass man unter der Parkinsonschen Krankheit leidet, sind schon 80 % der Gehirnzellen, die die Überträgerstoffe bilden, defekt.

Weitere Symptome:

- grobes Zittern (Tremor) in Ruhe, das sich bei Aufregung verstärkt
- Steifigkeit (Rigor) mit dem sog. Zahnradphänomen, d. h. wiederholtem ruckartigem Bremsen bei Bewegungen
- gebeugte Haltung

KRANKHEITSBILDER

Notizen

- verminderte Beweglichkeit (Akinese): kleine Schritte, schlurfender Gang ohne Mitschwingen der Arme, spärliche Mimik (Maskengesicht), leise, monotone Stimme
- vermehrte Talgproduktion (Salbengesicht)
- gesteigerte Schweiß- und Speichelsekretion
- in ca. 30 % der Fälle Depressionen.

Pflegemaßnahmen

▸▸ Klienten, wo nötig, bei den Lebensaktivitäten (LA) unterstützen (s. Tab. 3.1).
▸▸ Pflegegeschichte erfassen (die Angehörigen befragen).

Unterstützen der Lebensaktivitäten (LA) bei Klienten mit der Parkinsonschen Krankheit

Lebensaktivität	Auswirkung der Immobilität	Grundlegende Pflegemaßnahmen
Atmen	■ Atemmuskulatur ist geschwächt; Mühe beim Atmen, v. a. bei Anstrengung, oberflächliches Atmen	▸▸ Klienten gut hinsetzen.
Sich sauber halten und kleiden	■ kein Selbstwertgefühl, daher kein Interesse am Aussehen ■ verlangsamt ■ Schwitzen ■ starke Talgabsonderung (v. a. im Gesicht) ■ trockene Haut ■ Schuppen ■ Bindehautentzündung wegen fehlendem Lidschlag ■ Rhagaden (Hauteinrisse) durch vermehrten Speichelfluss ■ Mundgeruch (Essenreste bleiben im Mund)	▸▸ Geduld haben. ▸▸ Klienten dabei unterstützen, gepflegt auszusehen. ▸▸ Täglich duschen (lassen). ▸▸ Milde Hautlotionen benutzen. ▸▸ Gute Mund-, Lippen- und Augenpflege vornehmen.
Für eine sichere Umgebung sorgen	■ Sturzgefahr	▸▸ s. Kapitel »Sich bewegen«. ▸▸ Klienten gut hinsetzen.
Ausscheiden	■ Verstopfung (Obstipation) ■ Inkontinenz	▸▸ Ausreichend Flüssigkeit verabreichen. ▸▸ Obstipationsprophylaxe durchführen. ▸▸ Medikamente überprüfen.
Sich bewegen	■ Schwierigkeiten beim Starten und Stoppen von Bewegungen	▸▸ Bewegungsabläufe durchdenken, üben.
Essen und Trinken	■ Verschlucken ■ kann Besteck nicht halten	▸▸ Ausprobieren, bei welcher Kost sich der Klient am wenigsten verschluckt. ▸▸ Mundgerechte Stücke schneiden. ▸▸ Immer wieder trinken lassen. ▸▸ Hilfsmittel einsetzen.
Kommunizieren	■ Schwierigkeiten beim Sprechen und Schreiben	▸▸ Sprechtraining, evtl. Logopädin hinzuziehen. ▸▸ Klienten nach Fragen genug Zeit geben zum Antworten. ▸▸ Schreiben üben; aufpassen, dass die Schrift nicht kleiner wird.

Tab. 3.1: Unterstützung der LA bei Morbus Parkinson

KRANKHEITSBILDER

- Selbstständigkeit so weit wie möglich erhalten, diskret Hilfe anbieten.
- Den Tag strukturieren.
- Verlangsamung einplanen und akzeptieren.
- Klienten nicht drängen; durch Aufregung verstärkt sich der Tremor.
- Flexibel sein.
- Kleine Ziele setzen.
- Den Klienten motivieren, selbst motiviert sein.
- Zuhören, Gesprochenes nicht wiederholen.
- Medikamente gezielt und pünktlich verabreichen.
- Aktivitäten dann einplanen, wenn Medikamente am besten wirken (z.B. 1 Std. nach deren Einnahme).
- Angehörige in die Pflege einbeziehen, sie schulen (z.B. Sprech- und Bewegungstraining).
- Nicht am Klienten ziehen oder ihn stoßen (Sturzgefahr).

Schlaganfall

Der Schlaganfall (Apoplexie) ist die häufigste Erkrankung des Gehirns. Es handelt sich dabei um eine teilweise oder völlige Zerstörung von Gehirngewebe. Der Schlaganfall entsteht durch Durchblutungsstörungen; das Gewebe erhält zu wenig oder gar keinen Sauerstoff mehr und stirbt in der betroffenen Region ab. Die Folge ist meistens eine Halbseitenlähmung (Hemiplegie) oder eine leichtere, unvollständige Lähmung (Hemiparese). Wenn sich die Apoplexie in der linken Hirnhälfte ereignet, ist die rechte Körperseite (z.B. Extremitäten) gelähmt und umgekehrt.

Apoplexia heißt Schlag. So trifft die Erkrankung den Menschen auch: wie ein Blitzschlag aus heiterem Himmel. Je nach Ausmaß und Lokalisation des Krankheitsherdes kommt es zu mehr oder weniger großen Behinderungen. Selten bilden sich die Symptome in kurzer Zeit spontan zurück; in anderen Fällen kann durch eine gute Rehabilitationspflege eine gewisse Selbstständigkeit wiedererlangt werden.

1. Hirninfarkt

Der Hirninfarkt ist die häufigste Ursache eines Schlaganfalls (ca. 85 %). Ursache sind arterielle Durchblutungsstörungen bei:

Verschluss einer Hirnarterie durch eine Thrombose

Grundlage ist meistens eine Arteriosklerose. Sie bildet sich nicht plötzlich, sondern entsteht nach und nach, im Laufe von Jahren (s. Abb. 3.40). Die Arterien werden starrer und enger, der Blutdruck dadurch immer höher. Das Gehirn erhält in dieser Phase noch genug Sauerstoff. Im fortgeschrittenen Stadium kann es zu vorübergehenden oder bleibenden Durchblutungsstörungen (ischämische Insulte) kommen. An den durch Arteriosklerose geschädigten Stel-

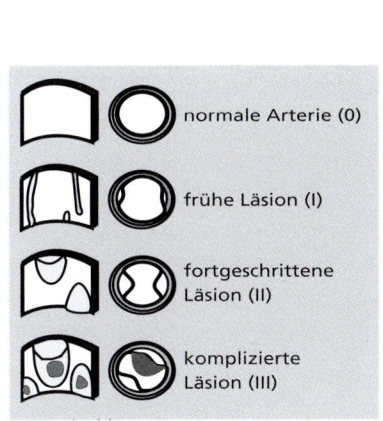

Abb. 3.40: Arteriosklerose: Stadieneinteilung nach der WHO

KRANKHEITSBILDER

len kann sich eine Thrombose (Blutgerinnsel) bilden und die Arterie so verstopfen, dass kein Blut mehr hindurchfließen kann; das Gewebe, das von dieser Arterie versorgt werden müsste, erhält keinen Sauerstoff mehr und stirbt ab.

Hirnembolie

Ursache ist ein Blutgerinnsel, das sich z. B. im linken Herzen oder in einer arteriosklerotischen Arterie (z. B. Halsschlagader) gebildet hat und als Embolus durch die Arterien in ein Hirngefäß gelangt. Wenn das Gefäß zu eng wird, bleibt der Embolus stecken. Das Gefäß verstopft, es kann kein Blut mehr durchfließen, das dahinter liegende Gewebe bekommt keinen Sauerstoff mehr und stirbt ab.

Der Hirninfarkt erfolgt häufig in Ruhe, im Bett (oft gegen Morgen), wenn der Blutdruck abfällt – dann reicht die Durchblutung nicht mehr aus.

2. Gehirnblutung

Eine Gehirnblutung ist in etwa 10% der Fälle Ursache eines Schlaganfalls. Sie wird verursacht durch:

- Bluthochdruck (Hypertonie)
- Arteriosklerose (eine arteriosklerotische Hirnarterie kann platzen)
- Aneurysma (krankhafte, örtliche Erweiterung einer Arterie)

Oft zerreißt eine geschädigte Arterie, wenn der Blutdruck plötzlich ansteigt (bei Anstrengung, Arbeit, heftiger Erregung usw.) und häufig ist der Klient dann für längere Zeit bewusstlos.

Erhöhte Hirnschlagrisiken

- zu hoher Blutdruck/zu große Blutdruckschwankungen
- Bettlägerigkeit, Bewegungsmangel
- Flüssigkeitsmangel
- Herzerkrankungen
- Stress
- Rauchen und Einnahme der Antibabypille
- Cholesterinspiegel erhöht
- zu hohes Gewicht

Krankheitszeichen

Da sich sowohl ca. 90% der aufsteigenden (sensiblen) als auch der absteigenden (motorischen) Nervenbahnen im verlängerten Mark kreuzen, treten die Krankheitszeichen in der Regel auf der Gegenseite des Hirnschlags auf.
Je nach Ort und Ausmaß der Schädigung kommt es zu mehr oder weniger ausgeprägten Krankheitszeichen.

Sich bewegen

KRANKHEITSBILDER

Lähmungen
- Motorische Halbseitenlähmungen sind am Anfang schlaff und werden nach Tagen oder Wochen spastisch. Eine vollständige Bewegungsunfähigkeit nennt man **Hemiplegie**; sie tritt seltener auf als die unvollständige, die **Hemiparese**
- Halbseitige Gesichtslähmung: der Mundwinkel und die Wangen hängen herab
- Auf der gelähmten Seite Speichelfluss aus dem Mundwinkel
- Augenlidlähmung: das Augenlid hängt herab
- Lähmung der Zungenmuskulatur, Schluckstörungen

Bei Rechtshändern wird z.B. Sprechen, Schreiben und logisches Denken von der linken Gehirnhälfte gesteuert. Wenn der Schlaganfall links eintritt, fallen diese Funktionen aus oder sind gestört. Es kommt zu:
- Sprachstörungen
- Störung der Fähigkeit, sinnvolle Handlungen auszuführen

In einigen Fällen können andere, nicht geschädigte Teile des Gehirns ausgefallene Funktionen übernehmen.

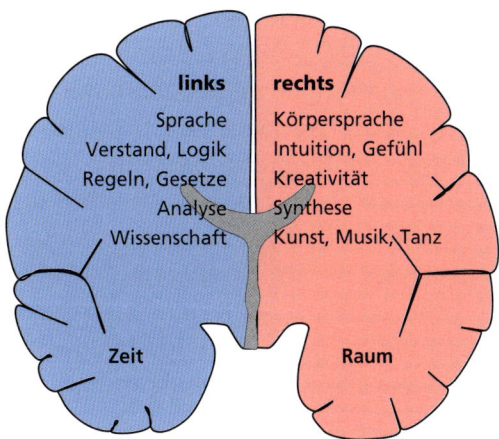

Abb. 3.41: Zuständigkeit von Steuerungsfunktionen der linken und rechten Gehirnhälfte.

Die rechte Gehirnhälfte ist eher für die Sinneswahrnehmungen und Künstlerisches zuständig. Beim Schlaganfall rechts kommt es zu:
- Beeinträchtigung der Orientierung im Raum
- Verlust der Sensibilität, nicht Wahrnehmen der linken Seite
- Störungen beim Zeichnen, Zusammensetzen von Gegenständen
- Missverstehen von emotionalen Zusammenhängen

Bewusstseinsstörungen

Beim Gefäßverschluss kann das Bewusstsein des Klienten klar, getrübt oder komatös sein, bei größeren Blutungen ist der Klient bewusstlos bis komatös.

Je nachdem, ob das Geschehen in der rechten oder linken Hirnhälfte (s. Abb. 3.41) stattgefunden hat, treten Störungen auf wie:

- Sprach- und Formulierungsstörungen (Aphasie)
- Sehfeldeinschränkungen (Hemianopsie)
- Verlust der Orientierung im Raum
- Verlust der Oberflächen- und Tiefensensibilität

Beim Klienten können Wesensveränderung wie Gefühlsschwankungen, depressive Verstimmungen, Angst, Antriebslosigkeit, Konzentrations- und Gedächtnisschwäche auftreten.

Therapiekonzept

Das Ziel ist die Erhaltung oder der Wiedergewinn größtmöglicher Selbstständigkeit des Klienten in allen Lebensbereichen. Das Kon-

Notizen

DAS BOBATH-KONZEPT

zept (Programm) muss realitätsorientiert und umfassend sein, d. h. sowohl körperliche als auch psychosoziale Probleme des Klienten berücksichtigen.

In der «therapeutischen Pflege» ist jede Handlung Therapie, und zwar 24 Stunden am Tag. Die Pflegepersonen müssen dahingehend ausgebildet werden, dass sie die «Überversorgung» des Klienten vermeiden und ihn anleiten und lehren, alles was er kann, selbst zu tun.

Man nennt diese Art der Pflege **reaktivierende Pflege**. Der Klient muss möglichst alles wieder so zu tun lernen, wie er es früher getan hat. Es ist daher für die Pflege unabdingbar, so früh wie möglich ein entsprechendes Team zu bilden, zu dem in erster Linie alle gehören, die den Klienten betreuen und pflegen. Es müssen aber auch Fachleute aus anderen Gebieten (interdisziplinär) und wo möglich die Angehörigen beigezogen und integriert werden (Physio-, Ergotherapeut, Logopäde usw.). Ebenso wichtig ist es, so viel wie möglich aus der Biografie, Gewohnheiten usw. zu erfahren. Alle Pflegepersonen müssen Pflegeverrichtungen/Anleitungen usw. auf die gleiche Art und Weise vornehmen und logisch aufeinander abstimmen; das Gehirn ist wie ein Computer, der schrittweise programmiert werden muss. Alle müssen dazu das gleiche Programm eingeben. Für die reaktivierende Pflege ist eine sehr gute Pflegeplanung und Dokumentation unabdingbar.

Das Bobath-Konzept

Das Bobath-Konzept ist das Therapiekonzept, das speziell für Schlaganfallpatienten entwickelt worden ist. Die Idee ist das Wiedereinbeziehen der gelähmten Seite, mit dem Ziel, diese kranke Seite zu fördern und ihre Aktivität zu verbessern.

Ziel des Konzepts ist es, dem Klienten die Kontrolle über seine Haltung und Bewegung zu vermitteln und durch dauernde Wiederholung korrekte Bewegungen anzubahnen.

Pflege- und Behandlungsplan

Wichtigste Voraussetzung sind gezielte, rehabilitative Pflegemaßnahmen, vor allem am Anfang rund um die Uhr. Das betrifft:

- richtige Lagerung (nach Bobath)
- Transfers (s. auch S. 74 f.)
- Hilfestellungen und Hilfe zur Selbsthilfe bei allen Aktivitäten des täglichen Lebens
- Einbeziehen von interdisziplinären Diensten, z. B. Physiotherapie, Logopädie, Ergotherapie

Lagerung

Bei Hemiplegikern ist die Muskelgrundspannung auf der betroffenen Seite oft krankhaft erhöht (Spastik). Unsachgemäße Lagerung verstärkt die Spastik. Um spastischen Bewegungsmustern vorzubeugen, ist die richtige Lagerung des Klienten wichtig.

DAS BOBATH-KONZEPT

Seitenlagerung auf die nicht betroffene Seite (Abb. 3.42)
- Betroffene Schulter und betroffenen Arm (möglichst gestreckt) nach vorne lagern.
- Handgelenk gut unterstützen.
- Untere Beckenseite weit zurückziehen.
- Das gelähmte Bein gebeugt auf ein Kissen lagern.
- Kein Kissen in den Rücken legen, dafür vor den Bauch (so wird das Kreuz unterstützt).

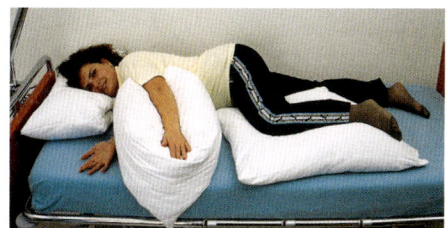
Abb. 3.42: Lähmung links, Lagerung auf die nicht betroffene Seite

Rückenlagerung
- Kissen unter betroffenen Schulter und den betroffenen Arm legen.
- Arm möglichst gestreckt lagern.

Gestalten des Raums

Der früher häufig gegebene Rat, das Bett des Patienten mit Neglect (Nicht-Wahrnehmen einer Seite, meist der linken) mit der «gesunden Seite» (des Patienten) an die Wand zu stellen, alle Gebrauchsgegenstände (Nachttisch, Stühle für die Besucher usw.) auf die gelähmte Seite zu stellen und von der gelähmten Seite her zu pflegen, damit sie gezwungen sind ihre vernachlässigte Seite wahrzunehmen, wird heute nicht mehr gegeben. Es hat sich gezeigt, dass zumindest schwer betroffene Neglectpatienten die Wahrnehmung der vernachlässigte Seite nicht gelingt und dass sie eher unter der ihnen aufgezwungenen Lage leiden.

DAS BOBATH-KONZEPT

Unterstützen der Lebensaktivitäten (LA) bei Klienten mit Halbseitenlähmung

Lebensaktivität	Auswirkung der Immobilität	Grundlegende Pflegemaßnahmen
Sich sauber halten und kleiden	■ Lähmung der einen Körperseite	»» S. o.
	■ Soor, Parotitis	»» Sehr gute Mundpflege (mit dem durch einen Fingerling oder Handschuh geschützten Finger) (s. Mundpflege) vornehmen.
Für eine sichere Umgebung sorgen	■ Dekubitus	»» S. Dekubitusprophylaxe.
	■ Kontrakturen	»» S. Kontrakturenprophylaxe, Lagerungen.
	■ Schmerzen	»» S. Schulterschmerz-Prophylaxe.
Ausscheiden	■ Verstopfung (Obstipation)	»» S. Obstipationsprophylaxe.
Sich bewegen	■ Lähmung der einen Körperseite	»» S. Transfer, Hilfsmittel.
Essen und Trinken	■ Störung der Kau- und Schluckbewegungen	»» Kau- und Schlucktraining durch diplomiertes Personal vornehmen.
	■ Aspirationsgefahr	»» So bald wie möglich feste Kost; den Klienten anregen, auf der betroffenen Seite zu kauen.
	■ Lähmung der einen Körperseite	»» Klient sitzt gerade, möglichst auf einem Stuhl, der betroffene Arm ist auf ein Kissen gelagert.
		»» Hilfsmittel wie Antigliss, Tellerrand, Einhänderbesteck (s. Hilfe beim Essen) brauchen.
Kommunizieren	■ Klient kann nicht oder kaum sprechen (in der Regel bei einer Apoplexie links)	»» Sprachtherapeutin/Logopädin beiziehen, deren Anweisungen beachten.
		»» In kurzen Sätzen, deutlich und langsam sprechen.
		»» Fragen stellen, auf die der Klient mit ja oder nein antworten kann.

Tab. 3.2: Unterstützen der Lebensaktivitäten bei Halbseitenlähmung

4. SICH SAUBER HALTEN UND KLEIDEN

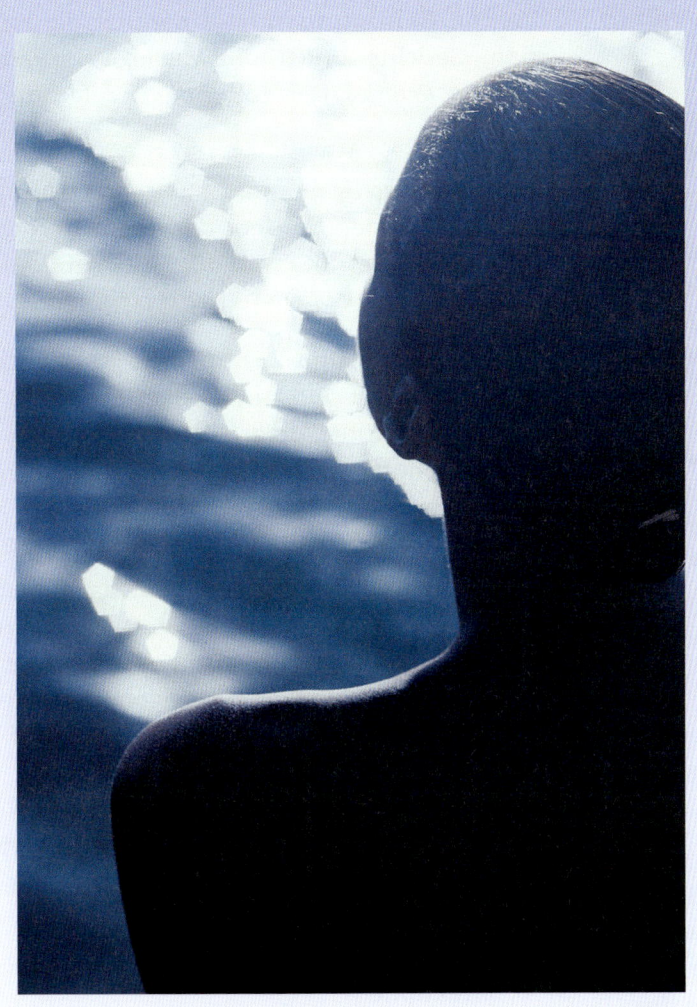

KÖRPERPFLEGE

Körperpflege

Voraussetzungen

Jeder Mensch hat seine eigenen Vorstellungen und Bedürfnisse in Bezug auf die Pflege seines Körpers. Für alle Pflegepersonen ist es wichtig, diese Bedürfnisse zu kennen, damit sie den Klienten möglichst so pflegen können, wie er es möchte und gewohnt ist.

Dazu müssen Sie Folgendes in Erfahrung bringen:

Gewohnheiten

Möchte der Klient baden, duschen, sich am Waschbecken waschen; wann? wie oft? welche Temperatur soll das Waschwasser haben, welche Reihenfolge hält der Klient ein (auch bez. Rasur, Haar-, Zahn-, Nagelpflege)?

Welche **Reinigungsmittel** benutzt die Klientin (Seife, Waschlotion, Gesichts- und Mundwasser, Zahnpasta), welche Kosmetika (Salben, Cremes, Hautlotionen, Deodorants, Puder, Nagellack, Lippenstift)?

Für die **Haarpflege** müssen wir in Erfahrung bringen, welche Frisur und welchen Coiffeur der Klient bevorzugt und welche Haarpflegeutensilien (Kamm, Bürste, Shampoo) er benutzt. Auch die Häufigkeit des Waschens ist zu erfragen.

Für die **Mund- und Zahnpflege** ist es wichtig zu wissen, in welcher Häufigkeit und zu welchem Zeitpunkt der Klient seine Zahnpflege durchführt, ob er eine normale oder eine elektrische Zahnbürste benutzt und wie er seine Zahnersatzpflege durchführt.

Ziele der Körper- und Hautpflege

Der Säureschutzmantel der Haut hat einen pH-Wert von ± 5, ist also, wie sein Name sagt, sauer. Dieser Säureschutzmantel schützt die Haut vor Mikroorganismen, weil diese im alkalischen Milieu (pH-Wert mehr als 7,1) besser leben können. Der Talg erhält die Haut geschmeidig. Die Haut erhält sich auf diese Weise selber gesund; Hautpflege unterstützt sie dabei.

Reinigung der Haut und der Hautanhangsgebilde

- Schmutz, Schweiß, Talg und Ausscheidungsreste werden entfernt.
- Wenn die Haut sauber ist, ist sie weniger anfällig für Infektionen.

Pflege der Haut und der Hautanhangsgebilde

- Sanfte, sichere Berührung wird im Allgemeinen als angenehm empfunden, grobe Berührungen als lästig.
- Wassertemperatur: Kühles Wasser regt an, warmes beruhigt.

Grundsätze

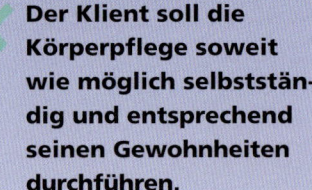
- Der Klient soll die Körperpflege soweit wie möglich selbstständig und entsprechend seinen Gewohnheiten durchführen.

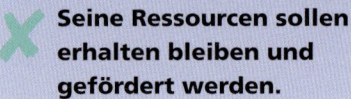
- Seine Ressourcen sollen erhalten bleiben und gefördert werden.

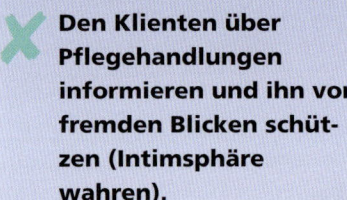
- Den Klienten über Pflegehandlungen informieren und ihn vor fremden Blicken schützen (Intimsphäre wahren).

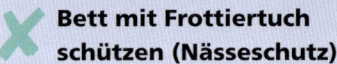
- Bett mit Frottiertuch schützen (Nässeschutz).

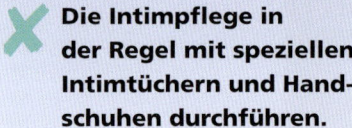
- Die Intimpflege in der Regel mit speziellen Intimtüchern und Handschuhen durchführen.

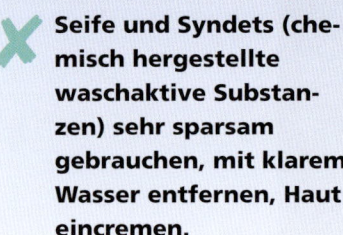
- Seife und Syndets (chemisch hergestellte waschaktive Substanzen) sehr sparsam gebrauchen, mit klarem Wasser entfernen, Haut eincremen.

Zu häufiges Waschen und zu viel Seife und Syndets schädigen den Säureschutzmantel der Haut, begünstigen das Entstehen von Ekzemen und Pilzinfektionen und trocknen die Haut aus.

KÖRPERPFLEGE

- Zur basalen Stimulation (nach Ch. Bienstein) wird die Waschrichtung beachtet: Waschen gegen die Strichrichtung der Körperhaare regt an, Waschen mit der Strichrichtung beruhigt.
- Menschen mit einer Halbseitenlähmung kann das Waschen von der gesunden zur kranken Körperhälfte mithelfen, die kranke Seite wieder wahrzunehmen.

Hautreinigungs- und -pflegesubstanzen

Mit **Wasser** erfrischen wir uns und entfernen grobe Verunreinigungen. Wenn die Haut zu lange mit (vor allem zu warmem) Wasser in Berührung kommt, werden ihr wasserbindende Stoffe wie z.B. Eiweiße der Hornschicht entzogen, sie trocknet aus.

Seife ist alkalisch; sie wird aus Fetten und Natron- oder Kalilauge hergestellt. Sie zerstört den Säureschutzmantel der Haut. Gesunde Haut erholt sich innerhalb von zwei Stunden, kranke braucht dafür sechs bis acht Stunden und wird empfindlich gegen Bakterien und Pilze.

Syndets (**syn**thetische **Det**ergentien) sind synthetische waschaktive Substanzen (z.B. Duschmittel, Schaumbäder, Badeöle). Sie sind meistens pH-neutral, können aber durch die enthaltenen Tenside auch zur Austrocknung der Haut führen.

Bei den **Cremes und Lotionen** werden zwei Arten unterschieden:

- Die Wasser-in-Öl-Emulsion (W/O-Emulsion) überzieht die Haut mit einem Öl-Wasser-Mantel. Hier werden 10–20 % Wasser in Öl eingebracht. Der auf der Haut aufgetragene Fettfilm ist wegen der Wasseranteile luftdurchlässig. Das Öl sorgt dafür, dass die eigene Hautfeuchtigkeit nicht schnell entweichen kann.
- Die Öl-in-Wasser-Emulsion (O/W-Emulsion) dient der Feuchtigkeitszufuhr. Hier schwimmen feinste Öltröpfchen in Wasser (ca. 60 %). Das Wasser dringt in die Hornschicht ein, diese quillt auf und die Oberfläche der Haut, auf der Wasser verdampft, wird vergrößert; die Haut trocknet aus.

Bei sehr trockener Haut kann ein bis zwei Mal pro Woche ein **Ölbad** genommen/verabreicht werden.

> In der Pflege sollten hauptsächlich W/O-Emulsionen verwendet werden; sie schützen die Haut besser als O/W-Präparate.
> **Achtung:** Emulsionen vor dem Gebrauch schütteln, damit Wasser und Öl gemischt werden.

Notizen

Anregung

Beantworten Sie folgende Fragen (für sich und/oder in der Gruppe):

1. Wie pflege ich mich?
2. Was hat mich beeinflusst/geprägt, dass ich mich so verhalte?
3. Was hat wohl einen heute älteren Menschen geprägt?

TÄGLICHE KÖRPERPFLEGE

Tägliche Körperpflege

Klienten, die nicht aufstehen dürfen, aber fähig sind, ihre Körperpflege weitgehend selbstständig auszuführen, erhalten das Waschwasser an das Bett. Da die Situation und damit die Bedürfnisse des Klienten täglich wechseln können, muss das Vorgehen mit der zuständigen Pflegeverantwortlichen besprochen und angepasst werden (Pflegeplanung).

Vorbereitung

- Den Klienten informieren.
- Die Intimsphäre (Schamgefühl) des Klienten respektieren (Wandschirm/Vorhang).
- Für angenehme Zimmertemperatur sorgen (evtl. Fenster schließen).
- Eigene Hände nach Vorschrift desinfizieren.
- Den Klienten, insofern dies erlaubt ist, in sitzende Stellung bringen.
- Alle notwendigen und vom Klienten gewünschten Toilettenartikel so auf den Überschiebtisch stellen/legen, dass sie für den Klienten gut erreichbar sind (s. Abb. 4.1).

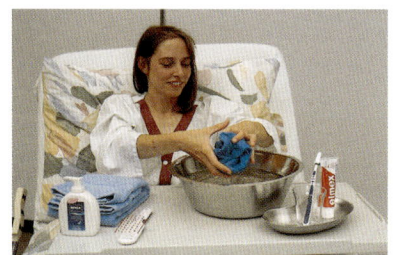

Abb. 4.1: Waschwasser geben.

Material (Abb. 4.2)

- 2 Waschschüsseln, Wassertemperatur nach Wunsch des Klienten
- Seife, 2 Waschlappen, Frottiertuch
- Zahnglas mit Wasser gefüllt (evtl. Mundwasser – wenn der Klient ausspucken kann), Zahnbürste
- Zahnpasta, Schale (wenn nötig Prothesenschale)
- Haarbürste und Kamm, 1 Papierhandtuch für ausgefallene Haare
- Rasierapparat
- persönliche Toilettensachen
- Cremes, Lotionen, Salben nach Bedarf
- alle notwendigen Utensilien für die Ausführung der Intimtoilette
- ein frisches Hemd in Reichweite

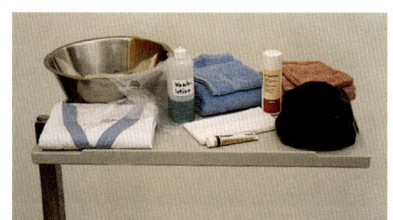

Abb. 4.2: Material für die Körperpflege richten.

Vorgehen

- Den Klienten über den Gebrauch der entsprechenden Gegenstände (Tücher und Becken) informieren.
- Der Klient führt die Körperpflege möglichst so aus, wie er es gewohnt ist, dazu dem Klienten genügend Zeit einräumen.
- Dem Klienten evtl. beim Rücken- und/oder Beine waschen behilflich sein.
- Die Pflegeperson muss vielleicht auch die Ausführung der Intimtoilette übernehmen, z. B. bei Klienten mit einer Hemiplegie, einer Extension oder einem Armbruch (Gips).
- Den Klienten aus dem Nachthemd schlüpfen lassen (evtl. beim Ausziehen behilflich sein).
- Kissen, wenn nötig, mit Frottiertuch schützen.

Notizen

DIE GANZWASCHUNG

Die Ganzwaschung

Ist der Klient nicht in der Lage, seine Körperpflege selbst durchzuführen, kann eine Ganzwaschung durch das Pflegepersonal notwendig sein, z. B. bei frischoperierten, schwerkranken, bewusstlosen, alten, schwachen und körperlich oder geistig behinderten Menschen.

Die Ganzwaschung bietet den Pflegepersonen eine Möglichkeit, mit z. B. schwer kranken, bewusstlosen Menschen Kontakt aufzunehmen. Die Pflegeperson kann dem Klienten durch Berühren, Wahl der Wassertemperatur, Waschrichtung usw. Reize vermitteln und ihm durch ihre Anwesenheit das Gefühl geben, nicht allein zu sein.

In vielen Institutionen wird die Ganzwaschung nicht mehr oft durchgeführt. Die Bewohner können in der Regel einmal pro Woche baden oder duschen, an den anderen Tagen reichen Teilwäschen aus. Da die Ganzwaschung alle Elemente der Teilwäschen enthält, wird sie hier Schritt für Schritt beschrieben. Wer die Ganzwäsche sicher ausführen kann und die Prinzipien (z. B. Wahren der Intimsphäre, Hygieneregeln, Bett vor dem Nasswerden schützen) kennt, kann auch jede Art von Teilwäsche richtig und dem Klienten angemessen durchführen.

Die Pflegeperson soll die Hilfeleistung jedem Klienten individuell anpassen. Sie ist bestrebt, den Klienten seinem Befinden entsprechend in die Pflege einzubeziehen (Gesicht waschen, Zähne putzen). Dies stärkt sein Selbstwertgefühl und spornt ihn zu weiterer Selbstständigkeit und Selbsttätigkeit an. Wo es möglich ist, setzen der Klient und die Pflegeperson zusammen das Maß der Unterstützung fest.

> Die Ganzwaschung bietet den Pflegepersonen eine Möglichkeit, mit z. B. schwer kranken, bewusstlosen Menschen Kontakt aufzunehmen.

> **Achtung**
>
> Immer hausinterne Weisungen für Material (z. B. Einweghandschuhe, Intimtücher) und Durchführung der Pflege (z. B. Reihenfolge) beachten.

Vorbereitung

Wie bei der «täglichen Körperpflege», dazu den Klienten bequem lagern, Lagerungskissen usw. entfernen, zur besseren Verständigung zwischen Klienten und Pflegepersonen ggf. den Mund spülen und die Zahnprothese einsetzen (lassen), nach dem Ohren waschen das Hörgerät einsetzen (lassen).

Material

- 2 Waschschüsseln, genug Wasser (Temperatur nach Wunsch des Klienten)
- 2 Frottiertücher, 2 Waschlappen, evtl. 1 Badetuch zum Zudecken
- Intimtücher (Papier) müssen bei Infektionen, Pilzbefall benutzt werden; im Normalfall kann der Intimbereich auch mit dem Waschlappen gewaschen werden
- Einweghandschuhe
- Abfallsack oder Treteimer
- Syndet (z. B. Waschlotion) oder Seife
- Cremes, Lotionen, Salben nach Bedarf
- Kamm, Bürste, Rasierapparat usw.
- (frische) Wäsche, Kleider oder Nachthemd
- evtl. anstatt Seife oder Waschlotion etwas Apfelessig oder Zitronensaft für die Intimpflege; schont die Haut (z. B. hilft gegen Juckreiz), bindet Gerüche
- wenn nötig, Leinen- oder Gazeplätzchen (Longuetten) für die Hautfalten
- wenn nötig, Inkontinenzmaterial

90 Sich sauberhalten und kleiden

DIE GANZWASCHUNG

Achtung

**Für viele Menschen gehört das Gesicht zu ihrer Intimsphäre oder sie erschrecken beim Waschen (z. B. hirngeschädigte und verwirrte Menschen).
In solchen Fällen wird das Gesicht am Schluss gewaschen.**

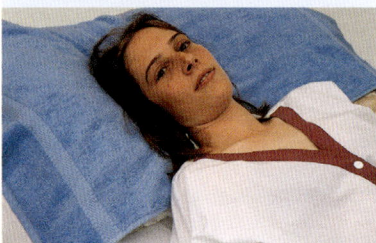

Abb. 4.3: Das Kissen wird beim Waschen des Gesichts und des Halses mit einem Frottiertuch geschützt.

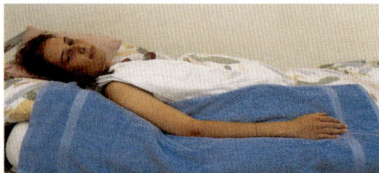

Abb. 4.4: Das Bett wird beim Waschen der Arme mit einem Frottiertuch geschützt.

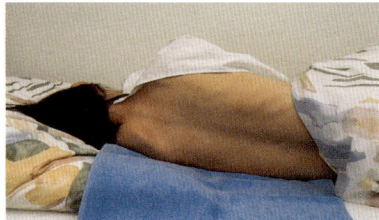

Abb. 4.5: Das Frottiertuch wird als Bettschutz quer unter den Rücken geschoben

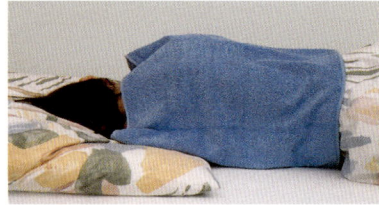

Abb. 4.6: ... und zum Zudecken des Rückens (Intimsphäre/Wärme) benutzt.

Gesicht, Ohren und Hals waschen

- Hemdknopf öffnen, Hemd etwas vom Hals wegschieben.
- Frottiertuch als Bettschutz unter den Kopf legen (s. Abb. 4.3).
- Augen (von außen nach innen, nur einmal mit der gleichen Stelle des Waschlappens über das Auge fahren), Gesicht waschen, in der Regel ohne Seife, trocknen. Bei stark verklebten Augen oder bei Sekretabsonderungen diese am Schluss mit Tupfer und frischem, warmem Wasser reinigen (s. spezielle Augenpflege, S. 108), Vorgesetzte informieren.
- Jetzt (wenig) flüssige Seife ins Wasser geben oder Seife des Klienten benutzen.
- Hals, Ohren waschen (Vorsicht bei Ohrensteckern), trocknen, Frottiertuch wegnehmen.

Wenn möglich Klienten Gesicht selber waschen lassen: z. B. Waschhandschuh über die Hand des Klienten streifen, seine Hand, wenn nötig, führen.

Brust waschen

- Klienten aus dem Hemd schlüpfen lassen: Hemd bleibt auf der Brust; Bettlaken/Decke auf Beinen/Unterkörper lassen oder Klienten mit Badetuch zudecken.
- Hemd hinunterrollen, Frottiertuch auf die Brust legen (dieses wird nur während des Waschens kurz weggenommen).
- Brust und Achselhöhlen waschen, trocknen (bei Frauen auf Veränderungen unter der Brust achten).
- Klienten mit Badetuch oder (frischem) Hemd zudecken.

Berühren der Brust (bei Frauen) ankündigen (z. B.: «Darf ich unter der Brust waschen?»), weibliche Brust mit dem Frottiertuch (nicht mit bloßen Händen) anheben.

Arme waschen (Abb. 4.4)

- Frottiertuch als Bettschutz unter den Arm legen; Arm, dann Hand (auch zwischen den Fingern) waschen, trocknen (oder am Schluss ein Handbad verabreichen).

Rücken waschen

- Klienten von sich wegdrehen (lassen), schauen, dass er bequem liegt (z. B. Kissen unter den Kopf).
  Achtung: Sicherheit! Bettgitter, Wand oder zweite Person.
- Frottiertuch etwas unter den Rücken des Klienten schieben (quer), mit dem Rest des Frottiertuchs den Rücken zudecken (wird nur während des Waschens hinuntergeklappt, s. Abb. 4.5 und 4.6).
- Rücken waschen, trocknen, evtl. eincremen.
- Klienten zurückdrehen (lassen).
- Waschlappen, Frottiertuch parat machen.
- Klienten zu sich drehen (lassen), Frottiertuch als Bettschutz benutzen, zweite Seite waschen und trocknen.
- Klienten wieder auf den Rücken lagern und oben anziehen (frisches Nachthemd oder Kleider).

DIE GANZWASCHUNG

Intimtoilette

Das Waschen im Intimbereich durch eine fremde Person empfinden die meisten Menschen als unangenehm und peinlich. Die Pflegeperson muss deshalb mit sehr viel Einfühlungsvermögen vorgehen und kann auch mit dem Leistendreieck beginnen. Der Klient soll die Intimtoilette nach Möglichkeit selbst durchführen. Ist dies nicht möglich, soll die Pflegeperson die Intimpflege mit einer natürlichen Selbstverständlichkeit vornehmen.

Vorgehen

- Der Klient ist oben angezogen (im Winter evtl. mit einer Wolldecke zugedeckt), die Beine sind bis zu den Oberschenkeln zugedeckt.
- Bauch bis und mit Bauchnabel und ⅓ der Oberschenkel waschen, gut trocknen. Bauchnabel, wenn nötig, mit Wattestäbchen reinigen.
- Wenn nötig, Frottiertuch (längs) oder Moltex/Vlesia als Bettschutz unter das Gesäß schieben.
- Intimgegend entweder mit dem eingeschobenen Frottiertuch zudecken (Abb. 4.7) oder das Frottiertuch quer über die Intimgegend legen.
- Den Klienten bitten, die Beine aufzustellen und/oder zu spreizen.
- Handschuhe anziehen.

> Viele Klienten erschrecken oder mögen es nicht, wenn zuerst die Intimgegend gewaschen wird.
> Man darf, **außer bei Katheterträgern,** auch mit dem Leistendreieck anfangen.

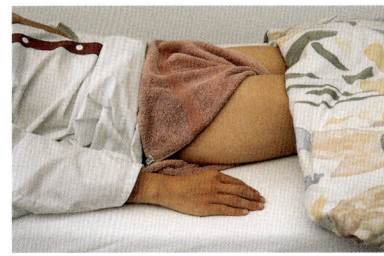

Abb. 4.7: Das Frottiertuch wird als Bettschutz längs unter das Gesäß geschoben und zum Zudecken gebraucht, wenn nicht gewaschen wird (Intimsphäre).

beim Mann

- Vorhaut ganz zurückschieben.
- Eichel waschen (evtl. Belag sorgfältig entfernen) und trocknen (abtupfen).
- Penis von vorne nach hinten waschen und trocknen.
- Hoden und Hautfalten sorgfältig waschen und trocknen.
- Vorhaut über die Eichel ziehen; wenn es nicht gleich geht – melden – unbedingt ca. 10 Minuten später noch einmal versuchen; **Gefahr:** Einschnürung des Penis – Ödem bis zur Nekrose.
- Handschuhe ausziehen, in den Abfallsack werfen.

bei der Frau

- Leistendreieck waschen, trocknen.
- Grosse Schamlippen leicht spreizen, vorsichtig waschen, nicht trocknen; von vorne nach hinten, um keine Keime vom After/der Scheide in die Harnröhre zu verschleppen. Mit jeder Stelle des Intimtuchs nur einmal waschen, für 2. Mal neue Stelle brauchen (z. B. Intimtuch falten).
- Handschuhe ausziehen, in den Abfallsack werfen.

bei Katheterträgern

- Den Katheter (immer mit Intimtüchern) vom Körper weg waschen, Krusten entfernen, trocknen, nicht am Katheter ziehen.

bei Menschen mit Inkontinenz (mit Einlagen)

- Netzhosen ausziehen, Einlage als Bettschutz unter dem Gesäß lassen (bzw. gut darunterschieben).
- Intimbereich und Gesäß waschen wie beschrieben.
- Nach dem Waschen und Trocknen saubere Einlage einschieben, zwischen den Beinen hochziehen.

Achtung: Stark riechende Einlagen sofort entsorgen (z. B. in einen Plastiksack, diesen zuknoten).

> Alle Körperteile, wo Haut auf Haut zu liegen kommt, müssen gut gewaschen und getrocknet werden. Bei adipösen Menschen legt man Leinen- oder Gazestreifen in die Hautfalten.

Verhütet das Wundsein

DIE GANZWASCHUNG

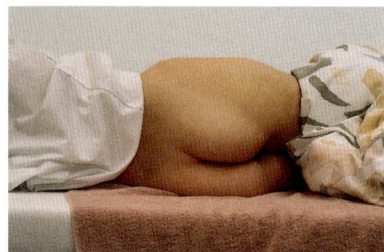

Abb. 4.8: Das Frottiertuch wird als Bettschutz quer unter das Gesäß geschoben

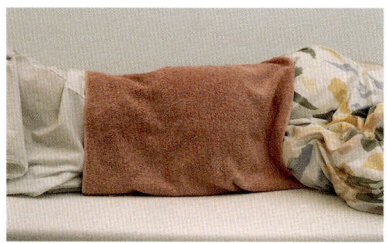

Abb. 4.9: ...und zum Zudecken benutzt.

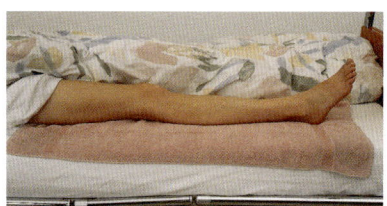

Abb. 4.10: Das Frottiertuch wird als Bettschutz unter das zu waschende Bein gelegt.

Gesäß waschen

- Klientin von sich wegdrehen (lassen), Einlage/Moltex entweder als Schutz brauchen oder, wenn sie schmutzig ist, entfernen. Im letzteren Fall oder wenn keine Einlage/Moltex gebraucht wird, Frottiertuch leicht unter das Gesäß schieben (quer), Klientin zudecken (s. Abb. 4.8 und 4.9).
- Handschuhe anziehen.
- Mit Intimtüchern den Gesäßspalt von vorne nach hinten waschen und trocknen.
- Handschuhe in den Abfallsack werfen.
- Mit Waschlappen Gesäß und ⅓ Oberschenkel waschen, trocknen, Gesäß bei Bedarf eincremen.
- Klientin auf saubere Unterlagen zurücklegen.
- Wie beim Rücken zweite Seite waschen und danach Klientin zurückdrehen.

▸▸ Verschmutztes Gesäß/Gesäßspalt vor dem Waschen mit Toilettenpapier reinigen.

▸▸ Wenn nötig Kompressen (Gaze, Leinen) unter die Brüste, in die Hautfalten (Bauch) und in die Leisten legen.

▸▸ Bei Schwerkranken können Rücken und Gesäß in einem Arbeitsgang gewaschen werden.

Beine waschen

- Ein Bein abdecken, Frottiertuch als Bettschutz darunterlegen (s. Abb. 4.10).
- Bein und Fuß waschen (herzwärts), gut zwischen den Zehen waschen und trocknen.
- Auf Veränderungen achten, vor allem an den Fersen (Dekubitusgefahr).

Die Beine/Füße müssen nicht jeden Tag gewaschen werden, nur wenn nötig (z.B. Fußschweiß) oder auf Wunsch der Klienten. Auch wenn nicht gewaschen wird, Haut sehr gut beobachten und pflegen (z.B. Fersen eincremen).

> **Achtung**
>
> Sie haben sich gegenseitig gewaschen.
>
> 1. Welche Erfahrungen haben Sie gemacht?
> 2. Was empfinden Sie beim Berühren, was beim Berührtwerden?
> 3. Wie können Sie die Körperpflege gestalten, dass beiden dabei wohl ist?

WASCHEN AM WASCHBECKEN/LAVABO

Waschen am Waschbecken/Lavabo

(vgl. Blunier 2007, S. 31 f)

Das Waschen am Lavabo ist dem Waschen im Bett vorzuziehen, wenn der Klient dazu in der Lage ist.

Wenn der Klient nicht oder nur schlecht stehen kann, ist es günstig, den Intimbereich und wenn nötig die Beine im Bett zu waschen und den Klienten nachher mit z.B. dem Rollator oder im Rollstuhl zum Lavabo zu führen/fahren.

Wenn der Klient gesunde Beine/Füße hat und nicht schwitzt, ist es in der Regel nicht nötig, die Beine jeden Tag zu waschen; es genügt, dies 1 bis 3 mal pro Woche (z. B. während des Duschens/Badens) oder nach Wunsch des Klienten zu tun. Die Beine und Füße müssen trotzdem jeden Tag auf Veränderungen beobachtet werden, auch an den Tagen, an denen sie nicht gewaschen werden; Veränderungen immer weitermelden. Cremen Sie die Beine/Füße (vor allem die Fersen) bei Bedarf ein.

Vorbereitung

- Einen Stuhl vor das Waschbecken (Lavabo) stellen.
- Alle Pflegeutensilien in Griffnähe stellen/legen (Material: s. Ganzwaschung).
- Die Kleider bereitlegen (z.B. auf den Rollator).
- Eine Waschschüssel ins Lavabo stellen.
- Als Sichtschutz den Paravent aufstellen oder den Vorhang ziehen.

Achtung: Das Wasser nie direkt in das Lavabo einlaufen lassen, benutzen Sie z. B. eine Waschschüssel. **Grund:** Der Siphon und der Ablauf des Lavabos sind die größten Reservoirs für Keime; es ist gelinde gesagt unappetitlich, wenn wir uns diese Bakterien, Viren, Pilze usw. mit dem benetzten Waschlappen ins Gesicht und an den Körper streichen.

Vorgehen

- Den Klienten so hinsetzen, dass er sich im Waschbecken-/Wandspiegel sehen kann; wenn das nicht möglich ist, einen Spiegel hinstellen.
- Zahnprothesenträger sollten zuerst den Mund spülen und die Prothese einsetzen, damit sie besser sprechen können.
- Dem Klienten helfen, sich oben auszuziehen.
- Ein Frottiertuch (oder das Nachthemd/das Pijamaoberteil) so über die (Roll-) Stuhllehne hängen, dass sich der Klient nicht mit dem nackten Rücken an die (kalte) Plastik- oder Lederlehne lehnen muss.
- Das Waschbecken mit Wasser füllen; der Klient soll testen, ob die Temperatur in Ordnung ist.
- Der Klient wäscht sein Gesicht (in der Regel ohne Seife), dann Hals, Ohren, Oberkörper und Arme.
- Die Pflegeperson wäscht seinen Rücken.

WASCHEN AM WASCHBECKEN/LAVABO

Notizen

- Bei Frauen darauf achten, ob sie unter der Brust z. B. gerötet sind, ggf. die nötigen Maßnahmen treffen.
- Der Klient cremt sich nach Wunsch oder Bedarf da, wo er kann, selbst ein, die Pflegeperson cremt ihm z. B. den Rücken ein.
- Die Pflegeperson wischt die Cremereste mit einem Papiertuch von ihren Händen ab, damit keine Fettflecken auf die Kleider des Klienten gelangen.
- Dem Klienten, wenn nötig, helfen, sich oben anzuziehen.
- Ihm jetzt ggf. sein Hörgerät und evtl. seine (saubere) Brille geben.
- Das Wasser ausleeren und das Becken «für oben» beiseite stellen.

Wenn der Klient noch keine Intimpflege gemacht hat

- Das Intimbecken mit Wasser füllen, Temperatur nach Wunsch des Klienten.
- Den Klienten aufstehen lassen.
- Seine Hose nach unten ziehen.
- Als Nässeschutz ein Frottiertuch auf die Hose legen.
- Den Klienten sich selbst intim waschen und gut trocknen lassen, wo nötig helfen.
- Auf Hautveränderungen achten, nötige Maßnahmen anwenden, Veränderungen und Maßnahmen weitermelden.
- Wenn nötig, eine neue Einlage einlegen.
- Hosen/Kleider faltenfrei hoch/anziehen.
- Das Wasser aus dem Intimbecken **in die Toilette** leeren.
- Den Klienten sich wieder setzen lassen.
- Ihm ein (trockenes) Frottiertuch oder einen Frisiermantel auf die Schultern legen und ihn sich kämmen lassen. Ihm z. B. hinten helfen, wenn er den Hinterkopf mit der Bürste nicht erreichen kann.
- Mundpflege nach Wunsch machen lassen (vor oder nach dem Frühstück).
- Die Frauen bei Bedarf sich schminken lassen. Wo nötig helfen.

Wenn der Klient nur noch wenig selbst tut, weil er z. B. nicht mehr weiß, wie es geht (z. B. verwirrte Menschen), ist es oft günstig, seine Hand mit dem Waschlappen zu führen, damit er z. B. sein Gesicht selbst waschen kann.

Achtung: Den Stuhl vor dem Aufstehen etwas vom Waschbecken wegziehen. Wenn die Beine noch unter dem Waschbecken sind, kann der Klient sich kaum erheben und steht gefährlich schlecht.

Achtung: Nie nachwaschen, wenn der Klient Ihrer Meinung nach etwas nicht ganz sauber gewaschen hat. Damit würden Sie ihm zeigen, dass er es nicht allein kann, dass nur Sie das können! Solches Verhalten wäre entwürdigend und demotivierend.

ZAHN-, PROTHESEN- UND MUNDPFLEGE

Zahn-, Prothesen- und Mundpflege

Zahnpflege (vgl. SSO Bern 1985 und 2000)

Nach Erhebung der Weltgesundheitsorganisation WHO ist die Zahnkaries die auf der Welt häufigste Krankheit überhaupt. Fast 99 % aller Menschen sind von dieser Volksseuche befallen. Ein ebenfalls großer Teil der Menschheit leidet unter Erkrankungen des Zahnbettes, der Parodontitis. Diese Zahnschäden sind in jedem Fall irreversibel. Die Zahnmedizin vermag nur zu «flicken», nie kommt es zu einer echten Heilung. Kariös zerstörte Gewebe müssen durch künstliche Materialien ersetzt werden, bei der Parodontitis kann die Gewebszerstörung lediglich zum Stillstand gebracht werden. Allerdings ist längst erwiesen, dass ein einfaches, direktes Angehen der wichtigsten Krankheitsursachen die Häufigkeit der Zahnschäden drastisch vermindert. Was für den gesunden Menschen gilt, erlangt besondere Bedeutung für den Kranken oder Behinderten.

Ein kranker Mensch soll keinesfalls zusätzlich mit unnötigen Beschwerden an seinem Kauorgan belastet werden. Er soll nicht mit Zahnschäden büßen müssen, weil er die durch seine Krankheit für ihn nebensächlich gewordene Pflege seiner Zähne und seines Mundes vernachlässigt.

Gewisse Grundleiden können die Disposition zu vermehrtem Auftreten von Zahnschäden enorm erhöhen; Behinderungen können eine korrekte Zahnpflege ohne Fremdhilfe verunmöglichen. Schließlich wird ein Klient mit schlechtem Gebisszustand zusätzliche pflegerische Probleme stellen.

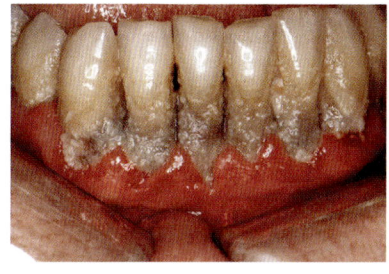

Abb. 4.11: Plaque und Erkrankung des Zahnhalteapparates (Parodontitis)

Mundhygiene

Das Ziel der Mundhygiene ist die Entfernung von bakteriellen Belägen (Plaque) und Speiseresten (s. Abb. 4.11).

Das heißt:
- Nach jeder Mahlzeit Zähne korrekt und gründlich reinigen.
- Fluoridhaltige Zahnpasten verwenden.
- Medikamentöse und technische Hilfsmittel gezielt einsetzen.
- Nach Genuss säurehaltiger Nahrungsmittel: Mund mit Wasser spülen, 30 Minuten später Zahnpflege.

Material
- ❏ Zahnbürste mit kurzem Bürstenkopf und abgerundeten Borsten
- ❏ Zahnpasta
- ❏ Zahnglas mit lauwarmem Wasser; zu kaltes oder zu heißes Wasser kann bei Karies oder empfindlichen Zahnhälsen Schmerzen verursachen
- ❏ Nierenschale
- ❏ Frottiertuch

ZAHN-, PROTHESEN- UND MUNDPFLEGE

Vorgehen

Wenn die Klientin mithelfen kann

Der Klientin ein Tuch über die Brust legen. Wenn möglich hält sie die Schale, die Pflegeperson putzt die Zähne und lässt sie anschließend den Mund spülen; oder die Pflegeperson hält die Schale und das Spülwasser und die Klientin bürstet die Zähne (wenn nötig den Kopf stützen). Darauf achten, dass das Spülwasser nicht geschluckt wird.

Wenn die Klientin nicht mehr mithelfen kann

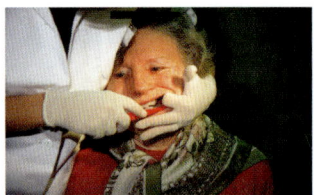
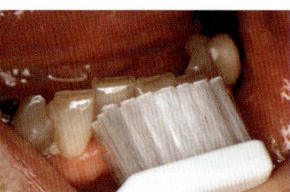
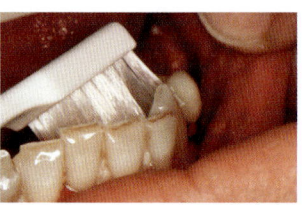
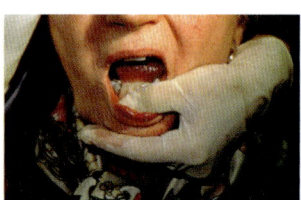

Abb. 4.12: Zahnbürste richtig halten. Den Kopf mit einem Arm gut festhalten, gleichzeitig auch den Unterkiefer. In diesem Fall dient ein gerolltes Tuch rechts zwischen den Zähnen als Mundöffner.

Abb. 4.13: Die Zahnbürste senkrecht zu Zahnoberfläche und Zahnfleisch ansetzen und kleine Kreisbewegungen ausführen.

Abb. 4.14: Die gleiche Verfahrensweise gilt für die Innenflächen, aber die Bürste schräg ansetzen.

Abb. 4.15: Falls die Klientin den Mund nicht öffnen kann oder will, den Daumen in der Umschlagfalte des Unterkiefers ansetzen und nach unten drücken. Sodann ein gerolltes Tuch zwischen die Zähne schieben, um den Mund offen zu halten.

Putztechnik

Man sollte den Klientinnen keine völlig neue Zahnputztechnik aufzwingen; es genügt meistens, offensichtlich ungünstige Gewohnheiten zu korrigieren. Dazu gehören horizontale Bewegungen, die durch «auf und ab» oder kleine, kreisende Bewegungen ersetzt werden sollten (Borsten senkrecht zur Zahnoberfläche und zum Zahnfleisch).

Falls das Zähnebürsten nicht möglich ist, 1x pro Tag fluoridhaltiges Gelee oder chlorhexidinhaltiges Gel mit dem Finger auf die Zähne auftragen (1 Woche Gelee, 1 Woche Gel).

Problem bei alten Menschen

Der alte Mensch kann nachläßig, vergesslich, träge und gleichgültig werden. Mit diesen psychischen Veränderungen zusammen können Altersbeschwerden wie Gicht, Lähmungen, Arthrosen, Parkinsonismus dazu führen, dass die Mundpflege stark vernachlässigt oder gar aufgegeben wird. Schwere Schäden an Zähnen und Zahnhalteapparat bzw. am Restgebiss und den Prothesen sind unvermeidbar, wenn das betreuende Pflegepersonal nicht mit großem Einsatz um die Grundpflege besorgt ist.

Die hervorragenden Erfolge zahnmedizinischer Vorbeugung werden dafür sorgen, dass immer mehr Menschen ihre Zähne oder zumindest einen Teil davon bis ins hohe Alter behalten können. Dies bringt neben vielen Vorteilen auch die Schwierigkeit mit sich, dass die «Zahnprobleme» beim alten Menschen nicht durch den Einsatz von Prothesen gelöst sind, sondern dass – wie beim Jugendlichen, nur unter erschwerten Bedingungen – alle Register der Prophylaxe gezogen werden müssen.

ZAHN-, PROTHESEN- UND MUNDPFLEGE

Zahnmedizinische Grundpflege

- Sich um regelmäßige Vorsorgeuntersuchungen kümmern.
- Größten Wert auf korrekte Mundhygiene legen; evtl. elektrische Zahnbürste verwenden. Chlorhexidin (Plaque-Desinfektionsmittel) einsetzen.
- Restzähne und zementierte zahnärztliche Konstruktionen besonders sorgfältig von allen Belägen befreien.
- Prothesehygiene durchführen.
- Zuckerkonsum stark eindämmen; die übliche Nahrung ist ohnehin oft kohlehydratreich. Auf nicht kariesfördernde Zwischenmahlzeiten ausweichen.
- Fluorid stets einsetzen, solange noch eine Restbezahnung vorhanden ist (Pasten, Gelees, Spüllösungen).
- In der Küche konsequent fluoridhaltiges Kochsalz verwenden.

Zahnersatz

Kronen, Stiftkronen, festsitzende Brücken: Gleiche Pflege wie die übrigen Zähne. Brückenzwischenglieder an der Unterseite mit Zahnfaden reinigen. Zahnarzt oder Dentalhygienikerin sollen das Pflegepersonal patientenbezogen instruieren. Falls ein Zahnersatz verschluckt worden ist für zwei Tage den Stuhl «absuchen», bei Aspirationsverdacht sofort (röntgenologisch) abklären.

Schlecht sitzende Prothesen schädigen die darunterliegenden Gewebe:

Zahnarzt rufen!

Teilprothesen

- Teilprothesen zum Zähneputzen stets entfernen (nicht an den Klammern anfassen), Metallgerüst (inkl. Klammern) und Kunststoffteile ebenfalls sorgfältig mit Prothesenbürste und alkalifreier Seife reinigen.
- Möglichst nach den Hauptmahlzeiten Zähne putzen.
- Fluoridgelee abends auf das Innere der Klammern geben.

Vollprothesen

Diese Prothesen können nachts getragen werden, wenn keine Erkrankung der Mundschleimhaut oder des Prothesenbettes vorliegt. Ausnahme: schlechter Sitz und bei Epileptikern.

Prothesenpflege

- Prothesen herausnehmen (s. Abb. 4.16 und 4.17).
- Mit Prothesenbürste und alkalifreier Seife oder Zahnpasta (vor allem Bezirke mit Haftmittel) reinigen.
- Waschlappen ins Waschbecken legen oder Wasser einfüllen für die Zeit des Reinigens (Bruchgefahr beim Fallenlassen) (s. Abb. 4.18).
- Nicht getragene Prothesen in kaltes Wasser einlegen (evtl. Zusatz von Essig zur Entfernung von Kalkbelägen), evtl. ins Ultraschallgerät geben.

Schlechter Halt

Wenig Haftpulver gut verteilen und vor dem Einsetzen der Prothese benetzen, ggf. Haftpasten benutzen. Ein Haftmittel ist ein guter Bakteriennährboden und sollte deshalb nur temporär eingesetzt werden.

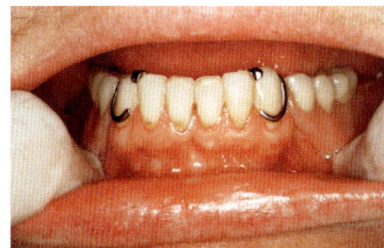

Abb. 4.16: Mit beiden Daumen die untere Prothese anheben oder daran ziehen, wenn möglich ohne an evtl. vorhandenen Klammern zu ziehen.

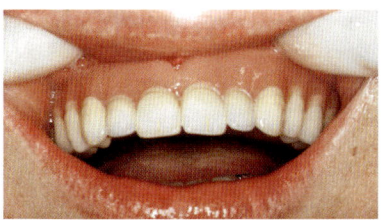

Abb. 4.17: Mit beiden Zeigefingern obere Prothese lösen: gleiches Vorgehen wie 4.16.

SOOR- UND PAROTITISPROPHYLAXE

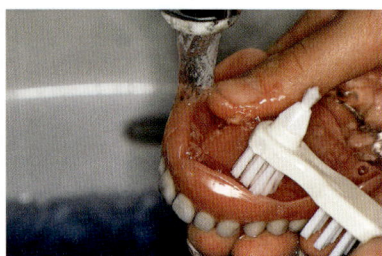

Abb. 4.18: Das Waschbecken z. B. zur Hälfte mit Wasser füllen, um zu verhindern, dass die Prothese beim Fallenlassen zu Bruch geht.

Prothese einsetzen (lassen)

- Den Klienten den Mund spülen lassen oder Mundpflege machen (z. B. bei Bewusstlosen).
- Wenn noch eigene Zähne vorhanden sind, diese putzen (lassen).
- Evtl. Mundhöhle/Pilgern auf Speisereste, wunde Stellen, Aften usw. inspizieren.
- Plastikhandschuhe anziehen, Prothese gut spülen (Wasser ins Waschbecken, s. oben).
- Prothesen einsetzen (lassen); zuerst die untere, dann die obere (das Herausnehmen geschieht in umgekehrter Reihenfolge).

Haftelemente

Die Haftelemente sind besonders zirkulär entlang des Zahnfleischrandes sorgfältig zu reinigen. Matrizen (Halteelementteile) in Prothesen nach der manuellen Reinigung mit 1 Tropfen Chlorhexidin-Gelee füllen und Prothese in den Mund einsetzen.

Soor- und Parotitisprophylaxe

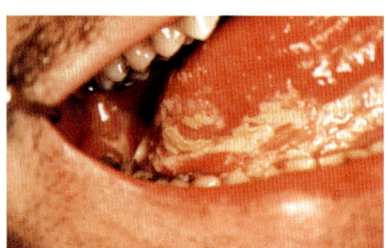

Abb. 4.19: Mund-Soorpilz

Damit sich die Mundschleimhaut nicht entzündet, keine Erreger durch den Ausführgang der Ohrspeicheldrüse (Parotis) vom Mund in die Ohrspeicheldrüse eindringen können und sich kein Soorpilz (s. Abb. 4.19) einnisten kann, ist eine gute Mundpflege unerlässlich.

Gefährdet sind Klienten:

- mit Nahrungskarenz
- mit schweren und schwächenden Krankheiten
- mit Diabetes
- mit Fieber
- mit Medikamenten, die die Mundschleimhaut austrocknen (Antidepressiva, blutdrucksenkende oder harntreibende Mittel, die die Speichelsekretion vermindern)
- bei länger dauernder Antibiotikatherapie
- nach einer Narkose
- mit unzureichender oraler Flüssigkeitsaufnahme
- mit Vitamin- und/oder Eisenmangel

Vorbeugende Maßnahmen

- Zur Anregung der Speichelsekretion kann man den Kranken, wenn möglich, Kaugummi, Zwieback, Dörrfrüchte kauen, ihn in frische Früchte beißen lassen, seine Ohrspeicheldrüsen massieren und den Mund regelmäßig spülen lassen.
- Süße Getränke meiden!
- Borkige, verstopfte Nase reinigen, damit der Klient nicht durch den Mund atmen muss.
- Auf eine gute Zahn- und Prothesenpflege achten.
- **Achtung:** Lemon-Stäbchen trocknen die Mundschleimhaut aus.
- Luftbefeuchter aufstellen.

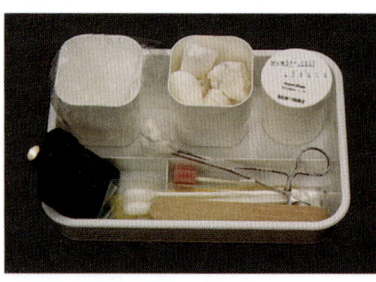

Abb. 4.20: Mundpflegeset

HAND- UND FUSSPFLEGE

Spezielle Mundpflege

Für Klienten, die den Mund nicht mehr selbst pflegen können, wird ein Mundpflegeset (s. Abb. 4.20) gerichtet. Es enthält:

- Péan-Klemme und Tupfer (zugedeckt) oder
- Stäbchen mit Schwämmchen, z.B. Super DentaSwab (s. Abb. 4.21)
- Becher für Spülflüssigkeit
- zweckmäßige (lauwarme) Spülflüssigkeit; nicht zu stark konzentriert, dem Geschmack des Klienten angepasst
- Zungenspatel
- Becher für den Abfall; z. B. mit einem Einmal-Handschuh als Abfallsack
- Lippenpomade
- evtl. Taschenlampe

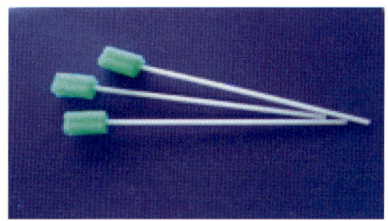

Abb. 4.21: Super DentaSwab: Das Schwämmchen enthält keine Pflegesubstanzen. Nicht zu klebrige Beläge lassen sich gut ablösen und die Verletzungsgefahr ist wesentlich geringer als die mit Péan-Klemme und Tupfer.

Vorgehen

- Mundhöhle (evtl. mit einem Spatel und einer Taschenlampe) genau inspizieren.
- Einen Tupfer so einklemmen, dass die Péan-Klemme ganz bedeckt ist (s. Abb. 4.22), mit Spülflüssigkeit befeuchten oder:
- Ein Stäbchen nehmen und das Schwämmchen befeuchten.
- Mundhöhle von hinten nach vorn sorgfältig auswischen (Wangeninnenflächen, harter und weicher Gaumen, Zunge, unter der Zunge).
- Mundhöhle kann auch mit einem durch einen Fingerling oder Handschuh geschützten Finger und einem Tupfer ausgewischt werden.
- Tupfer so oft wie nötig wechseln.
- Beläge auf der Zunge mit Wasserstoffsuperoxyd 1–2 % oder durch Abreiben mit einem Würfelzucker oder einem Stück Kiwi lösen.
- Lippen einfetten.

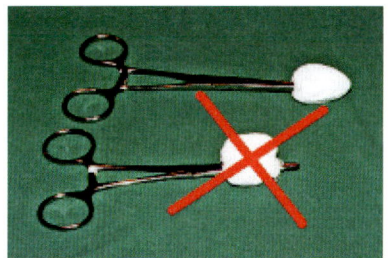

Abb. 4.22: Tupfer richtig einklemmen.

Hand- und Fußpflege

Das Handbad

Bei bettlägerigen Klienten ist es besonders wichtig, dass ihnen ein Handbad angeboten wird. Dies dient nicht nur dazu, dass der Klient sich einmal ganz gründlich die Hände waschen kann, sondern trägt viel zu seinem ganzen Wohlbefinden bei.

Vorgehen

- Hände gut einseifen (unsere eigenen eingeseiften Hände benutzen) oder dem Klienten Seife in die Hand geben.
- Den Klienten mit den Händen in einem Becken mit Wasser «plantschen» lassen.
- Hände gut trocknen, eincremen oder den Klienten selber eincremen lassen.
- Nägel kurz und sauber halten, rund schneiden.
- Nägel nach dem Handbad schneiden; vor dem Handbad, wenn das «Maniquick»–Gerät gebraucht wird.

Grundsätze

▼ Bei Diabetikern, Klienten mit Durchblutungsstörungen und Herzkranken soll das Wasser nur lauwarm sein und das Fußbad höchstens 10 Minuten dauern.

▼ Bei Diabetikern dürfen die Zehennägel nur von ausgebildeten (Pflege-) Personen geschnitten werden.

HAARPFLEGE / RASIEREN

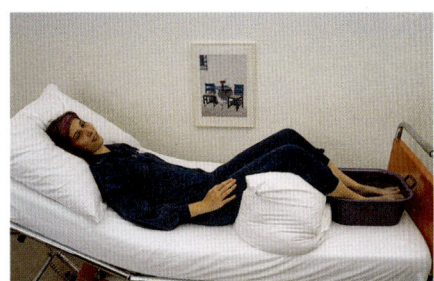

Abb. 4.23: Fußbad im Bett

Das Fußbad

Das Fußbad ist eine ganz besondere Wohltat und kann auch einem Klienten im Bett ermöglicht werden (s. Abb. 4.23).

Zur Reinigung milde Seife/Lotion verwenden, Füße gut trocknen, vor allem zwischen den Zehen; die Füße eincremen (nicht zwischen den Zehen; Creme ist ein guter Nährboden für Bakterien und Pilze), leicht massieren.

Haarpflege / Rasieren

Die Haare müssen täglich gründlich durchgebürstet werden, da sie z. B. bei fiebrigen und schwitzenden Klienten rasch verfilzen. Frottiertuch auf das Kissen legen. Mit Auskämmen bei den Haarspitzen beginnen. Die Haare festhalten, nicht daran ziehen. Darauf achten, dass die Klienten nach ihren Wünschen gekämmt sind.

Bei schwerkranken, liegenden Klienten (hauptsächlich mit langen Haaren) Kopf erst auf die eine Seite drehen und Haare gut durchbürsten/kämmen, dann auf die andere. Auch bei auf der Seite liegendem Kopf frisieren. Keine Haarspangen brauchen (Druckstellen).

- Sitzende Klienten so hinsetzen, dass sie in einen Spiegel schauen können, wenn sie sich kämmen oder gekämmt werden.
- Einen Frisiermantel oder ein Frottiertuch über ihre Schultern legen, damit keine Haare und Schuppen auf die Kleider fallen.
- Klienten ihre Haare selber bürsten/kämmen lassen; wenn nötig, behilflich sein.
- Klienten fragen, wie sie die Frisur haben möchten (z. B. Scheitel rechts, links, keine).
- Gel, Haarlack o. ä. nach Wünschen der Klienten verwenden.

Nachsorge

- Haare mit einem Papiertuch von Kamm und Bürste entfernen und die Utensilien im Schrank des Klienten versorgen.
- Kamm und Bürste bei Bedarf oder einmal pro Monat in Seifenwasser reinigen.

Rasieren (vgl. Blunier 2007, S. 35 f)

Die Rasur soll wenn möglich vom Klienten selbst durchgeführt werden.

Rasur mit dem Rasierapparat

Der Rasierapparat wird auf trockener Haut (möglichst vor dem Waschen des Gesichts) mit leichtem Druck hin- und herbewegt. Er kann für Männer und Frauen verwendet werden.

HAARPFLEGE / RASIEREN

Nassrasur mit dem Rasierer und der Rasierklinge

Material
- ❏ Fottiertuch (Nässeschutz, Schutz der Kleider vor den abgeschnittenen Haarstoppeln)
- ❏ Rasierer mit scharfer Rasierklinge
- ❏ Rasierschaum oder Rasierseife mit Pinsel
- ❏ Becken mit (warmem) Wasser (zum Abspülen der Rasierklinge)
- ❏ Frottiertuch und Waschlappen
- ❏ Aftershave nach Wunsch des Klienten
- ❏ Spiegel

Vorgehen
- ➲ Klienten bequem (wenn möglich sitzend oder mit leicht erhöhtem Oberkörper) lagern.
- ➲ Fottiertuch auf die Brust des Klienten legen.
- ➲ Gesicht mit warmem Wasser befeuchten.
- ➲ Rasierschaum auf die Haut reiben, ihn etwas einwirken lassen, damit die Barthaare weich werden.
- ➲ Die Rasierklinge in einem Winkel von 45° halten und die Wangen, über der Oberlippe, das Kinn, den Unterkiefer und den Hals mit gleichmäßigen Strichen rasieren.
- ➲ Die Haut mit Daumen und Mittelfinger der anderen Hand straffen oder den Klienten bitten, die Wangen aufzublasen.
- ➲ Die Rasierklinge regelmäßig im warmen Wasser abspülen.
- ➲ Nach der Rasur das Gesicht des Klienten mit lauwarmem Wasser abwaschen und trocknen bzw. abtupfen.
- ➲ Auf Wunsch des Klienten ein Aftershave oder eine hautpflegende Lotion verwenden.

Für größere Flächen (z.B. Wangen) sind lange fließende Bewegungen empfehlenswert, für kleinere Flächen (z.B. Oberlippe) dagegen kleine, kurze Striche. Bei Klienten mit hoher Blutungsneigung elektrisch rasieren (Gefahr des starken Blutens beim evtl. Schneiden mit der Klinge).

Es ist von Vorteil, dem Klienten vorher die Zahnprothese zu geben; die Wangen sind dann nicht hohl – es lässt sich besser rasieren.

Dem Haarwuchs zu folgen bedeutet: rauhere Rasur, geringere Gefahr von Irritationen und Verletzungen.
Gegen den Haarwuchs vorzugehen bedeutet: glatte Rasur, größere Gefahr von Irritationen und Verletzungen.

Männer sollten sich regelmäßig rasieren können, evtl. vom Coiffeur (Friseur). Bei Klienten, die bereits angezogen sind, Kleider sowohl beim Kämmen als auch beim Rasieren mit Frisiermantel/Frottiertuch vor Schuppen und Haaren schützen.

Notizen

HAARWÄSCHE

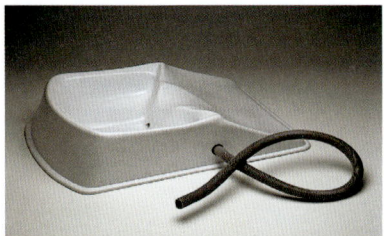

Abb. 4.24: Haarwaschmulde

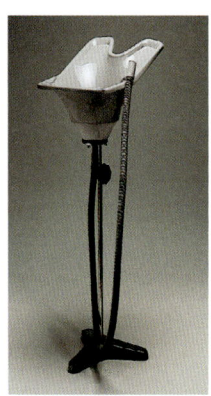

Abb. 4.25: Coiffeurbecken

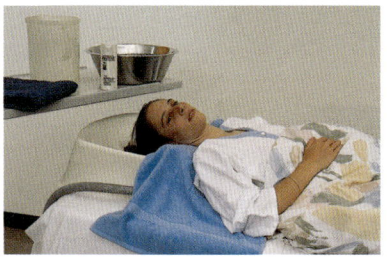

Abb. 4.26: Haarewaschen im Bett

Notizen

Haarwäsche

Wenn möglich werden die Haare während des Bades, der Dusche oder von der Coiffeuse gewaschen. Klienten, die das Bett nicht verlassen dürfen (z. B. bei Knochenbrüchen oder bei alten, schwerkranken, schwachen Menschen) können die Haare (auch zu Hause) im Bett gewaschen werden.

Haarwäsche im Bett
Vorbereitung

Mit dem Klienten Termin absprechen.

Material

- Gummiunterlage als Bettschutz
- Plastik (z. B. Plastiksäcke) als Kissen-/Nachthemdschutz
- 2 Frottiertücher
- 1 Waschlappen (zum Schutz der Augen)
- Waschvorrichtung: Haarwaschmulde (s. Abb. 4.24) oder Coiffeurbecken (s. Abb. 4.25) oder großer Plastiksack
- wenn nötig Péan-Klemme oder Wäscheklammer
- 1–2 große Krüge
- 1 große Schüssel zum Auffangen des Wassers (am besten Fußbadewanne)
- Shampoo, bei Bedarf Pflegespülung, Festiger, Tönung
- Fön
- Haarwickler (Bigoudis)
- Bürste, Kamm

Waschen mit Hilfe der Haarwaschmulde (Abb. 4.26)

Immer zu zweit arbeiten. Eine Pflegeperson stützt den Kopf des Klienten, die andere wäscht die Haare.

- Material bereitstellen.
- Den Kopf des Klienten auf der Haarwaschmulde lagern.
- Kopf durch ein kleines, mit Plastik und Frottiertuch geschütztes Kissen stützen.
- Schüssel oder Fußbadewanne unter oder hinter das Bett stellen und Schlauch in die Fußbadewanne ableiten.
- Augen und Ohren schützen, ein bis zwei Mal mit Shampoo waschen (Dosierung beachten), mit lauwarmem Wasser gut spülen.
- Frottiertuch um den Kopf legen, alle Hilfsmittel entfernen, Haare trocknen.

Werden dem Klienten die Haare geföht, Sicherheit beachten (Wasser – Strom). Selbstverständlich sind während der Haarpflege die Fenster geschlossen.

BADEN UND DUSCHEN

Waschen mit Hilfe des Coiffeurbeckens

Vorgehen

- Aufrichter und oberes Bett-Brett, wenn möglich, entfernen. Wenn das nicht möglich ist, Klientin im Bett leicht diagonal lagern.
- Klienten nach oben (oder leicht diagonal) rutschen lassen und Coiffeurbecken an das Bett heranschieben.
- Damit der Hals des Klienten nicht hart aufliegt, auf den Coiffeurbecken-Rand ein in Plastik eingewickeltes und mit einem Frottiertuch bedecktes Kissen oder ein zusammengerolltes Frottiertuch legen.
- Haare wie oben beschrieben waschen.

Waschen mit Hilfe eines Plastiksacks (s. Abb. 4.27)

Eine für den Klienten sehr schonende und überall (auch zu Hause) anwendbare Methode ist das Haare-Waschen mit einem 110-Liter-Plastik-Sack als «Waschvorrichtung».

Vorgehen

- Vorbereitung wie oben.
- Plastiksack unten abschneiden (damit das Wasser ablaufen kann) und oben etwas aufschneiden (um Platz zu haben zum Waschen).
- Frottiertuch und Plastiksack um den Hals legen und mit Péan-Klemme oder Wäscheklammer befestigen.
- Auffangbecken auf einen Stuhl stellen und Sack hineinhängen lassen.
- Haare wie oben beschrieben waschen.

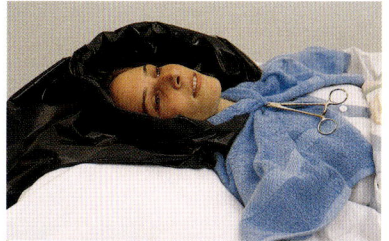

Abb. 4.27: Haarewaschen mit dem Plastik-Sack

Baden und Duschen

Bäder dienen der eigenen Sauberkeit, der Erfrischung und der Heilung (Heilbäder). Wir unterscheiden zwischen dem Reinigungsbad und dem medikamentösen Bad.

Das Reinigungsbad

Vorbereitung

Den Zeitpunkt mit dem Klienten (und dem Team) absprechen, abklären, ob eine Haarwäsche, Nagelpflege usw. gewünscht wird oder nötig ist.

Im Badezimmer

- Fenster schließen.
- Heizung oder Strahler einstellen (die Temperatur sollte mindestens 22 °C betragen).
- Wanne gut ausspülen, um Putz- und Desinfektionsmittelreste zu entfernen.
- Wasser einlaufen lassen, die Temperatur (ca. 37 °C) mit dem Badethermometer kontrollieren.

Sich sauberhalten und kleiden

BADEN UND DUSCHEN

> **Achtung**
>
> Bett, Badelift, Patientenheber, Rollstuhl, Rollator, Toilettenstuhl immer arretieren!

Notizen

▸▸ Nach Wunsch (wenig) Badezusatz hinzugeben (Schaumbad meistens erst am Schluss, damit sich nicht zu viel Schaum bildet).
▸▸ Badelift oder Stuhl (mit Unterlage) bereitstellen.
▸▸ Badelift auf Funktiontüchtigkeit prüfen (z. B. bei elektrischen Geräten den Akkumulator [Akku] vorher aufladen).
▸▸ Badematten, Kopfstützen anbringen.
▸▸ Handtücher/Badetuch (wo möglich vorwärmen), Waschlappen, Seife, Shampoo usw. in Reichweite legen, stellen.
▸▸ Frisches Nachthemd oder frische Kleider bereitlegen.

Material
❏ 2 Handtücher, 1 Badetuch
❏ 2 Waschlappen
❏ Seife oder Waschlotion
❏ Shampoo
❏ Hautpflegemittel, wenn nötig, Salben (z. B. für die Dekubitusprophylaxe)
❏ frisches Nachthemd oder frische Kleider
❏ Nagelpflegeset, wenn nötig
❏ Kamm, Bürste, evtl. Haarfestiger, Haarwickler
❏ Fön oder Trockenhaube

Vorbereitung des Klienten
▸▸ Wenn nötig, Blase und Darm vorher entleeren lassen.
▸▸ Manchmal ist es von Vorteil, den Klienten vorher intim zu waschen (z. B. Inkontinente – bei Verschmutzung der Intimgegend oder wenn man einen Badelift mit einem Kissen benutzt und so die Intimgegend nicht zugänglich ist).
▸▸ Wenn das Bad am Morgen vor dem Frühstück genommen wird, dem Klienten ein kalorienhaltiges Getränk (z. B. Ovomaltine, Orangensaft) anbieten. Ist vor allem wichtig bei Diabetikern wegen der Gefahr der Unterzuckerung (Hypoglykämie).
▸▸ Klienten gut bekleidet oder zugedeckt in das Badezimmer begleiten/führen.
▸▸ Schmuck, Uhr, Brille ablegen (lassen).
▸▸ Hörgerät herausnehmen (lassen).
▸▸ Klienten in die Badewanne helfen.

Relativ selbstständige Klienten
Variante 1

Die Pflegeperson hilft dem Klienten in die Wanne zu steigen, indem sie ihn unter den Achseln oder an den Armen stützt.

Variante 2 (Abb. 4.28)

Der Klient setzt sich auf einen Stuhl neben die oder an das Kopfende der Badewanne. Die Sitzfläche des Stuhles sollte etwas höher

BADEN UND DUSCHEN

sein als der Badewannenrand. Wenn nötig wird ein Kissen oder eine Decke auf den Stuhl gelegt. Die Pflegeperson hebt die Beine des Klienten über den Badewannenrand und hilft ihm, in die Wanne zu gleiten.
Wenn nötig, hilft eine zweite Pflegeperson mit.

Bewegungseingeschränkte Klienten

Der Klient wird mit dem Rollstuhl, dem Patientenheber/Badelift (immer zu zweit) oder dem Bett ins Badezimmer gefahren.
Die Pflegeperson hilft ihm, sich auf den Badelift zu setzen. Sie legt den Haltegriff vor und sichert den Klienten wenn nötig mit dem Haltegurt. Das Nachthemd wird erst über der Badewanne ausgezogen (Intimsphäre und Kälteschutz).

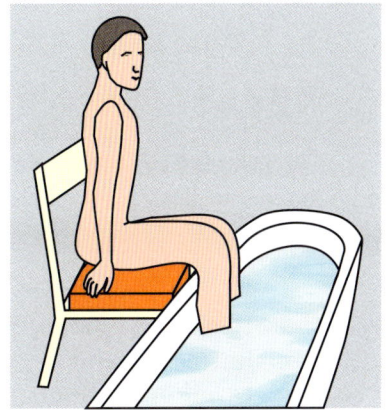

Abb. 4.28: Der Klient steigt mit Hilfe eines Stuhles in die Badewanne.

Gelähmte, sehr magere oder bettlägerige Klienten, die nicht sitzen können, werden mit dem Patientenheber und der Trage/dem Netz in die Badewanne gehoben oder erhalten ein Leintuchbad (Abb. 4.29). Beim Leintuchbad wird ein Leintuch über den Badewannenrand gespannt und verknotet. Der Klient wird von zwei Pflegepersonen oder mit dem Krankenheber (z. B. mit dem Netz) in die Wanne gehoben. Der Körper des Klienten soll im Wasser liegen.

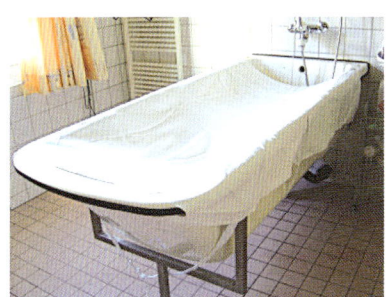

Abb. 4.29: Leintuch (Laken) wird quer auf die Badewanne gelegt und unter der Badewanne (evtl. mit extra angenähten Bändern) gut verknotet.

Vorgehen beim Baden

- Klienten mit dem Arm oder dem Fuß Temperatur prüfen lassen, ihn dann vorsichtig ins Wasser senken.
- Den Klienten alles, was er kann, selbst waschen lassen (z. B. Gesicht, Oberkörper, Arme, Hände, Intimbereich).
- Nie zur gleichen Zeit zu zweit waschen (z. B. Klient wäscht seine Arme, Pflegeperson, damit es schneller geht, gleichzeitig seine Beine).
- Mit Badezusatz, Seife, Waschlotion sparsam umgehen (zu viel ist unnötig und zerstört den Säureschutzmantel der Haut).
- Gesicht mit sauberem Wasser (nicht Badewasser) waschen (lassen).
- Hygiene beachten: Für die Intimtoilette einen anderen Waschlappen brauchen als für den Rest des Körpers (damit man keine Erreger, z. B. Pilze, von der Intimgegend zwischen die Zehen oder umgekehrt reibt).
- Haare am Schluss waschen, außer, wenn ein medikamentöses Shampoo gebraucht wird, das eine gewisse Zeit einwirken soll. In diesem Fall shamponiert man die Haare zuerst und bedeckt sie dann mit einem Frottiertuch.
- Dauer des Bades 10–20 Minuten.
- Bad möglichst mit einer kühlen (nicht kalten) Dusche beenden (**Wassertemperatur immer am eigenen Arm prüfen**; die Temperaturregler sind oft unzuverläßig und das Wasser fließt zu heiß oder zu kalt).
- Kranken mit entsprechender Unterstützung aus der Wanne helfen. (Vorgehen in umgekehrter Reihenfolge zum Einsteigen in die Wanne). Können sich Klienten schlecht aus dem Wasser erheben, wird das Wasser vorher abgelassen.

Sich sauberhalten und kleiden

BADEN UND DUSCHEN

> **Kranke lässt man nie allein im Bad.**
>
> ▼ Bei Zeichen einer Kreislaufschwäche (Blässe, Übelkeit, schneller Puls) klingelt man nach Hilfe und lässt das Badewasser ab.

- Klienten in das Badetuch hüllen, auf den Stuhl setzen, abfrottieren (lassen), wenn nötig den Körper eincremen, frische Wäsche anziehen (lassen).
- Brille (sauber), Schmuck, Uhr anlegen, Hörgerät einsetzen (lassen).
- Haare ggf. wickeln, fönen (wegen Gefahr eines Stromschlags nie in der Nähe von Wasser, evtl. erst im Zimmer).
- Nach dem Bad lassen sich die Nägel gut pflegen (mit dem Maniquick vorher). Nägel nicht in der Badewanne schneiden; die abgeschnittenen Teile dringen überall ein.
- Klienten in das Zimmer bringen, vor Zugluft schützen (z. B. Frottiertuch über nasse Haare legen).
- Dem Gebadeten, wenn möglich, eine halbe Stunde Bettruhe ermöglichen.
- Herzkranke Menschen sollten besser duschen statt baden oder ein Halbbad nehmen (Wasser bis über den Bauchnabel).

Badezimmer aufräumen

- Schmutzige Wäsche, gebrauchtes Badetuch, Waschschlappen und Frottiertücher in den jeweils dafür bestimmten Wäschesack geben.
- Badewasser ablaufen lassen.
- Alle persönlichen Utensilien des Klienten ins Zimmer zurückbringen.
- Badewanne und eingesetzte Hilfsmittel laut der Hygienekartei reinigen und desinfizieren.
- Lüften, evtl. Boden reinigen.

Das medikamentöse Bad

Das medikamentöse Bad ist kein Reinigungsbad. Es kann als Teil- (z. B. nur eitriger Finger) oder Vollbad (z. B. bei rheumatischen Erkrankungen) verabreicht/genommen werden. Keine Seife verwenden!

Medikamentöse Badezusätze

Zusatz	Anwendung bei
Moor, Schwefel, Meersalz, Heublumen	rheumatischen Erkrankungen
Kleie	Akne, Ekzemen, schlecht heilenden Wunden
Kamille	Hautkrankheiten
Käslikraut (Malvengewächse)	eitrigen Wunden

Notizen

BADEN UND DUSCHEN

Die Dusche

Die Dusche hat gegenüber dem Bad den Vorteil, dass das Wasser über den ganzen Körper fließt. Klienten, die schon lange nicht mehr geduscht haben, müssen gut beobachtet werden (Atmung). Es muss vorher abgeklärt werden, ob sie stehend oder sitzend geduscht werden müssen/möchten. Wird stehend geduscht, muss sich der Klient an Haltegriffen festhalten können. Immer rutschfeste Gummimatte auf den Boden legen. Bei mageren, empfindlichen Klienten Frottiertuch (Kälte) oder Gelkissen (Druck) auf den Duschstuhl legen.

Vorbereitung

- Klienten, Badezimmer/Duschraum, Material wie beim Bad vorbereiten.
- Wenn vorhanden, soll die Pflegeperson eine Plastikschürze und Gummistiefel anziehen, damit sie nicht nass wird.

Vorgehen

- Wassertemperatur auf 36–37 °C einstellen.
- Klienten von den Füßen an aufwärts abduschen, Wassertemperatur immer am eigenen Arm und anschließend z. B. an den Beinen des Klienten prüfen.
- Gesicht (in der Regel ohne Seife) waschen (lassen).
- Körper von oben nach unten einseifen, Intimgegend mit separatem Waschlappen waschen (lassen).
- Seife abspülen.
- Klienten gut abtrocknen (lassen). Auch hier gilt: Den Klienten das, was er selber tun kann/tun möchte, selber tun lassen.
- Weiter wie beim Bad.
- Wenn der Klient friert, kann man auch zuerst seine Haare und den Oberkörper waschen, warm abduschen, ihn oben gut in Tücher einhüllen und anschließend «unten» waschen und trocknen.

Gefahren beim Baden und Duschen

- ▼ Kreislaufbelastung: Nicht mit vollem Magen baden.
- ▼ Bei Herzkranken nicht zu warmes und nicht zu viel Wasser (bis unter die Brust) verwenden.
- ▼ Hypoglykämie (Unterzuckerung): Diabetiker nicht mit leerem Magen baden oder duschen.
- ▼ Vorsicht bei Herz-, Kreislauf-, Gefäßerkrankungen, Hautkrankheiten, Anfallsleiden.

Notizen

AUGEN-, NASEN- UND OHRENPFLEGE

Unfall-Gefahren

▼ Elektrische Geräte: Fön, mobile Heizgeräte gehören nie in die Nähe von Wasser; niemals Geräte mit defekten Steckern, defekten Anschlusskabeln oder uralte Geräte verwenden; Kabel, z. B. von Rasierapparaten, nie eingesteckt, lose hängen lassen – auch nicht beim Waschbecken.

▼ Personen, die nasse Hände haben, selbst mit Wasser in Verbindung stehen oder von einem Wasserstrahl getroffen werden können, dürfen keine elektrischen Geräte anfassen.

▼ Rutschgefahr auf nassen Böden: Klienten deswegen nicht barfuß gehen lassen.

▼ Verbrennungsgefahr durch heiße Wasserhähne (nach heißem immer kaltes Wasser fließen lassen, damit der Wasserhahn abkühlt).

▼ Abrutschen von Haltegriffen bei seifigen Händen.

Augen-, Nasen- Ohrenpflege

Spezielle Augenpflege

Normalerweise genügt das normale Waschen der Augen (ohne Seife!) bei der Körperpflege. (Nach der Pflege der Augen an die tägliche Reinigung der Brille denken; Brille nicht mit Recycling-Papier reinigen/trocknen – zerkratzt die Gläser.) Bei verkrusteten Augen ist eine **spezielle Augenpflege** notwendig.

Material (Abb. 4.30)

Auf einem Tablett oder in einer Nierenschale richten:

❏ kleines Gefäß mit Aqua destillata (destilliertem Wasser), physiologischer Kochsalzlösung (NaCl 0,9 %) usw. (Zimmertemperatur)
❏ sterile Tupfer (pro Auge mindestens 3 Stück)
❏ Zellstofftupfer
❏ Abfallbehälter
❏ Handschuhe
❏ Augentropfen oder -salbe nach ärztlicher Verordnung

Vorgehen

➲ Handschuhe anziehen, Tupfer anfeuchten.
➲ Das geschlossene Auge vom äußeren zum inneren Augenwinkel entlang der Lider vorsichtig reinigen, bis die Verkrustungen gelöst sind.
➲ Jeweils frischen Tupfer benutzen, bis das Auge sauber ist.
➲ Bei der Reinigung geöffneter Augen unbedingt darauf achten, dass der Augapfel nicht berührt wird.
➲ Auge sorgfältig trockentupfen.
➲ Ggf. zuerst das gesunde Auge säubern, um keine Keime vom kranken in das gesunde Auge zu verschleppen.
➲ Wenn erforderlich, Augentropfen oder -salbe verabreichen.

> **Achtung**
>
> Wenn die Augen verkrustet sind, muss dies den Vorgesetzten gemeldet werden. Es kann z. B. eine Entzündung der Bindehaut vorliegen.

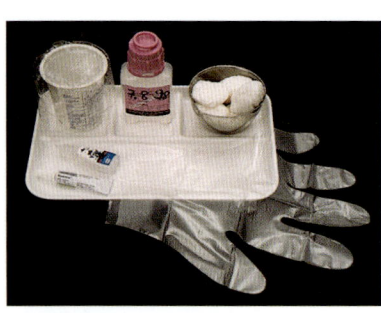

Abb. 4.30: Material für die spezielle Augenpflege

Sich sauberhalten und kleiden 109

AUGEN-, NASEN- UND OHRENPFLEGE

Augentropfen/Augensalbe verabreichen

Material

- ❏ verschriebenes Medikament
- ❏ sterile Augentropfpipette (sofern keine Tropfflasche oder Einzelportionen)
- ❏ Zellstofftupfer oder kleine Longuetten

Vorgehen

Augentropfen

- ➲ Das untere Augenlid mit Hilfe eines Zellstofftupfers leicht nach unten ziehen, zugleich mit dem Zeigefinger gegen den Nasenwinkel drücken, um den Tränenkanal zu schließen.
- ➲ Die vorgeschriebene Tropfenzahl aus geringer Höhe in den Bindehautsack fallen lassen. **Achtung:** Auge mit der Pipette nicht berühren.
- ➲ Unterlid einen Moment festhalten, damit die Tropfen nicht herausgepresst werden.
- ➲ Wenn doch etwas Flüssigkeit herausfließt, diese mit dem Tupfer wegwischen.

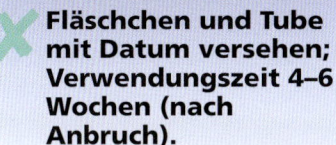
Tropfen und Salben pünktlich nach Plan verabreichen.

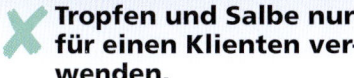
Fläschchen und Tube mit Datum versehen; Verwendungszeit 4–6 Wochen (nach Anbruch).

Tropfen und Salbe nur für einen Klienten verwenden.

Augensalbe (Abb. 4.31)

- ➲ Das untere Augenlid mit Hilfe eines Zellstofftupfers leicht nach unten ziehen.
- ➲ Ca. 1 cm Salbe von der Nase nach außen in den Bindehautsack geben (Auge nicht berühren).
- ➲ Das geschlossene Augenlid eine Zeitlang sorgfältig mit Zeigefinger und Tupfer massieren, damit sich die Salbe gut verteilt.

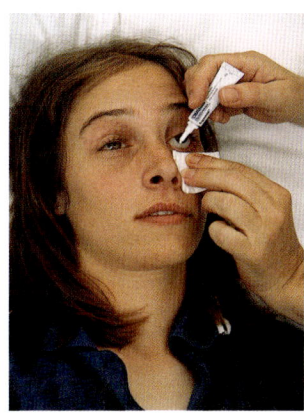

Abb. 4.31: Augensalbe verabreichen.

Brillenpflege (vgl. Blunier, 2007, S. 14 f)

- ▶▶ Eine Brille nie mit der Glasseite auf einer harten Oberfläche ablegen (Gläser zerkratzen) s. Abb. 4.32.
- ▶▶ Brillen in Hartschalenetuis aufbewahren, v. a. randlose Brillen.
- ▶▶ Brillen täglich z. B. nach der Morgentoilette unter fließendem Wasser mit etwas Handseife, Geschirrspülmittel oder mit feuchten Einmalputztüchern reinigen.
- ▶▶ Brillen nicht trocken putzen; Staub wirkt auf den Gläsern wie Schleifpapier.
- ▶▶ Die Brillengläser nie mit Recycling-Papier reinigen/trocknen; es zerkratzt die Gläser.

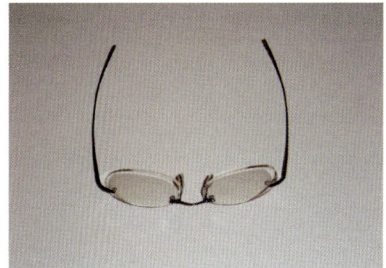

Abb. 4.32: Brille richtig hinlegen.

Spezielle Nasenpflege

Normalerweise reinigen wir unsere Nase, indem wir sie schneuzen. Klienten, die das noch können, unterstützen wir dabei.

Klienten, die an Erkrankungen der Nasenhöhle leiden, Schwerkranke, bewusstlose Menschen und Patienten mit Nasensonden benötigen eine **spezielle Nasenpflege**.

DEKUBITUS UND DEKUBITUSPROPHYLAXE

Material
- Zellstofftupfer oder kleine Mullkompressen
- Wattestäbchen, physiologische Kochsalzlösung (NaCl 0,9%)
- Vaseline oder Pflege-Öl, Nasensalbe
- Abfallbehälter

Vorgehen
- Vaseline oder Pflege-Öl auf einen Zellstofftupfer geben und in die Nasenlöcher auftragen; einige Zeit warten, damit die Borken aufweichen können.
- Nasenlöcher mit in Kochsalz getunkten Wattestäbchen vorsichtig reinigen.
- Salbe auf Wattestäbchen geben und auf die Schleimhaut auftragen.

Ohrenpflege

Normalerweise genügt die Pflege, wie sie bei der allgemeinen Körperpflege erfolgt: Die Ohrmuscheln und die Stellen hinter den Ohren werden gewaschen, Ohrschmalz herausgewischt. Bei sehr trockener Haut wird der äußere Gehörgang mit Pflege-Öl behandelt oder gesalbt.

> **Wattestäbchen dürfen nur für das äußere Ohr gebraucht werden, niemals für den Gehörgang. Gefahr der Verletzung und Verstopfung durch Ohrschmalz.**

Dekubitus und Dekubitusprophylaxe

Definition

«Dekubitus» stammt vom lateinischen Wort decumbere, decubitum = «sich niederlegen» ab. Gängige Ausdrücke für «Dekubitus» sind: Druckgeschwür, Wundliegen, Sich durchliegen.

Ursachen

Die Hauptursache für die Entstehung eines Dekubitus ist Druckeinwirkung über längere Zeit (> 2 Stunden). Gefährdet sind vor allem die Stellen, an denen die Haut direkt über einem Knochen liegt.

Druckeinwirkung

Der Blutdruck in den großen Blutgefäßen beträgt normalerweise 120 mmHg oder mehr. In den allerkleinsten Haargefäßen (Kapillaren) sinkt der Druck auf 16–32 mmHg, damit der Nährstoff- bzw. der Sauerstoff/Kohlendioxid-Austausch zwischen dem Blut und der Zelle stattfinden kann. Wenn unser Körper nun z.B. auf einer Matratze liegt, ist sein Druck gegen die Matratze und jener der Matratze gegen den Körper höher als 40 mmHg. Die Kapillaren können diesem Druck nicht standhalten, sie werden zusammengedrückt. Das heißt, die betreffende Hautstelle wird nicht mehr mit Blut versorgt und es kommt zu einer Ischämie (mangelnde Blutversorgung). Wenn die betreffende Stelle nicht nach spätestens 2 Stunden entlastet wird, entsteht ein Druckgeschwür, und schlussendlich wird das Gewebe nekrotisch, das heißt, es stirbt ab.

Notizen

DEKUBITUS UND DEKUBITUSPROPHYLAXE

Ein gesunder Mensch beugt dem vor, indem er sich, auch in der Nacht, öfter bewegt und so die gefährdeten Stellen automatisch umlagert und entlastet. Ein kranker, alter, gelähmter Mensch kann dies oft nicht mehr tun, deshalb sind diese Menschen äußerst dekubitusgefährdet.

Zusätzliche Druckeinwirkung

- Krümel, Falten auf dem Leintuch (Bettlaken), nicht gepolsterte Bettgurte
- Schläuche, auf denen der Klient liegt (z. B. Katheter)
- Klemmen, Kanülenkappen und andere Gegenstände, die im Bett liegen bleiben

Scherkräfte

Klienten, deren Rückenlehne hochgestellt ist (Lehnstuhl, Rollstuhl, Bett) rutschen nach unten, die Haut über dem Kreuzbein jedoch bleibt an der gleichen Stelle. So entwickeln sich zwischen der Oberhaut und den unteren Hautschichten sog. Scherkräfte. Die Gefäße werden abgeklemmt, das Gewebe wird nicht mehr durchblutet.

Höheres Lebensalter

Ältere Menschen sind besonders gefährdet durch Abnahme der Mobilität, Veränderungen der Haut, Inkontinenz, Störungen des Bewusstseins und Multimorbidität (gleichzeitiges Vorliegen mehrerer Krankheiten).

Weitere Risikofaktoren

Dekubitusgefährdet sind Menschen, deren Gesundheitszustand in irgendeiner Form beeinträchtigt ist. Risikofaktoren und ihre Ursachen sind:

Risikofaktoren	Ursachen
Bewegungseinschränkungen	Schienen, Verbände, Lähmungen
körperliche Behinderungen	Fieber, bösartige Erkrankungen, reduzierter Allgemein- und Ernährungszustand
Exsikkose (Austrocknung)	Kachexie (schlechter Zustand), Anorexia nervosa (Magersucht)
Stoffwechselkrankheiten	Diabetes, Adipositas (Fettsucht)
Sensibilitätsstörungen	Lähmungen, Verletzungen, Diabetes
Herz-Kreislauferkrankungen	Durchblutungsstörungen, Arteriosklerose (Arterienverkalkung), Anämie (Blutarmut)
Bewusstseinsstörungen	Benommenheit, Somnolenz (Schläfrigkeit), Koma (Bewusstlosigkeit), Narkose

DEKUBITUS UND DEKUBITUSPROPHYLAXE

Erkennen eines Dekubitus

Es gilt die Regel, dass eine Rötung, die nach spätestens 10 Minuten Entlastung nicht verschwindet, das Anfangsstadium eines Dekubitus ist. Deshalb muss die Haut des Klienten, besonders die an den gefährdeten Stellen, sehr gut beobachtet werden.

Stadien des Dekubitus (Abb. 4.33 bis 4.36)

In der Regel wird die Schädigung in vier Dekubitusstadien eingeteilt.

Dekubitus	Ausmaß der Schädigung
Stadium I	Hautrötung, die nach Druckentlastung nicht verschwindet
Stadium II	Hautdefekt ohne Tiefenwirkung
Stadium III	Gewebsdefekt bis zu den Muskeln, Sehnen und Bändern
Stadium IV	Nekrose mit Knochenbeteiligung

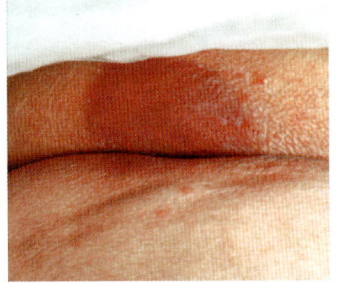

Abb. 4.33: Stadium I

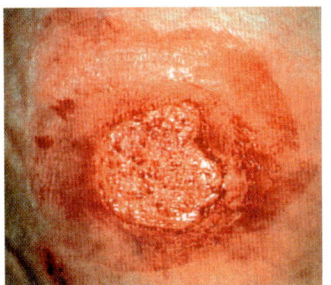

Abb. 4.34: Stadium II

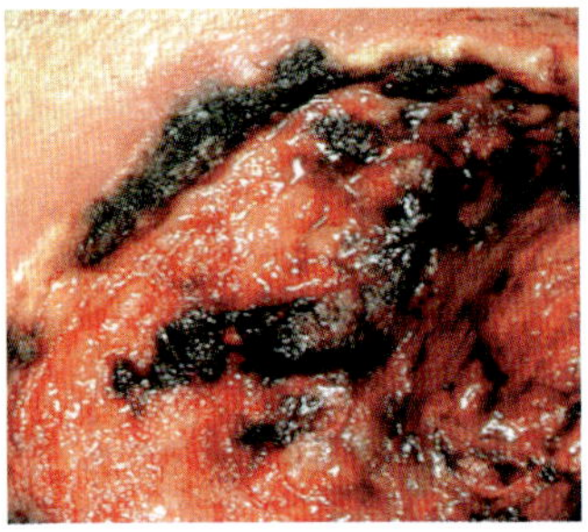

Gefährdete Stellen (Abb. 4.37)

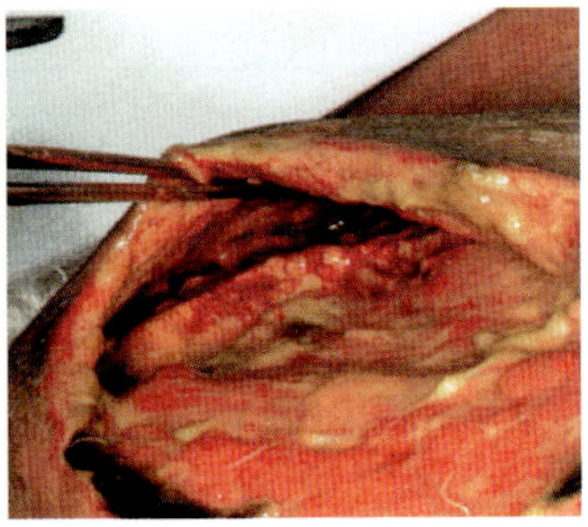

Es kann grundsätzlich an allen Körperstellen zu einem Dekubitus kommen. In der Regel entsteht er aber da, wo die Haut direkt über einem Knochen, einem Muskel oder einer Sehne liegt.

Rückenlage

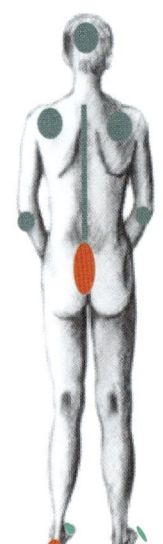

- ▼ Hinterkopf
- ▼ Ellenbogen
- ▼ Schulterblatt
- ▼ Dornfortsätze der Wirbelsäule
- ▼ Kreuzbein
- ▼ Steißbein
- ▼ Fersen
- ▼ Zehenspitzen

Seitenlage

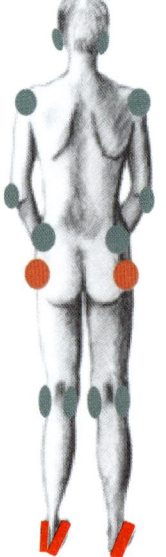

- ▼ Ohrmuschel
- ▼ Schulter
- ▼ Ellenbogen
- ▼ Darmbeinkamm
- ▼ Großer Rollhügel (Trochanter)
- ▼ Knie, außen/innen
- ▼ Fußaußenknöchel und -kante
- ▼ Fußinnenknöchel

beim Sitzen

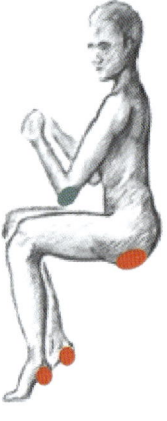

- ▼ Ellenbogen
- ▼ Sitzbeinhöcker
- ▼ Ferse

Abb. 4.37: Lokalisation von Dekubiti
▼ = besonders gefährdete Stellen
▼ = weniger gefährdete Stellen

Abb. 4.35: Stadium III

Abb. 4.36: Stadium IV

DEKUBITUS UND DEKUBITUSPROPHYLAXE

Dekubitusprophylaxe

Die wichtigste Dekubitusprophylaxe ist die **Druckentlastung** (vgl. auch Kap. «Sich bewegen»). Wo kein Druck ist, ensteht kein Deku-bitus. Weitere Maßnahmen zur Dekubitusprophylaxe sind:

- **Förderung der Durchblutung**
- **Schutz der Haut**
- **Sinnvolle Ernährung**

Bei der **Druckentlastung** gelten zwei Prinzipien:

Umlagerung
wenn möglich, zweistündlich:

- Rücken
- 30° Seitenlage rechts
- 30° Seitenlage links
- Rücken usw.

Extrem: Bauchlage (ist für die meisten Menschen unangenehm und wird deshalb selten durchgeführt).

Weichlagerung
- Kissen (Spreu, Schaumgummi, Gel usw.)
- Schaffelle, Fersenkappen
- Superweichmatratzen
- andere Antidekubitusmatratzen
- Wasserkissen (auch zum Hohllagern)

Weitere Lagerungshilfen sind Bettbogen, Schienen und Schaumgummiringe.

Zu Lagerungen siehe auch das Kapitel «Sich bewegen».

Schutz der Haut

Waschen, gut trocknen (besonders in den Hautfalten), cremen, salben oder nach Wunsch des Klienten pudern. Puder sparsam verwenden und gut verteilen; nicht mit Salben zusammen benutzen, weil es sonst Krümel gibt. Bei adipösen (fettleibigen) Klienten, vor allem solchen, die schwitzen, Gaze in die Hautfalten legen (Bauchfalten, Leisten, bei Frauen unter die Brüste).

Förderung der Durchblutung

Durch sorgfältiges Frottieren beim Waschen und behutsames Einmassieren von Lotionen/Salben wird die Durchblutung der Haut angeregt und so ihr Stoffwechsel verbessert. Sind allerdings schon rote Stellen vorhanden, heißt das, dass die Kapillaren der Haut schon äußerst weit gestellt sind; man darf dann nicht weiter massieren, sondern muss andere Prophylaxen wählen (z. B. Stelle entlasten).

**Dekubitusprophylaxe dauert 24 Stunden pro Tag.
Das bedeutet gute Zusammenarbeit im Team.
Das Auftreten von dauerhaften Rötungen über Knochenvorsprüngen muss sofort gemeldet und dokumentiert werden.**

Notizen

SICH KLEIDEN

Sinnvolle Ernährung
Wichtig ist eine eiweiß-, vitamin- und bei geschwächten Klienten kohlenhydratreiche Ernährung. Bei alten Menschen darauf achten, dass sie ausreichend trinken (Kontrolle der Trinkmenge, der Ausscheidung, des Urins (Konzentration, Geruch), der Mundschleimhaut und des Hautturgors).

Verminderung weiterer Risikofaktoren
Grunderkrankungen nach Möglichkeit behandeln.

Sich kleiden
(vgl. Blunier 2007, 2013)

Einleitung
Die Kleidung dient als **Schutz** vor Kälte, Nässe, Wind, Schmutz, Sonneneinstrahlung usw. In sehr frühen Zeiten gab es noch keine Kleider; wahrscheinlicher waren die Menschen behaarter als heute; die Haare dienten als Schutz.
Hauptsächlich von den Religionen kamen dann die Gebote, Nacktheit zu verhüllen und sich anzuziehen.
Heute tragen Menschen Kleider abhängig von ihrer Kultur, angepasst an das Klima, ihr Alter, die Mode, die Tätigkeit, als Statussymbol u. a. m.
Heute kann jedermann praktisch alles tragen, was er möchte und was ihm gefällt: von Jeans bis zu eleganten Roben, von ganz eng bis einige Nummern zu groß und schlabbrig, von der Tracht bis zur Uniform usw. – der Kleiderwahl sind keine Grenzen gesetzt.

Kleidung im Spital/daheim, im (Wohn-)Heim
Im **Spital** trägt der bettlägerige Patient in der Regel ein Nachthemd oder einen Pyjama. Manchmal muss er für eine gewisse Zeit ein Hemd tragen, das hinten offen ist, das sogenannte **Flügelhemd**. Diese «Spital-Einheitshemden» kann man z. B. nach einer Operation, bei Verschmutzung durch Wundsekret/Blut besser und schmerzfreier wechseln und in der Spitalwäscherei bei 90 °C waschen. Die meisten Menschen mögen diese Hemden nicht; sie sind entwürdigend und wirken sich negativ auf das Selbstwertgefühl aus.
Patientinnen und Klienten, die für kurze Zeit aufstehen können, tragen in der Regel einen Morgenrock oder einen Bademantel. Sobald jemand längere Zeit aufbleibt, soll sie/er einen Tainingsanzug oder bequeme normale Kleidung tragen.

AN- UND AUSKLEIDEN

Daheim, im Wohn-, bzw. Altersheim tragen die Bewohner tagsüber ihre normale Kleidung.
Für Frauen, die im Rollstuhl sitzen, ist es ist oft günstiger, eine lange Hose oder eine Trainerhose anzuziehen, weil ein Rock gerne nach oben über die Knie rutscht.

Kleiderwahl bezüglich der Jahreszeit

Ein gesunder Mensch passt seine Kleider in der Regel der Außentemperatur an. Alte und/oder kranke Menschen können oft nicht mehr unterscheiden oder spüren, wie kalt oder wie warm es ist und ziehen sich nicht warm genug oder zu warm an. Helfen Sie Ihnen, die richtige Kleidung auszuwählen.
Im **Sommer** sind eher leichte Kleider, die sich gut waschen und pflegen lassen, angebracht. Klienten, die nach draußen gehen, sollten, wenn möglich, einen Hut mit einer breiten Krempe oder eine «Dächlimütze» aufsetzen, um sich und ihre Haut vor der Sonne und vor grellem Licht zu schützen.
Im **Winter** werden in der Regel warme Kleider getragen, vor allem von Klienten, die den ganzen Tag sitzen und sich auch sonst nicht viel bewegen. Zudem frieren ältere oder kranke und sehr schlanke Menschen rasch. Achten Sie darauf, dass diese Personen warme Socken (wenn nötig, auch im Bett) und Hausschuhe/Pantoffeln tragen; kalte Füße sind sehr unangenehm und fördern Einschlafstörungen.

An- und Auskleiden

Einschränkungen beim An- und Auskleiden

Menschen, die z.B. einen Gips oder eine Schiene haben (Arm-, Beinbruch), stark zittern, nicht mehr gut sehen, depressiv, gelähmt oder verwirrt sind, können sich nicht mehr oder nur noch teilweise selbst an- und ausziehen. Menschen mit einer Depression oder einer Demenz brauchen unsere Hilfe, um ihre Kleider auszuwählen, weil ihnen Entscheidungsfähigkeit und Antrieb fehlen.

Hilfe beim An- und Auskleiden

Klienten sollen beim Aus- und Ankleiden nur so viel wie nötig unterstützt werden. Sie sollen so viel wie möglich selbst tun. Es ist wichtig, Klienten immer wieder zu fordern. Oft können sie z.B. große Knöpfe an Bluse, Hemd noch gut selber schließen, während sie mit den kleinen Mühe haben. Lassen Sie sie die großen schließen, Sie schließen die kleinen.
Bei einigen Krankheiten oder Veränderungen, wie z.B. Morbus Parkinson oder Demenz, gehen sonst noch vorhandene feinmotorische Fähigkeiten, die nicht jeden Tag trainiert werden, v.a. bei älteren Menschen unglaublich schnell verloren. Und abgesehen davon: Gelungene Aktionen machen stolz und fördern das Selbstwertgefühl.

Notizen

AN- UND AUSKLEIDEN

Grundsätze

- Die Kleider nach Wunsch des Klienten richten.
- Wo immer möglich soll der Klient seine Kleider selber auswählen können, wenn ihn das nicht überfordert. Gehen Sie mit ihm zum Schrank, bzw. bringen Sie ihm verschiedene Kleidungsstücke zur Auswahl ans Bett.
- Darauf achten, dass die Kleider sauber sind und richtig angezogen, z. B. der Kragen richtig sitzt.
- Die Kleider glatt ziehen, damit sie keine Falten bilden.
- Blusen, Hemden, Pullover beim Kämmen und Rasieren durch ein Tuch, einen Frisiermantel vor Haaren und Schuppen schützen.
- Dem Klienten immer einen Slip anziehen, auch bei Bettlägerigkeit und Inkontinenzeinlagen.
- Auf bequeme, sichere Schuhe achten.

Ausziehen des Oberteils

(Nachthemd/Pyjama/Pullover/Hemd)
- Auf der gesunderen Seite beginnen, sie ist beweglicher.
- Den Klienten mit dem gesunden Arm aus dem Ärmel des Oberteils schlüpfen lassen.
- Das Kleidungsstück hinter seinem Rücken durch (beim Pullover über den Kopf) ziehen.
- Ihn aus dem 2. Ärmel schlüpfen lassen oder das Kleidungsstück über den Kopf nach vorne ziehen.

Kleider zurechtlegen

Die Kleider so hinlegen, dass der Klient ein Stück nach dem anderen nehmen und in der richtigen Reihenfolge anziehen kann.

Anziehen des Oberteils

- Immer mit der schwächeren, eingeschränkten Seite beginnen.
- Den Arm unterstützen; wenn nötig mit Ihrer Hand in den Ärmel fassen und die Hand des Klienten greifen.
- Den Ärmel sorgfältig über die eingeschränkte Seite ziehen.
- Den Pullover über den Kopf – die Bluse/das Hemd hinter dem Rücken durch anziehen.
- Den 2. Ärmel über den gesunden Arm ziehen.
- Das Kleidungsstück glattziehen.
- Den Klienten womöglich die Knöpfe selbst schließen lassen.

Das Aus- und Anziehen des Oberteils soll, wenn möglich, im Sitzen geschehen. Wenn der Klient nicht sitzen kann, beim Liegen genau gleich vorgehen: Den Klienten jeweils auf die Seite drehen. Wenn er z. B. auf die linke Seite gedreht werden kann, kann man ihn in den rechten Ärmel schlüpfen lassen und umgekehrt.

Ausziehen der Hose

- Wenn möglich, soll der Klient sein Gesäß etwas anheben.
- Die Hose und/oder Unterhose vom Gesäß Richtung Beine ziehen.
- Den Klienten sich wieder hinlegen lassen.
- Die Hose ggf. zuerst über das gesunde, dann über das weniger bewegliche Bein ausziehen.

Wenn der Klient sein Gesäß nicht anheben kann, ihn zuerst auf die eine Seite drehen und die Hose hinunterziehen, dann auf die andere und die Hose bis zu den Knien ziehen. Die Hose wie oben beschrieben ausziehen.

Anziehen der Hose

- Die Hosenbeine ggf. zuerst über das weniger bewegliche Bein ziehen, dann über das gesunde Bein.

AN- UND AUSKLEIDEN

- Wenn möglich soll der Klient sein Gesäß anheben, damit die Hose darüber gezogen werden kann.
- Falls das nicht geht, den Klienten zuerst auf die eine Seite drehen: die Hose auf der freien Seite über das Gesäß ziehen, den Klienten auf die andere Seite drehen und die Hose auf der andern Seite nach oben ziehen.
- Darauf achten, dass sich keine Falten bilden und dass das Hemd gut in der Hose steckt. Falls der Klient noch stehen kann, kann die Hose beim Aufstehen gerichtet werden.
- Die schmutzige Wäsche sachgerecht in den dafür vorgesehenen Wäschesack entsorgen.

Hilfen

Man kann Kleider kaufen oder so umändern (lassen), dass ein behinderter Mensch sie selbst oder mit wenig Hilfe anziehen kann:

- Kleider mit Reiß- oder Klettverschlüssen, Hosen mit Gummizug lassen sich oft einfacher und schneller aus- und anziehen als solche mit Knöpfen.
- Schuhe/Hausschuhe sollten statt mit Schnürsenkel als Schlupfschuhe oder mit Reiß- oder Klettverschluss gekauft werden.
- Es gibt spezielle Kleidung für Menschen mit Inkontinenz und behinderte Menschen z. B. RollstuhlfahrerInnen.

Hilfsmittel

«Hilfsmittel haben das Ziel, dem Klienten seine täglichen Verrichtungen zu erleichtern und ihm zu helfen, von fremder Hilfe weitgehend unabhängig zu bleiben. Um dieses Ziel zu erreichen, ist bei jedem Hilfsmittel eine sorgfältige Abklärung und Instruktion des Klienten erforderlich. Ergotherapien kümmern sich professionell um diese Aufgaben und Sie können dort persönliche Abklärungen und Instruktionen erhalten. Heute erscheinen im Handel immer mehr Artikel, die für Menschen mit einer Behinderung von großem Nutzen sind. Oft sind nur kleine Adaptionen notwendig, um sie zu einem geschätzten Gegenstand zu machen. Es ist wichtig, beim Kauf dieser Artikel darauf zu achten, dass die Anwendung einfach ist, nicht zu viel Kraft benötigt und gelenkschonend ist» (Rheumaliga Schweiz, Leben mit Rheuma).

Notizen

118 Sich sauberhalten und kleiden

AN- UND AUSKLEIDEN

Hilfsmittel für das Ankleiden (Beispiele)

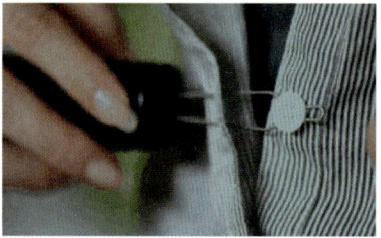

Abb. 4.39: Knöpfer

Drahtschlaufe mit verdicktem Griff
- Modell klein für Hemden- und Blusenknöpfe
- Modell mittel für Jackenknöpfe
- Modell groß für Mantelknöpfe

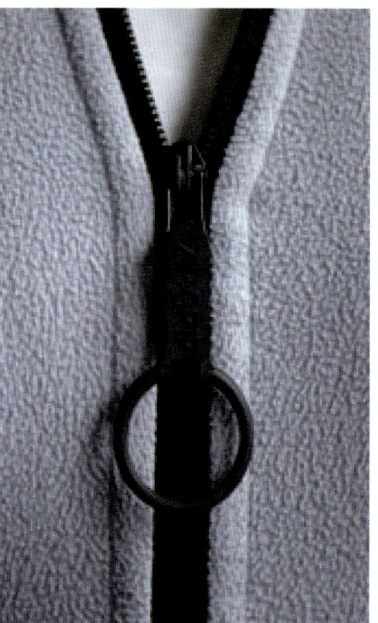

Abb. 4.38: Reißverschlusshilfe «Zipgrip»

Mit dieser ringförmigen, vergrößerten Reißverschlussschlaufe wird das Greifen wieder leichter und die Fingergelenke werden geschont. Packung: 6 Stück

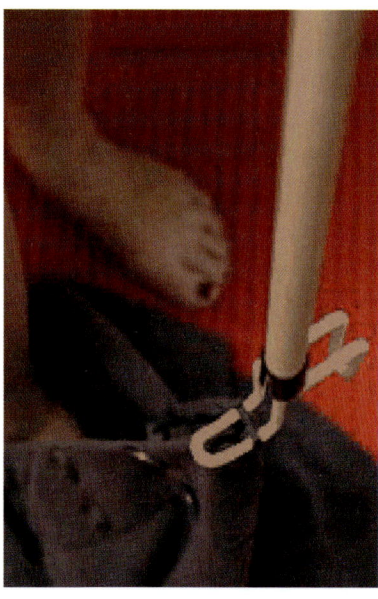
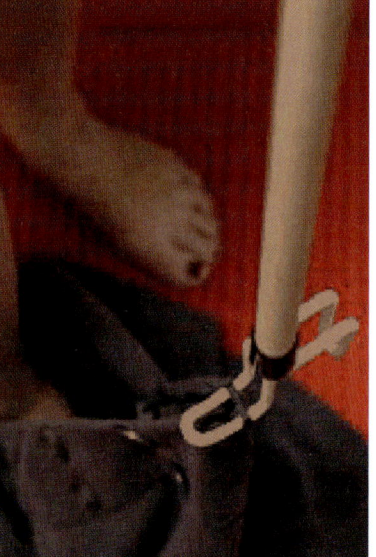

Abb. 4.40 und 4.41: Reise-An- und Ausziehhilfen

Auf Reisen oder für unterwegs ist die zusammensteckbare An- und Ausziehhilfe eine optimale Variante. Auch hier vereinfacht ein Haken das Aufheben und Hochziehen von Kleidungsstücken oder das Ausziehen von Strümpfen und Schuhen. Zusätzlich ist ein Reißverschlusshaken integriert. Länge: 75 cm, zweiteilig

Blunier, E.: Körperflege, in: Lehrmittel Fachangestellte Gesundheit, Verlag Careum, Zürich 2007, 1. Auflage

Rheumaliga Schweiz
Josefstrasse 92
8005 Zürich
Telefon: +41 (0)44 487 40 00
Telefon für Bestellungen:
+41 (0)44 487 40 10
Telefax +41 (0)44 487 40 19
info@rheumaliga.ch
www.rheumaliga.ch

5. ESSEN UND TRINKEN

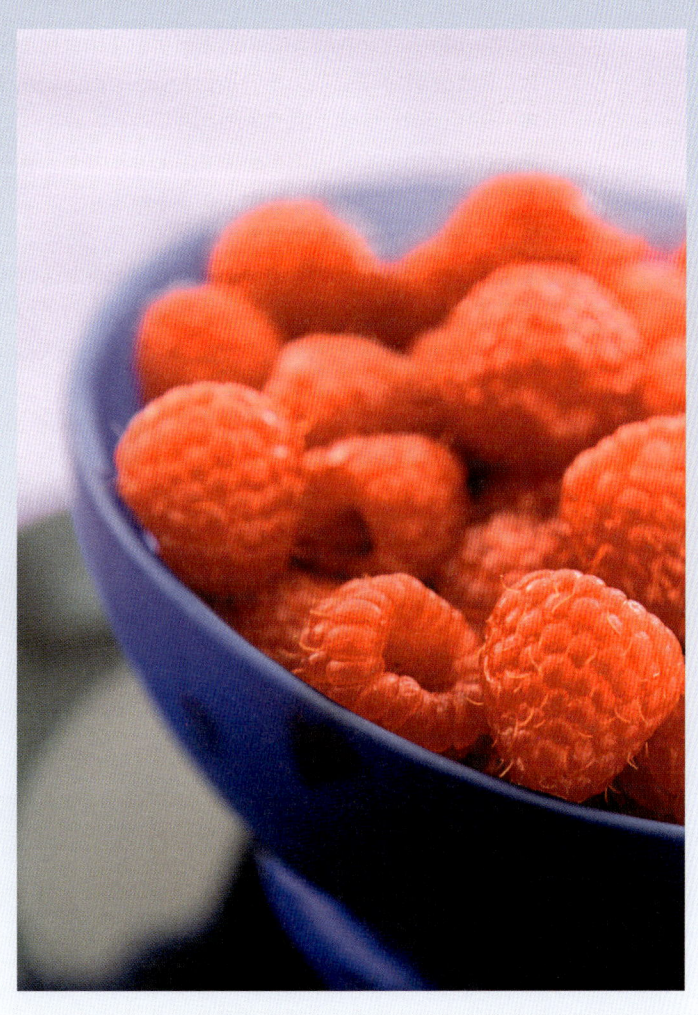

ESSEN UND TRINKEN

Essen und Trinken

Ohne Nahrung können wir nicht leben. Die Nahrung liefert die Energie, die der Körper für alle Stoffwechselvorgänge braucht. Zudem ist Essen und Trinken für die meisten Menschen eine angenehme, lustvolle Tätigkeit. Bei uns besteht ein reichhaltiges Angebot an Lebensmitteln, das es praktisch jedermann erlaubt, sich gesund zu ernähren, uns aber auch oft zum Verhängnis wird. Die Menschen in den so genannten Industrieländern essen in der Regel zu viel, zu süß und vor allem zu fett und sind deswegen übergewichtig oder essen praktisch nichts, um schlank bis mager zu sein. Beides ist schädlich für unsere Gesundheit.

Um einschätzen zu können, was die Klienten in Bezug auf die Lebensaktivität «Essen und Trinken» brauchen, und um ihre Fähigkeiten einschätzen zu können, müssen wir die Klienten genau beobachten und Informationen sammeln.

Folgende Faktoren müssen bei der Einschätzung beachtet werden:
- Biografie: Ess- und Trinkgewohnheiten, Familientradition
- Religion: Gebote, Verbote
- Nahrungsmittelunverträglichkeiten, Allergien
- Alter und Geschlecht der Klienten
- Größe und Gewicht
- Beschäftigung und Aktivität bzw. Inaktivität
- Zustand von Mund und Zähnen
- körperliche Fähigkeit zur Aufnahme von Nahrung und Flüssigkeit
- Zeitpunkt und Ort der normalerweise eingenommenen Mahlzeiten
- Neigungen und Abneigungen in Bezug auf bestimmte Nahrungsmittel
- freiwillige Einschränkungen
- Wunsch nach Gesellschaft während der Mahlzeiten (alleine, nicht alleine essen?)
- werden spezielle Hilfsmittel benötigt?
- Unterstützung durch Angehörige
- Krankheit

Anregung

Beantworten Sie folgende Fragen (für sich oder in der Gruppe):

1. Was bedeutet mir Essen/Trinken? Was ist mir dabei wichtig?
2. Welche Gewohnheiten habe ich angenommen?
3. Was davon könnte ich im Spital/Heim beibehalten? Was müsste ich aufgeben?
4. Was kann im Spital/Heim getan werden, damit das Essen ein Vergnügen bleibt?

ERNÄHRUNG UND STOFFWECHSEL

Ernährung und Stoffwechsel

Nährstoffe, die der Körper braucht

Neben den Energieträgern Kohlenhydrate, Fette und Proteine (Eiweiße) werden auch Nahrungsfasern (Ballaststoffe) und Wasser sowie Vitamine und Mineralsalze benötigt. Letztere steuern Stoffwechsel, Hirn-, Nerven- und Muskelfunktionen.

Der Körper braucht täglich:

Baustoffe	Betriebsstoffe	Reglerstoffe	Wasser
• Eiweiß • Mineralsalze	• Fette • Kohlenhydrate	• Vitamine • Mineralstoffe • Nahrungsfasern	
enthalten in: – Milch, Milchprodukten – Fleisch – Fisch – Eiern – Hülsenfrüchten – Tofu	enthalten in: – Butter – Ölen – Rahm – Stärkeprodukten (Reis, Kartoffeln, Mais, Teigwaren, Brot)	enthalten in: – Obst – Gemüse – Salat	

Eiweiße, Kohlenhydrate und Fette werden in den Zellen verbrannt, um Energie zu erzeugen. Die Menge der erzeugten Energie ist messbar und wird in Kalorien (kcal) oder Joule (kJ) ausgedrückt.

Ein Gramm Kohlenhydrate bzw. Eiweiß liefert 4,1 kcal/17,2 kJ, ein Gramm Fett 9,3 kcal/38,9 kJ. Ein mittelschwer arbeitender Mensch braucht pro Tag ca. 2600 kcal, bzw. 10800 kJ.

Eine ausgewogene Ernährung setzt sich zusammen aus:

ca. 50 % Kohlenhydrate = 1300 kcal / 5400 kJ
ca. 20 % Eiweiß = 390 kcal / 2160 kJ
ca. 30 % Fett = 780 kcal / 3240 kJ

Dazu kommen Vitamine, Mineralstoffe, Nahrungsfasern (Ballaststoffe) und Wasser.

Notizen

ERNÄHRUNG UND STOFFWECHSEL

	Aufgaben	Vorkommen	Bedarf pro kg KG*	Anmerkungen
Kohlenhydrate	Energielieferant für: ■ Wärmebildung ■ körperliche Leistung	• Getreideprodukte • Kartoffeln • Hülsenfrüchte • Früchte • Gemüse • Zucker • Süßigkeiten	4–6 g	Unraffinierte Kohlenhydrate bevorzugen; sie liefern dem Körper gleichzeitig Vitamine, Mineralstoffe und Nahrungsfasern. ▼ Überkonsum von Süßigkeiten heißt: «Dick werden auf Umwegen».
Eiweiß (Protein)	**Baustoff** ■ Aufbau und Erhaltung der Körperzellen (Muskeln, Haut, Haare usw.) ■ Aufbau körpereigener Wirkstoffe (Hormone, Enzyme, Abwehr- und Gerinnungsstoffe)	tierisch: • Fleisch • Fisch • Eier • Milch und Milchprodukte pflanzlich: • Soja (Tofu), Quorn • Hülsenfrüchte • Getreideprodukte • Kartoffeln	1–1,2 g	Gerichte aus tierischen und pflanzlichen Eiweißträgern zusammengestellt ergänzen sich optimal; aber auch pflanzliche Eiweiße, richtig kombiniert (z. B. Getreideprodukte mit Hülsenfrüchten), decken den Bedarf vollständig. Der Bedarf ist bei Kindern, Jugendlichen, Schwangeren, Stillenden und im Alter erhöht.
Fett (Lipid)	■ Energielieferant und -speicher (Depotfett) ■ Stütz- und Polsterfunktion für empfindliche Organe (Augapfel, Nieren) ■ notwendig für die Aufnahme von fettlöslichen Vitaminen **Kalte Küche:** 1 EL hochwertiges Pflanzenöl (z. B. Raps- oder Olivenöl) **Zum Kochen:** 1 EL Olivenöl	tierisch: • Butter, Rahm • Wurst, Speck • fettes Fleisch • Vollmilchprodukte pflanzlich: • Speiseöl, Margarine • Mayonnaise • Nüsse • Avocado	1 g	Der Fettanteil der Nahrung sollte maximal 30 % der Gesamtenergiezufuhr betragen. Der Fettkonsum sollte zu $2/3$ aus pflanzlichen Quellen stammen und in flüssiger Form verwendet werden, da diese mehr essenzielle Fettsäuren enthält. **Verwendung:** Bis 10 g Butter oder Margarine aus ungehärteten Fetten und 1–2 EL Nüsse. Sparen mit versteckten Fetten wie Wurst, Käse, Schokolade.
Nahrungsfasern (Ballaststoffe)	■ regen die Darmtätigkeit an; sie können viel Wasser aufnehmen und quellen auf (geben so auch Gefühl der Sättigung) ■ wirken der Verstopfung (Obstipation) entgegen ■ binden Cholesterin	Vollkornprodukte • Hülsenfrüchte • Gemüse (inkl. Kartoffeln) • Früchte	30–40 g	Evtl. Weizen-, Haferkleie als Beigabe in Joghurt, Müsli, Suppen verwenden. 5 Portionen Gemüse/Salat/Obst am Tag konsumieren.

*KG=Körpergewicht

ERNÄHRUNG UND STOFFWECHSEL

	Aufgaben	**Vorkommen**	**Bedarf pro kg KG***	**Anmerkungen**
Vitamine und Mineralstoffe	**Reglerstoffe** Vitamine und Mineralstoffe ■ sind als Bestandteil von Hormonen und Enzymen an der Steuerung zahlreicher Stoffwechselvorgänge in unserem Körper beteiligt. ■ haben besondere Funktionen im Zusammenhang mit dem Wachstum, der Sehkraft, der Abwehr von Infektionen usw. **Baustoffe** **Mineralstoffe** ■ wichtige Bestandteile unserer Knochen und Zähne	● Getreideprodukte ● Gemüse ● Kartoffeln ● Hülsenfrüchte ● Früchte ● Milch und Milchprodukte ● Fleisch ● Fisch ● Eier	von 0,1– ca. 75 mg	Gemüse, Früchte: frisch, saisongerecht, roh essen; wenn es gekocht werden muss, dann mit wenig Wasser, vorzugsweise im Wasserdampf. Langes Warmhalten und Aufwärmen möglichst vermeiden. Gemüse und Früchte ohne zu wässern kurz und gründlich waschen.

Tab. 5.1: Energielieferanten: Vorkommen, Aufgaben und Bedarf

Mineralstoffe (Tab. 5.2) kommen im Körper nur in sehr geringen Mengen vor; sie werden mit der Nahrung aufgenommen. Die Mineralstoffe sind als Baustoffe an der Bildung der Knochen und Zähne beteiligt, beeinflussen als Reglerstoffe den Wasserhaushalt, die Erregbarkeit von Nerven und Muskeln, das Säure-Basen-Gleichgewicht und den osmotischen Druck.

Notizen

ERNÄHRUNG UND STOFFWECHSEL

Mineralsalz	Aufgabe, Wirkung	tgl. Bedarf	ist enthalten in:
Kalzium (Ca)	■ Baustoff für Zähne und Knochen ■ hilft mit bei der Blutgerinnung	1.2 g	Milch, Joghurt, Käse, Quark, bestimmte Mineralwasser
Kalium (K)	■ Leitet Nervenimpulse weiter ■ an der Kontraktion der Muskeln beteiligt ■ am Eiweißaufbau und der Kohlenhydratverwertung beteiligt	3.5 g	Gemüse, Kartoffeln, Früchten, Fleisch, Mineralwasser, Vollkornprodukten, Milch und Milchprodukten
Natrium (N)	■ erhält zusammen mit dem Chlorid die Spannung des Gewebes durch Aufrechterhaltung der Wasserbilanz	2.5 g	in fast allen Lebensmitteln: Mineralwasser, Kochsalz, Brot, Käse, Fertigprodukten
Phosphor (P)	■ Baustoff der Knochen und Zähne	0.8 g	Milch/Milchprodukten, Fleisch, Vollkornprodukten, Fisch, Eigelb, Nüssen
Magnesium (Mg)	■ Bestandteil des Gewebes und der Körperflüssigkeiten ■ Wirkt beim Stoffwechsel mit	0.3 g	Milch/Milchprodukten, Gemüse, Kartoffeln, Hülsenfrüchten, Vollkornprodukten, Nüssen, Fisch, Fleisch, Mineralwasser
Eisen (Fe)	■ Baustein des roten Blutfarbstoffes (Hämoglobin)	12–18 mg	Fleisch, Hülsenfrüchten, Nüssen, Vollkornprodukten, Leber
Selen (Se)	■ Bestandteil der Knochen und Zähne ■ stärkt das Immunsystem	0.05 mg	Meeresfrüchten, Innereien, Eiern, Vollkornprodukten, Rosenkohl, Hülsenfrüchten
Zink (Zn)	■ hat beruhigende Wirkung auf das ZNS (Zentrales Nervensystem) ■ Bestandteil des Insulins	15 mg	Vollkornprodukten, Fleisch, Nüssen, Hülsenfrüchten
Iod (I)	■ hilft beim Aufbau der Schilddrüsenhormone	0.2 mg	jodiertem Kochsalz, Trinkwasser, Meerfisch, Milch, Eiern, Innereien
Fluor	■ erhält den Zahnschmelz	1.0 mg	in allen Lebensmitteln: Vollkornprodukten, Innereien, Meerfisch, Schwarztee, Mineralwasser, jodiertem Kochsalz

Tab. 5.2: Mineralstoffe

Wasser

Unser Körper besteht zu 60 % aus **Wasser;** dieses befindet sich in den Zellen (intrazelluläres Wasser), in den Zellzwischenräumen (extrazelluläres Wasser), in den Gefäßen und den Hohlraumsystemen.

Ohne Wasser dickt das Blut ein, es kann zu Gerinnungsstörungen (z.B. Thrombosen) kommen. Die Nieren und die Blase können erkranken, weil nicht mehr genügend Urin produziert werden kann.

ERNÄHRUNG UND STOFFWECHSEL

Vitamine (Tab. 5.3) sind lebensnotwendige Wirkstoffe, die der Körper nur in unzureichenden Mengen selbst herstellen kann.

Vitamin	Aufgabe/Wirkung	Vorkommen
Vitamin A	■ beeinflusst das Zellwachstum und die Bildung der Haut ■ Einfluss auf das Sehen	Karotten, grüne Blattgemüse, Petersilie, Innereien, Fischöle, Lebertran, Milchprodukte
Vitamin D	■ Knochenbildung ■ Beeinflussung der Resorption von Kalzium und Phosphat	Fischöle, Lebertran, Fisch, Butter, Eier
Vitamin E	■ schützt die Zellmembranen ■ schützt die Nahrungs- und Körperfette	Pflanzenöle, Streichfette, Vollkornprodukte, Blattgemüse, Eier, Milch, Leber
Vitamin K	■ hilft mit bei der Blutgerinnung	Butter, Milch, Eier, Fleisch, Leber, grünes Gemüse
Vitamin B1	■ Einfluss auf Kohlenhydratabbau, Nerventätigkeit und Herzfunktion	Vollkornprodukte, Fleisch, Innereien, Kartoffeln, Hefe
Vitamin B2	■ Einfluss auf den gesamten Stoffwechsel und die Hormonproduktion	Milch, Milchprodukte, Innereien, Fleisch, Gemüse
Vitamin B6	■ Einfluss auf den Stoffwechsel	Getreideprodukte, Blattgemüse, Innereien
Vitamin B12	■ Bildung der roten Blutkörperchen, Einfluss auf den Eiweißstoffwechsel	tierische Lebensmittel (Fleisch, Innereien)
Vitamin C	■ Beteiligung am Aufbau von Bindegewebe und Hormonen ■ Immunabwehr	Früchte, Gemüse, Kartoffeln Zitrusfrüchte, Beeren

Tab. 5.3: Vitamine: Die grün unterlegten Vitamine sind fettlöslich, die anderen wasserlöslich.

ERNÄHRUNG UND STOFFWECHSEL

Die Lebensmittel-Pyramide (Abb. 5.1)
(Coop Schweiz)

Sie stellt die Basis einer ausgewogenen, gesunden Ernährung dar. Lebensmittel der unteren Pyramidenebenen sollten prozentual in größeren Mengen konsumiert werden, die der oberen in kleineren Mengen.

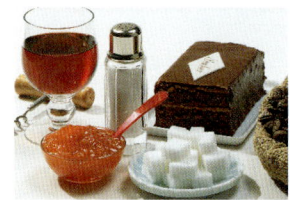

Zucker, Alkohol, Kaffee, Salz
sind Genussmittel, keine Nahrungsmittel; sollen nur in geringen Mengen (einmal pro Tag) genossen werden.

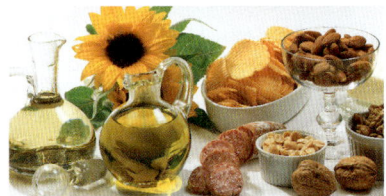

Fette, Öle, Nüsse
1–2 Esslöffel hochwertiges Pflanzenöl und 5 Nüsse decken den täglichen Bedarf.

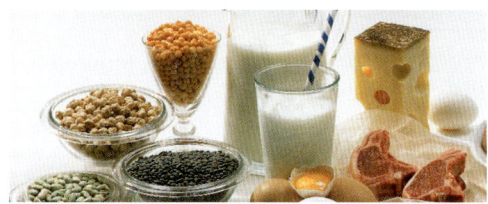

Milch, Ei, Fleisch, Fisch, Hülsenfrüchte
Täglich 3 Portionen Milchprodukte und 1 Portion Ei, Fleisch, Fisch oder Hülsenfrüchte auswählen.

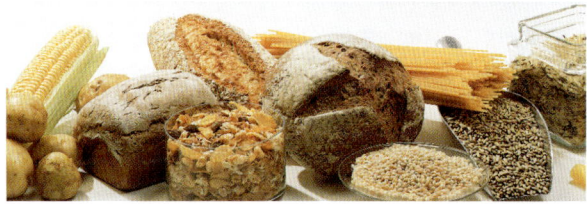

Getreide, Reis, Mais, Kartoffeln
Mindestens zu jeder Hauptmahlzeit sollte diese Gruppe vertreten sein. Die Portionengrößen richten sich nach den körperlichen Aktivitäten.

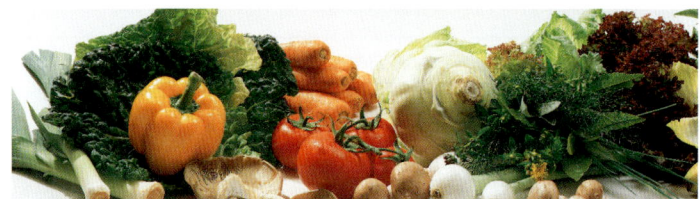

Gemüse, Salate, Kräuter, Früchte
Mit 2–3 Portionen Gemüse, roh, gekocht oder als Saft und zusätzlich 2 Früchteportionen pro Tag wird der Bedarf an Vitaminen und Mineralstoffen abgedeckt.

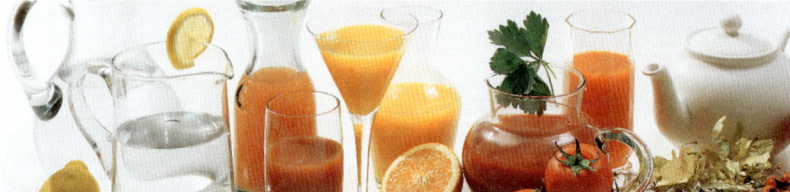

Getränke
Ein Erwachsener verliert täglich 2–2.5 Liter Wasser, das wieder zugeführt werden muss. Rund die Hälfte der Flüssigkeit liefern die Nahrungsmittel, die restlichen 1–1.5 Liter die Getränke.

Abb. 5.1: Lebensmittel-Pyramide

Essen und Trinken

KOSTFORMEN UND DIÄTEN

Kostformen und Diäten (Tab. 5.4)

Kost ist die von jedem einzelnen Menschen gewählte Form seiner Ernährung. Diät (Krankenkost) ist die Ernährung, die bei bestimmten Erkrankungen oder Störungen eingehalten werden muss (z. B. Diabetes-Diät bei erhöhtem Blutzucker-Spiegel).

In Spitälern und Heimen werden eine Vielzahl von Kostformen und Diäten angeboten bzw. verordnet, hier eine Auswahl:

Diät- und Kostform	Merkmale	Indikation
Vollkost (ganze oder halbe Portionen)	gemischte Kost, die alle notwendigen Nahrungsbestandteile in ausgewogener Form enthält	■ Klienten, die alles essen dürfen
Leichte Vollkost	Kost, die den Organismus nicht belastet; enthält keine blähenden Gemüse, kein Steinobst, keine scharfen Gewürze und keine fetten Fleisch- und Käsegerichte	■ Verdauungsstörungen ■ vor und nach bestimmten Operationen ■ Erkrankungen des Magen-Darm-Trakts
Wahlkost	Kost nach Wünschen des Klienten	■ schwerkranke Klienten
Eiweiß- und kalorienreiche Kost	angereicherte Kost mit Zwischenmahlzeiten	■ untergewichtige Klienten ■ kachektische Klienten (z. B. Tumorkranke) ■ Anorexia nervosa
Kalorienarme Kost (Reduktionskost)	enthält alle notwendigen Nahrungsbestandteile in geringerem Maße; Kaloriengehalt wird individuell festgelegt	■ Adipositas ■ wenn Klient das wünscht
Nahrungskarenz	totale Nahrungsenthaltung bei hoher Flüssigkeitszufuhr (Flüssigkeitszufuhr evtl. parenteral = durch Infusionen)	■ vor und nach Operationen

Tab. 5.4: Kostformen und Diäten

Das Körpergewicht

Zur Berechnung des optimalen Körpergewichts gibt es verschiedene Formeln. Für alle benötigen die Pflegepersonen Angaben zur Körpergröße und zum Gewicht des betreffenden Menschen.
In der Praxis benutzt man oft die einfache Einschätzung nach Broca: Normalgewicht: Körperlänge minus 100; das heißt, bei einer Körpergröße von 165 cm beträgt das Normalgewicht 65 Kilogramm. Dieses Normalgewicht wird heute immer häufiger als Referenzgewicht (-10 bis +10 %) bezeichnet. Ein Mensch von 165 cm ist somit zwischen 58,5 bis 71,5 kg Körpergewicht im Normalbereich. Das Gewicht ist zudem von Alter, Körperform usw. abhängig. Untergewicht ist das Normalgewichtminus 10 %, Übergewicht das Normalgewicht plus 10 %.

DAS KÖRPERGEWICHT

Ärzte und Ernährungsfachleute berechnen heute das Normalgewicht mit dem Body-Maß-Index (BMI). Vor allem sehr große und sehr kleine Menschen können mit dem BMI exakter beurteilt werden (s. Abb. 5.2).

BMI = Körpergewicht geteilt durch das Quadrat der Körpergröße, also 65 Kilo geteilt durch 2,7 (1,65 x 1,65) = 24. Benötigt wird dazu die BMI-Tabelle, aus der die Beurteilung (Übergewicht/Norm/Untergewicht) abgelesen werden kann.

Bauchumfang

Bauchfett ist gefährlicher für Diabetes Typ 2 (Altersdiabetes), Herz-Kreislauf-Erkrankungen und Bluthochdruck als Fett im Hüft-Oberschenkelbereich. Männer (und Frauen mit männlicher Fettverteilung) sind durch Übergewicht also stärker gefährdet.

Bei Frauen ist das Erkrankungsrisiko mit einem Bauchumfang über 80 cm, bei Männern über 94 cm bereits deutlich erhöht.

Gewichtskontrolle

Klienten werden gewogen:
- bei Eintritt ins Spital/Pflegeheim
- vor Operationen (damit der Anästhesist die Medikamenten-Dosis berechnen kann)
- bei Essstörungen (mit Klienten und Arzt und Ernährungsberatung absprechen)
- bei Herzkrankheiten
- zur Verlaufskontrolle; im Spital wird der Klient in der Regel ein Mal pro Woche, im Pflegeheim routinemäßig ein Mal pro Monat gewogen. In Ausnahmefällen (z. B. Ödemen) muss das Gewicht täglich gemessen werden

Vorgehen beim Wiegen mit der Sitzwaage
- Waage kontrollieren; sie sollte geeicht sein.
- Klienten immer zur gleichen Tageszeit (z. B. morgens nüchtern oder vor dem Baden, wenn er immer zur gleichen Zeit badet) wiegen.
- Klienten immer in der gleichen Bekleidung (z. B. nur Nachthemd, ohne Schuhe) und immer mit der gleichen Waage wiegen.
- Räder und Gestänge der Waage arretieren.
- Wenn der Klient nur ein offenes Nachthemd trägt, Moltex auf die Sitzfläche legen.
- Klienten sich ganz nach hinten setzen lassen und ihn bitten, ganz ruhig zu sitzen.

Mechanische Waage
- Ungefähres Gewicht einstellen, dann Gestängearretierung lösen.
- Gewicht einstellen, bis die beiden Zungen an der Waage ausbalanciert sind.

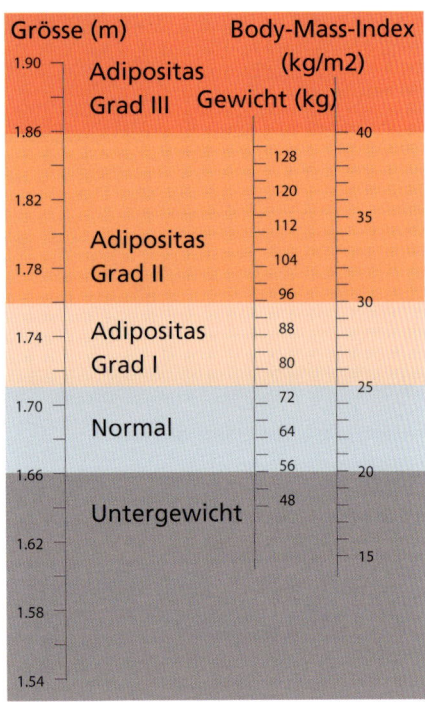

Abb. 5.2: Body-Maß-Index (BMI)

unter 20	Untergewicht
20–25	Normalgewicht
25–30	Adipositas Grad I
30–40	Adipositas Grad II
über 40	Adipositas Grad III

DAS KÖRPERGEWICHT

Digitale Waage

➲ Einschalten.

➲ Gewicht ablesen, sofort aufschreiben (inklusive Name des Klienten).

Außer der Personenwaage (Steh-, Sitzwaage) gibt es noch die Bett- oder Hängewaage für den Patientenheber und die Waage, die im Badelift integriert ist. Vor Gebrauch Anleitung lesen.

Abweichungen vom Normalgewicht
Übergewicht
Ursachen

- (langjährige) falsche, vor allem zu energiereiche Ernährung
- hormonelle Veränderungen
- zu wenig Bewegung
- Störung im Fettstoffwechsel
- Depressionen, Medikamente
- Langeweile, Frust usw.; das Essen ist oft noch das einzige Vergnügen

Folgen

- Herz- und Kreislauferkrankungen wie Bluthochdruck, Herz- und Hirninfarkt durch die zu hohen Fettwerte
- Stoffwechselstörungen wie Diabetes mellitus Typ 2; über 80 % der nicht insulinabhängigen Diabetiker des Typ 2 haben Übergewicht
- Gicht
- Gelenkerkrankungen wie Arthrose und Arthritis der Hüft- und Kniegelenke, Rückenbeschwerden
- vermehrtes Schwitzen, deswegen auch vermehrt Hautentzündungen

Muss Übergewicht behandelt werden?

Wenn ein Klient durch eine Gewichtsabnahme seine Risikofaktoren vemindern kann und motiviert ist abzunehmen, sind Maßnahmen zur Gewichtsreduktion sinnvoll.

Abnehmen ist ein schwieriges und komplexes Vorhaben. Deshalb ist eine langfristige Ernährungsumstellung anzustreben. Eine gute fachliche Unterstützung und Begleitung auf mehreren Ebenen (Ernährungswissen, Psyche, Bewegung) ist unumgänglich.

Eine Diät ist aber nicht in jedem Fall angebracht. Eine amerikansche Studie belegt, dass z. B. Krebskranke mit Übergewicht eher überleben als solche mit Untergewicht. Auch Osteoporose kommt bei leicht übergewichtigen Frauen viel weniger vor.

Auch sollte man sich fragen, ob z. B. ein älterer Mensch, der sein Leben lang eher korpulent war, noch Abmagerungskuren machen muss.

In jedem einzelnen Fall sollte man den Sinn einer Gewichtsabnahme definieren. Nicht jeder Mensch mit ein paar Kilos zu viel auf der Waage ist gesundheitsgefährdet.

Notizen

DAS KÖRPERGEWICHT

Gewichtsverlust

Ursachen

- Medikamente, vor allem Digitalispräparate (Herztabletten), Diuretika (Wassertabletten) und Antidepressiva
- psychische Probleme wie (Alters-)Depressionen, Einsamkeit, Demenz, Wahnideen
- Hyperthyreose (Schilddrüsenüberfunktion), kommt im Alter häufiger vor; trotz Heißhunger nimmt der Klient ab
- Probleme mit der Zahnprothese
- Schmerzen
- Störungen/Krankheiten des Verdauungsapparates: entzündete Mundschleimhaut, Blähungen, Druck-, Völlegefühl, Obstipation (Verstopfung), Diarrhö (Durchfall), Erbrechen
- Begleiterscheinung bei Erkrankungen: Fieber, Infektionskrankheiten
- Abnahme der Geschmackspapillen auf der Zunge; die Speisen schmecken fad (z. B. bei Chemotherapien, Bestrahlungen, im Alter)

Folgen

- Müdigkeit, Mattheit
- Leistungsschwäche, Antriebslosigkeit, Immunschwäche
- Traurigkeit
- Haut wird schlaff und faltig, Fingernägel brechen, Haare fallen aus
- Kachexie (Kräfteverfall)

Muss Gewichtsabnahme, Untergewicht behandelt werden?

Das Allerwichtigste ist zu versuchen, die Ursache für den Gewichtsverlust herauszufinden. Es kann sich eine Störung oder Erkrankung dahinter verbergen, die man beheben, lindern oder heilen kann. Es kann aber auch sein, dass ein Mensch gar nicht merkt oder weiß, dass er zu wenig isst oder einfach Ermunterung und Hilfe braucht. Es gibt z. B. auch alte Menschen, die finden, sie haben ihr Leben gelebt, und sind bereit zu sterben; sie wollen nicht mehr essen. Das müssen der Arzt und die Pflegepersonen respektieren.

Appetitfördernde Maßnahmen

- Herausfinden, was der Klient gerne isst; Ernährungsberaterin, Koch beiziehen. Eher fünf bis sechs kleine Portionen pro Tag als drei große anbieten (Zwischenmahlzeiten, Spätimbiss).
- Kost nur pürieren, wenn es keine andere Lösung zur Behebung von Ernährungsproblemen gibt; wenn möglich vorher Fingerfood anbieten.
- Mahlzeit auch in geschnittener/pürierter Form ansprechend präsentieren (das Auge isst mit).
- Klienten haben ein Recht auf Mitbestimmung bei der Erstellung des Menü-Plans.
- Angehörige bitten, von zu Hause gekochtes Essen mitzubringen und im Spital/Heim mit dem Klienten zusammen zu essen.
- Essen appetitlich anrichten und servieren, Tisch decken.
- Mit Klienten zusammen kochen und essen, im Sommer gemeinsam grillieren, auch auswärts essen gehen.

UNTERSTÜTZUNG DER NAHRUNGSAUFNAHME

Unterstützung der Nahrungsaufnahme

Ideal ist es, wenn die Hauptmahlzeiten mit anderen Klienten zusammen im Speisesaal eingenommen werden können. Der Speisesaal ist wie eine Kommunikationszentrale, in der man sich gegenseitig kennen lernen, sich informieren und Neuigkeiten austauschen kann.

In den meisten Alters- und Pflegeheimen besteht diese Möglichkeit für die relativ selbstständigen Klienten. Anderen ist die Teilnahme an der Gemeinschaftsverpflegung aus gesundheitlichen Gründen nicht möglich. Ihnen wird das Essen im Zimmer am Tisch oder im Bett serviert und ggf. eingegeben. In den meisten Spitälern gibt es keine Speisesäle und die Restaurants oder Cafeterias sind während der Essenszeiten für die Klienten geschlossen; Mahlzeiten müssen in den Zimmern eingenommen werden.

Vorbereitung

- Zimmer lüften und aufräumen.
- Dem Klienten die Gelegenheit geben, wenn nötig auf die Toilette zu gehen.
- Dem Klienten die Möglichkeit geben, sich Gesicht und Hände zu waschen, die Zähne zu putzen oder den Mund zu spülen (ggf. Zahnprothese geben).
- Klienten an den Tisch begleiten oder, wenn er im Bett isst, Bett auf richtige Arbeitshöhe bringen.
- Klienten gut lagern (kurz vor dem Servieren, damit er nicht wieder nach unten rutscht): sitzende Position, Kopf leicht nach vorne gebeugt, evtl. Kissenrolle unter die Knie legen.
- Pflegetisch, wenn nötig, reinigen und auf geeignete Höhe einstellen.
- Hilfsmittel bereitlegen. Serviette bereitlegen oder umbinden und Getränk bereitstellen.
- Ggf. Pflegeschürze ausziehen, eigene Hände waschen.

Vorgehen

- Essen nach Kontrolle appetitlich servieren; es ist angenehmer für den Klienten, wenn wir den Teller und das Besteck vom Tablett nehmen und direkt auf den Tisch stellen bzw. legen, damit er alles gut sieht und erreichen kann.
- Wo nötig, helfen: Butter, Konfitüre öffnen, Brotrinde entfernen, Brot streichen, Nahrung in Stücke schneiden.
- Ggf. eingewickeltes Besteck auspacken und korrekt zum Teller legen. Wärmedeckel erst unmittelbar vor dem Essen abheben.
- Beschreiben, was auf dem Teller ist (v. a. bei pürierter und gemixter Kost).

Essen reichen

- Pflegeperson nimmt eine für sie bequeme Position ein, setzt sich z. B. auf den Bettrand (wenn erlaubt) oder auf einen Stuhl.
- Besteck benutzen, das der Klient gewohnt ist; wenn er seine Wünsche nicht mehr äußern kann, einen Dessert-Löffel brauchen.
- Kleine Portionen aufnehmen, mit der Löffelspitze leicht die Lippen des Klienten berühren und das Essen in den Mund geben.

Notizen

Essen und Trinken

UNTERSTÜTZUNG DER NAHRUNGSAUFNAHME

Hilfsmittel

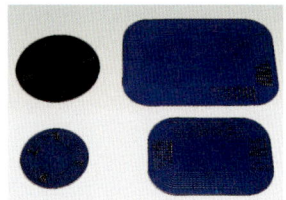

Abb. 5.3: Antirutschunterlagen

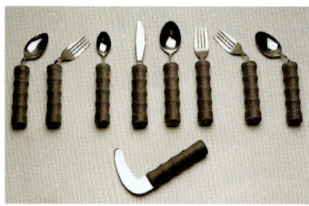

Abb. 5.4: Besteck mit verdickten Griffen

Antirutschunterlagen kleben nicht, haben auf beiden Seiten greifende Oberflächen, sind ideal für schlüpfrige Flächen (s. Abb. 5.3).

Das **Besteck** hat verdickte Griffe. Es ist abgewinkelt und erleichert das Essen bei deformierten Händen (s. Abb. 5.4).

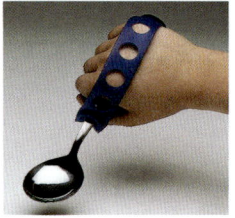

Abb. 5.5: Griffband

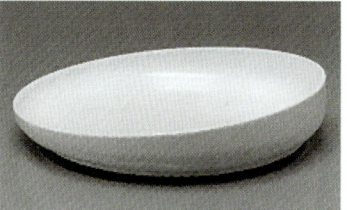

Abb. 5.6: Rutschfester Teller

Das **Griffband** hilft dem Klienten das Besteck zu halten (s. Abb. 5.5).

Der **Teller mit erhöhtem Rand** ermöglicht das Essen mit einer Hand. Die Unterseite ist mit einem Gummirand ausgestattet und absolut rutschfest (s. Abb. 5.6).

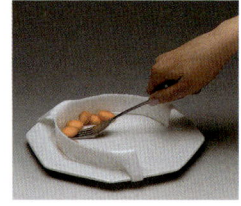

Abb. 5.7: Tellerrand

Der aufsteckbare **Tellerrand** erleichtert handbehinderten und einhändigen Klienten das Essen. Speisen können nicht über den Tellerrand hinausgeschoben werden (s. Abb. 5.7).

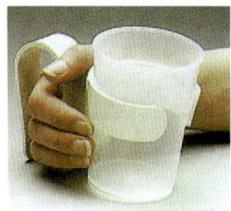

Abb. 5.8: Handgriff für Gläser und Becher

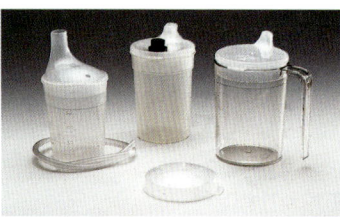

Abb. 5.9: «Schnabelbecher»

Trinkbecher und Zahngläser können mit diesem **Handgriff aus Kunststoff** leichter gehalten werden (s. Abb. 5.8).

Der **«Schnabelbecher»** ist gut geeignet für bettlägerige Klienten oder das Trinken in zurückgelehnter Position (s. Abb. 5.9).

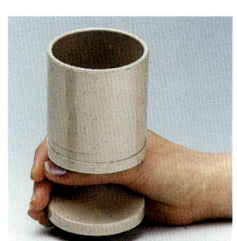

Abb. 5.10: Becher mit ausgeschnittenem Sockel

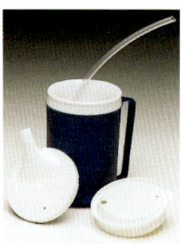

Abb. 5.11: Isolierbecher

Becher mit ausgeschnittenem Sockel ermöglichen der Hand ein sicheres Greifen, ohne dass der heiße Becher berührt werden muss (s. Abb. 5.10).

Um heiße Getränke zu isolieren und den Klienten vor Verbrennungen zu schützen, werden **Isolierbecher** eingesetzt (s. Abb. 5.11).

FLÜSSIGKEITSZUFUHR

⊃ Langsam eingeben, da Gefahr des Verschluckens besteht, v. a. bei Klienten mit Halbseitenlähmung.

⊃ Zwischendurch trinken lassen; Glas/Tasse/Becher nur halb füllen und prüfen, ob das Getränk die richtige Temperatur hat.

Nachsorge

▸▸ Nachfragen, ob das Essen geschmeckt hat und die Menge ausreichend war (entsprechend rapportieren und dokumentieren).

▸▸ Abräumen, Tisch säubern.

▸▸ Hände waschen lassen, Mundpflege durchführen oder Mund spülen lassen.

▸▸ Klienten ins Bett helfen bzw. ihn bequem lagern; nicht unmittelbar nach dem Essen flach lagern (erleichtert die Verdauung).

Flüssigkeitszufuhr

Flüssigkeitsmenge

Ein erwachsener Mensch benötigt pro Tag 1–2 Liter Flüssigkeit. Davon sollte er ca. 1 Liter trinken; ca. 0,4 Liter sind, wenn normale Portionen gegessen werden, in den Nahrungsmitteln enthalten und ca. 0,3 Liter Wasser entstehen durch den Stoffwechsel in den Zellen.

Viele alte Menschen trinken zu wenig. Aus unbekannten Gründen nimmt das Bedürfnis zu trinken im Alter oft ab. Es gibt aber noch viele andere Gründe, warum Menschen zu wenig trinken.

Ursachen für eine zu geringe Flüssigkeitszufuhr

- kein Durstgefühl
- vor allem verwirrte Menschen vergessen zu trinken
- Medikamente (z.B. Antidepressiva) beeinträchtigen das Urteilsvermögen
- Klient kann sein Durstgefühl z.B. wegen Sprachstörungen nicht melden
- Getränk steht zu weit weg, ist nicht erreichbar
- Getränke werden nicht in geeigneten Behältern angeboten (z.B. zu schwere Tassen)
- angebotene Getränke schmecken nicht, der Klient kann nicht sprechen oder wagt es nicht, etwas zu sagen
- Schluckstörungen
- Klient will nicht zu oft auf die Toilette, vor allem nachts

Ursachen für Flüssigkeitsverlust aus dem Körper

- Fieber, starkes Schwitzen
- schlecht eingestellter Diabetes
- zu viel harntreibende Mittel
- starke Blutungen
- Verbrennungen
- Durchfall, Erbrechen

Grundsätze

✗ Jeder Klient muss das für ihn bestimmte Essen erhalten.

✗ Keine Hektik und Störungen während des Essens.

✗ Dem Klienten soviel Zeit lassen, wie er braucht.

✗ Behinderte Klienten zwischendurch kontrollieren: Bei halbseitig gelähmten Menschen mit Sehstörungen evtl. Teller drehen und Schluckkontrolle durchführen (Klienten haben oft Mühe mit dem Schlucken).

Notizen

FLÜSSIGKEITSZUFUHR

Folgen

- Exsikkose, Dehydratation (Austrocknung)
- stark konzentrierter Urin, geringe Urinmenge (Gefahr: Nierenversagen)
- Austrocknung der Schleimhäute und der Haut
- Teilnahmslosigkeit, Müdigkeit
- Verwirrtheit: Die harnpflichtigen Substanzen können nicht mehr ausgeschieden werden
- Thrombosen-, Emboliegefahr
- Tod

Maßnahmen gegen das Austrocknen

- Störungen wie Schluckbeschwerden, zu viele Medikamente usw. versuchen zu beheben.
- Reichhaltiges Angebot an Getränken (nicht die gleiche Kanne Tee für 24 Stunden) zur Verfügung stellen.
- Den Klienten (evtl. Angehörige) nach Lieblingsgetränken fragen und diese bereitstellen und anbieten.
- Als «Zwischenmahlzeiten» (wenn erlaubt): ein Frappé oder Eiercognac, eine Tasse Bouillon, ein Glas Bier oder Wein anbieten.
- Glas oder Tasse in Reichweite des Klienten stellen.
- Regelmäßig Flüssigkeit anbieten bzw. eingeben.
- Geeignete Trinkgefäße, Hilfsmittel, z. B Strohhalme, bereithalten.
- Gläser, Tassen nicht zu voll einschenken.
- Eingegebene Trinkmenge auf dem Trinkmenge-Zettel notieren.
- Urin-, Gewichtskontrolle regelmäßig durchführen.

Um die Trinkmenge unter Kontrolle zu haben und daran zu denken, dem Klienten Flüssigkeit anzubieten, ist es sinnvoll, ein Trinkmenge-Protokoll zu führen. Das Formular sollte im Zimmer (z. B. auf dem Nachttisch) liegen. Jedesmal, wenn ein Glas, eine Tasse usw. ausgetrunken ist, werden die Zeit, die Art des Getränks und die Menge notiert und (meistens am anderen Morgen) zusammengezählt (s. Tab. 5.5).

Name:	Frau Anna Müller				
Datum/Zeit	was?	wieviel?	Datum/Zeit	was?	wieviel?
11.11.15					
07.30	Milch-Kaffee	300 ml			
10.00	Bouillon	1.5 dl			
11.30	Mineralwasser	300 ml			
14.00	Tee	0.2 l			
16.00	Tee	1.5 dl			
18.00	Tee	300 ml			
20.00	Bier	1.5 dl			
	Total	**1550 ml**			

Tab. 5.5: Beispiel eines Trinkmenge-Formulars

Krankheitsbilder

Anorexia nervosa (Anorexie)

Anorexia nervosa ist der medizinische Begriff für Magersucht und ist eine lebensbedrohliche, psychisch bedingte Essstörung. Sie betrifft hauptsächlich junge Mädchen und Frauen zwischen dem 10. und 25. Lebensjahr und führt zu erheblichem Gewichtsverlust bis hin zur Kachexie (Auszehrung).

Ursachen können sein
- ein gestörtes Mutter-Tochter-Verhältnis
- ein Nichtzurechtkommen mit der Frauenrolle
- der «Schlankheitswahn» unserer Gesellschaft
- evtl. genetisch bedingt

Der Gewichtsverlust wird herbeigeführt durch
- Fastenkuren
- das Vermeiden von kalorienreichen Lebensmitteln
- selbst provoziertes Erbrechen und Abführen
- den Gebrauch von Appetitzüglern und Diuretika
- übertriebene körperliche Aktivitäten

Auswirkungen
- verlangsamter Puls und niedriger Blutdruck
- trophische Störungen der Haut und der Haare (die Gewebe werden nicht mehr richtig ernährt)
- hormonelle Störungen: Amenorrhoe (Ausbleiben der Monatsblutung) bei den Frauen, Potenzstörungen bei den Männern

Therapie

Eine Therapie ist äußerst schwierig, weil die meisten jungen Frauen gar nicht gesund werden wollen und deshalb nicht mitarbeiten. Sie wirken zwar vordergründig oft kooperativ, das heißt, sie essen die Mahlzeiten, die wir ihnen bringen – und erbrechen nachher wieder alles.

In der Regel ist eine stationäre Behandlung mit psychotherapeutischer Betreuung unumgänglich. Heute werden oft Psychotherapie zusammen mit Bewegungstherapie und Ernährungsberatung verordnet.

Bulimia nervosa (Bulimie)

Bulimie ist eine Ess-Brech-Sucht und wie die Anorexia nervosa eine psychisch bedingte Essstörung. Sie betrifft hauptsächlich Frauen zwischen dem 18. und 35. Lebensjahr. Häufig gehen der Bulimie Fettsucht oder Anorexia nervosa voraus.

Hauptsymptom ist das Essen von Unmengen hochkalorischer Nahrungsmittel (v. a. Süßigkeiten). Um das «Idealgewicht» zu halten, erbrechen die Frauen alles wieder. Auch hier besteht die Behandlung hauptsächlich aus Psychotherapie.

KRANKHEITSBILDER

Diabetes mellitus (Zuckerkrankheit)

Beim Diabetes mellitus (Zuckerkrankheit) ist der Zucker im Blut chronisch erhöht. Ursache des Diabetes mellitus ist das Fehlen oder die ungenügende Wirkung von Insulin.

Insulin ist ein Hormon, das in den Beta-Zellen der Langerhans-Inseln der Bauchspeicheldrüse gebildet wird (s. Abb. 5.12). Es ist wichtig für unseren Zuckerstoffwechsel, und Zucker ist als Energielieferant vor allem für unser Gehirn lebensnotwendig.

Insulin macht die Wände unserer Zellen durchlässig, so dass die kleinen Traubenzuckerteilchen (vom Dünndarm über das Blut) in die Zellen aufgenommen werden können.

Das Insulin muss von außen zugeführt werden und zwar unter Umgehung des Magen-Darm-Traktes. Im Magen würde das Insulin einfach verdaut und hätte keine Wirkung; deshalb muss es gespritzt werden.

Man unterscheidet zwei Typen von Diabetes mellitus:

Diabetes mellitus Typ 1

Der Diabetes mellitus Typ 1 betrifft meistens junge Menschen. Beim Typ 1 sind die insulinproduzierenden Zellen (Beta-Zellen) so zerstört, dass sie kein Insulin mehr bilden können.

Ursachen des Diabetes Typ 1 sind Vererbung, Autoimmunerkrankung (die Beta-Zellen werden dabei vernichtet) und bestimmte Virusinfektionen in der Kindheit. Der Diabetes entwickelt sich bei jungen Menschen rasch innerhalb von Stunden bis Wochen.

Diabetes mellitus Typ 2

Der Diabetes mellitus Typ 2 betrifft eher ältere Menschen, ab dem 40. Lebensjahr. Beim Typ 2 wird zwar noch Insulin gebildet, es kann aber nur noch in ungenügendem Maß in die Zellen (Leber-, Muskel-, Fettzellen) aufgenommen werden.

Ursachen sind Vererbung, Übergewicht, energiereiche Kost, Bewegungsmangel und höheres Lebensalter.

Der Diabetes entwickelt sich bei älteren Menschen meistens langsam über Monate bis Jahre.

Krankheitszeichen

- großer Durst und stark vermehrte Urinausscheidung
- unerklärliche Gewichtsabnahme
- Abgeschlagenheit und allgemeine Leistungsschwäche
- häufigeres Auftreten von Infektionen (Harnwegsinfekte, Pilzinfektionen)
- Wadenkrämpfe, Sehstörungen, Juckreiz

Blutzuckerwerte

Normale Werte	Hypoglykämie	Hyperglykämie
3,9–6,6 mmol/l bzw. 70–120 mg/dl	< 2,2 mmol/l bzw. 40 mg/dl	> 6,6 mmol/l bzw. 120 mg/dl

KRANKHEITSBILDER

Hyperglykämie (Blutzuckerspiegel zu hoch)

Durch großen Insulinmangel steigt der Blutzuckergehalt stark an und dieser Zucker im Blut kann nicht verwertet werden.

Ist die Konzentration höher als 10 mmol/l (180mg/dl), scheiden die Nieren einen Teil des überschüssigen Zuckers aus und dem Körper gehen wertvolle Energiespender verloren. Der Zucker bindet sehr viel Wasser an sich; das führt zu großen Urinmengen und vermehrtem Durst. Damit der Körper trotzdem genug Energie bereitstellen kann, baut er Fette ab. Dabei fallen Ketonkörper (Azeton) an, die durch die Nieren ausgeschieden werden.

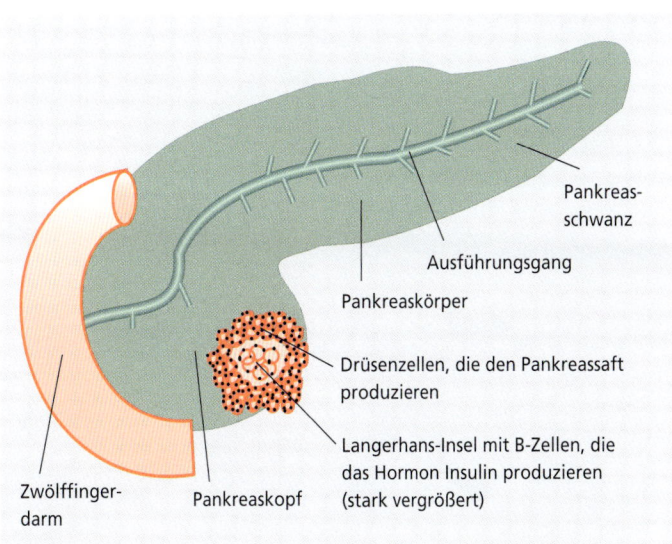

Abb. 5.12: Pankreas (Bauchspeicheldrüse) mit stark vergrößertem endokrinem (Langerhans-Inseln) und exokrinem (Drüsenzellen) Gewebe

Ursachen
- zu wenig Insulin
- Diabetes-Ernährung nicht eingehalten
- Infektion, Fieber
- psychischer Stress

Symptome
- gesteigertes Durstgefühl und Wasserlassen
- große Mengen von Zucker und Azeton im Urin
- Schwächeanfälle, Bauch- oder Unterleibsschmerzen, allgemeines Unwohlsein
- Appetitverlust, Brechreiz und Erbrechen
- schweres, mühsames Atmen
- Azetongeruch in der Ausatmungsluft
- später Bewusstlosigkeit mit tiefer, langsamer (Kussmaul-) Atmung

▼ Der Klient ist in Lebensgefahr.

Was ist zu tun?
▸▸ Rufen Sie sofort einen Arzt.
▸▸ Ist der Klient in der Lage zu schlucken, geben Sie ihm Flüssigkeit ohne Zucker.
▸▸ Fahren Sie fort, die gewohnten Urintests zu machen.

Hypoglykämie (Blutzuckerspiegel zu tief)

Zu viel Insulin im Körper führt zu vermehrter Verwertung der Glukose; der Blutzuckerspiegel ist zu tief.

Ursachen
- zu viel Insulin
- nicht ausreichende Nahrungsaufnahme
- zu viel ungewohnte Bewegung - Anstrengung
- Auslassen oder zu späte Einnahme der Mahlzeit

Notizen

KRANKHEITSBILDER

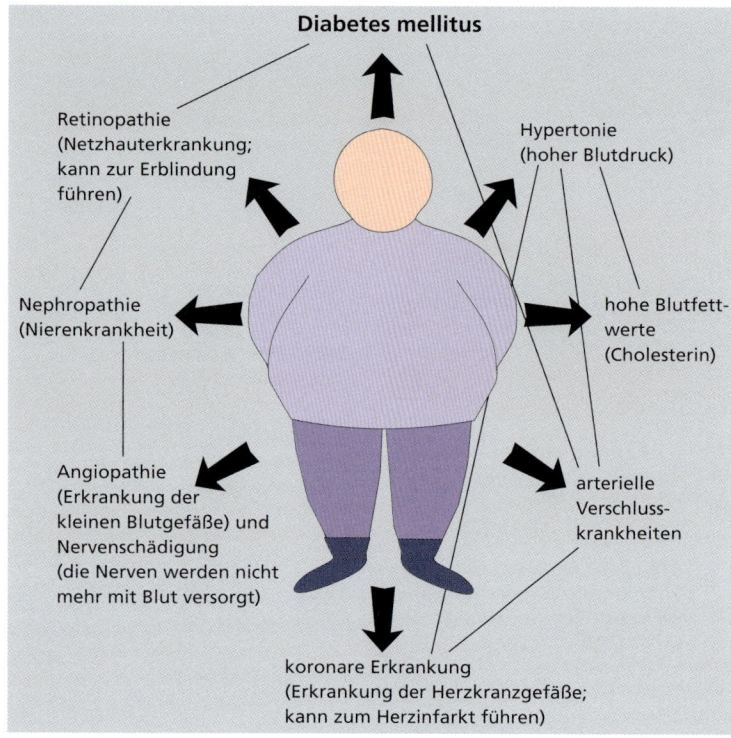

Abb. 5.13: Spätschäden beim Diabetes mellitus

Symptome

- übermäßiges Schwitzen, Ohnmachtsgefühl
- Herzklopfen, Zittern, Sehbeeinträchtigungen
- Hungergefühl
- Schwierigkeiten, aufzuwachen
- Gereiztheit
- Persönlichkeitsveränderung

Was ist zu tun?

- Rufen Sie die Vorgesetzte oder eine Ärztin/einen Arzt.
- Ist der Klient in der Lage zu schlucken, geben Sie ihm Zucker oder ein zuckerhaltiges Getränk, z. B. Orangensaft (keinen Süßstoff).
- Ist er bewusstlos, stecken Sie je 4 Traubenzucker in die Wangentasche. Lagern Sie ihn so, dass er sich nicht verschlucken kann.

Spätschäden beim Diabetes mellitus (Abb. 5.13)

Beim schlecht eingestellten Diabetes mellitus können Spätschäden schon nach 5–10 Jahren eintreten.

Pflegemaßnahmen

Damit es dem Diabetiker gut geht, muss sein Zuckerstoffwechsel im Gleichgewicht gehalten werden. Er muss:

- Immer zur gleichen Zeit die richtige Menge Insulin spritzen oder die Tabletten einnehmen.
- Immer zur richtigen Zeit die richtige Art und Menge essen, je nach Therapie 3–6 Mahlzeiten pro Tag.
- Sich immer gleichmäßig körperlich betätigen (wenn das nicht möglich ist, Insulin oder Tabletten und Ernährung anpassen).

Viele, vor allem jüngere Diabetiker haben ihre Krankheit gut im Griff. Sie messen Urin- und Blutzucker selbst und stimmen ihre Medikation und Diät je nach Ergebnis der Messungen und körperlicher Betätigung aufeinander ab.

Es ist wichtig, diese Selbstständigkeit so lange wie möglich zu erhalten und, wenn nötig, zu fördern, z. B. mit Hilfe des Diabetesteams (Diabetiker, Arzt, Ernährungsberatung).

Nur so kann der Diabetiker ein von fremder Hilfe relativ unabhängiges Leben führen.

Bei Klienten, bei denen das nicht mehr möglich ist (z. B. bei Heim- oder Spitalaufenthalt oder wenn schon Spätschäden eingetreten sind), sind die Pflegepersonen für das bestmögliche Wohlbefinden der Klienten verantwortlich.

Notizen

Nützliche Adressen

Schweiz. Diabetes-Gesellschaft
Rütistrasse 3 A, 5400 Baden
www.diabetesgesellschaft.ch

Kantonale oder regionale Diabetesgesellschaften in allen Sprachregionen der Schweiz

Deutsche Diabetes-Gesellschaft
Bürkle-de-la-Camp-Platz 1
44789 Bochum
www.deutsche-diabetes-gesellschaft.de

Essen und Trinken

KRANKHEITSBILDER

Unterstützen der Lebensaktivitäten (LA) bei Klienten mit Diabetes mellitus

Lebensaktivität (LA)	Auswirkung/Gefahren	Grundlegende Pflegemaßnahmen/Verhalten
Sich bewegen	■ Bei großer körperlicher Anstrengung sinkt der Blutzuckerspiegel. **Gefahr** ▼ Hypoglykämie	» Medikation und Ernährung anpassen.
Sich sauberhalten und kleiden	■ Haut- und Schleimhautmilieu ist zuckerhaltig und begünstigt die Keimbesiedlung (Bakterien, Pilze). **Gefahr** ▼ Infektionen	» Sehr gute Hautpflege vornehmen. » Sehr gute Fußpflege machen (s. Abb. 5.14). » Gute Mund- und Zahnpflege betreiben.
Regulieren der Körpertemperatur	■ Spürt evtl. Wärme/Kälte nicht. ■ Es entwickeln sich öfter fieberhafte Erkrankungen. **Gefahr** ▼ Hyperglykämie	» Achtung vor Verbrennungen bei heißem Wasser, heißen Hahnen, Bettflaschen usw. » Ursachen abklären.
Essen und trinken	**Gefahr** ▼ Bei zu viel oder zu wenig Nahrung (v. a. Kohlenhydrate) steigt der Blutzucker zu stark an (Hyperglykämie) oder sinkt zu tief ab (Hypoglykämie).	» Diät: Sie ist abgewogen und es soll möglichst alles gegessen werden. » Zwischenmahlzeiten zur richtigen Zeit. » Ernährungsberatung veranlassen. » Urin- und Blutzucker kontrollieren.
Ausscheiden	**Gefahr** ▼ Bei Glukosurie (Zucker im Urin) ist die Gefahr eines Harnweginfekts erhöht.	» Symptome kennen und beachten, wenn nötig reagieren. » Urintests exakt und zur richtigen Zeit vornehmen.
Kommunizieren	**Gefahr** ▼ Durchblutungsstörungen in den Augen (kann zur Erblindung führen).	» Ein Mal jährlich zur Kontrolle zum Augenarzt gehen.
Arbeiten und Spielen	■ Diabetiker sind an feste Zeiten gebunden (Mahlzeiten, Medikamente). ■ Bei anstrengender, «gefährlicher» Tätigkeit (z. B. Chauffeur, Dachdecker) besteht erhöhte Hypoglykämiegefahr; Folgen können schwere Unfälle sein.	» Es ist günstiger, einen Beruf mit regelmäßiger Arbeits- bzw. Freizeit/Pausen zu wählen. » Keine riskanten Berufe wählen, wenn nötig umschulen lassen.
Seine Geschlechtlichkeit leben	■ Beim Mann kann es bei schlecht eingestelltem Diabetes zu Erektions- und Potenzstörungen kommen. ■ Bei der Frau zu Komplikationen während der Schwangerschaft.	» Diabetes richtig einstellen lassen, Vorschriften beachten. » Bei Schwangerschaft regelmäßig zur ärztlichen Kontrolle gehen.

Tab. 5.6: Auswirkungen und Gefahren, Pflegemaßnahmen bei Diabetes mellitus und Verhalten der Diabetiker

KRANKHEITSBILDER

Merkblatt für die Fußpflege
(Stiftung Ernährung und Diabetes, Bern).

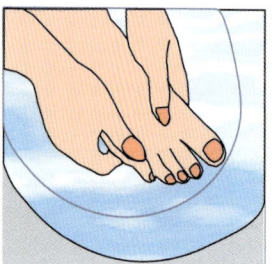

Waschen Sie die **Füße** öfters in lauwarmem Wasser; machen Sie keine heissen **Fuß**bäder

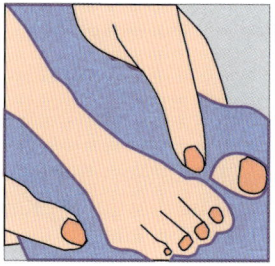

Trocknen Sie die **Füße** sorgfältig ab, besonders zwischen den Zehen; cremen Sie trockene Haut ein, aber nie zwischen den Zehen (guter Nährboden für Bakterien)

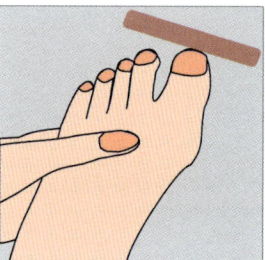

Schneiden Sie die Zehennägel gerade und feilen Sie sie

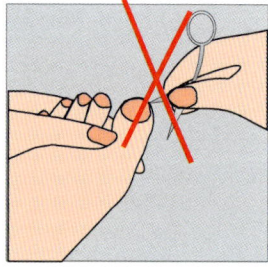

Verwenden Sie zum Reinigen keine scharfen Gegenstände, sondern z.B. einen Zahnstocher

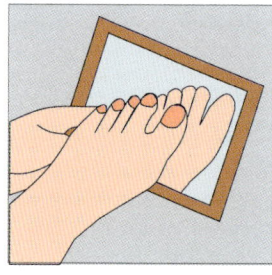

Kontrollieren Sie die **Füße** täglich, die **Fuß**sohle evtl. mit einem Spiegel

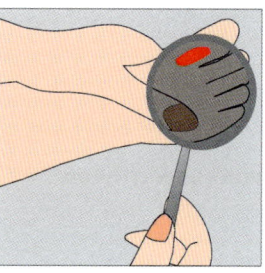

oder einer Lupe. Suchen Sie bei Rötungen, Schwellungen, Schmerzen oder nicht heilenden Hautrissen den Arzt oder die Podologin auf

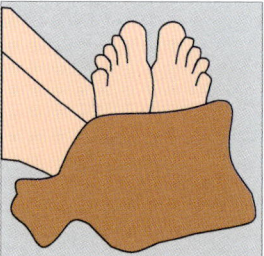

Verwenden Sie keine heißen Bettflaschen oder elektrische Heizkissen; diese können bei gestörter Wärmeempfindung Brandwunden verursachen

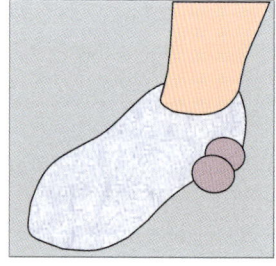

Wenn Sie kalte **Füße** haben, tragen Sie weiche, wollene Socken oder Bettsocken

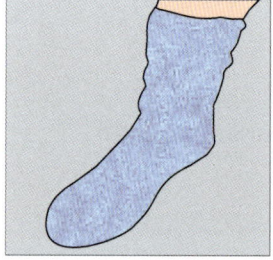

Vermeiden Sie Kleidungsstücke, die die Haut an den Beinen oder Füssen drücken oder abschnüren. Tragen Sie keine engen Socken, Sockenhalter oder Strumpfbänder

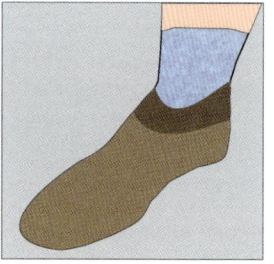

Abb. 5.14: Merkblatt für die Fußpflege

Tragen Sie weite und bequeme Schuhe; wechseln Sie sie häufig, um Druckstellen zu vermeiden

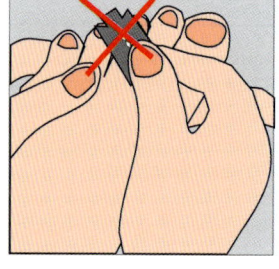

Schneiden Sie Blasen auf keinen Fall auf; lassen Sie sie eintrocknen

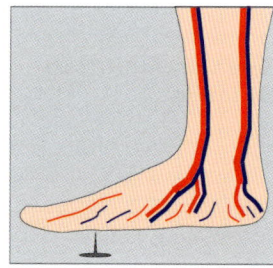

Gehen Sie wegen Verletzungsgefahr nie barfuß

6. AUSSCHEIDEN

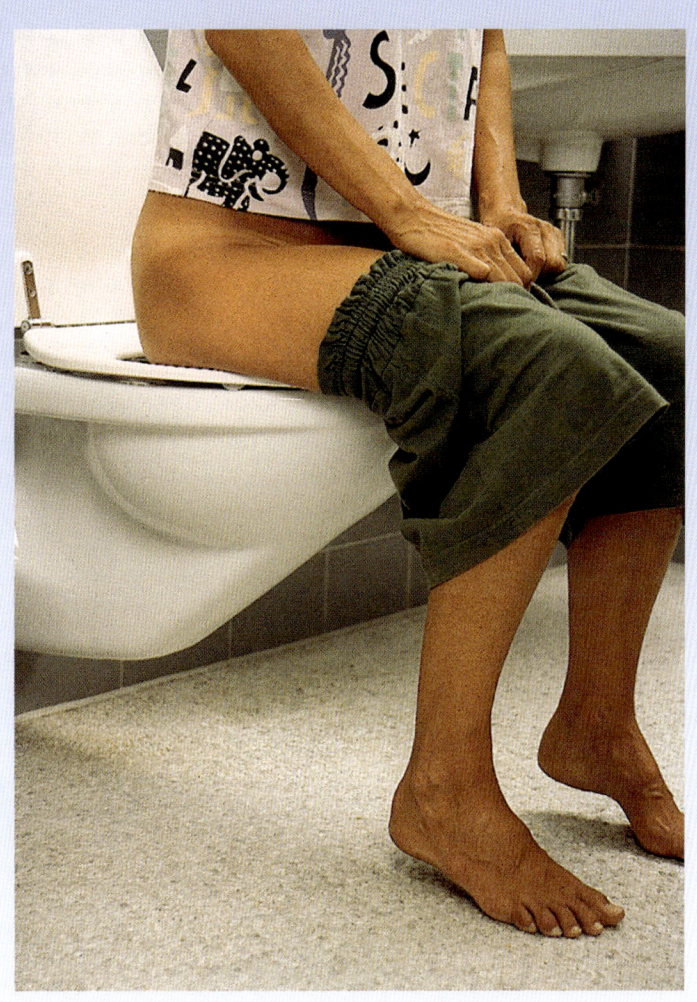

AUSSCHEIDEN

Ausscheiden

Das Ausscheiden ist eine lebenswichtige Fähigkeit; genau wie Nahrung und Flüssigkeit aufgenommen werden muss, müssen Abfallprodukte wie Schad- und Schlackenstoffe regelmäßig über die Blase und den Darm aus dem Körper entfernt werden, damit diese funktionieren können.

Der Mensch lernt in den ersten Lebensjahren seine Urin- und Stuhlausscheidung weitgehend selbst zu steuern und entwickelt individuelle Ausscheidungsgewohnheiten. Wenn diese verändert werden, z.B. bei Eintritt in ein Spital oder Pflegeheim, kann es zu ernsthaften Störungen kommen. Auch das Nachlassen der Funktionsfähigkeit unserer Organe (Harnsystem, Bewegungssystem, Verdauungssystem, Sinnesorgane usw.) vor allem bei älteren Menschen oder Erkrankungen (Blasen- und Darminfektionen) können eine normale Ausscheidung verhindern.

Ausscheiden ist in unserer Kultur und Gesellschaft oft noch ein Tabuthema; man spricht nicht darüber, es hat etwas Anrüchiges, man schämt sich darüber zu sprechen. Wenn Pflegepersonen Ausscheidungen der Klienten unterstützen, kann das nicht nur für diese, sondern auch für sie selber unangenehm und peinlich sein. Die Pflegepersonen müssen deshalb sehr taktvoll vorgehen (vgl. S. 269 ff, Intimsphäre/Privatsphäre).

Damit die individuellen Ausscheidungsgewohnheiten des Klienten so gut wie möglich beibehalten werden können, müssen die Pflegepersonen Folgendes in Erfahrung bringen:

- Wann, wie oft scheidet der Klient Urin/Stuhl aus?
- Ist er selbstständig oder braucht er Hilfe/Hilfsmittel?
- Wenn ja, in welcher Form (entkleiden, sich säubern, anziehen) und welcher Art (Toilettenaufsatz, Bettschüssel, Urinflasche, Nachtstuhl) benötigt er Hilfe?
- Wie ist die Einstellung des Klienten zur Ausscheidung?
- Hat er Angst oder Bedenken, Hilfe anzufordern oder die Bettschüssel zu gebrauchen (z.B. nach einer Operation)?
- Hat er Probleme mit der Ausscheidung?
- Welches sind seine Ess-/Trinkgewohnheiten?

Anregung

Beantworten Sie folgende Fragen (für sich oder in der Gruppe):

1. Wie oft gehe ich pro Tag zur Toilette (Urin, Stuhlgang)?
2. Wie war meine «Sauberkeitserziehung»? Kann ich offen über die Urin- und Stuhlausscheidung sprechen?
3. Was würden ich empfinden und befürchten, wenn ich wüsste, dass ich die nächste Zeit im Spital Bettruhe hätte und das Steckbecken benutzen müsste?
4. Was kann ich dazu beitragen, dass der Klient so ungeniert wie möglich ausscheiden kann?

URIN UND URINAUSSCHEIDUNG

Urin und Urinausscheidung

Beobachtung des Urins und der Urinmenge

Die genaue Beobachtung des Urins gibt uns wichtige Informationen darüber, ob unser Körper (vor allem Harnsystem, Herz und Kreislauf) richtig arbeitet.

Wir beobachten:
- Menge/Konzentration
- Farbe, Geruch
- (krankhafte) Beimengungen

Die Urinmenge

Die Urinmenge ist abhängig von:
- der Trinkmenge
- der Flüssigkeit in der Nahrung
- der Flüssigkeitsabgabe über die Haut (Schwitzen), die Atmung und den Darm
- der Höhe des Blutdrucks, der Funktion der Nieren, der Wirkung bestimmter Hormone und der Funktion der ableitenden Harnwege

Notizen

Störungen der Urinausscheidung (Tab. 6.1)

Polyurie vermehrte Urinausscheidung	Urinmenge 3000–20000 ml in 24 Stunden bei: ■ stark vermehrter Flüssigkeitsaufnahme ■ sehr hohen Dosen Diuretika (harntreibende Medikamente) ■ Diabetes mellitus ■ Diabetes insipidus (Urin kann in den Harnkanälchen nicht genügend resorbiert werden) Der Urin ist schwach konzentriert, hellgelb und klar.	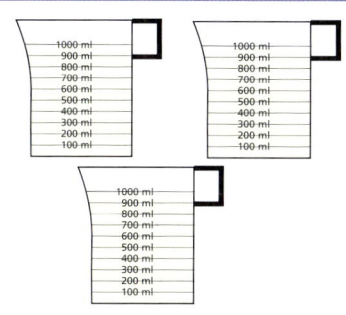
Oligurie verminderte Urinausscheidung	Urinmenge unter 500 ml in 24 Stunden bei: ■ verringerter Flüssigkeitsaufnahme ■ Erbrechen, Durchfall ■ Blutverlust ■ Herz-, Nieren- oder anderen Krankheiten Der Urin ist dunkelgelb.	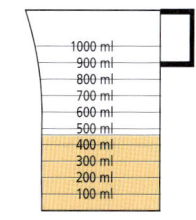
Anurie stark verminderte Urinauscheidung	Urinmenge unter 100 ml in 24 Stunden bei: ■ Nierenversagen ■ Abflussstörung (z. B. durch Steine) Der Urin ist sehr dunkel und meistens trüb.	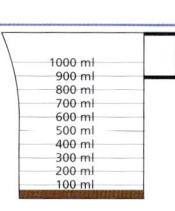

Tab. 6.1: Störungen der Urinausscheidung

URIN UND URINAUSSCHEIDUNG

Farbe, Geruch (Tab. 6.2)

Die Farbe des normalen Urins ist hell- bis dunkelgelb, je nach Konzentration, der Geruch unauffällig. Die Intensität der Farbe ist von der Konzentration abhängig. Je konzentrierter der Urin (aufgrund geringer Flüssigkeitszufuhr oder großen Flüssigkeitsverlusts, z. B. durch starkes Schwitzen), desto dunkler ist die Farbe.

Farbe/Aussehen

Veränderung	Ursachen
physiologisch	
rot	■ rote Bete (Randen) ■ verschiedene Medikamente (bestimmte Abführmittel)
goldgelb	■ Vitamin-Präparate, gewisse Abführmittel
orange	■ Medikamente zur Bekämpfung von Harnwegsinfekten
pathologisch	
dunkelgelb/braun	■ Flüssigkeitsmangel
flockige Trübung	■ Eiterbeimengung (Zeichen für eine Infektion)
rötlich trüb	■ Blut aus dem oberen Harnsystem
rot	■ Blut aus Blase, Harnröhre, bei Blutverdünnung
bierbraun + Schaum	■ Lebererkrankungen
wasserhell	■ Diabetes

Geruch

Veränderung	Ursachen
physiologisch	
nach bestimmten Speisen	■ z. B. Spargel
pathologisch	
Azeton	■ Stoffwechselentgleisung, z. B. Diabetes, Hunger
übelriechend	■ Harnwegsinfekte
faulig	■ Zellzerfall bei bösartigen Tumoren der ableitenden Harnwege
Ammoniak	■ Lebererkrankungen

Tab. 6.2: Normale und krankhafte Veränderungen der Farbe, des Aussehens und des Geruchs von Urin

URINMESSUNGEN

Pathologische Beimengungen
- Zucker
- Blut
- Eiweiß
- Bakterien
- Ketonkörper (Azeton)
- weiße Blutkörperchen

Beobachtung der Urinausscheidung (Miktion)

Der Urin wird willkürlich (willentlich) in 4–6 Portionen pro Tag ausgeschieden, normalerweise schmerzfrei und im Strahl. Die normale Menge beträgt beim Erwachsenen 1–2 Liter in 24 Stunden.

Miktionsstörungen

Häufiger Harndrang und Entleerung von kleinen Urinmengen bei Blasen-, Harnröhrenentzündungen, Aufregung, Nervosität, Schwangerschaft, Prostataerkrankungen oder psychisch bedingt.
Schmerzhaftes Wasserlassen bei Blasenentzündungen, Blasensteinen, Verengung der Harnröhre (Wasserlassen erschwert).
Harnverhaltung bei mechanischen Hindernissen (Steine, Prostatavergrößerung, Operationen), Angst-, Schamgefühlen kann die Blase nicht oder nur unvollständig entleert werden.
Vermehrtes nächtliches Wasserlassen bei Ödemen, die sich tagsüber angesammelt haben und in der Nacht ausgeschwemmt werden (oft bei Herzkranken oder bei Einnahme von Diuretika («Wassertabletten»)).
Inkontinenz ist unfreiwilliger Harnabgang, Harnträufeln (s. u.).

Urinmessungen

Urinmessungen sind notwendig, um diagnostische Untersuchungen oder eine genaue Flüssigkeitsbilanz durchführen zu können. Der Urin wird in eine (saubere) Urinflasche, ein Steckbecken oder einen dafür bestimmten Becher aufgefangen und in ein vom Labor zur Verfügung gestelltes verschließbares Gefäß gefüllt. Für bakteriologische Untersuchungen muss er unter sterilen Bedingungen entnommen und in ein steriles Gefäß mit Deckel entleert werden. Es dürfen keine fremden Keime in den Urin gelangen, sonst werden diese und nicht evtl. beim Klienten vorhandene gesehen: Die Folge wäre eine falsche Behandlung des Klienten.

Arten der Uringewinnung
- Mittelstrahlurin
- Morgenurin/konzentrierter Morgenurin
- Spontanurin
- Katheterurin
- Sammelurin

URINMESSUNGEN

Notizen

Vorgehen

Wenn immer möglich, wird für eine diagnostische Urinuntersuchung Mittelstrahlurin verwendet.

- Gründliche Intimpflege machen (lassen).
- Etwas Urin in die Toilette lassen.
- Wasserlassen unterbrechen, mindestens 20 ml Urin in das dafür vorgesehene Gefäß lassen.
- Restlichen Urin in die Toilette entleeren.

Bei bettlägerigen oder älteren Klienten ist es oft nicht möglich, Mittelstrahlurin zu erhalten. In diesem Fall füllen wir nach gründlich vorgenommener Intimtoilette ca. 20 ml des spontan in das Steckbecken/die Urinflasche oder den Kartonbecher gelassenen Urins (Spontanurin) in das dafür vorgesehene Urinröhrchen.

Bei Klienten mit einem Verweilkatheter kann der Urin direkt aus der Latexmembran der Urinableitung entnommen werden (s. Abb. 6.1).

Material

- ❏ sterile Zellstofftupfer
- ❏ Desinfektionsmittel
- ❏ 20 ml-Spritze, Kanüle

Vorgehen

- Den Katheterschlauch für ca. 10 Min. abklemmen.
- Latexmembran mit Tupfer und Desinfektionsmittel desinfizieren.
- Mit Spritze und Kanüle Urin entnehmen.
- Klemme entfernen.

Bei allen Urinentnahmen

Das Uringefäß nach hausinterner Vorschrift beschriften und sofort in das Labor bringen. Die Urinuntersuchung muss in vielen Fällen innerhalb einer Stunde erfolgen, weil sonst evtl. vorhandene Zellen kaputtgehen.

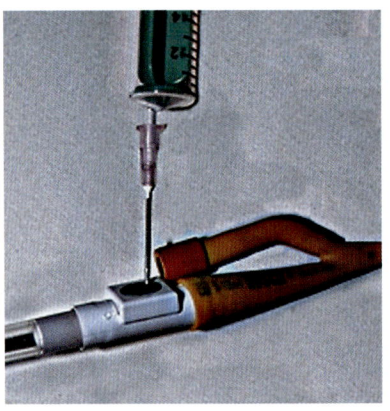

Abb. 6.1: Urinentnahme aus der Latexmembran der Urinableitung

Sammeln des 24-Stunden-Urins

24-Stunden-Urin wird gesammelt:

- zur Bestimmung der Ausscheidungsmenge (in entsprechender Zeit).
- zur Errechnung der Flüssigkeitsbilanz: Differenz zwischen Ein- und Ausfuhr.
- für Untersuchungen (wenn z. B. die gesamte Menge eines Stoffs, die in 24 Stunden ausgeschieden wird, bestimmt werden soll).

Um die vollständige Gewinnung der 24-Stunden-Menge zu gewährleisten, müssen alle Beteiligten (Pflegende, Klienten, evtl. Angehörige) informiert werden und gewissenhaft mithelfen.

URINUNTERSUCHUNGEN

Die Sammelperiode dauert in der Regel von 7.00 (der erste Urin am Morgen wird weggeschüttet) bis 7.00 Uhr des nächsten Tages; dann den Klienten noch einmal die Blase entleeren lassen und den Urin in das Gefäß geben.

Vorgehen

- Sammelgefäß (Standgefäß) mit dem Namen, der Zimmernummer des Klienten, dem Datum und der Uhrzeit (von … bis …) beschriften.
- Nach Vorschrift entsprechendes Konservierungsmittel* in das Gefäß geben.
- Alle Urinportionen in das Gefäß entleeren.
- Darauf achten, dass der Klient Stuhl und Urin gesondert entleeren kann.
- Am Schluss die Gesamtmenge messen, den Urin gut umrühren (die festeren Teile setzen sich unten fest; sie müssen gleichmäßig verteilt sein) und eine Portion davon (20–40 ml) mit Angabe der Gesamtmenge in das Labor bringen.
- Das Standgefäß erst leeren, wenn das OK vom Labor kommt (falls die Untersuchung im Labor wiederholt werden muss).

Achtung

*Als Konservierungsmittel wird oft Säure (Borsäure) oder Lauge (Natriumcarbonat) verwendet; ein Spritzer davon kann ein Loch in Stoff brennen und Schleimhäute und Haut verätzen. Wenn das Mittel mit der Haut oder Schleimhaut (z. B. Augen) in Berührung kommt, mit sehr viel klarem Wasser mindestens 10 Minuten lang spülen.

Notizen

Urinuntersuchungen

In den Spitälern werden Urinuntersuchungen in der Regel nicht mehr auf den Abteilungen, sondern im Labor durchgeführt. Diabetiker werden aufgrund der ermittelten Blut- und nicht der Urinzuckerwerte eingestellt.

Trotzdem kommt es vor (z. B. im Pflegeheim, zu Hause), dass man schnell ein Resultat braucht. Dafür gibt es Teststreifen, die verschiedene Stoffe im Urin anzeigen und/oder messen. Einzelstreifen können u. a. den Zuckergehalt (z. B. bei Diabetikern) messen oder den pH-Wert anzeigen, also ob der Urin sauer, neutral oder alkalisch ist (z. B. bei Klienten mit Nierensteinen).

Kombinationsstreifen zeigen zudem an, ob und/oder wie viel Blut, Eiweiß, Leukozyten (weiße Blutkörperchen), Nitrit, Urobilinogen, Bilirubin und Ketonkörper im Urin sind.

Material

- ❏ Uhr
- ❏ Handschuhe
- ❏ Teststreifen im Originalbehälter (muss immer gut verschlossen sein, weil die Luftfeuchtigkeit sonst die Reagenzien auf den Streifen verändert)
- ❏ Abfallbehälter
- ❏ Gefäß mit frisch gelassenem Urin (so viel, dass der Streifen gut eingetaucht werden kann)

FLÜSSIGKEITSBILANZ

Vorgehen
- Handschuhe anziehen.
- Einen Teststreifen aus dem Behälter nehmen, ihn kurz in den Urin eintauchen und am Gefäßrand abstreifen.
- Nach der vom Hersteller vorgegebenen Zeit ablesen (mit der Farbskala auf dem Originalbehälter vergleichen).
- Werte sofort aufschreiben.
- Abfall entsorgen.
- Hände desinfizieren.
- Werte der zuständigen Person melden.

Flüssigkeitsbilanz

Eine Flüssigkeitsbilanz ist die Gegenüberstellung der Flüssigkeitsaufnahme und der Flüssigkeitsabgabe des Körpers (s. Tab. 6.3).

Beim Trinken und mit dem Essen (die meisten Nahrungsmittel enthalten Wasser) nehmen wir Flüssigkeit auf. Im Spital darf der Klient z. B. vor oder nach einer Operation nichts trinken; er bekommt dann die nötige Flüssigkeit mittels einer Infusion über einen Schlauch und eine Kanüle direkt in die Vene injiziert.

Mit dem Urin und dem Stuhl, über die Haut und die Lunge geben wir Flüssigkeit ab. Im Spital kommen z. B. nach einer Operation Wundsekrete (die Wunde sondert Flüssigkeit ab), bei bestimmten Krankheiten Erbrechen und anderes mehr hinzu. Die Menge dieser Flüssigkeitsabgabe kann erheblich sein und muss durch mehr Trinken oder Infusionen ersetzt werden.

Flüssigkeitsaufnahme		Flüssigkeitsabgabe	
Trinkmenge	ca. 1800 ml	Urinmenge	ca. 1500 ml
Flüssigkeitsmenge in den Speisen	ca. 700 ml	Flüssigkeit im Stuhlgang	ca. 100 ml
		Haut und Lunge	ca. 900 ml
(Infusion)		(Wundsekrete, Erbrechen usw.)	
	2500 ml		**2500 ml**

Tab. 6.3: Beispiel einer Flüssigkeitsbilanz

Die Flüssigkeitszufuhr entspricht der Ausscheidung. In der Regel wird eine **ausgeglichene Bilanz** angestrebt.

Bei einer **positiven Plus-Bilanz** ist die Flüssigkeitszufuhr höher als die Ausscheidung (z. B. trinkt der Klient 2 l/Tag und scheidet nur 200 ml aus, z. B. bei bestimmten Herzerkrankungen).
Folge: Es kann sich Flüssigkeit im Gewebe einlagern; es entstehen Ödeme.

Bei einer **negativen Minus-Bilanz** ist die Flüssigkeitszufuhr niedriger als die Ausscheidung (z. B. trinkt der Klient 500 ml/Tag und scheidet 1,8 l aus, z. B. wegen zu hoher Dosis Diuretika).
Folge: Gefährliche Austrocknung.

FLÜSSIGKEITSBILANZ

In vielen Fällen gibt die Kontrolle der Flüssigkeitsaufnahme und der Flüssigkeitsabgabe Aufschluss über eventuelle Komplikationen (bei Nieren-, Herz-, Zucker-, Fieberkranken, bei verwirrten Menschen, Menschen im Schock oder Bewusstlosen) und hilft dem Arzt bei der Medikation (Arzneiverordnung). Oft genügt es, ein Trinkmenge-Protokoll zu führen, wie es oben beschrieben ist.

Bilanzierung ist deshalb wichtig bei Klienten mit

- **Nierenerkrankungen:** Wir kontrollieren, ob und wie viel die kranke Niere noch ausscheiden kann.
- **Herzerkrankungen:** Wenn z.B. die rechte Herzkammer nicht mehr richtig arbeitet, kann das Blut von den Venen nicht mehr ordnungsgemäß zurücktransportiert werden und staut sich in den Beinen. Flüssigkeit tritt aus den Gefäßen in das Gewebe; es entstehen Ödeme.
- **Diabetes mellitus:** Wenn der Klient z.B. sehr große Mengen Wasser löst (> 2 Liter/Tag) kann es sein, dass er schlecht eingestellt ist.
- **fieberhaften Erkrankungen:** Wenn der Fieberkranke z.B. stark schwitzt und wenig trinkt, besteht Gefahr des Austrocknens.
  Pro Grad Fieber benötigt der Körper 500 ml Flüssigkeit mehr.
- **Diuretikatherapie:** Wenn der Klient nach Einnahme von Wassertabletten über längere Zeit eine negative Bilanz hat, besteht die Gefahr des Austrocknens.
- **Durchfall, Erbrechen:** Der Klient kann sehr viel Flüssigkeit verlieren und rasch austrocknen.
- Bilanzierung ist auch wichtig bei **alten/verwirrten Menschen:** Wenn zu wenig Flüssigkeit im Kreislauf ist, steht den Nieren zu wenig Wasser zur Verfügung; harnpflichtige Substanzen können nicht mehr ausgeschieden werden und reichern sich im Blut an. Es kommt zur Harnstoffvergiftung und in Folge davon zur Verwirrtheit. Oft fehlt bei diesen Klienten das Durstgefühl.

Beobachtung des Wasserhaushaltes

Es gibt noch andere beobachtbare Aspekte, die uns helfen, Störungen/Erkrankungen des Wasserhaushalts zu erkennen.

- Vitalzeichen: Wenn z.B. bei einem Nierenkranken der systolische Blutdruck sehr tief ist (< 80 mm Hg), werden die Nieren nicht mehr richtig durchblutet, die Nierenkörperchen können nicht mehr arbeiten und die harnpflichtigen Substanzen werden nicht ausgeschieden.
- Körpergewicht: (Plötzliche) Gewichtszunahme kann durch Ödeme verursacht sein, deshalb werden z.B. herzkranke Menschen jeden Tag zur gleichen Zeit mit der gleichen Bekleidung gewogen.
- Medikamenteneinnahme: Neben den Diuretika können auch Abführmittel zu gefährlichem Wasserverlust aus dem Körper und somit zur Austrocknung führen.
- Beobachtung der Haut: Trockene Schleimhäute, Schrumpfung der Haut (Test) lassen auf gefährliche Austrocknung schließen.

Notizen

UNTERSTÜTZUNG BEI DER AUSSCHEIDUNG

Unterstützung bei der Ausscheidung

Durch die veränderte Situation (Spital, Heim, im Bett ausscheiden müssen, Anwesenheit von Pflegepersonen/anderen Klienten) kann die Ausscheidung erschwert sein, bis hin zum Harn- oder Stuhlverhalten.

Die Bettschüssel/Urinflasche soll daher möglichst nur den Klienten im Bett gereicht werden, die das Bett nicht verlassen dürfen oder können (z. B. nach Operationen).

Um dem Klienten das Ausscheiden so gut wie möglich zu erleichtern:
- Das WC so einrichten, dass der Klient möglichst ungestört ausscheiden kann (richtige Höhe, evtl. Toilettenaufsatz (s. Abb. 6.2), Haltegriffe, angenehme Temperatur, Klingel).
- Den Toilettenstuhl so hinstellen, dass der Klient vor Blicken geschützt ist (wenn möglich auf die Toilette fahren).
- Den Klienten, wenn möglich, alleine lassen, ihm genug Zeit lassen.
- Den äußeren Genitalbereich mit WC-Papier reinigen und bei Bedarf waschen (lassen).
- Die Hände waschen (lassen).

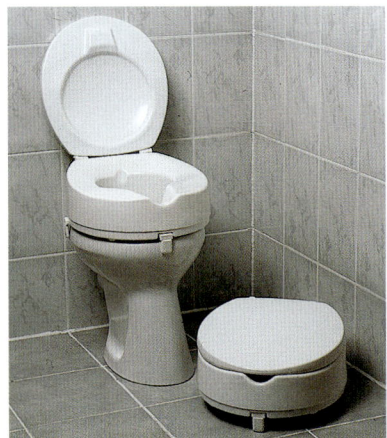

Abb. 6.2: Toilette mit Aufsatz

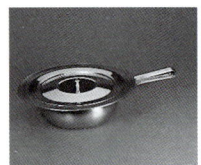

Abb. 6.3: Bettschüssel aus Inox

Vorgehen
Klienten, die nicht aufstehen können, reicht man das Steckbecken/die Urinflasche (s. Abb. 6.3 und 6.6) im Bett. Für Frauen gibt es verschiedene Arten von Steckbecken; am gebräuchlichsten sind die aus Plastik oder Inox. Für sehr magere Klientinnen sind die «Schiffchen» (s. Abb. 6.4) oder Urinflaschen für Frauen (s. Abb. 6.5) geeignet; sie sind flacher und ihr Auflagedruck ist geringer).

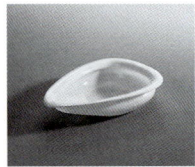

Abb. 6.4: «Schiffchen» für Frauen

Steckbecken
- Die Klientin vor Blicken schützen (Vorhang, Wandschirm).
- Die Klientin auf die Seite drehen (lassen) (**Achtung**: auf der anderen Seite Bettgitter/Wand), oder Beine anstellen und Gesäß hochheben lassen.
- Evtl. Bett schützen.
- Steckbecken schräg halten und leicht unter das Gesäß schieben.
- Die Klientin zurückdrehen (lassen), so dass das Kreuzbein auf dem Schüsselrand aufliegt.
- Die Klientin wenn möglich aufsetzen, Frauen sollen die Beine strecken und leicht spreizen.
- Auf die Klingel sofort reagieren (das Sitzen auf dem Steckbecken ist sehr unangenehm).

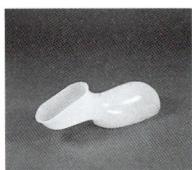

Abb. 6.5: Urinflasche für Frauen

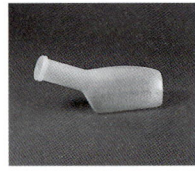

Abb. 6.6: Urinflasche für Männer

Ausscheiden

URINBEUTEL

Bettschüssel entfernen
- Handschuhe und WC-Papier bereitlegen.
- Evtl. Kopfteil etwas flacher stellen.
- Handschuhe anziehen.
- Griff des Steckbeckens festhalten, die Klientin auf die Seite drehen oder anheben (lassen).
- Steckbecken wegziehen, zudecken, möglichst auf dem Bett stehen lassen.
- Genitalgegend mit WC-Papier trocknen (auch bei Klientinnen, die Einlagen tragen!).

Bei gleichzeitiger Darmentleerung
- Material vorbereiten wie bei der Intimpflege.
- Analbereich mit Toilettenpapier gut reinigen, waschen, die Haut pflegen.

Urinflasche einlegen
- Plastikhandschuhe anziehen.
- Penis in die Flaschenöffnung einführen (lassen).
- Penis nach dem Urinieren mit WC-Papier abtupfen (lassen).

Urinbeutel

Wegen erhöhter Gefahr von Harnweginfektionen sollten nur noch geschlossene Urindrainagesysteme verwendet werden. Geschlossen heißt, dass die Verbindung zwischen dem Blasenkatheter und dem Urinbeutel weder zur Entleerung noch zur Entnahme von Urin für Laboruntersuchungen unterbrochen werden muss. Beim geschlossenen System muss der Urinbeutel nur ca. alle drei Wochen gewechselt werden.

Urinbeutel leeren (Abb. 6.7)
Material
- Plastikhandschuhe
- zwei Papierhandtücher
- Urinbombe
- Desinfektionsmittel

Vorgehen
- Urinbombe auf ein Papierhandtuch auf den Boden stellen.
- Desinfektionsmittel auf das zweite Papierhandtuch geben.
- Handschuhe anziehen.
- Auslaufventil öffnen, Urin ablaufen lassen.
- Ventil desinfizieren und schließen.

Grundsätze

- Steckbecken (außer bei Hemiplegikern) von der gesunden Seite her einschieben.
- Glocke muss sich in Reichweite des Klienten befinden.
- Steckbecken/Urinflasche in der Regel nicht auf den Boden stellen, sofort zudecken.
- Urin und Stuhl kontrollieren, Auffälligkeiten melden.
- Gebrauchte Steckbecken/Urinflaschen sofort in den dafür vorgesehenen Spülautomaten entleeren, spülen und desinfizieren.
- Eigene Hände waschen und desinfizieren, dem Klienten Gelegenheit geben, seine Hände zu waschen.
- Zimmer lüften.

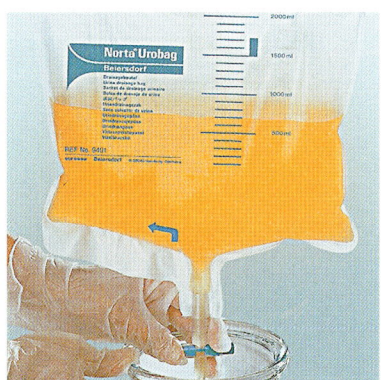

Abb. 6.7: Urinbeutel leeren

URINBEUTEL

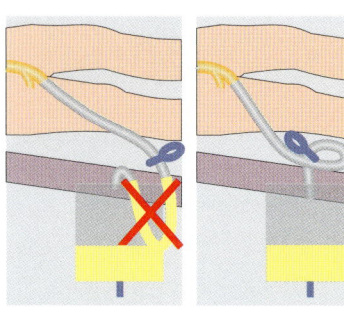

Abb. 6.8: Syphon-Bildung des Schlauches vermeiden

Abb. 6.9: Lage des Schlauches beim liegenden Klienten

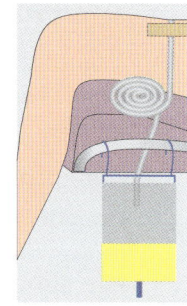

Abb. 6.10: Lage des Schlauches beim sitzenden Klienten

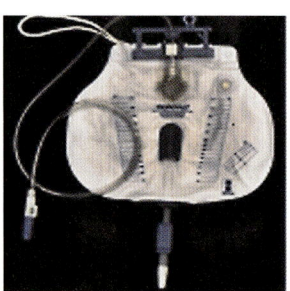

Abb. 6.11: Urinbeutel

Urinbeutel wechseln

Material
- Gummihandschuhe
- neuer Urinbeutel, mit Datum versehen
- Gummi- oder Latexhandschuhe (unsteril)
- Unterlage (z. B. Hülle des Urinbeutels, Papier)
- Klemme
- (steriles Wattestäbchen, Desinfektionsmittel, z. B. PVP-Jod)

Vorgehen
- Katheter abklemmen.
- Unterlage (Bett-/Bodenschutz) unter die Verbindungsstelle legen.
- Katheter und Urinbeutel-Schlauch vorsichtig trennen, ohne etwas zu berühren. Schlauch des neuen Beutels gut einschieben.
- Klemme entfernen.
- Bei unfreiwilliger Berührung den Katheterkonus von innen zum Rand mit sterilem Wattestäbchen und Desinfektionsmittel desinfizieren.

Lage des Urinbeutels im Bett

Der Abflussschlauch muss so platziert werden, dass sich kein Syphon bilden kann (s. Abb. 6.8). Wenn nötig, wird seine Länge mit drei oder vier Schlaufen (s. Abb. 6.9) reduziert, notfalls mit z. B. einer Sicherheitsnadel oder Klemme an der Unterlage befestigt.

Beim Sitzen

Den Beutel so tief platzieren, dass der Urin ablaufen kann, Schlauchlänge durch genügend Schlaufen reduzieren (s. Abb. 6.10).

Bei Klienten, die über längere Zeit einen Dauerkatheter tragen und mobilisiert werden, wird der Beutel mittels einer Haltevorrichtung aus Stoff oder einem Kunststoffstreifen am Oberschenkel oder unter dem Knie befestigt. Es gibt verschiedene Modelle. Die neueren Urinbeutel sind mit einem weichen Kunststoff beschichtet und können direkt auf der Haut liegen (s. Abb. 6.11).

STUHL UND DARMENTLEERUNG

Stuhl und Darmentleerung

Zusammensetzung des Stuhls
Die Zusammensetzung des Stuhls (Fäzes) variiert je nach Nahrungsaufnahme und -verwertung:
- Wasser (ca. 75 %)
- Abfallprodukte, unverdaute Nahrungsreste
- abgeschliffene Darmepithelien, Salze, Schleim
- Darmbakterien.

Beobachtung des Stuhls und der Stuhlmenge
- Farbe, Geruch
- Beimengungen
- Menge und Konsistenz (Beschaffenheit)

Farbe, Geruch
Der normale Stuhl ist, je nach Zusammensetzung der Nahrung, hell- bis dunkelbraun; er riecht leicht säuerlich.

Farbe/Aussehen

Veränderung	Ursachen
physiologisch	
sehr dunkel	Spinat, ausgesprochene Fleischkost, Brombeeren, Heidelbeeren
schwarz	eisenhaltige Medikamente, Kohlepräparate
weißlich	Barium (Kontrastmittel bei bestimmten Röntgenuntersuchungen)
lehmfarben	Verschluss des Gallengangs (Galle färbt den Stuhl)
pathologisch	
rot	blutigrot: Blutungen im unteren Darmabschnitt (Divertikel, Tumoren) «aufgespritztes» Blut: Hämorrhoiden
schwarz	Teerstuhl: Blutungen aus dem oberen Teil des Magen-Darm-Traktes (Nasen-, Zahnfleischbluten, Magen-, Zwölffingerdarmgeschwüre, -tumoren usw.
tonfarben	Fettstuhl: Störung des Fettstoffwechsels
gelbgrünlich	Typhus

Geruch

Veränderung	Ursachen
physiologisch	
säuerlich	bei kohlenhydratreicher Kos
säuerlich-faulig	bei eiweißreicher Kost
pathologisch	
stechend sauer	bei Störung der Kohlenhydratverdauung
jauchig, faulig	bei Störung der Eiweißverdauung

Tab. 6.4: Beobachtung des Stuhls

STUHL UND DARMENTLEERUNG

Beimengungen

Dem Stuhl kann **Blut** durch Blutungen im unteren Darmbereich (z. B. durch Tumoren), **Blutspritzer** bei Hämorrhoiden, **Schleim** bei Entzündungen der Darmschleimhaut, **Eiter** bei Dickdarmentzündung (Colitis ulcerosa), Abszesse, Entzündungen des Darms oder **Würmer** beigemengt sein.

Mikroskopisch nachweisbare Beimengungen

Beimengungen, die man nur unter dem Mikroskop sieht, können **verstecktes (okkultes) Blut** bei Magen-Darm-Krebs, **Wurmeier** und **Bakterien**, **Viren** und **Pilze** sein.

Menge und Beschaffenheit

Die Menge des Stuhls schwankt zwischen 100 Gramm (bei schlackenarmer Kost) und 500 Gramm (bei schlackenreicher Kost) pro Tag. Je nach der Beschaffenheit der Nahrung ist der Stuhl fest, weich oder dickbreiig.

Abweichungen wie breiig-wässriger Stuhl (Durchfall), extrem harter Stuhl (Verstopfung), bleistiftförmiger Stuhl (bei Verengung des Enddarms) sind in der Regel Symptome für Erkrankungen.

Normal sind bis zu höchstens drei Stuhlentleerungen pro Tag und mindestens 3 Stuhlentleerungen pro Woche.

Störungen der Stuhlentleerung
Verstopfung (Obstipation)

Es kommt weniger als drei Mal wöchentlich zur Stuhlentleerung; der Stuhl ist trocken und hart, die Entleerung oft schmerzhaft.

Ursachen

- falsche Ernährung
- Bewegungsmangel
- zu wenig Flüssigkeit
- Medikamente: Beruhigungs-, Schmerz-, wassertreibende Mittel
- Missbrauch von Abführmitteln (der Darm wird träge)
- organische Veränderungen des Darms, Verengungen, Verwachsungen, Ausstülpungen
- Stoffwechselstörungen: Diabetes mellitus, Schilddrüsenunterfunktion
- psychische Ursachen (z. B. Depressionen)
- Rückenmarkerkrankungen, Querschnittlähmungen
- Zeitnot, Hektik, Schamgefühl

Prophylaxen

Obstipationsprophylaxen sind **faserreiche Ernährung** (Vollwert-Getreideprodukte, Früchte, Gemüse), **genügend Bewegung**, **genug Flüssigkeit** (z. B. schon vor dem Frühstück ein Glas warmes Wasser) und **Darmtraining** (den Darm an bestimmte Zeiten gewöhnen).

ERBRECHEN

Durchfall (Diarrhö)

Es kommt mehr als drei Mal pro Tag (im Extremfall bis zu 30 Mal) zur Stuhlentleerung; der Stuhl ist wässerig und dünnflüssig. Die großen Wasserverluste können zur Austrocknung und Elektrolytverlusten führen. Deshalb ist bei schwerem Durchfall eine große Zufuhr von Wasser und Elektrolyten wichtig, wenn nötig, durch Infusionen.

Ursachen

- Virusinfektionen
- falsche Ernährung
- zu viel Alkohol, Kaffee
- Nervosität, psychische Erkrankungen (z. B. Angst), nervöser Darm
- Essen von verdorbenen oder infizierten Speisen (z. B. Salmonellen)
- Nahrungsmittelvergiftungen durch Pilze und Toxine
- (chronische) Darmentzündungen
- Nebenwirkung von Medikamenten

Wechsel von Verstopfung und Durchfall können Hinweise auf eine bösartige Erkrankung sein; dies muss vom Arzt auf seine Ursache hin untersucht werden.

Erbrechen

Erbrechen (Emesis, Vomitus) ist die unphysiologische Entleerung des Mageninhalts durch die Speiseröhre und den Mund. Erbrechen ist keine Erkrankung, sondern ein Symptom und kann die Folge eines gesunden Schutzreflexes oder ein Begleitsymptom einer Erkrankung sein. Es wird im Brechzentrum des Gehirns (im verlängerten Mark) ausgelöst.

Zerebrales Erbrechen: Das Brechzentrum wird direkt gereizt:
- bei Erkrankungen des Gehirns (z. B. Gehirnerschütterung, Hirnhautentzündung, Tumor).
- durch toxisch (giftig) wirkende Substanzen (z. B. Alkohol, Narkosemittel).

Reflektorisches Erbrechen: Das Brechzentrum wird indirekt über das vegetative Nervensystem gereizt bei:
- Erkrankungen des Magendarmtrakts (z. B. Magenschleimhautentzündungen oder Magengeschwüren, Gallensteinleiden).
- Überdehnung des Magens (zu viel gegessen).
- Reizung des Gleichgewichtsorgans: es kommt zu Schwindel, Übelkeit und Erbrechen (Reisekrankheit).
- Angst, Nervosität, Aufregung.
- hormoneller Umstellung während der Schwangerschaft.

Notizen

ERBRECHEN

Zeitpunkt und Häufigkeit des Erbrechens

Erbrechen erfolgt:

- morgens, nüchtern (z. B. in den ersten Schwangerschaftswochen, bei chronischem Alkoholmissbrauch).
- nach jeder Nahrungsaufnahme (z. B. bei akuter Gastritis = Magenschleimhautentzündung).
- bei starken Schmerzen.
- nach bestimmten Speisen oder nach Einnahme von bestimmten Medikamenten (z. B. Unverträglichkeit).
- bei Zytostatikatherapie (Chemotherapie bei Krebserkrankungen) und Strahlentherapie.

Farbe, Geruch, Beschaffenheit und Beimengungen des Erbrochenen

Erbrochenes muss man genau ansehen. Oft kann der Arzt aufgrund des Geruchs, der Farbe, der Beschaffenheit und der Beimengungen auf Erkrankungen (z. B. ein blutendes Magengeschwür) schließen (s. Tab. 6.5).

Farbe/Aussehen/Beimengungen

Veränderung	Ursachen
pathologisch	
hellrot	■ Blutung aus den oberen Abschnitten des Magen-Darm-Kanals (z. B. bei Ösophagusvarizenblutung = Blutung aus erweiterten Venen der Speiseröhre)
braun-schwarz	■ Kaffeesatzerbrechen (z. B. bei Magenulkus- oder Magenkarzinomblutungen) ■ Koterbrechen (bei Ileus = Darmverschluss)
dunkel grünlich-gelb	■ Galle (z. B. bei nüchternem Magen, bei lang anhaltendem Erbrechen mit leerem Magen)
unverdaute Nahrung	■ z. B. bei Ösophagusdivertikel = Aussackungen der Speiseröhre

Geruch

Veränderung	Ursachen
pathologisch	
säuerlich	■ angedaute Nahrung (z. B. Störungen der Magenentleerung bei Verengung des Mageneingangs)
nach Kot riechend	■ Koterbrechen (s. oben)

Tab. 6.5: Beobachtung von Erbrochenem

ERBRECHEN

Pflege bei Erbrechen

Wenn das Erbrechen zu erwarten ist (z. B. bei Übelkeit), frühzeitig bereitstellen:

Material
- ❏ Nierenschale oder Schüssel
- ❏ Zellstoff
- ❏ Abfallsack
- ❏ Glas mit Wasser zum Mundspülen

Vorgehen, wenn der Klient bei Bewusstsein ist
- Den Klienten aufrecht sitzen lassen oder auf die Seite lagern.
- Beengende Kleider öffnen und Zahnprothese entfernen (kann beim Erbrechen in den Abfallsack gelangen).
- Evtl. Bett, Kleider schützen.
- Klienten ruhig durchatmen lassen, ihm Zuwendung geben, ihn beruhigen.
- Beim Erbrechen Kopf halten, mit der flachen Hand leicht auf evtl. vorhandene Operationswunden drücken.

Vorgehen bei bewusstlosen Klienten

Erbrechen bei Bewusstlosen kann zu einer lebensbedrohlichen Situation führen.
- Alarmknopf betätigen.
- Klienten in die Seitenlage, Kopftieflage (Kopf wenn möglich etwas tiefer als der Körper) bringen.
- Zahnprothese entfernen und Atemwege freihalten; wenn nötig mit dem Finger den Mund säubern.
- Absauggerät bereitstellen: Die Vorgesetzte muss das Erbrochene evtl. aus der Luftröhre absaugen.

Nach dem Erbrechen
- Erbrochenes zudecken.
- Zähne reinigen und Mund ausspülen (lassen) bzw. Mundpflege machen, Gesicht und Hände waschen (lassen).
- Bei Bedarf Bettwäsche und/oder Kleider wechseln.
- Zimmer lüften.
- Klienten lagern, ruhen lassen.
- Nahrungs- und Flüssigkeitskarenz einhalten (nüchtern lassen).
- Erbrechen dokumentieren (Uhrzeit, Menge, Aussehen, Beimengungen, Häufigkeit), der Vorgesetzten zeigen.

Aspiration

Aspiration heißt hier: Eindringen von festen oder flüssigen Stoffen in die Atemwege (Luftröhre, Lunge). Wenn bei einem gesunden Menschen z. B. durch Verschlucken etwas in die Luftröhre gerät, kann er es in der Regel aushusten. Geschwächte, verwirrte, bewusstlose Klienten, Klienten mit einer Hemiplegie oder solche, die intubiert waren, können nicht oder nicht genügend aushusten. Die

Gefahren beim Erbrechen

 Beim Erbrechen besteht Aspirationsgefahr (siehe unten).

 Anhaltendes Erbrechen führt zu massivem Flüssigkeits- und Salzverlust, der zur Austrocknung und v. a. bei älteren Menschen zu Herzrhythmusstörungen führen kann.

 Bei Diabetikern kann Erbrechen zu Unterzuckerung führen, vor allem, wenn sie schon Insulin erhalten haben.

Notizen

Fremdkörper, in diesem Fall das Erbrochene, gelangen in die Atemwege. Große Stücke können in der Luftröhre steckenbleiben; der Klient bekommt keine Luft mehr und erstickt, wenn der Fremdkörper nicht entfernt wird. Kleinere Stücke gelangen bis in das Lungengewebe und können eine Pneumonie (Lungenentzündung) verursachen, die gerade bei alten, geschwächten Menschen sehr schwer verlaufen und mit dem Tod enden kann.

Das Aspirieren von Erbrochenem ist besonders gefährlich, weil die Nahrung schon mit Salzsäure vermischt ist. Die Salzsäure greift die Schleimhaut der Bronchien an = daut sie an.

Inkontinenz

Inkontinenz ist die Fachbezeichnung für das Unvermögen, Urin oder Stuhlgang willentlich zurückzuhalten. Inkontinenz ist keine Erkrankung, sondern ein Symptom, das eine Störung im Organismus anzeigt.

Urininkontinenz

Urininkontinenz kommt bei Frauen viel häufiger vor als bei Männern. Man schätzt, dass ca. 50 % aller Frauen zumindest zeitweise an Urininkontinenz leiden. Da es sich bei der Inkontinenz immer noch um ein Tabuthema handelt, wird in der Regel nicht darüber gesprochen. Für vorwiegend ältere Menschen kann die Inkontinenz zu einer großen seelischen und körperlichen Belastung werden; sie isolieren sich und schließen sich selbst von der Gesellschaft aus.

Ursachen der Urininkontinenz
- Blasenmuskulatur funktioniert nicht mehr richtig
- Blasenmuskel und Schließmuskel koordinieren nicht miteinander
- Grunderkrankungen wie Harnwegsinfekte, Verstopfung, Rückenmarkverletzungen, Prostatavergrößerungen, Blasen- und Gebärmuttersenkung, Schlaganfall, Durchblutungsstörungen einzelner Gehirnabschnitte, vor allem bei älteren Menschen
- funktionelle Störungen wie Sehstörungen, Schwindel, Unsicherheit beim Gehen, verminderte Handfertigkeit
- umgebungsbedingte Faktoren wie plötzliche Veränderungen (Heim-, Spitaleintritt, Zimmerwechsel), schlecht angepasste Umgebung (Toilette zu weit weg, Bettgitter oben, unpraktische Kleidung usw.)
- Personal hat keine Zeit
- psychische Störungen wie Psychosen, Verwirrtheit
- Nebenwirkung von Medikamenten wie Beruhigungsmittel, harntreibende Medikamente (Diuretika)

INKONTINENZ

Inkontinenzform	Ursachen	Symptome	mögliche Behandlung
Dranginkontinenz	• Übererregbarkeit der Blasenmuskulatur mit starkem Harndrang bei Hirnschädigungen wie Schlaganfall, multiple Sklerose, Parkinson, Hirntumoren • Entleerungswiderstand bei Prostatavergrößerung oder: • Reizungen der Blasenwand durch chronische Entzündungen, Tumoren, Angst, Kaffee, Alkohol, Östrogenmangel (Schrumpfung der Blase und Harnröhre)	▪ intensiver Harndrang ▪ unkontrollierter, unfreiwilliger Urinabgang ▪ Zwang, häufig auf die Toilette zu gehen	▸ Toilettentraining ▸ Beckenbodengymnastik ▸ Behandlung der Entzündung ▸ Operation: Prostata, Tumoren ▸ Östrogen verabreichen
Stress- oder Belastungsinkontinenz	• Gebärmuttervorfall nach Geburten, gynäkologischen Operationen, im Klimakterium, bei Verstopfung, bei Übergewicht, bei schwerer körperlicher Arbeit	▪ Urinverlust (Tröpfeln) tagsüber bei Niesen, Lachen, Treppensteigen, Tragen	▸ Operation ▸ Östrogene ▸ Beckenbodengymnastik ▸ Toilettentraining
Überlaufinkontinenz	• Einengung der Harnröhre durch eine Vergrößerung der Prostata, Narben nach Operationen oder Verletzungen durch einen Dauerkatheter oder: • ein überdehnter Blasenmuskel durch häufige Überfüllungen, Diabetes mellitus ▼ Rückstau des Urins in die Nieren bis Nierenversagen	▪ ständiger Harndrang ▪ ständiges Tröpfeln ▪ schwacher Harnstrahl ▪ Zwang, häufig auf die Toilette zu gehen	▸ Operation ▸ Einmal- oder Dauer-Blasenkatheter
Neurogene oder Reflexinkontinenz	• Neurologische Erkrankungen des Rückenmarks oder des Gehirns; Querschnittlähmungen, Tumoren, Parkinson, multiple Sklerose	▪ Harndrang fehlt ▪ Urin geht unkontrolliert ab ▪ Wasserlassen kann nicht unterbrochen werden	▸ Blasentraining ▸ selbst katheterisieren ▸ Medikamente
Funktionelle Inkontinenz	• fehlende Fähigkeit oder fehlender Wille, rechtzeitig auf die Toilette zu gehen • die Blasen- und Sphinkterfunktion ist normal • häufige Ursache: Demenzerkrankungen	▪ Klienten lösen immer wieder spontan Urin in die Inkontinenzeinlagen ▪ Klienten lösen Wasser, wenn sie auf die Toilette geführt werden - jedoch nicht immer	▸ Toilettentraining ▸ Toilettentür mit klaren Symbolen kennzeichnen

Tab. 6.6: Ursachen, Symptome und Behandlungsmöglichkeiten der Inkontinenz
vgl. Käppeli S.: Pflegekonzepte, Band 2, Inkontinenz, S. 118

INKONTINENZ

Toilettentraining

Ziel des Toilettentrainings ist einerseits, die Blase an bestimmte Entleerungszeiten zu gewöhnen, andererseits sich dem Rhythmus des Klienten bei den Ausscheidungen anzupassen. Ein weiteres Ziel des Toilettentrainings kann darin bestehen, die Blase wieder an größere Füllmengen zu gewöhnen, indem der Abstand zwischen zwei Besuchen auf der Toilette alle paar Tage um eine Viertelstunde verlängert wird.

Vorgehen

1. Mögliche Ursachen der Urininkontinenz abklären (bei einer Überlaufinkontinenz kann man mit einem Toilettentraining keine positive Veränderung bewirken).
2. Klienten informieren.
3. Klienten anfänglich – für 2–3 Tage – in einem festen 2-Stunden-Rhythmus auf die Toilette führen.
4. Dokumentieren: Ist die Einlage nass oder trocken? Kann der Klient Wasser lösen oder hat er Stuhlgang?
5. Trinkmenge dokumentieren: Wann trinkt der Klient wie viel Flüssigkeit? Klienten, die morgens viel Kaffee trinken, werden früher wieder Wasser lösen als Klienten, welche morgens nur wenig trinken.
6. Nach einigen Tagen damit beginnen, die Zeiten anzupassen: Wenn der Klient trocken ist und kein Wasser lösen muss, wartet man länger, bis man ihn zur Toilette führt; wenn er nass ist, führt man ihn früher zur Toilette.

Miktionsschema

Anhand eines Miktionsschemas (Flüssigkeitszufuhr, Ausscheidung usw.) über eine bestimmte Zeit (2–3 Tage) kann man die persönliche Situation des Klienten ableiten und Maßnahmen (Zeiten für den Toilettengang, Art der Hilfsmittel und der Hilfestellung) planen (s. Tab. 6.7).

Name:			Datum:			
Zeit	Flüssigkeit		Toilettengang			
	was?	wie viel? (ml)	x	Urinmenge (ml)	Drang? x	trocken? x	eingenässt? (ml)
7 Uhr							
8 Uhr							
...							

Tab. 6.7: Miktionsschema

INKONTINENZ

Beckenbodentraining

Das Training der Beckenbodenmuskulatur hilft vor allem bei der Stressinkontinenz. Die Beckenbodenmuskulatur wird gestärkt und damit der Blasenmuskel stärker beeinflussbar. Mit Übungen wie Anspannen der Beckenbodenmuskeln sollte man schon früh beginnen (z. B. mehrmals tagsüber im Büro, während des Fernsehens).

Inkontinenzhilfsmittel

Diese Hilfsmittel müssen wasser- und geruchsdicht sein, unauffällig, bequem zu tragen sowie hautfreundlich und wirtschaftlich und sie sollten leicht entsorgt werden können.

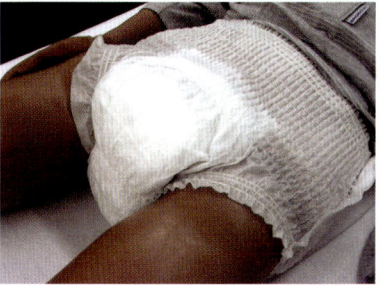

Abb. 6.12: Inkontinenzslip

Vorlagen

Sie bieten vor allem Schutz und Sicherheit bei leichter Stressinkontinenz (beim Urin-«Tröpfeln»). Urinauffang-Behälter für Männer fassen ca. 80 ml Urin.

Inkontinenzslip (Abb. 6.12)

Dank seiner Vliesschicht bleibt die Haut trocken; der Urin sackt in die tieferen Schichten des Slips ab. Inkontinenzslips lassen sich wie normale Unterwäsche tragen. Die meisten Inkontinenzslips haben einen Indikatorstreifen, der sich bei Kontakt mit Urin verfärbt. So lässt sich ablesen, ob der Slip noch trocken ist oder ob er gewechselt werden muss.

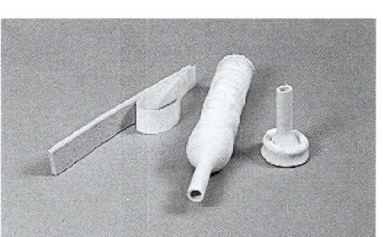

Abb. 6.13: Kondomurinale

Notizen

Kondomurinale (Abb. 6.13)

Sie werden über den Penis gerollt und angeklebt; die Schamhaare an der Penis-Wurzel müssen vorher abrasiert werden.
Kondomurinale werden an einen Urinbeutel angeschlossen.

Wie kommt der Inkontinente zur Toilette?
Die Bewegungsfähigkeit verbessern

Um die Bewegungsfähigkeit des Klienten zu verbessern, muss man abklären, ob er Fußpflege oder orthopädische Schuhe braucht, ob ein Parkinson zu behandeln ist und ob Gehübungen gemacht werden sollen. Damit sich der Klient beim Gehen sicherer fühlt, hilft oft ein Stock, ein Handlauf oder eine Person, die ihn begleitet.

Das Aufstehen und den Weg zur Toilette erleichtern

Um dem Klienten das Aufstehen vom Bett zu erleichtern, muss dieses auf die richtige Höhe gestellt werden. Damit der Klient vom Stuhl aufstehen kann, ist ein Stuhl mit Lehnen, auf die er sich abstützen kann, geeignet. Unsicheren und verwirrten Klienten nachts Socken mit Nonslip-Sohlen anziehen (verminderte Rutschgefahr).

Um den Weg zur Toilette frei zu machen, muss man schauen, ob evtl. Möbel umgestellt werden müssen.

INKONTINENZ

Die Umgebung kontinenzfördernd gestalten
(vgl. Grond 1993, S. 266 ff)

Was macht eine Toilette

zum Problem?	akzeptabel?
▪ dauernd besetzt	✔ meist frei
▪ schwierig zu erreichen	✔ leicht erreichbar
▪ kaum leserlich	✔ klar markiert in richtiger Höhe
▪ schmutzig	✔ sauber
▪ nicht abschließbar	✔ leicht abschließbar
▪ Öffnung unter/über Tür/Wand	✔ Tür/Wände sichern Privatheit
▪ schwierig zu spülen	✔ leicht zu spülen
▪ Sitz zu niedrig/zu hoch	✔ Sitz in richtiger Höhe
▪ zu eng zum Umdrehen	✔ genug Raum zum Kleiden
▪ kein Haltegriff	✔ beidseits Haltegriffe
▪ zu wenig/kein Toilettenpapier, Toilettenpapier zu hart, schwer zu erreichen, schwer abzureißen	✔ Toilettenpapier weich, leicht erreichbar, leicht abreißbar
▪ andere drängen	✔ niemand drängt, viel Zeit
▪ Händewaschen/-trocknen nicht möglich	✔ Waschgelegenheit
▪ kein Behälter für Binden	✔ Binden leicht zu entsorgen ✔ Fußbänkchen ✔ hell, attraktiv, Duftstoff usw.

Für Alternativen sorgen

Wenn der Klient zwar aufstehen, aber nicht mehr gut gehen kann, kann man ihm einen Nachtstuhl oder ein chemisches WC neben das Bett stellen.

Die Kleidung der Inkontinenz anpassen

Eigene Kleidung erhält Würde und Selbstvertrauen. Kleidung aus Baumwolle ist dehnbar, luftdurchläßig, saugfähig; mehrere dünne Kleider wärmen mehr als dicke; leichte Sportkleidung mit weiten Hosenbeinen erleichtern das Ausziehen beim Toilettengang. Knöpfe, Spangen, Haken, Reißverschlüsse und Schnürsenkel können durch Klettverschluss ersetzt werden (vgl. Grond 1993).

7. REGULIEREN DER KÖRPERTEMPERATUR

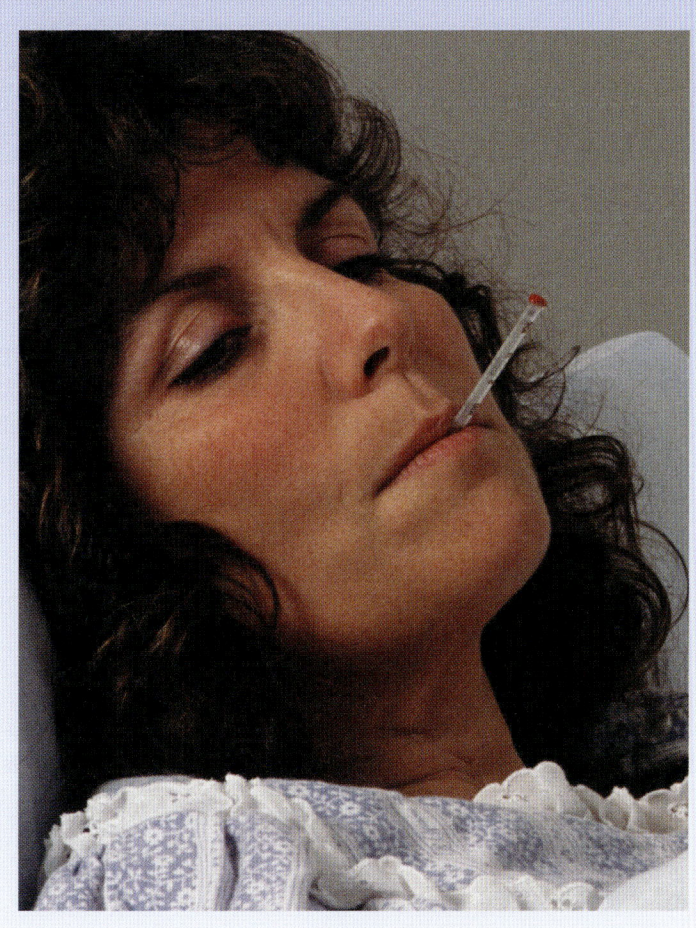

KÖRPERTEMPERATUR

Körpertemperatur

Der Mensch hat zur Regulierung der Körpertemperatur ein äußeres und ein inneres System zur Verfügung, die beide intakt sein müssen.

Der Mensch hat die Fähigkeit, sich nach außen dem Wetter, den Jahreszeiten und dem Klima anzupassen. Eine Vielzahl von inneren Regelsystemen dient der Steuerung des Stoffwechsels und ermöglicht die Konstanterhaltung der Körpertemperatur.
Kranke, alte, behinderte Menschen und Kinder können oft zu wenig oder gar nichts zur Konstanterhaltung ihrer Körpertemperatur beitragen. Damit wir sie unterstützen können, müssen die Pflegepersonen Folgendes in Erfahrung bringen:

Gewohnheiten
Möchte der Klient eine Wärmflasche, eine warme oder leichte Bettdecke, Bettsocken, das Fenster auf oder zu? Wie hoch soll die Heizung eingestellt werden? Möchte der Klient gerne bei jedem Wetter draußen sein oder drinnen?

Bekleidung
Kurze, lange (Unter-)Hose, eine Jacke? Aus Wolle, Baumwolle, Kunstfaser? Eine Wolldecke auf den Knien?

Befinden
Schwitzt oder friert der Klient leicht, ist er sehr mager oder korpulent, leidet er an Stoffwechselstörungen, z.B. Schilddrüsen-Über-/Unterfunktion (Hyper-/Hypothyreose), an hormonellen Störungen, z.B. Hitzewallungen bei Frauen in den Wechseljahren, ist sein Wärmeregulationszentrum schon genügend ausgebildet, z.B. bei Säuglingen?

Essen, trinken
Passt der Klient die Ernährung der Temperatur an, trinkt er genug (z.B. Durstfieber bei Säuglingen)?

Bewegung
Bewegt sich der Klient, sitzt er nur im Rollstuhl, kann er vor Hitze, Kälte «flüchten», sich in seinen Bewegungen der Außentempera-

---

Anregung

Beantworten Sie folgende Fragen (für sich und/oder in der Gruppe)

1. Wie verhalte ich mich bei Hitze?

2. Wie verhalte ich mich bei Kälte?

3. Was kann ein Säugling, ein kranker Mensch, ein betagter Mensch nicht (mehr) selbst tun, um sich vor Hitze/Kälte zu schützen?

KÖRPERTEMPERATURMESSUNG

Körpertemperaturmessung

In der Regel wird die Temperatur in der Achselhöhle (axillar), in der Leiste (inguinal) oder im Ohr (otal) gemessen; bei Säuglingen, kleinen Kindern, sehr mageren und sehr unruhigen Klienten hingegen im Enddarm (rektal). Eher selten wird in der Mundhöhle (oral) oder unter der Zunge (sublingual) gemessen.

Unterschiede bei der Messdauer und Vor- und Nachteile der verschiedenen Messarten:

Messart	Messdauer	Vorteil/Nachteil	Ergebnis
in der Achselhöhle (axillar) in der Leiste (inguinal)	8–10 Minuten (mit dem Maximalthermometer)	angenehmste Messart, längste Messdauer	regulär, gebräuchlich
	ca. 1 Minute (mit dem Digitalthermometer)	kurze Messdauer	
im Enddarm (rektal)	2–3 Minuten	kurze, sehr genaue Messung (Kerntemperatur)	0,5 °C höher als axillare Messung
in der Mundhöhle (oral), unter der Zunge (sublingual)	5 Minuten	schnell und einfach, für unruhige, desorientierte Menschen, Kinder usw. nicht geeignet	0,3 °C höher als axillare Messung
im Ohr (otal)	3 Sekunden	angenehm, schnell, einfach; wenn nicht korrekt ausgerichtet, falsche, zu tiefe Werte	wie rektal

Thermometerarten

Die Körpertemperatur wird mit dem Thermometer festgestellt. Für die verschiedenen Messarten gibt es verschiedene Thermometer.

Maximalthermometer (Abb. 7.1)

Das Maximalthermometer wird für die axilläre, inguinale und rektale Messung der Körpertemperatur verwendet. Seine Messskala reicht von von 35–43 °C (das für Frühgeburten von 26–42 °C). Es heißt Maximalthermometer, weil die Quecksilbersäule beim Messen auf dem höchsten gemessenen Wert stehenbleibt. Sie muss vor erneuter Messung hinuntergeschlagen werden.

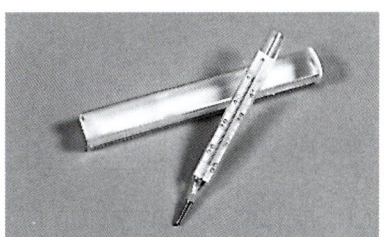

Abb. 7.1: Maximalthermometer

Digitalthermometer (quecksilberfrei) (Abb. 7.2)

Das Digitalthermometer wird gleich verwendet wie das Maximalthermometer und hat den Vorteil, dass es bei Beschädigung kein Quecksilber freisetzen kann. Die Messdauer beträgt ca. 1 Minute. Nachteilig ist, dass keine sehr genauen Werte erzielt werden.

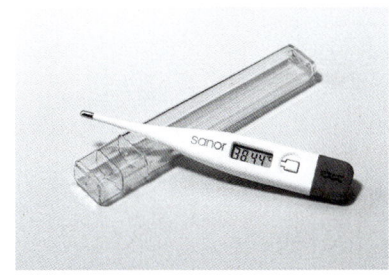

Abb. 7.2: Digitalthermometer

KÖRPERTEMPERATURMESSUNG

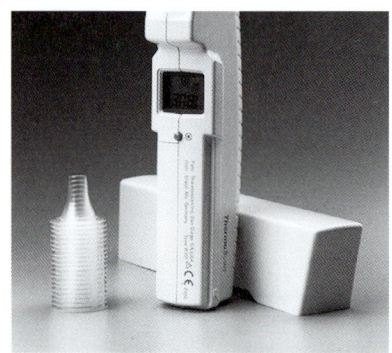

Abb. 7.3: Ohrthermometer

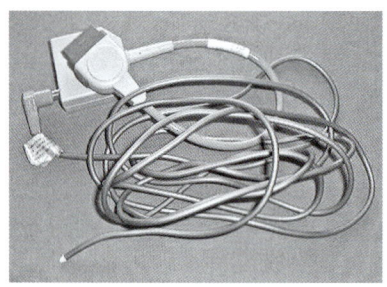

Abb. 7.4: Temperaturmesssonde

Notizen

Vorgehen

Gebrauchsanweisung lesen, in der Regel:
- Thermometer einschalten.
- Signalton abwarten.
- Thermometer benutzen wie Maximalthermometer.
- Nach ca. 1 Minute Wert ablesen (Signalton).
- Thermometer desinfizieren.

Infrarot-Ohrthermometer (Abb. 7.3)

Die vom Trommelfell und umliegenden Gewebe abgestrahlte Wärme (Kerntemperatur) wird mittels Infrarotsensor erfasst und in einen digital ablesbaren Wert – die Körpertemperatur – umgewandelt. Die Messdauer beträgt ca. 3 Sekunden.

Elektronische Messung (Abb. 7.4)

Die Temperatur wird mittels einer langen Sonde gemessen, die ca. 10–15 cm in den Enddarm eingeführt und mit einem Zwischenstück direkt auf den Überwachungsmonitor übertragen wird.

Diese Art der Messung erfolgt vor allem auf Intensivstationen bei Klienten mit sehr hohen Temperaturen, infektiösen Darmerkrankungen oder bei unterkühlten Menschen.

Messmethoden

Axillare Messung

- Achselhöhle gut trocknen, das Thermometer einlegen.
- Den Klienten auffordern, den Arm dicht am Oberkörper zu halten; aufpassen, dass kein Stoff (z. B. vom Nachthemd) mit eingeklemmt wird.
- Nicht bei Säuglingen, kleinen Kindern, bei unruhigen und sehr mageren Menschen verwenden.
- Die Messung kann auch in den Leisten (inguinal) durchgeführt werden.
- ■ Die Messwerte sind relativ ungenau.

Rektale Messung

- Thermometer mit einer Schutzhülle versehen (wenn keine Extrahüllen vorhanden sind, einen Plastikhandschuh verwenden).
- Den Klienten auf die Seite oder den Bauch drehen (lassen); bei Rückenlage wenn möglich die Knie anwinkeln lassen.
- Thermometer mit Wasser anfeuchten (als Gleitmittel keine Vaseline oder ähnliches verwenden; verfälscht die Messwerte).
- Thermometer sorgfältig einführen; in der Regel bleibt die Pflegeperson beim Klienten und hält das Thermometer fest.
- Nicht bei Klienten mit Hämorrhoiden oder nach Darmoperationen verwenden.
- ■ Die rektale Messung ergibt sehr genaue Werte.

VERÄNDERTE KÖRPERTEMPERATUR

Sublinguale Messung

- Der Klient darf ab ca. 10 Minuten vor der Messung nichts Eiskaltes oder Heißes essen und trinken, sonst werden die Werte verfälscht.
- Spitze des Thermometers unter die Zunge legen (neben die Zungenbändchen).
- Mund bleibt geschlossen.
- Die Messung ist relativ ungenau.

Otale Messung

- Thermometer vom Ladegerät nehmen.
- Messwert «Körperkerntemperatur» einstellen.
- Messfilter (Hülle) auf den Messkonus setzen.
- Messfühler so in den Gehörgang führen, dass dieser abgedichtet ist.
- «Scan»-Knopf drücken.
- Nach ca. 3 Sekunden Temperatur ablesen.
- Messfilter entfernen (Eject-Taste drücken) und entsorgen.
- Bezüglich Laden des Gerätes Gebrauchsanweisung beachten.
- Die Messung ist genau (Körperkerntemperatur).

Umgang mit gebrauchten Thermometern

- Ggf. Hülle so abziehen, dass die Außenseite nach innen kommt und wegwerfen.
- Thermometer desinfizieren (nach Desinfektionsplan).
- Maximalthermometer herunterschütteln (Quecksilbersäule muss unter 36 °C stehen), Digitalthermometer ausschalten.

Veränderte Körpertemperatur

Erhöhte Körpertemperatur (Hyperthermie)

Erhöhte Temperatur unterteilen wir (axillar gemessen) in:

Bezeichnung	Temperatur
subfebrile Temperatur	37,1 bis 37,8 °C
mäßiges Fieber	37,9 bis 38,4 °C
hohes Fieber	38,5 bis 40,0 °C
sehr hohes Fieber	über 40,0 °C

Fieber

Wir sprechen von Fieber, wenn die Körpertemperatur (axillar gemessen) über 37,9 °C beträgt. Fieber ist keine Krankheit, sondern ein Symptom einer Erkrankung.

Durch Fremdstoffe wie Krankheitserreger (Bakterien, Viren, Pilze oder deren Giftstoffe = Toxine), Fremdkörper und Gewebstrümmer werden im Körper fiebererzeugende Stoffe (exogene Pyrogene) abgegeben. Diese führen zur Freisetzung von körpereigenen (en-

Grundsätze

- Beim Einführen in den Enddarm das Thermometer schützen, anfeuchten und vorsichtig mit sanftem Druck einführen, dabei immer auf Hämorrhoiden (außen und innen) achten!
- Bei unruhigen Personen das Thermometer immer festhalten!
- Um eine Verschleppung von Krankheitskeimen zu vermeiden, sollte jeder Kranke sein eigenes Fieberthermometer haben, andernfalls ist das Thermometer nach jedem Gebrauch zu desinfizieren.
- Gemessene Werte sofort aufschreiben, zu hohe oder zu tiefe Werte der Vorgesetzten melden.
- Wenn ein Maximalthermometer zerbricht, das Quecksilber sofort aufwischen, z. B. mit Kehrblech und Besen, (nicht berühren!), in ein luftdicht verschließbares Gefäß geben und in die Apotheke bringen. Quecksilber verdunstet bei Zimmertemperatur; die Dämpfe werden eingeatmet und können zu schweren Vergiftungen führen.

VERÄNDERTE KÖRPERTEMPERATUR

dogenen) Pyrogenen. Diese endogenen Pyrogene gelangen über den Blutweg in das Wärmeregulationszentrum im Gehirn und verstellen da den Sollwert nach oben (z. B. auf 38.5 °C). Der Körper muss durch Zittern (Zähneklappern, Muskelzittern bis Schüttelfrost) und Engerstellen der Hautgefäße so viel und so lange Wärme produzieren, bis diese 38.5 °C erreicht sind.

Man kann sich das vorstellen wie bei der Zentralheizung zu Hause im Winter. Wenn die Raumtemperatur z. B. 12 °C beträgt, stellen wir den Sollwert (Thermostat) der Heizung auf z. B. 20 °C; die Heizung springt an und arbeitet so lange, bis der Sollwert von 20 °C erreicht ist, und stellt dann ab.

Wenn beim Fieber der Sollwert erreicht ist, hört das Zittern auf, die Hautgefäße werden wieder weitgestellt, und wir fangen an zu schwitzen (wir haben ja jetzt mit 38.5 °C viel zu heiß). Man weiß, dass durch das Fieber Fresszellen (Phagozyten) freigesetzt werden, die versuchen, die Erreger unschädlich zu machen. Deshalb darf man Fieber nicht in jedem Fall sofort (z. B. durch Medikamente) unterdrücken.

Ursachen für Fieber

Bakterielles (septisches) Fieber: verursacht durch Bakterien, Viren, Pilze oder deren Giftstoffe (Toxine).

Aseptisches Fieber: Zerfalls- und Stoffwechselprodukte aus Wundsekreten, Blutergüssen, Knochenbrüchen, Tumornekrosen.

Zentrales Fieber: durch Schädigung des Wärmeregulationszentrums im Gehirn selbst (z. B. bei Schädelverletzungen, Gehirntumore).

Durstfieber: durch Flüssigkeitsmangel vor allem bei Säuglingen (Störungen der Wärmeabgabe).

Körperfremde Eiweiße: durch Bluttransfusionen und Transplantate, die der Körper nicht annimmt.

Psychische Faktoren: durch Erregung, Angst, Stress, Aufregung, physische Belastungen bei der Arbeit.

Fieberzeichen

- Kopf-, Muskelschmerzen, Müdigkeit, allgemeines Unwohlsein
- frösteln, Zähneklappern, Schüttelfrost
- Schweißausbrüche
- rotes Gesicht, Hitze
- glänzende Augen
- Urinausscheidung gering, Urin stark konzentriert
- Verstopfung (Obstipation)
- erhöhter Puls, beschleunigte Atmung
- Durst; trockene, belegte Zunge

VERÄNDERTE KÖRPERTEMPERATUR

Fieberverlauf

Der Fieberverlauf ist durch drei Stadien gekennzeichnet:

1. Temperaturanstieg

Ein langsamer Temperaturanstieg wird vom Kranken im Allgemeinen besser vertragen als ein schneller, der oft mit Schüttelfrost endet. Beim Schüttelfrost erregen die im Blut kreisenden Krankheitserreger oder deren Toxine, Fremdkörper, Gewebstrümmer das Temperaturregulationszentrum übermäßig; um den sehr hohen Sollwert baldmöglichst zu erreichen, reichen Zähneklappern, Muskelzittern oder Engstellung der Hautgefäße nicht aus. Der Körper wird durch Muskelkontraktionen richtig geschüttelt, um sehr schnell genügend Wärme zu produzieren und das Soll zu erreichen.

2. Fieberspitze

3. Temperaturabfall

Der langsame Fieberabfall, die Lysis, belastet den Körper nicht so stark, da er sich langsam der sinkenden Temperatur anpassen kann. Die Krisis, der schnelle Fieberabfall (innerhalb von 24 Stunden), kann lebensgefährlich sein. Da die Haargefäße plötzlich weitgestellt werden, kann der Körper mit Schocksymptomen wie schnellem Puls (Tachykardie), Blässe und Blaufärbung (Zyanose) als Zeichen des Kreislaufversagens reagieren.

▼ In dieser Phase muss der Klient sehr gut überwacht werden; bei Tachykardie sofort die Vorgesetzte rufen, die Vitalzeichen (Blutdruck, Puls, evtl. Atmung) messen und den Kranken nicht allein lassen.

Schüttelfrost

Der Schüttelfrost läuft in vier Phasen ab:

	Symptome	Pflege
1. Phase	■ Temperaturanstieg mit Schütteln des ganzen Körpers (s. oben) ■ Blässe ■ schneller Puls	▸▸ Wärme zuführen: Wärmer anziehen, Decken, Wärmflaschen, wenn möglich heiße Getränke verabreichen. ▸▸ Den Klienten vor Verletzungen schützen, bei ihm bleiben. **Arzt benachrichtigen** (es müssen evtl. Blutkulturen zur Ermittlung der Krankheitserreger abgenommen werden).

Regulieren der Körpertemperatur

PFLEGE BEI FIEBER

	Symptome	Pflege
2. Phase	■ Temperatur erreicht den Höhepunkt ■ Schütteln hört auf ■ Klient schwitzt, ist unruhig	▸ Decken usw. entfernen. ▸ Klienten kühl abwaschen. ▸ Kühle Getränke verabreichen. ▸ Temperatur messen.
3. Phase	■ Klient schwitzt, Temperatur sinkt ■ Gefahr der Krisis = schneller Fieberabfall mit ▼ **Kollapsgefahr** (kalter, kleinperliger Schweiss, schneller Puls)	▸ Den Klienten sehr gut beobachten. ▸ Den Klienten mehrfach täglich überwachen (BD, Puls).
4. Phase	■ Klient ist erschöpft, er schläft	▸ Für Ruhe sorgen.

Pflege bei Fieber

Solange die Temperatur stark erhöht ist, soll der Kranke Bettruhe einhalten. Während der Phasen des Fieberanstiegs, der Fieberspitze und des Fieberabfalls gelten die beim Schüttelfrost beschriebenen Pflegemaßnahmen. Da eine Fiebererkrankung meist mehrere Tage andauert, kommen weitere begleitende Maßnahmen dazu:

Senken des Fiebers

Da Fieber ein «physiologischer Abwehrvorgang» des Körpers ist, darf es nur bei sehr hohen Temperaturen (zentrales Fieber), die lebensbedrohlich sind, stark gesenkt werden. Lindernd wirken:

- fiebersenkende Tees (Lindenblüten, Stechpalme)
- kühle Abwaschungen
- fiebersenkende Wadenwickel, Essigstrümpfe, Zitronen-, Kohl-, Zwiebelwickel

Die **kühle Waschung** (nach M. Thüler) eignet sich für Kranke, die Wadenwickel nicht vertragen können. Ein Körperteil nach dem anderen wird mit lauwarmem Wasser (evtl. mit etwas Zitronensaft oder Essig) mit wenigen, leichten Strichen abgewaschen und ohne abzutrocknen gleich wieder zugedeckt (so kann der Körper durch Verdunstungskälte mehr Wärme abgeben).

Wadenwickel reichen vom Knöchel bis zu den Kniegelenken.
Material
- 2 Baumwoll- oder Leinentücher
- 2 Woll- oder Frottiertücher
- 1 Schüssel temperiertes Wasser

Grundsätze

✗ Kühle Wadenwickel dürfen nur bei warmem Körper, vor allem warmen Füßen und Händen gemacht werden.

✗ Wadenwickel werden immer um beide Beine gelegt.

✗ Der Plastikbettschutz darf nie rund um den Wickel gelegt werden; das würde zu einem Wärmestau führen.

✗ Die Wickeltücher müssen vor jedem neuen Anlegen mit frischem Wasser (am Wasserhahn) ausgewaschen werden, um über die Haut ausgeschiedene Schlackenstoffe zu entfernen.

PFLEGE BEI FIEBER

- ❏ Bettschutz
- ❏ als Zusatz evtl. Essig oder Zitronensaft (nicht essenziell)

Vorgehen

- ➲ Die Decke von den Beinen nehmen (oben zugedeckt lassen, damit der Kranke nicht friert).
- ➲ Ein Gummituch als Bettschutz unter die Beine legen.
- ➲ Die Baumwoll- oder Leinentücher ins Wasser tunken, gut auswringen und satt um die Beine legen.
- ➲ Die Woll- oder Frottiertücher darum wickeln, den Kranken zudecken.

Die Wickel werden 8–10 Minuten belassen (bis sie sich erwärmt haben) und der Vorgang 3–4 Mal hintereinander wiederholt; das Fieber darf dabei um höchstens 1 °C gesenkt werden.

Wohlbefinden und Umgebung

- ▸▸ Zuwendung und Begleitung (bei hohem Fieber fühlt man sich sehr unwohl).
- ▸▸ Zimmer lüften, Raumtemperatur nach Wunsch des Kranken, evtl. Luftbefeuchter.
- ▸▸ Zimmer nach Wunsch abdunkeln, Ruhe ermöglichen.
- ▸▸ Gute Körperpflege, wo nötig Prophylaxen (Pneumonie, Soor-Parotitis, Dekubitus, Obstipation, Kontrakturen).
- ▸▸ Einen feuchten, kühlen Lappen auf die Stirn legen.
- ▸▸ Bettwäsche und Kleidung nach Bedarf (v. a. nach Schwitzen) wechseln.
- ▸▸ Mobilisation, wenn das Fieber sinkt (Achtung Kollapsgefahr).

Ernährung und Trinkmenge

- ▸▸ Sehr viel Flüssigkeit (2–3 Liter/Tag). Da der Kranke bei hohem Fieber oft keinen Appetit hat und viel schwitzt, sollen kalorien-, vitamin- und mineralstoffreiche Getränke verabreicht werden, z. B. Tee mit Traubenzucker, Frappées, Fruchtsäfte, Bouillon.
- ▸▸ Leichte, fettarme Kost; am Anfang kleine Mengen, nach und nach aufbauend.

Ausscheidung

- ▸▸ Urinausscheidung beobachten, Trinkmenge anpassen.
- ▸▸ Gegen Verstopfung viel Flüssigkeit und z. B. Kleie (mit viel Flüssigkeit), morgens vor dem Frühstück ein Glas warmes Wasser, Feigen.

Beobachtung des Fieberkranken

- ▸▸ Subjektives Befinden sehen, erfragen.
- ▸▸ Vitalzeichen messen, vor allem Körpertemperatur und Puls.
- ▸▸ Urinmenge, Konzentration, dokumentieren.
- ▸▸ Trinkmenge (wenn Trinkmengezettel aufschreiben).

Notizen

UNTERTEMPERATUR

Untertemperatur (Hypothermie)

Wir sprechen von Untertemperatur, wenn die Körpertemperatur konstant unter 36 °C liegt.

Ursachen für Untertemperatur

- zu geringe Wärmeproduktion: mangelhafte Bekleidung, Schock, zu wenig oder keine Bewegung (z. B. Bewusstlose Menschen)
- Schädigung des Temperaturregulationszentrums: Tumoren, Schädel-Hirn-Verletzungen
- unvollständige Entwicklung des Temperaturregulationszentrums bei zu früh geborenen Kindern
- Operation bei untertemperiertem OP-Saal und unbeheizter OP-Liege

Zeichen der Untertemperatur

- Frieren, Muskelzittern
- bläulich verfärbte Haut (zuerst an den Lippen sichtbar)

Verlauf

Bei Temperaturen unter 32 °C kommt es zu Bewusstseinstrübung bis zur Bewusstlosigkeit und durch längerfristig einwirkende Minustemperaturen zu Erfrierungen (bei der Verwendung von Eisbeuteln beachten).

Pflege bei Untertemperatur

- Den Körper mit warmen Decken oder wärmereflektierenden Folien langsam aufwärmen, nicht mehr als 0,5 °C pro Stunde (hohe Belastung für den Kreislauf).
- Vitalzeichen (Temperatur, Puls, Blutdruck, Atmung) kontrollieren.
- Warme Getränke verabreichen.
- Erfrierungen steril abdecken, in Watte packen, Arzt rufen.

8. ATMEN

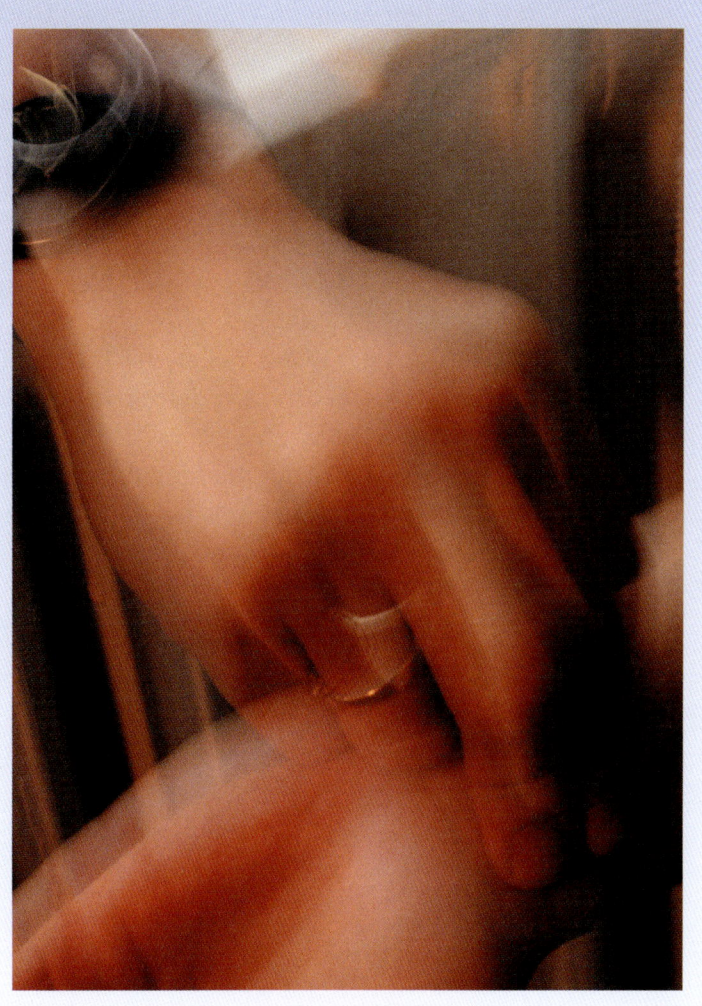

ATMEN

Atmen

Wir leben von der Luft, die wir einatmen, und dem darin enthaltenen Sauerstoff. Ohne den ständigen Austausch von Sauerstoff und Kohlendioxid können wir nicht leben. Jede Zelle braucht Sauerstoff, um bestehen zu können und muss Kohlendioxid als Abfallprodukt abgeben. Atmen geschieht «von selbst». Wir werden uns unseres Atmens oft erst bewusst, wenn Störungen eintreten. Schon eine verstopfte Nase bereitet Unbehagen, vor allem nachts. Schwerere Störungen können lebensgefährdend sein und Todesängste auslösen. Es liegt daher an den Pflegenden, dafür zu sorgen, dass die Klienten jederzeit so gut wie möglich atmen können.

Auch wenn keine Probleme mit der Atmung zu erwarten sind, ist es die Aufgabe der Pflegenden dafür zu sorgen, dass die Räume gelüftet sind, eine möglichst angenehme Temperatur herrscht und die Luft (vor allem im Winter) nicht zu trocken ist (Luftbefeuchter aufstellen).

Wenn es Probleme mit der Atmung gibt oder welche zu erwarten sind (z. B. längere Bettlägerigkeit, Operation), muss die Pflegeperson die entsprechenden Prophylaxen und Pflegemaßnahmen kennen und angemessen durchführen können.

Dazu muss sie Folgendes wissen oder versuchen in Erfahrung zu bringen:
- Hält sich der Klient viel an der frischen Luft auf?
- Schläft er bei offenem/geschlossenem Fenster?
- Raucht er?
- Hat oder hatte der Klient je Probleme mit der Atmung?
- Sind Probleme zu erwarten (längere Liegezeit, Operation)?
- Leidet der Klient an anderen Krankheiten, die die Atmung beeinträchtigen könnten?

STEUERUNG DER ATMUNG

Steuerung der Atmung

Die Atmung wird automatisch über das Atemzentrum im verlängerten Mark (oberhalb des Rückenmarks) gesteuert. Das Atemzentrum reagiert auf folgende chemische Reize im Blut, das heißt wir atmen, wenn das Kohlendioxid (CO_2) ansteigt (größter Reiz), zu wenig Sauerstoff (O_2) im Blut ist oder der pH-Wert (Konzentration der Wasserstoffionen) zu tief (das Blut zu sauer) ist.

Beobachtung der Atmung

Die Beobachtung der Atmung ist von großer Bedeutung, da sie uns aufzeigen kann, in welchem physiologischen Zustand sich der Körper befindet. Lebensbedrohliche Situationen können durch gezielte Beobachtung schnell erfasst und entsprechende Maßnahmen eingeleitet werden.

Atemfrequenz

Die Atemfrequenz gibt die Anzahl der Atemzüge z.B. pro Minute wieder. Sie verändert sich je nach Alter. Physiologische Veränderungen hängen von Bewegung, Ruhe, Schlaf, psychischer Verfassung ab.

Normalwerte

Säuglinge:	40–45 Atemzüge pro Minute
Kleinkinder:	25–30 Atemzüge pro Minute
Erwachsene:	12–20 Atemzüge pro Minute

Das Verhältnis Puls- zu Atemfrequenz beträgt vom 3. Lebensjahr an ca. 4 zu 1.

Anregung

1. Legen Sie eine Uhr gut sichtbar vor sich. Halten Sie die Atmung möglichst lange an. Beobachten Sie, welche Gefühle in Ihnen aufsteigen. Notieren Sie diese im Anschluss an diese Übung.

2. Die Übung zeigt Ihnen bereits nach 20–40 Sekunden, wie bedeutsam die Atmung ist und Sie werden feststellen, wie rasch Ihr Atemzentrum Alarm schlägt und Sie wieder zum Atmen zwingt.

BEOBACHTUNG DER ATMUNG

Veränderungen der Atemfrequenz (Tab. 8.1)

	physiologisch	pathologisch
Tachypnö beschleunigte Atmung > 20 Atemzüge/Minute	■ körperliche Anstrengung ■ psychische Erregung (Freude, Schreck, Angst) ■ Aufenthalt in großer Höhe (die Luft enthält weniger O_2 – wir müssen mehr atmen)	■ vermehrter Bedarf an O_2 (Fieber, bösartige Tumorerkrankungen) ■ Einschränkung der Atemfläche (Lungenerkrankungen; wenn z.B. Lungengewebe bzw. Lungenbläschen zerstört sind, ist weniger Fläche für den Gasaustausch vorhanden) ■ zu wenige Transportmittel für den O_2 (bei Blutarmut oder großem Blutverlust haben wir zu wenig rote Blutkörperchen, die den O_2 transportieren)
Bradypnö verlangsamte Atmung	■ Ermüdung, Entspannung, Schlaf	■ Vergiftungen ■ Schädigung des zentralen Nervensystems
Dyspnö Atemnot		■ Einengung der oberen Atemwege ■ Lungen-, Herzkrankheiten ■ Störungen des Atemzentrums
Apnö Atemstillstand		■ Lähmung des Atemzentrums oder der Atemmuskulatur ■ Verlegung der Atemwege Wenn das Gehirn keinen O_2 erhält,
Hyperventilation übermäßig gesteigerte Atmung	■ psychische Überbelastung	■ Fieber, Schilddrüsenüberfunktion ■ Erkrankungen des zentralen Nervensystems

Tab. 8.1: Veränderungen der Atemfrequenz

Hyperventilation

Bei der Hyperventilation ist die Atmung übermäßig gesteigert. Durch die schnellen Atemzüge wird viel zu viel CO_2 abgeatmet. Maßnahme: Man lässt den Betroffenen das CO_2 wieder einatmen, indem man ihm für kurze Zeit einen Plastiksack vor Mund und Nase hält.

Atemrhythmus

Der gesunde Mensch atmet gleichmäßig, ruhig und unauffällig. Bei bestimmten Störungen/Erkrankungen verändert sich der Atemrhythmus (s. Abb. 8.1). Dabei können unterschiedliche Atemmuster beobachtet werden.

BEOBACHTUNG DER ATMUNG

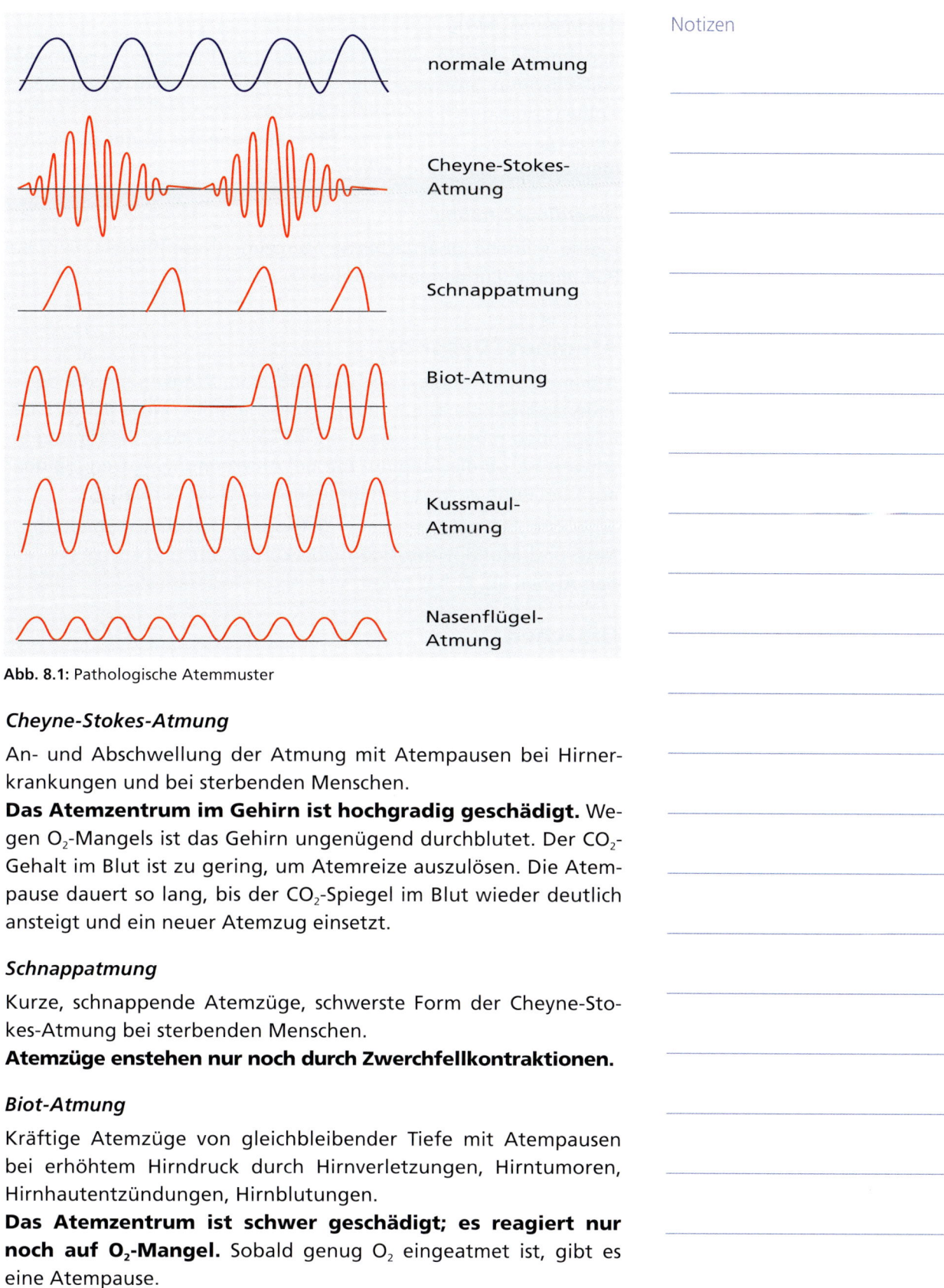

Abb. 8.1: Pathologische Atemmuster

Cheyne-Stokes-Atmung

An- und Abschwellung der Atmung mit Atempausen bei Hirnerkrankungen und bei sterbenden Menschen.
Das Atemzentrum im Gehirn ist hochgradig geschädigt. Wegen O_2-Mangels ist das Gehirn ungenügend durchblutet. Der CO_2-Gehalt im Blut ist zu gering, um Atemreize auszulösen. Die Atempause dauert so lang, bis der CO_2-Spiegel im Blut wieder deutlich ansteigt und ein neuer Atemzug einsetzt.

Schnappatmung

Kurze, schnappende Atemzüge, schwerste Form der Cheyne-Stokes-Atmung bei sterbenden Menschen.
Atemzüge enstehen nur noch durch Zwerchfellkontraktionen.

Biot-Atmung

Kräftige Atemzüge von gleichbleibender Tiefe mit Atempausen bei erhöhtem Hirndruck durch Hirnverletzungen, Hirntumoren, Hirnhautentzündungen, Hirnblutungen.
Das Atemzentrum ist schwer geschädigt; es reagiert nur noch auf O_2-Mangel. Sobald genug O_2 eingeatmet ist, gibt es eine Atempause.

▼ Hier darf auf keinen Fall O_2 verabreicht werden, weil sonst der Atemreiz wegbleibt – es käme zum Atemstillstand.

BEOBACHTUNG DER ATMUNG

Notizen

Kussmaul-Atmung

Regelmäßige große, sehr tiefe Atemzüge (Übersäuerungsatmung) bei schweren Stoffwechselerkrankungen wie dem diabetischen Koma (Koma durch zu viel Blutzucker).
Der Organismus versucht, die Übersäuerung des Blutes durch vermehrte CO_2-Abatmung zu kompensieren.

Nasenflügelatmung

Kleine, schnelle, oberflächliche Atemzüge (Nasenflügelatmen) bei Pneumonie (Lungenentzündung).

Atemnot (Dyspnoe)

Atemnot ist ein subjektiver, das heißt vom Kranken empfundener Sauerstoffmangel. Die Atmung ist beschleunigt und erschwert. Die Pflegenden müssen beobachten, ob die Aus- oder Einatmung erschwert ist, ob die Atemnot nur bei Anstrengung/Aufregung oder auch bei Ruhe auftritt und dieses dem Arzt weitermelden.

Schwerste Atemnot nennt man **Orthopnö**. Der Kranke atmet durch Nase und Mund, richtet den Oberkörper auf und stützt sich mit den Armen ab. Er hat Angst, u. U. sogar Todesangst.

Ursachen

Herz- und Lungenerkrankungen, Stoffwechselstörungen (z. B. Azidose bei Diabetes mellitus), Lähmungen der Atemmuskulatur und psychische Ursachen sind Ursachen der Atemnot.

Maßnahmen bei Atemnot

▶▶ Klienten mit erhöhtem Oberkörper lagern, einengende Kleider öffnen.
▶▶ Kissen unter die Kniekehlen legen oder Knieknick (Bett).
▶▶ Esstisch so hinstellen, dass der Klient die Arme darauf abstützen kann.
▶▶ Große Kissen unter die Achseln betten.
▶▶ Fenster öffnen.
▶▶ Beim Klienten bleiben.
▶▶ Bei akuter schwerer Atemnot sofort die Alarmklingel betätigen, das ärztliche Personal alarmieren.

Apnö (Atemstillstand)

Ursachen

Verlegung der Atemwege, eine Lähmung des Atemzentrums, eine Lähmung der Atemmuskulatur und Herzstillstand sind Ursachen für die Apnö.

Maßnahmen bei Atemstillstand

▶ **alarmieren**
▶ **Atemwege freimachen**
▶ **beatmen**
▶ **bei Herzstillstand – Herzdruckmassage**

Bei sterbenden Menschen ist der Atemstillstand ein Todeszeichen.

BEOBACHTUNG DER ATMUNG

Pathologische Atemgeräusche
- keuchen bei körperlicher Anstrengung
- pfeifende Atmung (Stridor) beim Einatmen durch Verengung der Luftwege (z. B. Pseudokrupp) oder beim Ausatmen durch Bronchospasmus (die Bronchien verkrampfen sich) bei Asthmatikern
- rasseln oder brummen: Schleimansammlung in den Luftwegen
- brodeln: Wasser in den Lungen (Lungenödem)

Husten

Husten (Tussis) ist ein Schutzmechanismus. Wenn wir husten, befördern wir Schleim, Fremdkörper u. a. nach außen.

Wir unterscheiden den **trockenen Husten** (Reizhusten) beim Einatmen von Staub, Gasen, Chemikalien oder bei zu trockener Luft und den **Begleithusten** (produktiver Husten) bei Infektionen der Luftwege. Der Husten führt zur Sekretentleerung (Auswurf).

Auswurf (Sputum)

Bei Erkrankungen der Atemwege und der Lunge sondern die Schleimhäute übermäßig Sekret ab, dem Staub, Zellen, Blut, Bakterien, Eiter u. a. beigemischt sein können. Farbe und Substanz des Sputums hängen von der Erkrankung ab:

- schleimig durchscheinend: bei leichten Infektionen der Atemwege
- zäh, fadenziehend, glasig: bei Asthma bronchiale
- gelblichgrün-eitrig: bei Entzündungen der Luftröhre und der Bronchien
- dünnflüssig, schaumig, hellrot: beim Lungenödem
- blutig, Bluthusten: bei Tumoren der Atemwege, Abszessen, Tuberkulose, Infarkten der Lunge
- rostbraun: bei Lungenentzündung

Der **Geruch** des Sputums ist normalerweise unauffällig, kann sich aber bei bestimmten Erkrankungen oder körperlichen Zuständen verändern.

Mögliche **Ursachen** sind eine schlechte Mundhygiene, Magen-Darmerkrankungen, diabetisches Koma (Azetongeruch), Lungenabszess (fade-süßlicher Geruch), Lungenkrebs und eitrige Lungenerkrankungen (Fäulnisgeruch) und Leberkoma (Ammoniakgeruch).

Umgang mit Sputum

Sputum wird aus Hygienegründen in Einwegmaterialien entsorgt. Beim Umgang mit Sputum immer Plastikhandschuhe tragen; es kann infiziert sein (Krankheitserreger enthalten).

Bei Infektionsgefahr werden Sputumbecher in speziell gezeichneten Behältern gesammelt und direkt der Verbrennungsanlage zugeführt.

PNEUMONIEPROPHYLAXE

Klienten, die Auswurf haben, erhalten einen Sputumbecher, in den sie spucken können.

Material
- Sputumbecher, evtl. mit 5–10 ml Desinfektionslösung
- Zellstoff oder Papiertücher, um den Mund oder die Nase abwischen zu können
- Plastiksäckchen für den Abfall

Pneumonieprophylaxe

Die Pneumonie (Lungenentzündung) ist eine gefürchtete Komplikation bei Erkrankungen oder nach Operationen v. a. geschwächter und alter Menschen.

Durch Bettruhe, Schmerzen usw. wird die Atmung oberflächlich und die Lungen werden ungenügend belüftet. Es sammelt sich Sekret an und es besteht Anfälligkeit für Infektionen wie Pneumonie und Bronchitis.

Gefährdet sind Klienten bei/mit
- längerdauernder Bettruhe, Immobilität.
- Erkältungskrankheiten.
- mangelhaftem Abhusten von Sekreten.
- ungenügender Mundpflege.
- Störungen/altersbedingten Veränderungen/Erkrankungen des Atemapparates.
- fehlendem Schluckreflex: Es besteht die Gefahr der Aspiration (Eindringen von flüssigen oder festen Stoffen [Schleim, Erbrochenes] in die Luftröhre).
- Schonatmung wegen Schwäche oder Schmerzen.

Das **Ziel der Pneumonieprophylaxe** ist die Verhinderung einer Pneumonie.

Maßnahmen der Pneumonieprophylaxe bestehen in einer besseren Durchlüftung der Lunge, im Abhusten von Sekretansammlungen und in der Vermeidung von Aspiration.

Mobilisation

Den Klienten so oft und so früh wie möglich und erlaubt mobilisieren. Jede körperliche Aktivität erhöht den O_2-Bedarf der Zellen. Wir atmen tiefer, die Alveolen werden besser belüftet, das Lungengewebe bleibt widerstandsfähiger.

PNEUMONIEPROPHYLAXE

Bewusstes Atmen

Um eine bessere Belüftung der Lungen des Klienten zu erreichen, genügen oft schon einige Veränderungen seines Verhaltens:

- Lage- oder Sitzhaltung (zusammengekrümmt, verspannt) so korrigieren, dass er frei und entspannt atmen kann.
- Durch die Nase einatmen lassen, damit die Einatmungsluft angewärmt, befeuchtet und gereinigt wird.
- Einige Male am Tag tief ein- und ausatmen lassen, das gewährleistet eine bessere Durchlüftung der Alveolen.
- Gymnastische Übungen helfen, die Zwischenrippenmuskulatur zu lockern.
- Weitere Atemübungen: Luftballon, Plastikbeutel aufblasen lassen, Tischtennisball, Feder oder andere leichte Gegenstände wegblasen lassen, mit einem Schlauchstück oder Trinkhalm in eine mit Wasser gefüllte Flasche blasen lassen, so dass das Wasser sprudelt.

> **Atemübungen dürfen nur auf ärztliche Anordnung durchgeführt werden, weil sie bei bestimmten Lungenerkrankungen (z. B. Überblähung der Lunge) gefährlich sind.**

Atemunterstützende Lagerungen

Oberkörperhochlagerung

Die Hochlagerung des Oberkörpers (halbhoch bis sitzend) erleichtert das Atmen. Die Arme können durch Kissen oder durch Ablegen auf den Tisch gestützt werden.

Seitenlagerung

Bei Seitenlage (90°) wird der freiliegende Lungenflügel besser belüftet, bei Dekubitusgefahr darf diese Lagerung nicht über längere Zeit angewendet werden.
Andere spezielle Lagerungen können von Physiotherapeuten erlernt werden.

Lockerung von Sekret

Sekretlösung

	Mittel	Wirkung	Achtung
Einreibungen	Franzbranntwein, Wachholdergeist	■ tiefe Einatmung ■ Förderung der Durchblutung	▼ Trocknet die Haut aus, rückfetten!
	ätherische Öle (Kampfer, Eukalyptus, Senföl usw.)	■ sekretlösend durch Einatmen der sich verflüchtigenden Öle ■ Förderung der Hautdurchblutung	▼ Nur ein Mal täglich anwenden, können sonst Lungenfunktion beeinträchtigen. ▼ Allergiegefahr; Klienten gut beobachten. ▼ Nur auf gesunde Haut geben. ▼ Nicht bei Risikopatienten und Säuglingen anwenden.
Wickel	Zitrone (z. B. heiße Zitronenschnitze)	■ sekretlösend	▼ Nicht bei Kreislaufschwäche! ▼ Bei Bronchitis und Lungenentzündung den Arzt fragen.

PNEUMONIEPROPHYLAXE

*ACHTUNG

 Bei bettlägerigen Klienten die Schüssel niemals auf die Bettdecke stellen (kann umkippen und den Klienten verbrühen) und unruhige, verwirrte Menschen während der Anwendung nicht allein lassen.

 Bei Warmwasserverdampfern Haare und Brust des Klienten mit einem Frottiertuch vor Nässe schützen.

 Das Gerät muss mindestens 1 Meter vom Klienten weg stehen (Verbrennungsgefahr).

 Gerät bei verwirrten, unruhigen Menschen und Kindern nicht unbeaufsichtigt lassen.

Sekretlösung

Damit Sekret (z. B. Schleim) abgehustet und ausgespuckt werden kann, muss es zuerst gelockert und wenn nötig verflüssigt werden. Der Klient soll zur Sekretverflüssigung mindestens 2 Liter/24 Std. trinken.

Luftbefeuchtung

Zur Luftbefeuchtung genügt oft häufiges Lüften. Wenn die Raumluft sehr trocken ist, z. B. die Räume zu stark geheizt sind, kann man einen Wasser-Verdampfer (Defensor) aufstellen oder an den Radiator hängen (Hygieneregeln beachten). Das Wasser verdampft und feuchtet die Raumluft an.

Inhalation von Dampf*

Obere Atemwege

Die Dampfinhalation wird bei Erkrankungen der oberen Atemwege (Erkältung, Entzündungen der Nasennebenhöhlen, des Kehlkopfs, der Luftröhre) angewendet. Die Wassertröpfchen sind ca. $^{30}/_{1000}$ Millimeter (30 µ = Mikrometer/Mikron) groß und gelangen bis in die Luftröhre.

Kopfdampfbad

Material/Vorbereitung

- Eine Handvoll Kamillenblüten in 2 Liter Wasser kurz aufwallen lassen und in eine Schüssel gießen (oder 2 Teelöffel Kamillosan, Kampfer oder Eukalyptus in heißes Wasser geben).
- Schüssel auf den Tisch stellen.
- Badetuch, Nierenschale, Zellstoff und Abfallsack bereitlegen.
- Klienten sitzen lassen.

Vorgehen

- Das Badetuch über den Kopf des Klienten und die Schüssel hängen (damit kein Dampf entweicht).
- Solange es dampft, den Klienten ruhig und mit offenem Mund atmen lassen.
- Nach Beendigung des «Dämpfens» Gesicht kalt abwaschen.
- Den Klienten ruhen lassen.

Für die Dampfinhalation wird der **Bronchitiskessel** kaum mehr angewendet; es gibt geeignetere Geräte, z. B. einen einfachen Dampfinhalator: Siedend heißes Wasser mit Kamille und/oder ätherischen Ölen wird in den unteren Teil des Geräts gegeben. Das Oberteil dient der Dampfzufuhr zu den Atemwegen. Für die Befeuchtung der oberen Atemwege wird der **elektrische Dampfinhalator** (Abb. 8.2) verwendet. Verdampft wird destilliertes Wasser (aqua destillata), damit das Gerät nicht verkalkt. Der Dampfinhalator hat eine Zeitschaltuhr und kann wahlweise von 0 bis 60 Minuten oder auf Dauerbetrieb geschaltet werden.

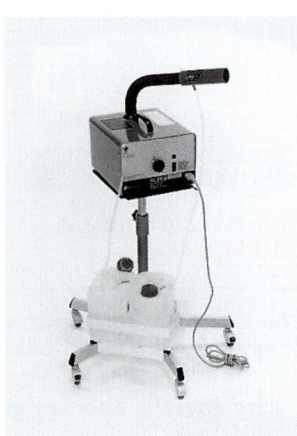

Abb. 8.2: Elektrischer Dampfinhalator

PNEUMONIEPROPHYLAXE

Untere Atemwege

Damit die Wassertröpfchen so fein zerstäuben, dass sie bis in die unteren Atemwege (Alveolen) gelangen können, müssen sie 1-5 Mikron groß sein. Der **Ultraschallvernebler** (s. Abb. 8.3) zerstäubt die Tröpfchen durch Schwingungen. Kaltwasservernebler sind für den Dauerbetrieb geeignet; man stellt sie ca. 50 cm vom Klienten entfernt auf. Warmwasservernebler werden ca. 1 m vom Klienten entfernt aufgestellt und sollen ca. 20 Minuten pro Anwendung laufen. Für die Reinigung und Wartung der Geräte sind die Anweisungen der Hersteller genau zu befolgen (Gebrauchsanleitung). Wenn die Geräte nicht exakt gepflegt werden, sammeln sich Bakterien an, die mitvernebelt werden und in die Atemwege der Klienten gelangen.

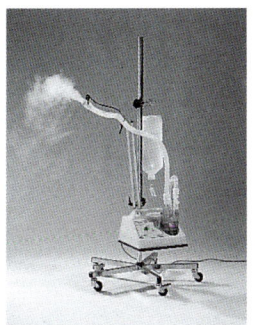

Abb. 8.3: Ultraschallvernebler

Inhalation

Die physiologische Kochsalzlösung (NaCl 0,9 %) mit dem Medikament gelangt direkt in die Lunge.

Inhalationsgeräte sind Taschengeräte mit vorgefertigten Aerosolen (zu Nebel zerstäubte Heilmittel). Beim Inhalieren mit dem Taschengerät wird bei jedem Sprühstoß eine definierte Menge an Treibstoff freigegeben. Bei der Verdampfung des Treibgases bleiben die Wirkungsteilchen übrig und werden inhaliert. Die Aerosole haben bei der Freisetzung einen Druck von ca. 150 km. Ein großer Teil bleibt an der Rachenwand; es gelangen nur 20 bis 40 % in die Lunge.

Da jedes Gerät anders gebaut ist, Gebrauchsanweisung genau lesen und entsprechend vorgehen.

Das Inhalieren mit dem Inhalierapparat (**Pari-Vernebler**) (s. Abb.8.4) ist aufwendiger, aber genauer als mit dem Taschengerät.

Material/Vorbereitung
- Der Klient setzt sich aufrecht und entspannt hin. Die Nase des Klienten muss frei sein.
- Das Gerät bereitstellen.
- Zellstofftücher und Abfallsack bereitstellen.
- Vernebleroberteil, -unterteil, Medikamentenbecher, Mundstück (oder Maske) zusammenstellen.
- Die verordnete Menge NaCl 0,9 % in den Behälter geben.
- Von der Verantwortlichen Medikament einfüllen lassen (die Pflegeassistentin darf keine Medikamente richten).

Vorgehen
- Das Mundstück beim Einatmen mit den Lippen gut umschließen.
- Im normalen Atemrhythmus atmen.
- Beim Einatmen Unterbrecher (wenn vorhanden) drücken, beim Ausatmen loslassen.
- Luftschlauch darf nicht geknickt sein.

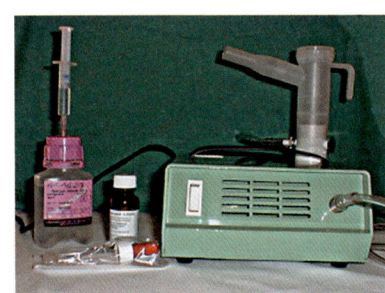

Abb. 8.4: Pari-Vernebler

PNEUMONIEPROPHYLAXE

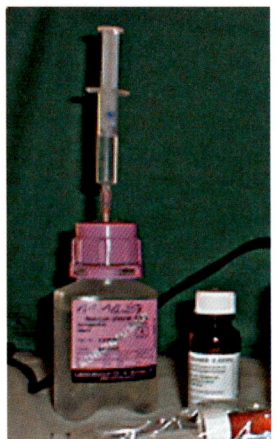

Abb. 8.5: NaCl mit Spritze und Kanüle

Es ist günstiger, mit dem Mundstück anstelle der Maske zu inhalieren; die Inhalation mit dem Mundstück ist genauer. Masken werden bei Klienten verwendet, die das Mundstück mit den Lippen nicht umschließen können (bewusstlose, verwirrte Menschen), und bei Kindern.

Umgang mit physiologischer Kochsalzlösung (NaCl 0,9%)

NaCl wird entweder allein (es wirkt sekretlösend) oder als Trägersubstanz für das Medikament gebraucht.

Große Flaschen (50 ml)
- Beim ersten Gebrauch aktuelles Datum auf die Flasche schreiben: angebrochene NaCl-Lösungen (s. Abb. 8.5) innerhalb von 4–6 Wochen aufbrauchen.
- Beim Umgang mit Stechampullen Anweisungen des Hauses beachten.

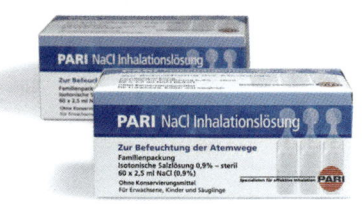

Abb. 8.6: PARI NaCl Inhalationslösung, Ampullen (2.5 ml)

Ampullen (z. B. 2.5 ml)
- Ampullen nach Ablauf des Verfallsdatums entsorgen.
- Da keine Konservierungsmittel enthalten sind, müssen aus hygienischer Sicherheit angebrochene Ampullen sofort entsorgt werden.
- Dieses Produkt enthält verschluckbare Kleinteile, die eine Erstickungsgefahr darstellen können. Für Kinder im Alter bis zu drei Jahren das Produkt stets außer Reichweite halten!

Quelle Text und Bild: PARI GmbH Spezialisten für effektive Inhalation Moosstraße 3, 82319 Starnberg

Grundsätze

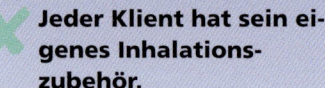
- Jeder Klient hat sein eigenes Inhalationszubehör.

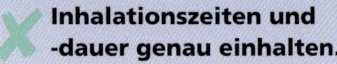
- Inhalationszeiten und -dauer genau einhalten.

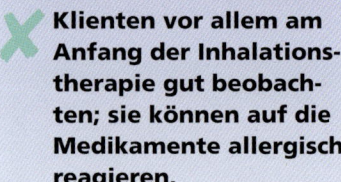
- Klienten vor allem am Anfang der Inhalationstherapie gut beobachten; sie können auf die Medikamente allergisch reagieren.

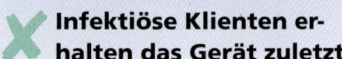
- Infektiöse Klienten erhalten das Gerät zuletzt.

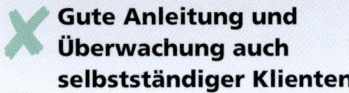
- Gute Anleitung und Überwachung auch selbstständiger Klienten.

Reinigung des Geräts

Nach jeder Inhalation zerlegte Verneblerteile unter lauwarmem, fließendem Wasser spülen, zum Trocknen auf Papierhandtuch auslegen oder mit Papierhandtuch ausreiben, geschützt, staubfrei (z. B. in einem Waschhandschuh) aufbewahren und erst vor der nächsten Inhalation sorgfältig zusammensetzen.

Bei der wöchentlichen Reinigung und bei der Reinigung bei Abschluss der Anwendung die zerlegten Verneblerteile (ohne Vernebleruntertil) in Desinfektionsmittel oder in halb Wasser, halb Essig 30 Minuten einlegen, sehr gut mit Wasser nachspülen oder thermisch desinfizieren:

Die Verneblerteile in der Abwaschmaschine oder im Steckbeckengerät (wenn ein geeigneter Einsatz vorhanden ist) waschen. Nun die Löchlein der Düse mit dem beigelegten Kupferdraht durchstechen und alle Teile unter fließendem Wasser spülen und zum Trocknen auf Papierhandtuch legen oder mit Papierhandtuch trocken reiben. Zum Abschluss Gerät und Luftschlauch außen mit Desinfektionsmittel abwischen.

VITALZEICHEN

Vitalzeichen

Vita heißt Leben. Vitalzeichen sind «Zeichen des Lebens», die man zählen, messen und beobachten kann, also Atmung, Puls, Blutdruck und Körpertemperatur. Die Kontrolle der Vitalzeichen dient z. B. der Überwachung von Herz- und Kreislauffunktionen.

Zählen der Atemzüge

Da wir die Atmung zum Teil willkürlich beeinflussen können, soll der Klient nicht wissen, dass wir die Atemzüge zählen wollen; er würde wahrscheinlich anders atmen und die Werte wären verfälscht. Wir tun so, als ob wir den Puls fühlen und beobachten, wie oft der Klient atmet. Es ist ideal, die Atemzüge direkt vor oder nach der Pulsmessung zu zählen.

Vorgehen

- Auf die Brust schauen und beobachten, wie oft sie sich hebt und senkt. Einmal Ein- und Ausatmen gilt als ein Atemzug.
- Wir zählen während einer Minute.
- Bei Klienten, die nicht ansprechbar sind (Bewusstlose), kann man die Hand leicht auf die Brust legen und fühlen, wie oft diese sich hebt und senkt.
- Beim Zählen der Atemzüge achten wir immer auch auf die Atemtiefe und den Atemrhythmus (Takt).
- Den Wert sofort aufschreiben und auffällige Werte der zuständigen Verantwortlichen melden.

Puls und Pulskontrolle

Der Puls

Das Wort Puls stammt von Pulsus (Stoß) ab. Der Puls ist der Anschlag einer Blutwelle in den Gefäßen, hauptsächlich in den Arterien. Jedesmal, wenn sich die Herzkammern zusammenziehen (Systole), werden aus der linken Kammer 70–100 ml Blut in die Aorta gedrückt. Von der Aorta gelangt das Blut in alle Arterien unseres Körpers. Da die Gefäße elastisch sind, dehnen sie sich jedesmal aus, wenn ein Blutstoß kommt, und ziehen sich gleich wieder zusammen, 65–85 Mal pro Minute. Das ergibt eine nie endende fortlaufende Blutwelle in unseren Blutgefäßen. So läuft eine wellenförmige Bewegung vom Herzen bis in die kleinsten Arterien: die Pulswelle (s. Abb. 8.6).

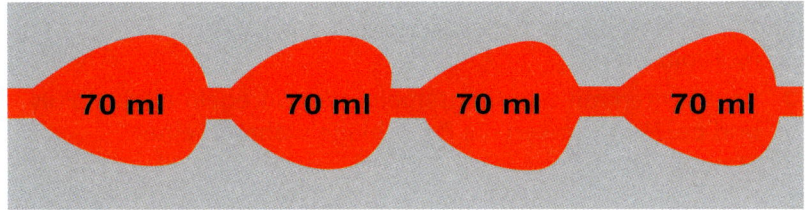

Abb. 8.7: Pulswelle

VITALZEICHEN

Notizen

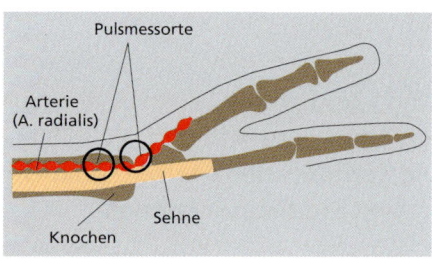

Abb. 8.8: Speichenarterie

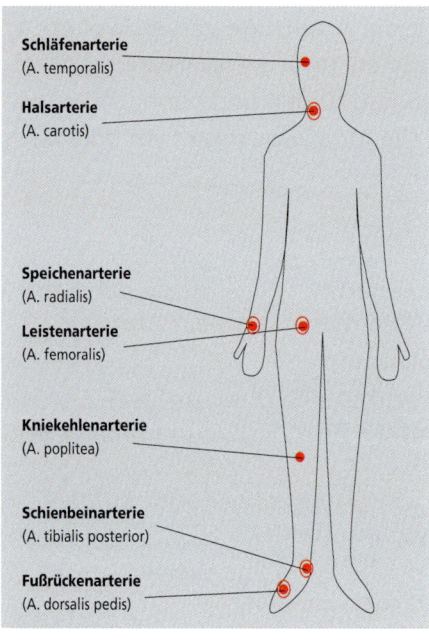

Abb. 8.9: Pulsmessorte: Da, wo die kleineren roten Punkte sind, misst man den Puls selten.

Den Puls kann man überall dort tasten (palpieren), wo eine Arterie oberflächlich verläuft und gegen eine harte Unterlage (Muskel, Knochen, Sehne) gedrückt werden kann. Wir tasten ihn gewöhnlich an der Speichenarterie (Arteria radialis) (s. Abb. 8.8). Weitere Pulsmessorte sind in Abbildung 8.9 dargestellt.

Zählen der Pulsschläge (Beispiel Speichenarterie)
Vorbereitung
- Den Klienten bequem lagern (sitzend oder liegend), der Arm liegt ausgestreckt mit der Handfläche nach oben.
- Eine Uhr mit Sekundenzeiger bereithalten.

Vorgehen
- Mit dem Zeige-, Mittel- und Ringfinger die Speichenschlagader ertasten und vorsichtig darauf drücken (nicht den Daumen benutzen, weil dieser einen starken Eigenpuls hat).
- Mit dem Zählen (0) beginnen, wenn der Uhrzeiger die Viertelminute anzeigt.
- Den Puls während 15 Sekunden zählen und mit vier multiplizieren.
- Bei Klienten mit sehr langsamem oder unregelmäßigem Puls und bei Herzkranken die Pulsschläge während einer Minute zählen.
- Den Wert sofort aufschreiben, Abweichungen der zuständigen Verantwortlichen melden.

VITALZEICHEN

Pulsfrequenz

Die Frequenz ist die Häufigkeit, mit der etwas während einer bestimmten Zeitdauer geschieht. Die Pulsfrequenz gibt also die Anzahl der Pulsschläge während z. B. einer Minute an. Sie stimmt in der Regel mit der Herzfrequenz überein.

Normalwerte

Säuglinge:	120–140	Schläge/Minute
Kinder:	90–100	Schläge/Minute
Jugendliche:	70–90	Schläge/Minute
Erwachsene:	60–80	Schläge/Minute
alte Menschen:	80–85	Schläge/Minute

Abweichungen (Tab. 8.2)

Die Frequenzen beziehen sich auf die Werte von Erwachsenen.

Tachykardie Pulsbeschleunigung	**physiologisch**	**pathologisch**
> 100 Pulsschläge/Minute	■ erhöhter Sauerstoffbedarf (Erregung, Anstrengung, in großer Höhe) ■ zu viel Kaffee und Nikotin	■ Fieber (Zunahme der Körpertemperatur um 1 ^{0}C = Erhöhung der Pulsfrequenz um 8–12 Schläge) ■ Erkrankungen des Herzens ■ Schilddrüsenüberfunktion (Hyperthyreose) ■ Schock

Bradykardie Pulsverlangsamung	**physiologisch**	**pathologisch**
< 60 Pulsschläge/Minute	■ Schlaf ■ Hunger ■ trainierte Sportler (der Herzmuskel ist so kräftig, dass er weniger oft zu schlagen braucht)	■ erhöhter Hirndruck ■ Erkrankungen des Herzens ■ Schilddrüsenunterfunktion (Hypothyreose) ■ Beruhigungsmittel ■ Digitalispräparate (fördern die Kontraktion des Herzens)

Tab. 8.2: Abweichungen der Pulsfrequenz

Pulsrhythmus (Abb. 8.11)

Beim gesunden Menschen schlägt das Herz in der Regel in gleichmäßigen Abständen, der Puls ist rhythmisch.
Eine unregelmäßige Abfolge der Herzschläge und damit des Pulses bezeichnen wir als **Arrhythmie**. **Extrasystolen** sind zusätzliche Sonderschläge (Herzstolpern). Sie treten auch bei gesunden Menschen z. B. bei Nervosität, Verdauungsstörungen auf. Beim **Zwillingspuls** folgen zwei Schläge direkt hintereinander, z. B. bei Digitalisüberdosierung. Bei einer **absoluten Arrhythmie** ist der Pulsschlag absolut unregelmäßig und schnell, z. B. bei einer schweren Erkrankung des Herzmuskels.

BLUTDRUCK UND BLUTDRUCKKONTROLLE

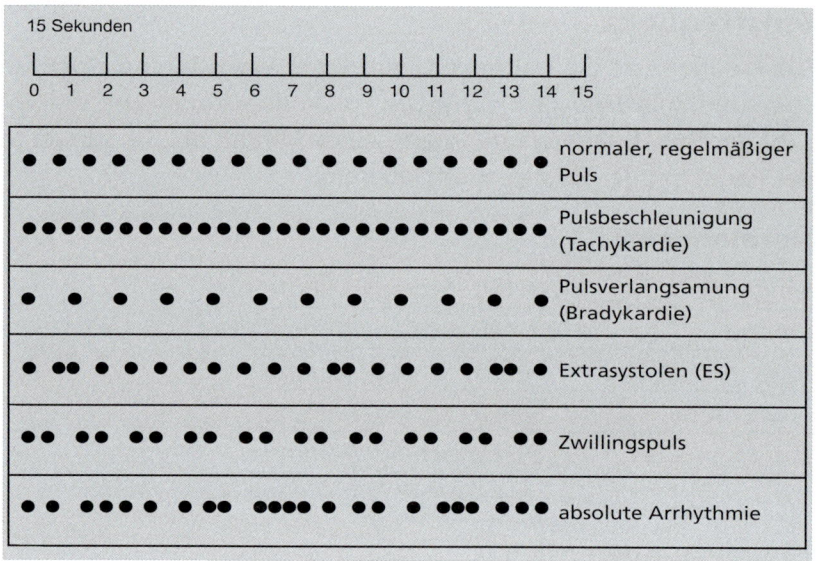

Abb. 8.10: Pulsfrequenz und Pulsrhythmus

Pulsqualität

Wenn wir beim gesunden Menschen den Puls fühlen, ist er weich und gut zu unterdrücken.

Als pathologisch werden folgende Abweichungen bezeichnet:

- harter Puls; der Puls lässt sich nur sehr schwer unterdrücken, die Arterie fühlt sich sehr hart an, z. B. bei zu hohem Blutdruck, Druckerhöhung im Gehirn (Hirntumoren, Hirnödem)
- weicher Puls; der Puls ist sehr leicht zu unterdrücken, die Arterie fühlt sich schwammig an, z. B. bei niedrigem Blutdruck, Fieber, Herzinsuffizienz
- fadenförmiger Puls; der Puls ist sehr schnell und sehr schlecht tastbar, z. B. bei Schock, großem Blutverlust, Kreislaufversagen und kurz vor dem Tod

Blutdruck und Blutdruckkontrolle

Der Blutdruck

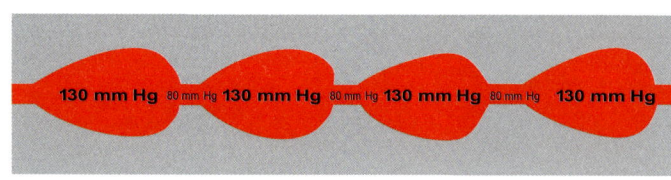

Abb. 8.11: Während der Systole beträgt der Blutdruck z. B. 130 mmHg, während der Diastole z. B. 80 mmHg

Das Blut übt einen ständigen Druck auf die Gefäßwände aus. Während der Systole ist der Druck am höchsten (z. B. 130 mmHg); den höchsten messbaren Druck nennt man den systolischen Blutdruck (s. Abb. 8.11). Er dehnt die Arterie aus. Weil die Gefäßwände in der Regel elastisch sind, herrscht immer Druck. Während der Erschlaffung des Herzens (Diastole) verteilt sich der Druck in der Aorta; er sinkt auf z. B. 80 mmHg. Den niedrigsten messbaren Druck nennt man den diastolischen Blutdruck.

Der Blutdruck wird (meistens) in mmHg (Höhe der Quecksilbersäule) oder (selten) in kPa (Kilopascal) angegeben (7,5 mmHg entsprechen 1,0 kPa). Die beiden Werte werden beim Aufschreiben durch einen Schrägstrich getrennt. In unserem Beispiel ist die richtige Angabe des Blutdrucks: 130/80 mmHg.

Atmen

BLUTDRUCK UND BLUTDRUCKKONTROLLE

Messen des Blutdrucks

Die Pflegeassistentin darf den Blutdruck bei voraussehbaren (Routine-)Situationen auf Anweisung der Vorgesetzten messen; nicht in Akut-Situationen.

Messgeräte

Mechanische Blutdruck-Messgeräte (Stand-, Wandgerät oder Uhr), Blutdruck-Manschette und Stethoskop (s. Abb. 8.14-8.17) wurden in den letzten Jahren mehrheitlich von digitalen Geräten abgelöst. Es werden sowohl Oberarm- (s. Abb 8.12), als auch Handgelenk-Blutdruck-Messgeräte (s. Abb. 8.13) verwendet. Es gibt unzählige Anbieter mit den verschiedensten Geräten in allen Preislagen. Um das einzelne Gerät richtig anzuwenden muss man die Anleitung des Herstellers lesen und danach handeln.

Nicht gemessen werden darf an einem Arm mit Gefäßzugängen (Infusionen), Lymphödemen, einem Shunt (Dialyse-Patienten).

Oft wird die Abkürzung RR für das Messen des Blutdrucks verwendet. RR ist die Abkürzung für Riva-Rocci; RR ist also die Abkürzung für mit dem Apparat von Riva-Rocci gemessene Blutdruckwerte.

Wahl des Arms

Bei Spital- oder Heimeintritt wird der Blutdruck (vom diplomierten Pflegepersonal) an beiden Armen gemessen.

Vorbereitung

- Störungen (Radiomusik, Fernseher) usw. ausschalten.
- Der Klient soll liegen oder bequem sitzen (stehend nur auf Anordnung messen).
- Den Arm (auf Herzhöhe) entspannt lagern.
- Den Arm freimachen, es darf nichts einengen, die Manschette muss genug Platz haben (den Klienten aus dem Ärmel schlüpfen lassen).

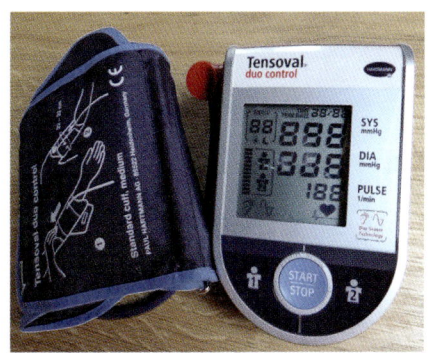

Abb. 8.12: Oberarm-Blutdruck-Messgerät

Material

- ❏ Blutdruckgerät
- ❏ Manschette: Die normale Manschette ist ca. 18 cm breit; für sehr magere Klienten schmalere (Kinder-) Manschetten, für Klienten mit mehr als 33 cm Oberarmumfang extra breite Manschetten verwenden; die Luft vollständig entfernen.
- ❏ Stethoskop, wo nötig*

Nachbereitung

- Dem Klienten, wenn nötig, beim Anziehen helfen.
- Manschette und Stethoskop-Oliven* reinigen und desinfizieren.

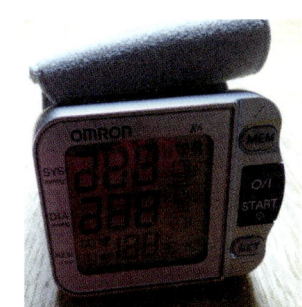

Abb. 8.13: Handgelenk-Blutdruck-Messgerät

Fehlerquellen beim Messen des Blutdrucks

- ▼ einengende Kleider (zu enge Hemd-, Blusenärmel) nicht ausgezogen
- ▼ falsche Manschette (zu breit, zu schmal)
- ▼ Manschette zu locker angelegt, Klettverschluss hält nicht
- ▼ Manschette nicht völlig luftleer vor dem Anlegen
- ▼ zu lange gestaut oder Druck zu langsam abgelassen*
- ▼ Messung direkt nach dem Essen, nach Aufregung
- ▼ nichts gehört wegen Lärm im Zimmer*

* gilt für das Messen mit mechanischen Blutdruck-Messgeräten

BLUTDRUCK UND BLUTDRUCKKONTROLLE

Vorgehen

➲ Manschette ca. 2 cm oberhalb der Ellenbeuge glatt anlegen, gut fixieren (Klettverschluss).

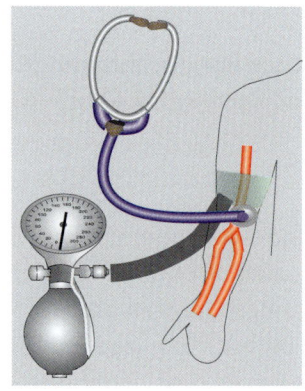

Kein Geräusch
Die Arterie ist frei durchgängig.

Abb. 8.14: Manschette anlegen

➲ Ventil schließen, Manschette aufpumpen und zwar:
  ■ zu erwartender Wert (z. B. 130 mmHg) +30 mmHG oder
  ■ den Radialispuls fühlen: wenn kein Puls mehr zu spüren ist +30 mmHg.

(Zeigerstand = **160 mmHg**)

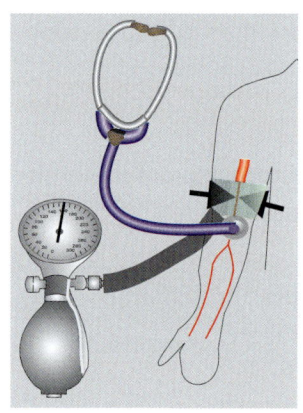

Kein Geräusch
Die Arterie unter und unterhalb der Manschette ist ganz komprimiert (zugedrückt).

Abb. 8.15: Manschette aufpumpen

➲ Ohroliven des Stethoskops gut in die Ohren schieben.
➲ Stethoskop in der Ellenbeuge aufsetzen oder leicht unter die Manschette schieben (damit es hält).
➲ Ventil langsam öffnen.

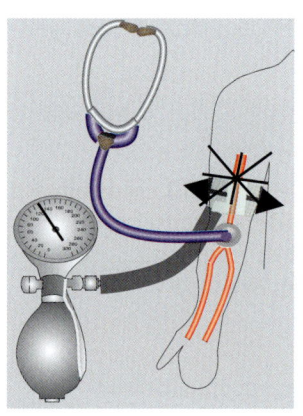

Auftreten des 1. Tones
Wenn der Druck der Manschette soweit nachlässt, dass das Blut wieder durch die Arterie fließen kann, hört man den ersten Ton **(systolischer Druck)**.

Abb. 8.16: Ventil langsam öffnen

➲ Unter ständigem Abhorchen der Geräusche Manschettendruck langsam reduzieren.
➲ Luft ganz ablassen, Manschette entfernen.
➲ Gemessene Werte aufschreiben.

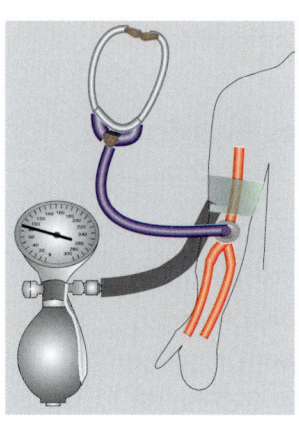

Letzter Ton
Den letzten Ton hört man, wenn der Druck in der Manschette fast ganz weg ist und das Blut fast ungehindert fließen kann. Das Blut (die Pulswelle) muss nur noch einen kleinen Gegendruck überwinden **(diastolischer Druck)**.

Abb. 8.17: Unter ständigem Abhorchen Manschettendruck reduzieren

BLUTDRUCK IM ALTER

Normalwerte

Die Werte hängen ab vom Alter, der Konstitution, der psychschen Verfassung und dem Grad der Aktivität.
Die unten angegebenen Werte sind Mittelwerte.

Säuglinge:	80/70	mmHg
Kinder:	95/65	mmHg
Jugendliche:	110/75	mmHg
Erwachsene:	130/80	mmHg
alte Menschen:	160/90	mmHg

Der systolische Wert sollte beim Erwachsenen nicht > 140 mmHg, der diastolische nicht > 90 mmHg betragen.

Abweichungen (Tab. 8.3)

Hypertonie erhöhter, zu hoher Blutdruck	**physiologisch**	**pathologisch**
> als 140/90 mmHg	■ essentiell (ohne erkennbare Ursache) ■ körperliche Arbeit ■ Aufregung	■ essentiell (ohne erkennbare Ursache) ■ Arteriosklerose ■ Adipositas (Fettsucht) ■ Nierenerkrankungen ■ hormonelle Störungen (z. B. Überfunktion der Schilddrüse)

Hypotonie tiefer, zu niedriger Blutdruck	**physiologisch**	**pathologisch**
< als 105/60 mmHg	■ essentiell (ohne erkennbare Ursache) ■ Ruhe ■ zu rasches Aufstehen am Morgen	■ essentiell (ohne erkennbare Ursache) ■ Herz- Kreislauferkrankungen (z. B. Herzfehler) ■ hormonelle Störungen (Unterfunktion der Schilddrüse) ■ Schock, Blutverlust

Tab. 8.3: Abweichende Blutdruckwerte

Blutdruck im Alter

Ältere Menschen haben oft erweiterte Gefäße mit verhärteten Gefäßwänden (Arteriosklerose). Der Blutstrom ist verlangsamt, Pulswelle und Pulsdruck werden stärker, der Druck des Blutes in den Arterien steigt.

Maßnahmen bei zu hohem Blutdruck

Bei Klienten, bei denen man den Blutdruck kontrollieren muss, ist in der Regel (im Kardex) eine obere Grenze festgelegt. Wenn nicht, gelten obere Grenzwerte von z. B. > 150/95 (Vorgesetzte fragen).

KRANKHEITSBILDER

Wenn der gemessene Wert über diesem Grenzwert liegt:
- Am anderen Arm messen (wenn möglich).
- Den Wert der Vorgesetzten melden.
- Die Vorgesetzte wird evtl. ein (bereits verordnetes) blutdrucksenkendes Medikament geben und den Blutdruck nach ca. 30 Minuten wieder kontrollieren (lassen).

Krankheitsbilder

Durchblutungsstörungen des Herzens

Koronare Herzkrankheit (KHK)

Bei der koronaren Herzkrankheit sind ein oder mehrere Herzkranzgefäße durch Arteriosklerose verengt. Das Gebiet des Herzmuskels, das vom verengten Gefäß versorgt wird, bekommt nicht mehr genug Sauerstoff. Hauptsymptom dieser Erkrankung sind Angina-pectoris-Anfälle.

Risikofaktoren
- Hypertonie
- hohe Blutfettwerte (v. a. Cholesterin)
- Übergewicht
- Bewegungsmangel
- rauchen
- Diabetes mellitus
- andauernder Stress

Symptome
- Schmerzen hinter dem Brustbein, der Sekunden bis Minuten andauert und in den linken Arm ausstrahlen kann
- Beklemmung, Engegefühl
- Angst
- Schweißausbrüche, evtl. Übelkeit und Erbrechen

Behandlung
- Bei einem Anfall: auf Anordnung der Vorgesetzten gefäßerweiterndes Medikament (z. B. 1 Kps. Nitroglyzerin geben oder nehmen lassen, vgl. S. 220, Einnehmen/Verabreichen von Weichkapseln).
- Möglichst Risikofaktoren ausschalten.
- Bei einem schweren Anfall oder wenn sich der Zustand des Klienten nicht bessert: Alarmanlage betätigen (im Spital oder Heim), Arzt, Rettungsdienst rufen.

▼ **Es besteht die Gefahr eines Herzinfarkts.**

KRANKHEITSBILDER

Herzinfarkt

Ursache des Herzinfarkts ist meistens eine Thrombose, die sich in einem oder mehreren arteriosklerotisch geschädigten Herzkranzgefäß bildet. Der Teil des Herzmuskels, der von dem Gefäß/den Gefäßen versorgt wurde, bekommt keinen Sauerstoff mehr und stirbt innerhalb weniger Stunden ab (Nekrose). Ein sehr großer Infarkt ist meistens tödlich, bei einem weniger großen gibt es gute Überlebenschancen.

Risikofaktoren

Wie bei der koronaren Herzkrankheit.

Symptome

Wie bei einem schweren Angina-pectoris-Anfall, dazu kommt:
- großes Angstgefühl (Todesangst)
- hochgradige Atemnot
- Schock (Blässe, kalter Schweiß, kaum tastbarer Puls, Bewusstseinstrübung)

Der Infarkt kann auch «stumm» verlaufen, wobei nur Unwohlsein, Schwindel- und Engegefühl und geringe Atemnot auftreten.

Pflege von Herzkranken (allgemein)

Eine Erkrankung des Herzens kann lebensbedrohlich sein. Viele herzkranke Klienten haben Angst: vor der Atemnot, vor den Schmerzen, vor dem Herz(re)infarkt, vor dem Tod. Da alle diese Dinge auch tatsächlich eintreten können, müssen Pflegende diese Klienten besonders gut beobachten und sorgfältig begleiten und pflegen. Es ist allerdings auch gefährlich, zu viel Angst und Bedenken zu haben und übervorsichtig zu sein; auch diese Haltung kann eine Krise oder Komplikationen auslösen. Es gilt, durch vernünftige Vorsichtsmaßnahmen und vor allem gute Aufklärung des Klienten Komplikationen zu verhindern.

Beobachtung des Klienten mit Herzproblemen

- Angaben über Beschwerden (z. B. Schmerzen in der Herzgegend) unbedingt ernst nehmen und sofort weitermelden. (Auch Klienten, die nicht wegen Herzerkrankungen im Spital/Heim sind, können plötzlich Herzbeschwerden haben; auch hier sofort richtig reagieren und dies der zuständigen Vorgesetzten oder dem Arzt melden.)
- Schmerzen: wo?, wann?, bei welcher Gelegenheit?, wie?, wie lange? erfragen.
- Vitalzeichen nach Vorschrift messen und dokumentieren, Abweichungen sofort melden.
- Tägliche Gewichtskontrollen sind oft wichtig, um zu erkennen, ob ein Klient Wasser einlagert (= Ödeme bekommt).

Notizen

ANTIKOAGULATION

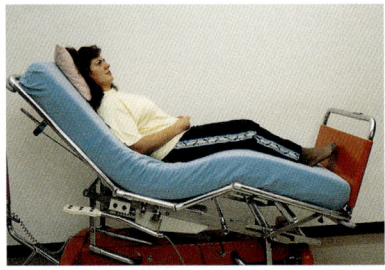

Abb. 8.16: Herzlagerung

- Aussehen, Hautfarbe (z. B. blaue Lippen, Wangen, Ödeme) beobachten.
- Atemnot: in Ruhe?, bei welcher Anstrengung? erfragen.

Pflege
- Klienten nicht überanstrengen, z. B. vorsichtig mobilisieren.
- Wasser beim Baden: nicht zu viel (bis unter die Brust), nicht zu warm (37 ° C), nicht zu lange baden (ca. 10 Min.). Ärztliche Anordnungen beachten.
- Richtig lagern, wenn möglich, im Herzbett (Fußteil des Bettes nach unten verstellbar) (s. Abb. 8.16).
- Thromboseprophylaxe (s. unten).
- Flüssigkeitsbilanz erstellen.
- Wenn nötig, Gewicht reduzieren.
- Fettarme Ernährung, tgl. 5 kleinere Mahlzeiten.
- Die Ernährung sollte eiweißreich und salzarm sein, damit das Wasser in den Gefäßen bleibt und nicht in das Gewebe oder die Lunge austritt.
- Gymnastikübungen, Bewegung (nach Absprache mit dem Arzt).
- An Rehabilitations- und Nachsorge-Programmen teilnehmen, um einen weiteren Infarkt zu vermeiden.

Antikoagulation

Viele Menschen mit Herz-Kreislauferkrankungen sind antikoaguliert, das heißt, ihr Blut ist verdünnt. Die Klienten erhalten Medikamente (in der Regel Marcumar oder Alcacyl), die die Gerinnung des Blutes hinauszögern. Die Gefahr einer Blutpfropfbildung (Thrombose) wird damit gesenkt. Das heißt aber auch, dass eine Wunde, auch eine sehr kleine, viel länger blutet. Bei einer großen Blutung, z. B. Unfall, müssen sofort Gegenmittel verabreicht werden, sonst kann der Verletzte verbluten. Klienten müssen durch die Ärzte und die Pflegepersonen gut aufgeklärt werden und Klienten und Pflegende müssen folgende Punkte genau beachten:

- Antikoagulationspass immer bei sich haben.
- Regelmäßige Einnahme der Tablette, regelmäßige Kontrollen beim Arzt.
- Blutungen, z. B. Nasen-, Zahnfleischblutungen, (kleine) Hautblutungen sofort dem Arzt melden; wahrscheinlich bekommt der Klient zu viele Tabletten.
- Zahnarzt/Arzt vor einer Behandlung/Operation usw. über die Antikoagulation informieren.
- Keine intramuskulären Injektionen verabreichen (lassen); es kann zu gefährlichen Blutungen kommen
- Sturzgefahren möglichst beheben.
- Nicht nass rasieren (Gefahr des Schneidens).
- Nägel nicht schneiden, nur feilen (Verletzen beim Schneiden).

THROMBOSE UND THROMBOSEPROPHYLAXE

Pflege nach dem Herzinfarkt

Ein Herzinfarkt-Patient wird in der Regel während der ersten ca. drei Tage nach dem Infarkt auf der Intensivstation gepflegt. In der Zeit danach kommen zu den oben genannten allgemeinen Pflegemaßnahmen folgende hinzu:
Falls sich der Klient bedroht fühlt und Angst hat, ist ein Klima der Geborgenheit und Ruhe wichtig: Halten Sie Erregungen vom Klienten fern, führen Sie Pflegehandlungen nicht hektisch durch und haben Sie – wenn vom Klienten gewünscht – Zeit für ein Gespräch.

Thrombose und Thromboseprophylaxe

Eine Thrombose ist die Bildung eines Blutpfropfs (Thrombus) innerhalb eines Blutgefäßes (Arterie, Vene). Das heißt, dass das Blut bei der Schädigung von Gefäßwänden, bestimmten Erkrankungen oder Störungen des Blutstroms innerhalb der Gefäße gerinnt.

Ein Thrombus bildet sich viel häufiger in den Venen, weil da das Blut mit weniger Druck («langsamer») fließt als in den Arterien. Die bei eingeschränkter Mobilität am meisten gefährdeten Venen sind die tiefen Bein- und Beckenvenen.

Eine venöse Thrombose ist dann lebensgefährlich, wenn sich der Thrombus löst, als Embolus mit dem Blut befördert wird und in einer Arterie, z.B. einer Lungenarterie, stecken bleibt. Das nennt man eine Lungenembolie (s. Abb. 8.18). Das Lungengewebe hinter dem verstopften Gefäß wird nicht mehr durchblutet und bekommt keinen Sauerstoff mehr. Wenn der Embolus sehr klein ist und nur ein kleines Gebiet keinen Sauerstoff bekommt, kann die Embolie sogar unbemerkt bleiben. Wenn er groß ist, kann die Embolie tödlich sein.

Ursachen für venöse Thrombosen

Es sind im Wesentlichen drei Faktoren, die häufig zusammenwirken:
- Verlangsamung des venösen Rückstroms verursacht durch Bettruhe, Immobilität (z. B. Lähmungen), Krampfadern, Herzinsuffizienz (die Kraft des Herzens ist vermindert).
- Veränderung der Gefäßwände durch Entzündungen, Ablagerungen (z.B. Gefäßverkalkung), Schädigung durch Verletzung oder nach Gefäßoperationen.
- Beschleunigung der Blutgerinnung bei Erkrankungen des Blutes und hohem Flüssigkeitsverlust, z.B. nach Unfällen, Operationen, Geburten (das Blut wird eingedickt).

THROMBOSE UND THROMBOSEPROPHYLAXE

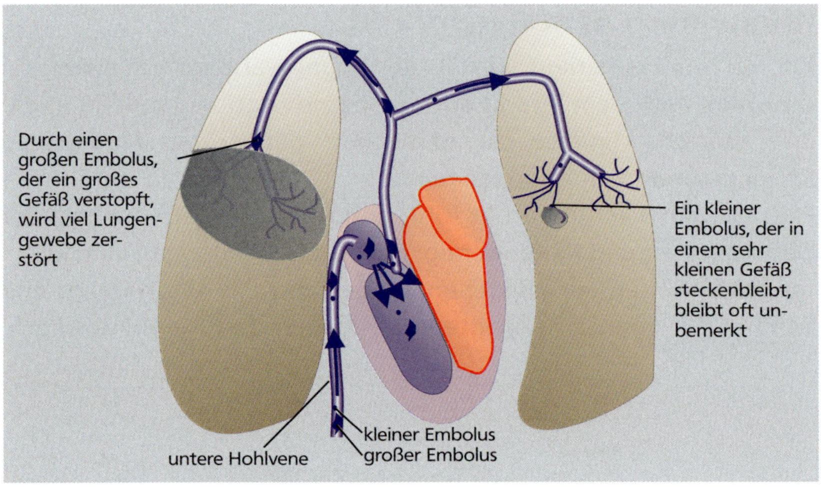

Abb. 8.18: Eine schwere und eine leichte Lungenembolie

Gefährdet sind:
- bewusstlose, gelähmte, schwerkranke Menschen, die sich wenig bewegen können
- Klienten nach Operationen
- frisch entbundene Frauen
- ältere Menschen
- Reisende, z. B. im Flugzeug (beim stundenlangen Sitzen werden Gefäße abgeklemmt; die Durchblutung leidet)
- Raucher (vor allem Frauen, die gleichzeitig Schwangerschaftsverhütungsmittel nehmen)
- Frauen bei Hormonveränderungen (Schwangerschaft, Verhütungsmittel)
- übergewichtige Menschen (> 20% nach dem Body-Mass-Index)
- Herzkranke
- Menschen mit Gefäßerkrankungen, Krampfadern (Varizen) oder Blutgerinnungsstörungen

Zeichen einer beginnenden Thrombose
- Schmerzen entlang der betroffenen Vene
- Schmerz bei Druck auf die Fußsohle
- Wadenschmerz
- Überwärmung, später Rötung und Schwellung
- Puls- und Temperaturanstieg

Vorbeugende Maßnahmen (Prophylaxen)
Ziel der Thromboseprophylaxe ist die Förderung des Blutrückflusses von den Venen zum Herzen. Das wird erreicht durch:
- Lagerung des Klienten.
- Möglichst frühe Mobilisation (z. B. nach Operationen).
- Anregen der Muskel-Venen-Pumpe.
- Kompression der Beinvenen durch Stützstrümpfe oder Anlegen eines Kompressionsverbandes.

THROMBOSE UND THROMBOSEPROPHYLAXE

Lagerung des Klienten

Die Beine des Klienten mit venösen Durchblutungsstörungen werden bei leicht angewinkelten Knien um 20–30° hochgelagert. (Bei Klienten mit arteriellen Durchblutungsstörungen darf man die Beine nie hochlagern.)

Anregen der Muskel-Venen-Pumpe (Abb. 8.19)

Wenn die Muskeln angespannt werden, drücken sie gegen die Venen und helfen so mit, das Blut (z. B. von den Beinvenen) Richtung Herz zu befördern. Beim gesunden Menschen passiert das automatisch, weil er sich normal bewegen kann. Der kranke, gefährdete Mensch kann die Muskeln bewusst mit einigen Übungen, die er im Bett machen kann, zum Arbeiten bringen:

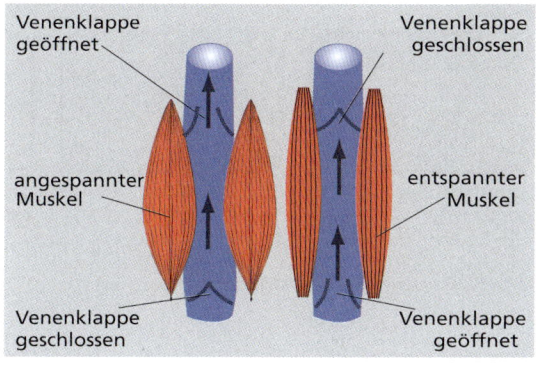

Abb. 8.19: Muskel-Venen-Pumpe

- Waden anspannen und entspannen.
- Auf dem Rücken liegend «Rad fahren»; entweder mit den Beinen in der Luft oder auf einer Tretvorrichtung (Bettfahrrad).
- Mit den Zehen wippen.

Es ist günstig, die Muskel-Venen-Pumpe vor dem Aufstehen auf dem Bettrand sitzend anzuregen. Vielen, vor allem älteren Menschen wird es beim zu schnellen Aufstehen schwindlig. Das kommt u. a. davon, dass beim Aufstehen bis zu 500 ml Blut in den Beinvenen «versacken» können. Das Gehirn ist nicht mehr genügend durchblutet und hat zu wenig Sauerstoff; dem Klienten wird schwindlig oder sogar schwarz vor den Augen.

Also: Den Klienten langsam aufsitzen lassen, ihn, wenn er am Bettrand sitzt, auffordern gut durchzuatmen, mit den Zehen zu wippen und dabei die Wadenmuskeln anzuspannen.

Kompression der Beinvenen durch Einbinden

Die Kompression der oberflächlichen Beinvenen bewirkt, dass das Blut in den tiefer gelegenen Venen besser fließt. Durch den Druck der Binden müssen die Muskeln gegen Widerstand arbeiten und können kräftig gegen die tiefen Venen drücken.

Antithrombosestrümpfe

Antithrombosestrümpfe müssen genau angepasst werden. Die Pflegende misst das Bein mit einem dafür bestimmten Maßband und bestellt die Strümpfe individuell. Die Strümpfe sollten nach mindestens 20 Minuten Ruhen im Liegen angezogen werden, damit die Venen nicht gestaut sind.

Das Anziehen der Strümpfe ist in Abbildung 8.20 beschrieben.

Notizen

THROMBOSE UND THROMBOSEPROPHYLAXE

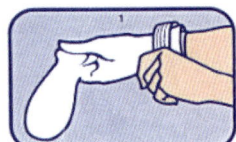 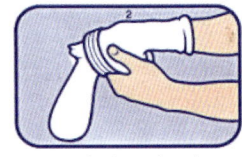 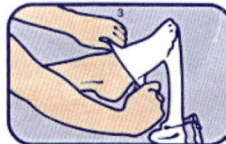 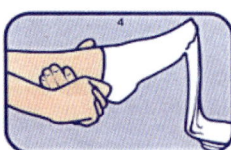 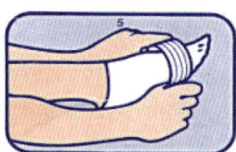

Von oben in den Strumpf fassen, Fersenteil von innen greifen.

Strumpf über den festgehaltenen Fersenteil stülpen.

Den so umgestülpten Fußteil über den Vorfuß ziehen.

Strumpf über die Ferse ziehen: Die Ferse liegt genau in der Rundung.

Den Strumpf mit beiden Händen raffen,

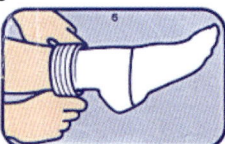 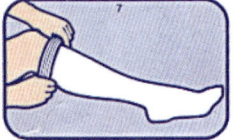 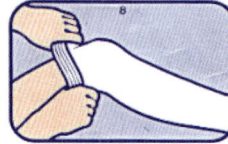 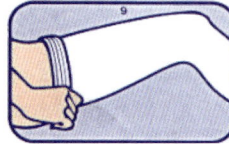 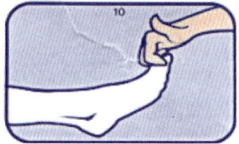

faltenfrei über Fuß und Knöchel,

über die Wade

und über das Knie zum Oberschenkel ziehen.

Der Oberschenkelabschluss des Strumpfes erreicht die Gesäßfalte.

Fußteil durch leichten Zug faltenfrei ausrichten.

Abb. 8.20: Anziehen der Antithrombosestrümpfe

Grundsätze

✗ **Elastische Binden verwenden; Binden, die zu oft gewaschen worden sind, verlieren an Elastizität (als «elastisch» gelten Binden, die sich auf das Doppelte ihrer unbelasteten Länge ausdehnen lassen).**

✗ **Faltenbildung vermeiden.**

✗ **Die Binde nicht zu straff anlegen; Kontrolle nach ca. 30 Minuten – die Zehen müssen rosa sein.**

✗ **Keine unbedeckten Stellen am Vorfuß und bei den Fersen; es können sich Ödeme bilden.**

Beine einbinden

Wenn Antithrombosestrümpfe nicht passen, weil die Beine zu dick (z.B. bei sehr beleibten Klienten oder durch Ödeme) oder zu dünn (bei sehr mageren Klienten) sind oder wenn die Strümpfe noch nicht da sind oder nur für kurze Zeit gebraucht werden würden, werden die Beine eingebunden.

Für eine richtige Thromboseprophylaxe müssen die Beine bis zu den Leisten gewickelt werden.

Das Knie wird gleich wie die Ferse und der Oberschenkel wie der Unterschenkel gewickelt (s. Abb. 8.21).

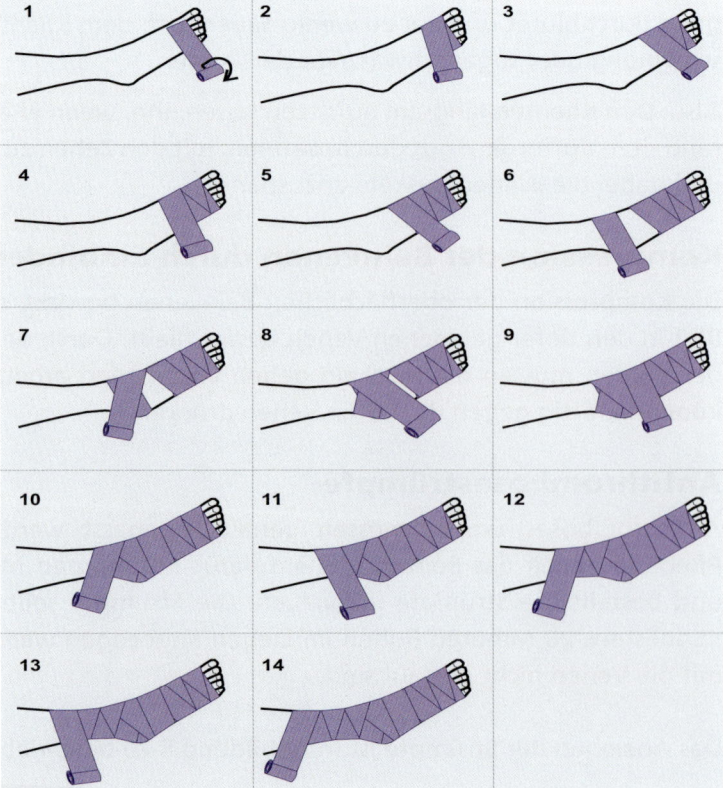

Abb. 8.21: Eine Variante des Beine-Einbindens

9. FÜR EINE SICHERE UMGEBUNG SORGEN

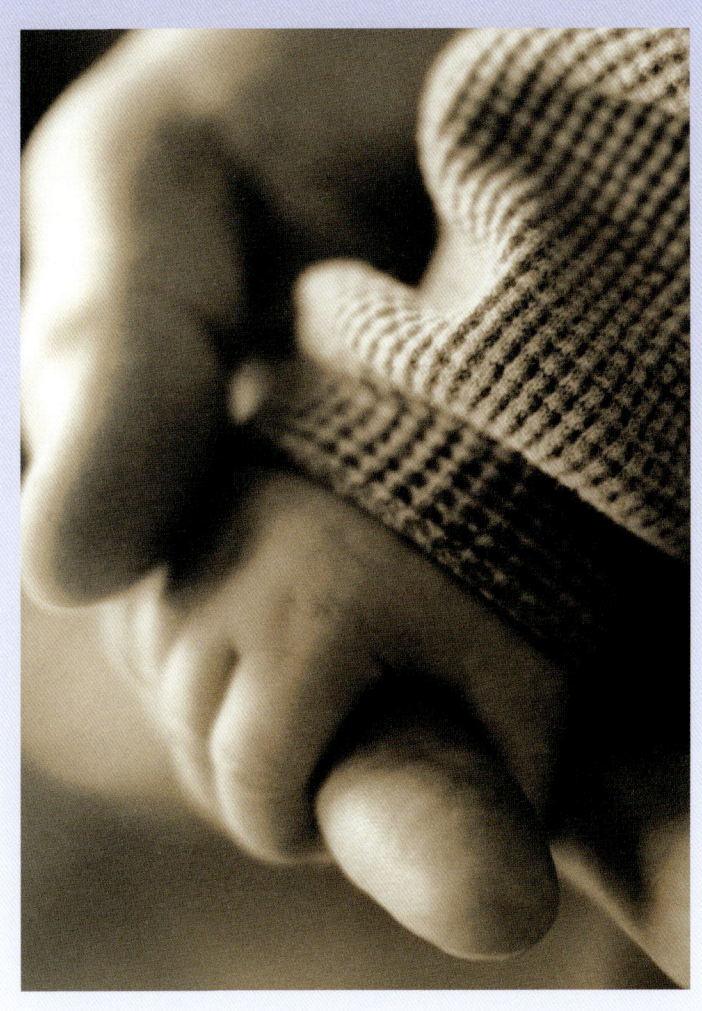

DAS SICHERHEITSBEDÜRFNIS

Das Sicherheitsbedürfnis

Das Bedürfnis nach Sicherheit kommt bei den meisten Menschen gleich nach den körperlichen Grundbedürfnissen (Atmung, Flüssigkeitsaufnahme, Ernährung, Schlaf, Bewegung, Wärme, Sexualität). Sicherheit kann bedeuten: Geborgenheit (z.B. in der Familie), Zuverläßigkeit (z.B. von Freunden, Arbeitskollegen, Vorgesetzten), Ordnung (gesicherte Stellung, Sicherheit im Alltag/für die Zukunft), Unabhängigkeit (z.B. bei der Ausübung der Lebensaktivitäten). Der Eintritt in ein Spital/Heim kann unsicher, hilflos machen und Angst auslösen. Der Mensch ist für eine gewisse Zeit oder für immer von den Pflegepersonen, Ärzten usw. abhängig; er kann für seine Sicherheit nicht mehr selber sorgen.

Die Pflegepersonen können den Klienten ein Gefühl der Sicherheit vermitteln, wenn sie:
- Gewohnheiten des Klienten berücksichtigen.
- Aufmerksamkeit und Zuwendung geben.
- Benötigte Hilfeleistungen abklären und anbieten.
- Pflegemaßnahmen richtig ausführen.
- Prophylaxen regelmäßig durchführen.
- Eine sichere, saubere und möglichst wohnliche Umgebung schaffen.
- Hygieneprinzipien einhalten.
- Hilfsmittel sicher anwenden.
- Reanimationsmaßnahmen beherrschen.
- Brandschutzmaßnahmen kennen und bei Bedarf ausführen.
- Geräte und Instrumente sorgfältig aufbereiten.

EINTRITT DES KLIENTEN

Eintritt des Klienten in das Spital, in das Heim

Elsbeth Gianfelici, Biel

Der Eintritt in ein Spital bedeutet Trennung von Gewohntem und Konfrontation mit Neuem, mit einer meist fremden Umgebung. Bei einem Heimeintritt kommt noch die Endgültigkeit der Situation, das Abschied-Nehmen-Müssen vom vertrauten Umfeld dazu.

Der Spital- und Heimeintritt führt zu Verlusterlebnissen

- Verlust der vertrauten Umgebung
- Trennung von den Angehörigen
- herausgerissen werden aus der Berufswelt
- herausgerissen werden aus dem Freundeskreis
- Verlust von sozialen Funktionen (z.B. Rolle als Versorger/in der Familie)
- Verlust von Unabhängigkeit und Selbstbestimmung
- evtl. Familiensorgen – finanzielle Sorgen (Haushalt, Kinder)
- Verlust der Intimsphäre
- Verlust der Mobilität
- dem Pflegepersonal ausgeliefert sein
- seine Gewohnheiten und gewohnte Alltagsgestaltung nicht aufrecht erhalten können

Der Eintritt mit den damit verbundenen Verlusten führt zu einem erzwungenen Patientenrollenverhalten. Dabei können Reaktionen auftreten wie Angst, Niedergeschlagenheit, Unsicherheit, Regression (Rückzug auf frühere kindliche Verhaltensmuster), Aggression und Depression.

«Der Kranke reagiert nicht nur als erkranktes Organ (Befund), sondern als Gesamtpersönlichkeit (Befinden): er braucht deshalb ganzheitliche, individuelle, d.h. persönliche Pflege und Betreuung.» (Juchli, 1997.)

Aufnahme des Klienten

Der Klient meldet sich in der Regel in der Patientenaufnahme des Spitals oder bei der Heim- oder Pflegedienstleitung im Heim an. Die Personalien des Klienten werden aufgenommen und der Klient wird der Abteilung zugewiesen.

Der Klient sollte im Aufnahmebüro oder in der Eingangshalle nicht zu lange warten müssen (erster Eindruck). An der Art, wie die Pflegepersonen den Klienten empfangen, wie sie ihn begrüßen, spürt er ihre Bereitschaft, ihn als Menschen anzunehmen – oft ist er in der fremden Umgebung des Spitals/Heims verunsichert und hilflos.

EINTRITT DES KLIENTEN

Aufgaben der Pflegeassistentin beim Eintritt eines Klienten

Sich bei der Gruppenleitung erkundigen, in welches Zimmer und Bett der Klient kommt. Sind in einem Mehrbettzimmer mehrere Betten frei, soll man, wenn möglich, dem Klienten die Wahl des Bettes überlassen.

Der Klient benötigt folgendes Material (Beispiel):

Bett mit Bügel, Glocke und Namensschild (Etikette des Patienten).
Nachttisch mit Serviette, Speisekarte, Nachttopf, Intimbecken, evtl. Urinflasche, Plastiksäcke, Intimtücher, WC-Papier.
Toilettenschrank mit Frottiertuch, Waschlappen, Zahnglas und wenn nötig Prothesenschale (Zahnglas und Prothesenschale mit dem Namen des Klienten beschriften).
Schrank (beschriftet) mit Kleiderbügel.
Radio, evtl. **Fernseher** mit Kopfhörer.

Im Heim wird in der Regel ein Blumenstrauß oder ein anderes Präsent und eine Karte mit einem Willkommensgruß vorbereitet. Vielerorts kann das Zimmer mit eigenen Möbeln und Gegenständen ausgestattet werden. Dies sollte vor dem Einzug des Bewohners geschehen.

Abholen und Begrüßen des Klienten

- Sich korrekt vorstellen.
- Klienten und Angehörige freundlich begrüßen.
- Erklären, auf welche Station der Klient kommt, in welches Zimmer.
- Zur Station führen, auf dem Weg erklären, wo sich z. B. der Kiosk, die Cafeteria, die Telephonkabine, der Briefkasten usw. befinden.
- Patienten den Mitpatienten vorstellen.

Informationen

- Erklären, wie das Bett, die Glocke, das Licht, das Telefon und die Telefonkarte funktionieren.
- Zeigen, wo sich der Schrank, der Aufenthaltsraum, das Bad, die Toilette befinden.
- Essenszeiten bekanntgeben und dem Klienten die Menükarte zeigen.
- Den Klienten fragen, ob er bezüglich des Essens/Trinkens spezielle Wünsche (Abneigungen/Vorlieben) hat; wenn ja, diese bei der Essenbestellung berücksichtigen und in die Pflegedokumentation eintragen.

Infektionslehre

Infektion bedeutet Übertragung und Eindringen von Mikroorganismen/Keimen in den Körper sowie das Haftenbleiben und die Vermehrung dieser Keime im Körper. Mikroorganismen finden wir überall, sie sind zum Teil sogar lebensnotwendig für den Körper (z. B. Darmflora). Längst nicht alle Infektionen haben eine Infektionskrankheit zur Folge, weil:

- nur wenige Mikroorganismen für den Menschen pathologisch sind.
- der Mensch mit einem gesunden Immunsystem pathogene (krankmachende) Mikroorganismen abwehren kann.

Ob aus einer Infektion eine Infektionskrankheit wird, hängt von den pathogenen Eigenschaften des Mikroorganismus und der Abwehrfunktion des infizierten Menschen ab.

Wenn eine Infektion nur an der Eintrittspforte eines Erregers auftritt (z. B. eine Wundinfektion), ist das eine lokale Infektion. Wenn Erreger den ganzen Organismus befallen, handelt es sich um eine allgemeine Infektion.

Begriffe der Infektionslehre (Tab. 9.1)

Antisepsis	Keimreduktion (z. B. durch Händedesinfektion)
apathogene Mikroorganismen	nicht-krankmachende Kleinstlebewesen; sie sind lebensnotwendig und kommen überall vor (Normalflora, z. B. Kolibakterien im Darm)
Asepsis	Keimfreiheit aller Gegenstände (Hände, Instrumente, Verbandmittel), die mit einer Wunde oder Körperhöhle (z. B. Darm) direkt in Berührung kommen
Desinfektion	Maßnahme, um krankmachende Keime zu reduzieren
endogene Infektion	Infektionserreger stammen aus der körpereigenen Flora des Klienten (z. B. Darmbakterien gelangen in eine Wunde oder in die Harnblase)
Epidemie	zeitlich und örtlich in besonders starkem Maße auftretende Infektionskrankeit; Seuche, ansteckende Massenerkrankung in einem begrenzten Gebiet (z. B. Noro-Virus)
exogene Infektion	Infektionserreger stammen aus der Umgebung des Klienten (z. B. Grippe-Virus)
immun	unempfänglich für eine Ansteckung, weil schon Antikörper vorhanden sind
Infektion (lat.: inficere = hineintun)	eindringen von Krankheitserregern in den Organismus, ihre Vermehrung und die Reaktion des Organismus darauf (Symptome: Rötung, Schwellung, Schmerz, Überwärmung, Funktionsstörung)
Infektionsweg	Art und Weise, wie die Krankheitserreger in den Organismus gelangen
Inkubationszeit	Zeit vom Eindringen des Krankheitserregers bis zum Ausbruch der Krankheit (Ansteckungszeit), dauert in der Regel wenige Tage bis drei Wochen

INFEKTIONSLEHRE

Kontamination	Verunreinigung von Flächen, Gegenständen wie Pflegeutensilien, Händen, Lebensmitteln mit Mikroorganismen
Mikrobizid	Mittel zur Abtötung von Mikroben
Mikrobizidie	Abtötung aller Mikroben
Mikroorganismen (Mikroben)	Kleinstlebewesen, die nur unter dem Mikroskop sichtbar sind (Bakterien, Viren, Pilze)
nosokomiale Infektionen (Nosokomeion = Krankenhaus)	Infektionen, die der Klient zusätzlich zu seinem Grundleiden im Spital erworben hat (z. B. Harnwegsinfektion, Pneumonie [Lungenentzündung], Phlebitis [Venenentzündung], Wundinfektionen)
Pandemie	Epidemie großen Ausmaßes, ganze Länder und Landstriche umfassende Seuche (z. B. Schweinegrippe 2009)
pathogene Mikroorganismen	Krankheitserreger, Erreger von Infektionen und Infektionskrankheiten
Präventivmedizin	vorbeugende Gesundheitsfürsorge
Schmierinfektion	fäkal-oraler Infektionsweg (von der Ausscheidung zum Mund) durch kontaminierte Hände, Gegenstände, Lebensmittel oder Medikamente
Sepsis	allgemeine Blutvergiftung bei Überschwemmung des Organismus mit pyogenen (Eiterungen verursachenden) Erregern
Sterilisation	Maßnahme, um Keime und ihre Überlebensformen (Sporen) ganz abzutöten oder irreversibel zu schädigen
Tröpfcheninfektion	Erreger werden durch Husten, Niesen, Sprechen direkt übertragen (z. B. Grippe-Viren)

Tab. 9.1: Begriffe der Infektionslehre

Krankenhausinfektionen

5–10 % der Klienten erleiden im Spital/Heim zusätzlich zu ihrem Grundleiden eine Krankenhausinfektion (s. Tab. 9.2). Am häufigsten betroffen sind schwer kranke und geschwächte Klienten.

Nosokomiale Infektionen	Beispiele für Ursachen
Harnwegsinfekte (40 %)	■ unsachgemäßer Urinbeutel-Wechsel
	■ Verschleppen von Keimen (z. B. vom After, von der Scheide) bei der Intimtoilette
Wundinfektionen (25 %)	■ unsteriles Arbeiten beim Verbandwechsel
	■ unsterile Instrumente (z. B. unsachgemäßes Vorgehen bei der Reinigung, Desinfektion, Sterilisation)
Atemwegsinfektionen (16 %)	■ Klienten anhusten
	■ falsche Pflege der Inhalationsgeräte, Masken
	■ unsachgemäße Desinfektion der Verneblergeräte
Infektionen der Haut (4,5 %)	■ schlechte Hautpflege, schlechte Dekubitusprophylaxe

Tab. 9.2: Häufige nosokomiale Infektionen

INFEKTIONSLEHRE

Infektionsquellen

Die wichtigste Infektionsquelle ist der Mensch selbst. Er muss dabei nicht krank sein: auch ein gesunder Mensch kann Keime in oder auf sich tragen, die ihm nichts anhaben, andere aber krank machen können. Solche Keime befinden sich auf der Haut, in den Haaren, im Nasen-Rachenraum, unter den Achseln, im Intimbereich und im Dickdarm.

Die Keime werden übertragen:

- durch die Haut (z. B. Eiter bei Wunden)
- mit dem Sputum (z. B. Tuberkulose)
- durch den Stuhl (z. B. Salmonellen)
- durch die Hände (z. B. bei falscher oder fehlender Händehygiene)

Tierische Infektionsquellen sind z. B. Rinder und Schweine (Bandwürmer beim Genuss von rohem Fleisch) und Geflügel (Salmonellen). Infektionsquellen der Umwelt sind zu finden in der Erde, z. B. in Blumentöpfen (Tetanus), in Staub (Tuberkulose) und in Wasser.

Übertragungsarten (Tab. 9.3)

Erreger werden auf folgende Arten übertragen:

Infektionsart	Übertragungsweg	Beispiele
Tröpfcheninfektion	• Erreger werden beim Sprechen, Husten, Niesen, Spucken durch die Luft übertragen	■ Grippe (Grippeviren)
orale Infektion	• Erreger werden mit der Nahrung geschluckt, z. B. Trinkwasser, Speiseeis, Obst	■ Magen-Darm Erkrankungen durch Salmonellen
parenterale Übertragung	• Erreger werden nicht über den Magen-Darm-Trakt, sondern z. B. durch Injektionen mit unsteriler Kanüle, Infusionen usw. übertragen • Erreger werden auch durch Zwischenwirte wie Zecken, Mücken, Läuse übertragen	■ Hepatitis/AIDS (Stichverletzung mit kontaminierter Kanüle) ■ Borreliosen durch Zeckenbisse
Schmierinfektion	• Erreger werden durch kontaminierte Hände/Gegenstände übertragen	■ Darminfektionen
Infektion über die Schleimhaut	• Erreger werden z. B. beim sexuellen Verkehr übertragen	■ Geschlechtskrankheiten, HIV

Tab. 9.3: Übertragungsarten von Erregern

INFEKTIONSLEHRE

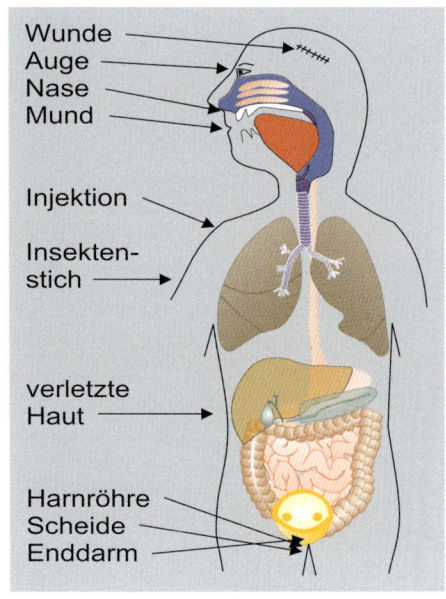

Abb. 9.1: Eintrittspforten für Erreger

Eintrittspforten (Abb. 9.1)

- alle natürlichen Öffnungen wie Augen, Nase, Mund, Ohren, Harnröhre, Darm und Scheide in unserem Körper
- kleinste und große Verletzungen der Haut und der Schleimhaut
- eindringen durch die Haut (Mückenstiche, Zeckenbisse)
- eindringen durch intakte Schleimhaut (Salmonellen)
- eingebracht werden durch unsauberes Arbeiten (Kanülen, Blasenkatheter)

Verursacher von Infektionen

Es gibt vier Gruppen von Krankheitserregern, die für den Menschen von Bedeutung sind: Die Bakterien, die Viren, die Pilze und die Parasiten (s. Tab. 9.4).

Erreger	Eigenschaften	Erkrankung
Bakterien	haben einen eigenen Stoffwechsel und können inner- und außerhalb des Körpers leben und sich vermehren	■ Diphterie (Halsbräune) ■ Tuberkulose ■ Tetanus (Wundstarrkrampf) ■ Pertussis (Keuchhusten) ■ Cholera
Viren	können sich nur innerhalb des Körpers vermehren	■ Grippe ■ Gürtelrose ■ Hepatitis ■ Tollwut ■ Poliomyelitis (Kinderlähmung) ■ AIDS ■ Masern, Mumps, Röteln, Scharlach
Pilze	leben parasitisch im Haut-/Schleimhautgewebe	■ Soor ■ Fußpilz
Parasiten		
■ Protozoen	vermehren sich im Darm oder Blut und bewirken Lokalinfekte	■ Malaria ■ Schlafkrankheit
■ Würmer	leben nicht nur im Darm; können alle Organe in Mitleidenschaft ziehen	■ Ruhr ■ Bilharziose

Tab. 9.4: Verursacher von Infektionen

IMMUNITÄT UND IMMUNISIERUNG

Immunität und Immunisierung

Immunität ist Unempfänglichkeit für bestimmte Infektionskrankheiten. Immunität kann angeboren sein oder von der Mutter übernommen werden (bei Säuglingen über die Muttermilch). Immunität kann auch erworben sein durch früher durchgemachte Infektionen (z. B. Kinderkrankheiten wie Masern, Röteln, Varizellen); der Körper hat gegen die Erreger dieser Infektionen Antikörper gebildet. Durch Impfungen wird Immunität künstlich herbeigeführt.

Die Immunität dauert (je nach Erreger) von einigen Wochen bis lebenslänglich.

Impfungen (Immunisierung)

Bei einer Impfung werden dem Körper Stoffe verabreicht, die ihn immun gegen eine bestimmte Infektionskrankheit machen. Man unterscheidet zwischen aktiver und passiver Immunisierung.

Aktive Immunisierung

Dem Körper werden bei der Impfung abgeschwächte lebende Erreger (z. B. Polio [Kinderlähmung]), abgetötete Erreger (z. B. Tetanus [Wundstarrkrampf]) oder abgeschwächte Giftstoffe verabreicht. Er bildet Antikörper gegen diese Erreger; das heißt, er macht die Krankheit in der Regel in einer sehr leichten Form durch. Wenn der Körper später mit den wirklichen Krankheitserregern konfrontiert wird, erinnert er sich an die Erreger und kann sie vernichten.

Die aktive Immunisierung bietet oft einen sehr langen (bis lebenslangen) Schutz gegen eine Infektion. Nachteilig ist, dass die Erkrankung (z. B. Pocken) schwerer sein kann als erwünscht.

Passive Immunisierung

Wenn schnell ein Krankheitsschutz hergestellt werden soll (z. B. vor Röteln bei einer schwangeren Frau) wird dem Körper Serum mit schon vorhandenen Antikörpern verabreicht. Artfremde Seren werden vom Pferd oder seltener vom Rind gewonnen. Der Nachteil dabei ist, dass der menschliche Organismus auf diese artfremden Eiweiße allergisch reagieren kann.

Humane (menschliche) Immunglobuline (Antikörper) sind besser verträglich und werden deswegen in den letzten Jahren öfter verwendet.

Um einen möglichst guten Schutz vor verschiedenen Infektionskrankheiten zu erreichen, wird Serum von vielen gesunden, gegen diese Krankheit geimpften Spendern gewonnen.

Vorteil der passiven Immunisierung ist eine sofortige Schutzwirkung. Nachteilig ist, dass die Impfung nur für zwei bis vier Wochen wirksam ist.

HYGIENE UND HYGIENEMASSNAHMEN

Voraussetzungen zur Impfung

Zu Impfende sollen gesund sein. Bei schon bestehendem Infekt darf nur in Ausnahmefällen geimpft werden, weil das Risiko von Nebenwirkungen erheblich gesteigert wird.

Schutzimpfung beim Pflegepersonal

Hepatitis B ist die häufigste Berufserkrankung beim Pflegepersonal. Eine Hepatitis ist eine Entzündung des Lebergewebes. Die Erkrankung kann unerkannt (mit z. B. den Symptomen einer Grippe) verlaufen oder in schwerster Form bis zum Tod im Leberkoma führen. Bei ca. 10 % der Erwachsenen wird die Erkrankung chronisch. Das Hepatitis-B-Virus wird hauptsächlich durch Blut, Speichel, Samenflüssigkeit und Vaginalsekret übertragen.

Pflegepersonen, die mit Blut, Urin, Stuhl und anderen Sekreten von Klienten in Berührung kommen, sollten sich gegen Hepatitis B impfen lassen. Die Impfung wird in den meisten Spitälern kostenlos angeboten.

Hygiene und Hygienemaßnahmen

Das Wort Hygiene kommt von dem griechischen Wort hygieinos (gesund, heilsam) und bedeutet: «vorbeugende Maßnahmen für die Gesunderhaltung einzelner Menschen und von Gruppen, um körperliche Erkrankungen und geistige, seelische und soziale Störungen fernzuhalten und Menschen und Gesellschaften so widerstandsfähig wie möglich gegen die Entstehung körperlicher, geistiger und seelischer Erkrankungen zu machen» (Pschyrembel).

Hygiene im Spital/Heim

Im Spital/Heim geht es hauptsächlich darum, Klienten und alle Beschäftigten vor Infektionen zu schützen und dazu umweltbewusst zu handeln. Bereiche der Hygiene kann man einteilen in:
- Individual- oder persönliche Hygiene, Psychohygiene
- Umwelthygiene
- allgemeine und spezielle Arbeits- bzw. Arbeitsplatzhygiene

Persönliche Hygiene

Die persönliche Hygiene hilft maßgeblich mit, die Übertragung von körpereigenen und körperfremden Keimen zu verhindern.

Körperpflege bei Pflegepersonen

Zur Körperhygiene gehören: Das tägliche Duschen/Waschen, Mund-, Haar-, Bart-, Hand-, Fuß-, Nagelpflege.

HYGIENE UND HYGIENEMASSNAHMEN

Haare

Den Haaren haften Keime an, die durch Berührung/Kontakt übertragen werden. Deshalb:

- Haare sauber und gepflegt tragen.
- Lange Haare zusammenbinden/flechten (sie dürfen weder die Schultern berühren noch umherflattern).
- Beim Haarewaschen das Shampoo verdünnt auf die nassen Haare geben (weniger Schuppenbildung).
- Haare während Pflegehandlungen **nicht** berühren (z. B. Strähnen aus dem Gesicht schieben).
- Bart pflegen.

Fingernägel

- Fingernägel kurz schneiden (Verletzungsgefahr, Ansammlung von Keimen unter den Nägeln).
- Nägel sorgfältig schneiden; kleine Verletzungen sind Eintrittsstellen für Keime.
- Keinen Nagellack auftragen, da Verunreinigungen (z. B. Blut, Kot) nicht sichtbar sind; zudem wird der Lack von Desinfektionsmitteln evtl. aufgelöst.

Persönliche Arbeitshygiene

Dienstkleidung hat eine Schutzfunktion: Sie darf nur im Spital/Heimareal getragen werden, da sonst Keime in den privaten Bereich gebracht werden können.

Bereichskleidung darf nur innerhalb von bestimmten Bereichen getragen werden (OP-Bereich, Überwachung, Gebärsaal). In den meisten Spitälern/Heimen wird die Dienstkleidung zur Verfügung gestellt und gewaschen; wenn eigene Kleidung gekauft wird, darauf achten, dass sie bequem und bei mindestens 60 °C waschbar ist. Dienstkleidung muss kurzärmelig sein (lange Ärmel kontaminieren, Unterarme kann man waschen). Ausnahme: z. B. im Labor müssen zum Schutz vor Chemikalien lange Ärmel getragen werden. Dienstkleidung täglich und nach sichtbarer Verschmutzung wechseln.

Schuhe

Dienstschuhe dürfen nur im Spital-/Heimareal getragen werden. Die Schuhe sollen sicher, ohne Absätze sein und aus pflegeleichtem und laufruhigem Material (keine Zoccoli) bestehen.

Schmuck

Ringe, Armschmuck und Armbanduhren behindern bei der Arbeit; sie können die Klienten verletzen, verhindern eine korrekte Reinigung/Desinfektion der Hände und fördern so die Verbreitung von Keimen. An Stelle einer Armbanduhr kann eine Ansteck- oder Anklemmuhr verwendet werden.

HYGIENE UND HYGIENEMASSNAHMEN

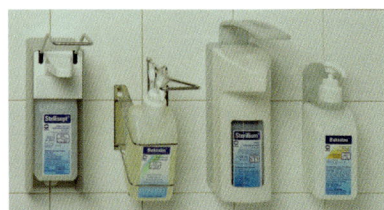

Abb. 9.2: Spender für Reinigungs-, Desinfektions- und Pflegemittel für die Hände

Händehygiene (Tab. 9.5)

Mikroorganismen bleiben an den Händen locker haften und werden an alles, was man berührt, weitergegeben. 90 % der Keimübertragung erfolgen über die Hände. Die Hände sind somit die Hauptüberträger für Infektionen im Spital/Heim.

Zur Händehygiene gehören:

- Händedesinfektion (hygienische oder z. B. vor einer Operation chirurgische)
- Händereinigung
- Händeschutz
- Händepflege

Die Hygienefachleute sind sich nicht einig, ob eine hygienische Händedesinfektion oder Händewaschen zur Verhinderung von Keimübertragungen über die Hände wirksamer sei. Es fehlen dazu vergleichende Untersuchungen. Jedes Spital/Heim hat seinen eigenen Händehygieneplan, an den sich alle Pflegepersonen halten müssen.

	Hygienische Händedesinfektion	Händewaschen	Handschuhe tragen	Händepflege
Grundsatz	✗ wichtigste Maßnahme, um Keimübertragung über die Hände zu vermeiden	✗ so selten wie möglich, so häufig wie nötig	✗ dient als Selbstschutz	✗ Hautschutz anwenden, bevor Hautdefekte auftreten
Wann?	■ vor Arbeitsbeginn, vor und nach der Pause ■ vor jeder Pflegeverrichtung ■ vor dem Essenverteilen ■ vor und nach Kontakt mit Eintrittsstellen von Kathetern, Drainagen usw. ■ nach jeder Pflegeverrichtung ■ beim Betten nach jedem Zimmer ■ nach Kontakt mit potenziell (möglicherweise) infektiösem Material: Körperflüssigkeiten, Sekreten, Ausscheidungen usw. ■ nach Kontakt mit potenziell kontaminierten Gegenständen ■ nach Kontakt mit Klienten, von denen Infektionserreger ausgeschieden werden können ■ nach Niesen, Husten, Nase putzen ■ bei Dienstschluss	■ vor Dienstbeginn ■ bei Verschmutzung ■ nach Gebrauch von Salben, Cremen usw. ■ vor dem Essen ■ vor dem Essen eingeben und vor Berührungen von Lebensmitteln (z. B. Brote streichen) ■ nach Toilettenbenutzung ■ bei Arbeitsende	**Einweghandschuhe** ■ beim Entsorgen von Ausscheidungen ■ bei der Intimpflege ■ beim Entfernen des Steckbeckens/der Flasche ■ beim Einführen von Suppositorien ■ beim Wechseln des DK-Sacks ■ beim Umgang mit Blut und anderen Körperflüssigkeiten ■ bei der Mundpflege **Gummihandschuhe** ■ bei Putzarbeiten: abstauben/reinigen/desinfizieren (Hände vor den Reinigungs-, Desinfektionsmitteln schützen) ■ beim Arbeiten mit Desinfektionsmittellösungen ■ bei Arbeiten im Ausguss	■ vor großen Pausen ■ nach Dienstschluss

HYGIENE UND HYGIENEMASSNAHMEN

	Hygienische Händedesinfektion	Händewaschen	Handschuhe tragen	Händepflege
Wie?	⊃ Ca. 3 ml Desinfektionslösung in die trockene, hohle Hand geben (Desinfektionsmittelspender mit dem Ellenbogen betätigen). ⊃ Während mindestens 30 Sekunden überall einreiben, bis die Hände trocken sind.	⊃ Mit Wasser befeuchten. ⊃ Mit Flüssigseife einreiben. ⊃ Gründlich spülen. ⊃ Mit zwei Einmal-Papierhandtüchern sehr gut trocknen.	**Einweghandschuhe** In der Regel werden unsterile Latexhandschuhe verwendet. Man braucht sie bei starker Verschmutzung, Ekzemen, Infektionen. » Nach dem Gebrauch ausziehen, beim Ausziehen auf die linke Seite drehen, entsorgen. » Gummihandschuhe: Nach dem Gebrauch in Desinfektionslösung auswaschen, so hinlegen/aufhängen, dass sie innen und außen trocknen können.	» Geeignete Creme aus der Tube verwenden.
	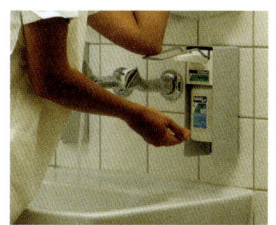 **Abb. 9.3:** Seifenspender			
Besonderes	» Kontaminierte Hände immer zuerst desinfizieren, dann waschen » Oft vergessene Zonen mit einbeziehen. Desinfektionsmittel werden besser vertragen, wenn die Hände nicht unmittelbar vorher gewaschen worden sind. **Empfehlung bei stark kontaminierten Händen** (z.B. Blut, Stuhl): ⊃ Hände unter laufendem warmem Wasser gründlich abspülen. ⊃ Mit Wasser und Flüssigseife waschen, gut trocknen. ⊃ Eine hygienische Händedesinfektion vornehmen, evtl. wiederholen. Anschließend das Waschbecken und alle Kontaktstellen mit Flächendesinfektionsmittel desinfizieren.	» Flüssigseife (Syndets) benutzen; sie haben in etwa den gleichen pH-Wert wie die Haut (ca. 5,5). «Richtige» Seifen sind alkalisch und zerstören den Säureschutzmantel der Haut. Folge: Keime können besser eindringen. » Hände und Unterarme nicht mit Seife und Bürste schrubben. ▼ **Gefahr:** mechanische Verletzung der Oberhaut. » Bei zu langem Waschen (> eine Minute) und zu warmem Wasser quillt die Haut auf, Hautfette gehen verloren. » Um eine erneute Verunreinigung der Hand zu vermeiden, Wasserhahn immer mit dem gebrauchten Papierhandtuch zudrehen oder mit dem Ellbogen schließen.	» Handschuhe ersetzen die Händedesinfektion nicht; Hände wie beschrieben desinfizieren. » Keine Handschuhe «als Reserve» in der Kitteltasche aufbewahren.	» Der Tubenkonus darf die Haut nicht berühren (Kontamination); man kann die Creme auf den Handrücken geben, da sind weniger Mikroorganismen als auf der Innenhand. » Nie mit der bloßen Hand in einen Creme-, Salbentopf langen; Handschuhe/Spatel verwenden (Kontamination, Salbe/Creme = guter Nährboden für Keime). » Vor einer Desinfektion keine Handcreme verwenden (Desinfektionswirkung würde beeinträchtigt).

Tab. 9.5: Beispiel eines Händehygiene-Plans

HYGIENE UND HYGIENEMASSNAHMEN

Hände-Desinfektion (Abb. 9.4)

1. Schritt
Handfläche auf Handfläche

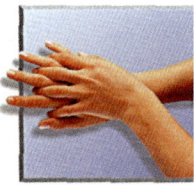

2. Schritt
Rechte Handfläche über linkem Handrücken und linke Handfläche über rechtem Handrücken

3. Schritt
Handfläche auf Handfläche mit verschränkten, gespreizten Fingern

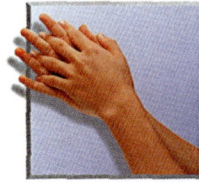 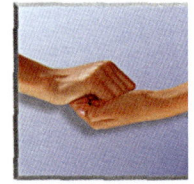

4. Schritt
Außenseite der Finger auf gegenüberliegende Handfläche mit verschränkten Fingern

5. Schritt
Kreisendes Reiben des rechten Daumens in der geschlossenen linken Handfläche und umgekehrt

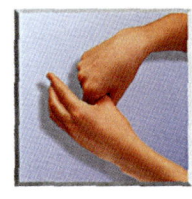 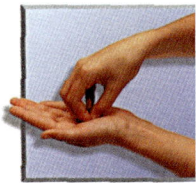

6. Schritt
Kreisendes Reiben hin und her mit geschlossenen Fingerkuppen der rechten Hand in der linken Handfläche und umgekehrt

Ca. 3 ml Desinfektionsmittel in die hohlen, trockenen Hände geben. Nach dem oben aufgeführten Verfahren das Produkt 30 Sekunden in die Hände bis zu den Handgelenken kräftig einreiben. Die Bewegungen jedes Schrittes fünf Mal durchführen. Nach Beendigung des 6. Schrittes werden einzelne Schritte bis zur angegebenen Einreibedauer wiederholt. Im Bedarfsfall erneut Hände-Desinfektionsmittel entnehmen. Darauf achten, dass die Hände während der gesamten Einreibezeit feucht bleiben.

Abb. 9.4: Standard-Einreibemethode für die hygienische Hände-Desinfektion [Beiersdorf AG]

Umwelthygiene im Spital/Heim

Umweltbewusstes Denken im Spital/Heim kann z. B. durch Einkauf, Verbrauch und korrekte Entsorgung der Materialien viel zum Umweltschutz beitragen.

Einkauf/Verbrauch

- Nur da Einmal-Artikel benutzen, wo nötig (z. B. Spritzen, Kanülen); Einmalunterlagen, Papierabdecktücher, Intimtücher usw. durch wiederverwendbare (waschbare) Materialien ersetzen.
- Desinfektions- und Reinigungsmittel gezielt einsetzen, giftige Stoffe meiden.
- Energieverbrauch reduzieren, d. h. mit Warmwasser, Heizung, Licht, Lift usw. gezielter umgehen.
- Keine Sprays mit Treibgas verwenden.

Entsorgung

- Sondermüll getrennt sammeln, spezielle Behälter beachten.
- Recycling, wo möglich: Papier, Glas, Karton, Batterien.

REINIGUNG, PFLEGE, STERILISATION UND DESINFEKTION

Reinigung, Pflege, Sterilisation und Desinfektion

Reinigen nennt man das mechanische Entfernen von Fremdstoffen und Keimen auf Materialien, pflegen bedeutet das Einreiben einer schützenden Substanz auf die Oberfläche (Möbelpolitur, Schuhcreme).

Reinigung und Pflege dienen der
- Sauberkeit
- Hygiene
- Gesundheit und dem Wohlbefinden der Klienten, Besucher und Mitarbeiter
- ästhetischen Verschönerung
- Werterhaltung der Materialien (z. B. Leder, Holz, Chromstahl)

Staub

Staub entsteht durch mechanische Zerkleinerung aller möglicher Materialien. Der Staub ist ein Transportmittel für Mikroorganismen und eine Gleitgefahr auf Bodenbelägen.

> **Grundsatz**
>
> 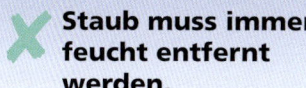 Staub muss immer feucht entfernt werden.

Reinigungsmittel (Tab. 9.6)
Unter Reinigungsmittel versteht man:

Mechanische Reinigungsmittel:	Feuchtaufnehmer (Besen), Lappen (z. B. Mosslinn®), Bürsten, Maschinen
Chemotechnische Reinigungsmittel:	Allzweck-, Grund-, Spezialreiniger
Pflegemittel:	Möbelpolitur, Lederpflegemittel, Bodenpflegemittel, Wischwachs
Lösungsmittel: (Mittel für nicht wasserlösliche Verschmutzungen)	Lösungsmittelreiniger, Terpentin, Azeton, Benzin ▼ feuergefährlich ▼ von Kindern fernhalten

Tab. 9.6: Reinigungsmittel

Sterilisation

Sterilisation bedeutet absolute Keimfreiheit. Alle Mikroorganismen werden abgetötet.

Sterilisiert werden alle Materialien, die zum Eindringen in den menschlichen Körper benutzt werden (z. B. Kanülen, Katheter, Instrumente) sowie Materialien, die auf eine Wunde gebracht werden (z. B. Verbandstoff, Puder). Das geschieht durch Dampf-, Heißluft- oder Gassterilisation (s. Tab. 9.7).

REINIGUNG, PFLEGE, STERILISATION UND DESINFEKTION

Verfahren	Wirkung	Anwendungsbeispiele
Dampfsterilisation (feuchte Hitze im Autoklaven)	Wasser/Dampf wird auf 121–134 °C erhitzt und dringt mit 2–3 bar (Dampfdruck) in das Sterilisationsgut ein. Sterilisationszeit bei: 134 °C (2,2 bar) = 6–10 Minuten 120 °C (1,1 bar) = 15–20 Minuten ✗ sicherste und gebräuchlichste Methode	▪ Instrumente ▪ Verbandmaterial ▪ (OP-) Wäsche ▪ Gummiartikel ▪ Glas
Heißluft-sterilisation (bewegte Heißluft)	Luft wird auf 160–180 °C erwärmt und umspült das Sterilisationsgut. Sterilisationszeit bei: 180 °C = 30 Minuten 160 °C = 200 Minuten ✗ wird fast nur noch in der Pharmazie verwendet	▪ Glas ▪ Metall ▪ Öle ▪ Puder ▪ Salben
Gassterilisation (Ethylenoxid, Formaldehyd)	Die Gase werden mit Wasserdampf (60–80 % Luftfeuchtigkeit) vermischt. ▼ Gase sind hochgiftig, krebserzeugend und erbgutschädigend ▼ Auslüftungszeit beachten ▼ das Verfahren darf nur von Personen, die einen Lehrgang dafür absolviert haben, angewendet werden	hitzeempfindliches Material wie: ▪ Optiken, Endoskope ▪ Mikroinstrumente ▪ Kabel

Tab. 9.7: Sterilisationsverfahren

Gebrauchtes Sterilgut (z. B. Instrumente) wird desinfiziert, gereinigt, getrocknet, auf Funktionstüchtigkeit geprüft und verpackt.

Verpackung von Sterilgut

Da das Sterilgut bis zum Gebrauch steril bleiben soll, muss es so verpackt werden, dass es nach der Sterilisation nicht wieder mit Mikroorganismen in Berührung kommt. Zudem muss die Verpackung für Dampf, heiße Luft durchläßig sein, damit diese bis zum Sterilgut dringen können.

Verpackungsarten

- Luft- und wasserdampfdurchläßige Behälter
- Beutel aus Sterilisationspapier
- Beutel aus Klarsichtfolien

REINIGUNG, PFLEGE, STERILISATION UND DESINFEKTION

Richtlinien zur Lagerung von Sterilgut

» Sterilgut muss trocken und vor Staub geschützt aufbewahrt werden. Wenn Verpackungen beschädigt oder feucht sind, gilt der Inhalt nicht mehr als steril und muss resterilisiert werden.
» Sterile Materialien vor Gebrauch auf Sterilisations- bzw. Verfalldatum prüfen.
» Neue Packungen immer zuhinterst lagern, alte nach vorne schieben.

Lagerungsdauer (Tab. 9.8)
Sterilgut ist vom Sterilisationsdatum an wie folgt haltbar:

In der Zentralsterilisation hergestellt:		
■ Material in Papier, zweimal verpackt		3 Monate
■ Material in Papiertüten ■ Material in Einwegpapier und Papiertüten ■ Material in Kombibeutel (Papier/Folie) ■ Material in Folie	verschweißte Packungen	6 Monate
Ab Fabrik:		
■ Einwegmaterial fabrikverpackt	wenn die Außenverpackung ungeöffnet	mehrere Jahre
■ Einwegmaterial fabrikverpackt	wenn die Außenverpackung geöffnet	mindestens 1 Jahr

Tab. 9.8: Lagerungsdauer von Sterilgut

Das Sterilgut sollte regelmäßig einmal pro Woche kontrolliert und fehlendes nachbestellt werden. So braucht man keine großen Vorräte anzulegen und es fällt kaum überfälliges Material an, das zur Aufbereitung teuer neu verpackt oder sogar verworfen werden muss (Kontrolliste mit Visumspflicht führen).

Desinfektion

Durch die Desinfektion wird die Anzahl der Mikroorganismen auf der desinfizierten Fläche (z.B. Hände, Esstisch) so vermindert, dass sie nicht mehr infizieren kann.

Physikalische Desinfektionsverfahren (Tab. 9.9)
Mikroorganismen werden durch Hitze (thermische Verfahren), Filtration oder Strahlung abgetötet. Physikalische Desinfektionsverfahren sind weniger störanfällig und in der Regel umweltverträglicher als chemische.

REINIGUNG, PFLEGE, STERILISATION UND DESINFEKTION

Verfahren	Wirkung	Anwendungsbeispiele
Thermische Methoden	verbrennen ✘ in speziellen Verbrennungsanlagen bei 1200 °C	■ Abfall
	kochendes Wasser, mindestens 75–95 °C, für mindestens 3 Minuten	■ Wäsche (Waschmaschine) ■ Gummiartikel ■ auskochen von Säuglingsartikeln (z. B. Schnuller)
	strömenden Wasserdampf bei 100 °C für 15 Minuten	■ Decken, Kissen ■ Matratzen ■ Wäsche
	Steckbeckenautomat bei 80–90 °C für 1 Minute (s. Abb. 8.5)	■ Steckbecken, Urinflaschen, Nierenschalen, Waschbecken und andere Pflegeartikel
Strahlung	ultraviolettes Licht ✘ nur mit speziellen Geräten möglich ▼ kann zu Augenschäden führen	■ Trinkwasseraufbereitung
Filtration	Porengröße der Filter < 5 μm	■ Luftfiltration (z. B. Operationssaal)

Tab. 9.9: Physikalische Desinfektionsverfahren

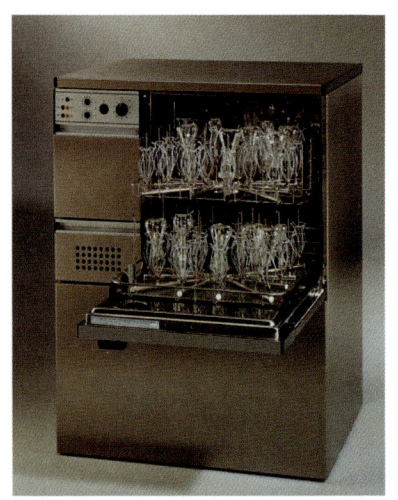

Abb. 9.5: Steckbeckenautomat

Chemische Desinfektionsverfahren (Tab. 9.10)

Chemische Desinfektionsverfahren werden da angewendet, wo physikalische nicht möglich sind:

- Hände-, Haut-, Wunden-, Schleimhautdesinfektion
- Flächendesinfektion (z. B. Esstisch, Boden)
- Instrumentendesinfektion (z. B. vor der Sterilisation)
- Gerätedesinfektion
- Wäschedesinfektion
- Desinfektion von Ausscheidungen
- Wasserdesinfektion

Grundregeln für die chemische Desinfektion

Damit die Desinfektion wirksam ist, müssen die vorgeschriebene Dosierung und die Einwirkungszeit genau eingehalten werden (Anweisungen des Herstellers/hausinterne Weisungen befolgen).

REINIGUNG, PFLEGE, STERILISATION UND DESINFEKTION

Verfahren	Wirkung	Anwendungsbeispiele
Alkohole z. B. Ethanol, Isopropanol	■ Händedesinfektion ■ Hautdesinfektion ■ kleine Flächen	■ wirken schnell » Entfetten die Hände: Mittel mit Rückfetter verwenden. ▼ für große Flächen wegen Brandgefahr nicht geeignet
Aldehydderivate z. B. Formaldehyd (Formalin)	■ Flächendesinfektion ■ Instrumentendesinfektion	■ wirken langsam, haben aber sehr breites Wirkungsspektrum ▼ können leicht Allergien verursachen, deshalb bei Verwendung sehr gut be- und entlüften
Halogene (Salzbildner) z. B. Chlor, Brom, Jod	**Chlor** ■ Trink- und Badewasserdesinfektion (Schwimmbad) ■ Exkremente ■ Sputum-, Scheuerdesinfektion **Jod** ■ Haut-, Schleimhautdesinfektion	■ breites Wirkungsspektrum ■ umweltbelastend ▼ kann zu Hautschäden führen ▼ nicht anzuwenden bei Neugeborenen und Säuglingen, in der Schwangerschaft, bei Schilddrüsenerkrankungen, bei Jodallergie
Oberflächenaktive Verbindungen z. B. quaternäre Ammoniumverbindungen (Quats)	■ Flächendesinfektion	■ können auch im Küchenbereich eingesetzt werden, weil sie kaum toxisch (giftig) sind ■ wirken nicht bei einigen Bakterien, müssen mit anderen Wirkstoffen kombiniert werden

Tab. 9.10: Chemische Desinfektionsverfahren

Richtige Dosierung (Tab. 9.11)

Bei Unterdosierung bleibt das Desinfektionsmittel wirkungslos, bei Überdosierung wirkt es nicht besser und schadet der Umwelt und dem Material.

Für Flächendesinfektion und -reinigung werden in der Regel 0,25–0,5 %ige Lösungen verwendet, für Instrumente 1 %ige. Die Lösungen werden in der Regel als Konzentrat geliefert. Es gibt verschiedene Möglichkeiten, die jeweils geforderte Konzentration herzustellen:

- ■ Dosierbeutel für die genaue Eimerdosierung
- ■ Dosierpumpen z. B. für einen 5-Liter-Kanister
- ■ dezentrale Dosiergeräte
- ■ zentrale Dosieranlagen (s. Abb. 9.6)

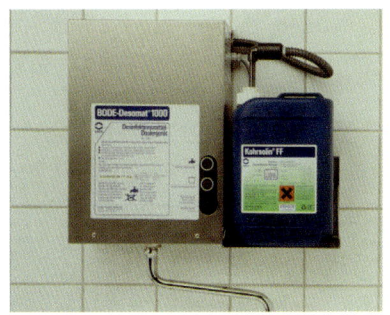

Abb. 9.6: Dosieranlage für Desinfektionsmittel

REINIGUNG, PFLEGE, STERILISATION UND DESINFEKTION

Gewünschte Menge der Desinfektionslösung	0,25%	0,5%	1%
1 Liter	2,5 ml	5 ml	10 ml
2 Liter	5 ml	10 ml	20 ml
5 Liter	12,25 ml	25 ml	50 ml
8 Liter	20 ml	40 ml	80 ml
10 Liter	25 ml	50 ml	100 ml
20 Liter	50 ml	100 ml	200 ml
50 Liter	125 ml	250 ml	500 ml

Tab. 9.11: Beispiel einer Dosier-Tabelle

Richtige Einwirkungszeit

Zu kurze Einwirkungszeit macht ein Mittel wirkungslos. Bei der hygienischen Händedesinfektion werden die meisten Fehler begangen. Es nützt absolut nichts (und schadet der Haut), wenn das Händedesinfektionsmittel nur aufgetragen und ein bisschen «verrieben» wird. Bei allen Desinfektionsarten unbedingt die Angaben des Herstellers beachten.

Flächenreinigung, -desinfektion

Als Flächen gelten Fußböden, Wände, Bett, Ablagen und Oberflächen von Gebrauchsgegenständen (z. B. Beistelltische, Nachttische). Fußböden, Wände usw. werden in der Regel vom Hausdienst gereinigt/desinfiziert, Betten, Ablagen und Oberflächen von Gebrauchsgegenständen vom Hausdienst oder der Pflegeassistentin.

In vielen Spitälern/Heimen werden z. B. Fußböden, Mobiliar nur noch nach Austritt des Klienten desinfiziert, sonst gereinigt. Ausnahmen: Zimmer von infizierten Klienten, kontaminierte Flächen (z. B. Urin, Stuhl, Blut, Erbrochenes).

Wann in Zimmern von nicht infizierten Klienten nur gereinigt oder mit einem Desinfektionsmittel gereinigt/desinfiziert wird, entscheidet die für die Hygiene verantwortliche Person in der Institution.

In der Regel besteht für jedes Spital/Heim ein Reinigungs-/Desinfektionsplan, an den sich sowohl die Pflegeassistentin als auch der Hausdienst halten muss.

Reinigen/Desinfizieren von Ablagen und Gebrauchsgegenständen (Wischdesinfektion)

Material

auf einem Wagen richten:
- ❏ Eimer mit Reinigungsmittel oder 0,25–0,5 %iger Desinfektionslösung
- ❏ Gummihandschuhe
- ❏ Feuchtwischtuch

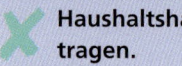

Empfehlungen zum Umgang mit Desinfektionsmittel

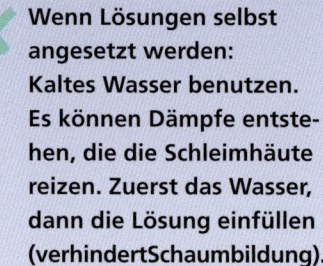

- ✗ Haushaltshandschuhe tragen.
- ✗ Wenn Lösungen selbst angesetzt werden: Kaltes Wasser benutzen. Es können Dämpfe entstehen, die die Schleimhäute reizen. Zuerst das Wasser, dann die Lösung einfüllen (verhindert Schaumbildung).

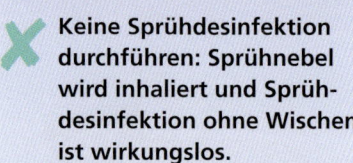

- ✗ Keine Sprühdesinfektion durchführen: Sprühnebel wird inhaliert und Sprühdesinfektion ohne Wischen ist wirkungslos.

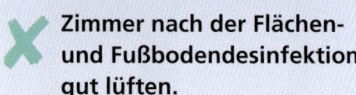

- ✗ Zimmer nach der Flächen- und Fußbodendesinfektion gut lüften.

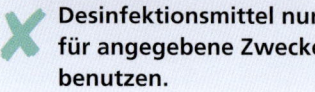

- ✗ Desinfektionsmittel nur für angegebene Zwecke benutzen.

UMGANG MIT SCHMUTZWÄSCHE

Vorgehen
- Alle Gegenstände von der zu reinigenden Fläche entfernen.
- Gummihandschuhe anziehen.
- Wischtuch ins Wasser tauchen, auswringen.
- Fläche gründlich abwaschen.
- Nicht nachtrocknen, sondern trocknen lassen.

Instrumentendesinfektion (Eintauchdesinfektion)
(Abb. 9.7)
- Immer mit Handschuhen arbeiten.
- Instrumente usw. so in die Desinfektionslösung legen, dass sie ganz mit Flüssigkeit bedeckt sind.
- Gegenstände (z. B. Glasspritzen, Redonflaschen) auseinandernehmen.
- Redons leeren, ausspülen, einlegen.
- Schläuche so mit Desinfektionslösung füllen, dass sich keine Luftblasen bilden.
- Desinfektionslösung nach Weisung des Herstellers/hausinternen Anweisungen wechseln.

Umgang mit Schmutzwäsche

Durch die Schmutzwäsche können Infektionserreger übertragen werden. Die Wäsche muss deshalb am Verbrauchsort sofort in die dafür vorgesehenen Wäschesäcke gegeben werden: Wäsche sortieren (z. B. in einen Sack die private Wäsche geben, in den anderen die des Spitals/Heims). Hausinterne Regelungen beachten. Die Säcke sind z. B. durch verschiedenfarbige Streifen gekennzeichnet. Wenn möglich wird der Wäscheständer mit den Säcken z. B. beim Betten mit in das Zimmer genommen. Wenn das nicht möglich ist (z. B. zu wenig Wäscheständer vorhanden), bleibt die Wäsche (mit der schmutzigen Seite nach innen) auf dem Bett des Klienten, bis die Pflegende das Zimmer verlässt und sie mitnimmt.

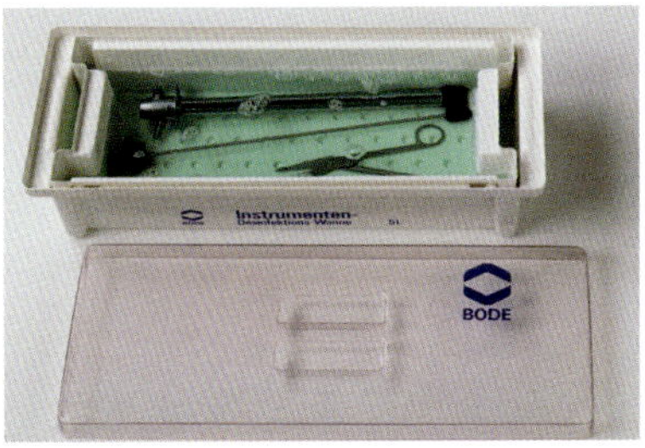

Abb. 9.7: Schale für die Instrumentendesinfektion

Regeln im Umgang mit Schmutzwäsche
- Wenn möglich, Pflegeschürzen tragen.
- Schmutzwäsche darf nicht mit dem Dienstkittel, den Haaren usw. in Berührung kommen, also beim Tragen vom Körper entfernt halten.
- Wenn möglich, keine «Zwischenlagerung» z. B. auf dem Boden, dem Bettgestell, einer Klappe des Nachttisches, ebenso kein Umfüllen von Schmutzwäsche durchführen.
- Stark verschmutzte Wäsche nicht auf der Abteilung auswaschen; in einen separaten Sack (Plastiksack) geben und kennzeichnen.
- Wäschesackständer mit Wäschesack beim Transportieren nur außen (saubere Seite) berühren.

SCHUTZ VOR BLUTÜBERTRAGBAREN INFEKTIONSKRANKHEITEN

Schutz vor blutübertragbaren Infektionskrankheiten
(nach: Suva, Luzern)

Stich- und Schnittverletzungen vermeiden, d. h. kein zweihändiges Recapping durchführen (niemals Schutzkappe mit beiden Händen auf eine gebrauchte Kanüle stecken – Stichgefahr). Gebrauchte Kanülen, Skalpelle usw. in durchstichsichere Behälter entsorgen. Entsorgungsbehälter nicht überfüllen.

Maßnahmen bei Stich-, Schnittverletzungen mit kontaminiertem Material (z. B. Kanülen, zerbrochene Redonflaschen)

Bei allen Verletzungen mit kontaminiertem Material besteht die Gefahr der Infizierung mit Hepatitis B/C, HIV.

Sofortmaßnahmen

- Verletzte Stelle ausbluten lassen (ausdrücken), mit Wasser und Seife waschen.
- Wunde desinfizieren (z. B. mit Alkohol 70 % oder Jod-PVP (z. B. Betadine®).
- Bei Schleimhautspritzern (Mund, Nase, Augen) sofort reichlich mit Wasser oder physiologischer Flüssigkeit (z. B. NaCl 0,9 %) spülen.

Sofortige Meldung an Vorgesetzte, an die zuständige Ärztin, den zuständigen Arzt, nach hausinternen Regelungen Unfall-Formular ausfüllen.

Ärztliche Maßnahmen

- Infektionsrisiko abklären.
- Sofort, nach 3 und 6 Monaten Blut auf Hepatitis- und HI-Viren untersuchen lassen.
- Je nach Situation sofortiger Beginn einer HIV-Chemoprophylaxe.

Isolierung

Isolierung heißt Absonderung des Klienten in einem Einzelzimmer. Es gibt zwei Gründe für eine Isolierung: Ein Klient mit einer Infektion/Infektionskrankheit (z. B. Tuberkulose oder einer infizierten Wunde [z. B. Tetanus] mit hoher Ansteckungsgefahr) wird isoliert und damit die Außenwelt vor Ansteckung geschützt = Schutz von innen nach außen oder: Ein geschwächter Klient mit einem gestörten Immunsystem (z. B. bei einer Behandlung mit Zytostatika = Medikamente gegen Krebs, die auch Abwehrzellen vernichten können) wird isoliert, damit er nicht von anderen Personen angesteckt werden kann = Schutz von außen nach innen. Diese Art der Isolierung nennt man **Umkehrisolierung**.

ISOLIERUNG

Hygienemaßnahmen

Bei Isolierung müssen spezielle Hygienemaßnahmen getroffen werden. Einige wichtige Punkte sind hier aufgeführt. Für das genaue Vorgehen müssen die jeweiligen hausinternen Weisungen beachtet werden.

Die **Isolierung bei Infektionskrankheiten** dient dem Schutz aller anderen Personen vor Ansteckung, die durch die Hände, Materialien oder durch die Luft erfolgen kann. Es dürfen keine Erreger nach außen verschleppt werden.

Das Patientenzimmer mit wenig Utensilien und Verbrauchsmaterial einrichten:
- möglichst ein Zimmer mit WC
- wenn kein WC vorhanden ist, Nachtstuhl
- Wäschesack-Halter mit Deckel

Vor dem Zimmer wird folgendes Material hingestellt bzw. auf einem Tisch gelagert:
- saubere Schutzkittel
- Ständer für Schutzkittel
- Masken (bei Tuberkulose spezielle)
- Einweghandschuhe
- Händedesinfektionsmittel
- Abfall- und Wäschesäcke (Reserve)
- Treteimer
- evtl. Karte mit Anweisungen (Hygienekartei)
- Schild an der Zimmertür: «Besucher bitte beim Pflegepersonal melden»

Klienten

Durch eine Isolierung wird der Klient in der Regel stark belastet, da er die ganze Zeit in seinem Zimmer bleiben muss. Es ist daher wichtig, dass er sehr gut über die Notwendigkeit der Isolierung und die hygienischen Maßnahmen informiert wird. Um ihm die Zeit zu verkürzen, sind Beschäftigung und Ablenkung (z.B. Zeitungen, Bücher, Radio, Fernsehapparat) wichtig.

Laufende Desinfektion des Patientenzimmers

- Einmal täglich alle Flächen und sanitären Gegenstände mit Desinfektionslösung nass abwischen (Scheuer-Wischdesinfektion), nicht nachtrocknen!
- Benutzte Putzlappen direkt in den septischen Wäschesack geben.
- Reinigungs-/Desinfektionslösung am Schluss wegschütten.
- Isolierzimmer immer als letztes reinigen und desinfizieren.

ISOLIERUNG

Grundsatz

 Es muss alles desinfiziert werden, was mit dem Klienten in Berührung gekommen ist.

Notizen

Aufheben der Isolierung

Der Klient erhält bei seiner Verlegung oder Aufhebung der Isolierung ein frisches Bett, wenn möglich ein Bad oder eine Dusche und frische Wäsche.
Es findet eine Schlussdesinfektion statt (siehe hausinterne Weisungen).

Umkehrisolierung

Die **Umkehrisolierung** dient zum Schutz des Klienten vor Infektionen (z. B. bei großflächigen, frischen Verbrennungen, Leukämie). Es dürfen keine Erreger in das Zimmer gebracht werden. Weisungen der Ärzte und der Hygienefachleute (z.B. beim Betreten des Zimmers Schutzkittel und Mundschutz tragen) müssen genau befolgt werden.

Das Patientenzimmer einrichten:
- Einzelzimmer, wenn möglich mit WC
- Zimmerreinigung (1 Mal täglich Flächen, 2 Mal täglich WC/Waschbecken) mit Desinfektionslösung

Vor dem Zimmer hinstellen bzw. auf einem Tisch lagern:
- Schutzkittel
- Masken
- Einweghandschuhe

- Abfall- und Wäschesack
- SCHILD an der Zimmertür: «Besucher bitte beim Pflegepersonal melden»

UMGANG MIT MEDIKAMENTEN

Umgang mit Medikamenten

Medikamente (synonym: Arzneimittel, Heilmittel, Pharmaka) sind Stoffe und Zubereitungen aus Stoffen, mittels denen man Krankheiten erkennen, lindern, behandeln oder verhüten kann.

Was hat die Pflegeassistentin mit Medikamenten zu tun?

Sie hat Kenntnisse über:
- das Aufbewahren von Medikamenten.
- das Verabreichen (= dem Klienten [ein]geben).
- Wirkungen: Die Pflegeassistentin muss informiert werden, wenn der Klient ein (neues) Medikament bekommt (z. B. Schlaf-, Schmerzmittel), damit sie mitbeobachten kann, ob es wirkt.
- Nebenwirkungen.
- gängige Formen (z. B. Tabletten [Tbl.], Kapseln [Kps.], Zäpfchen [Supp.], Tropfen [gtts]).

Die Pflegeassistentin gibt Medikamente ein, bzw. achtet darauf, dass der Klient sie einnimmt. Dies immer auf Anweisung:

a) Die vorgesetzte Pflegeperson verteilt die Medikamente und stellt sie z. B. auf das Essenstablett des Klienten; die Pflegeassistentin darf das Medikament verabreichen.

b) Die Pflegeassistentin erhält das Medikament für einen bestimmten Klienten von der vorgesetzten Pflegeperson, wiederholt den Namen und die Zimmernummer des Klienten und darf das Medikament verabreichen

Die Pflegeassistentin achtet auf Wirkungen, Nebenwirkungen.

Aufbewahren von Medikamenten

Normalerweise werden Medikamente trocken im Medikamentenschrank (oder einem besonderen Kühlschrank, nicht mit Lebensmitteln zusammen) bei einer Temperatur von 15 °C bis 25 °C (Zimmertemperatur) aufbewahrt. Der Medikamentenschrank muss immer verschlossen sein, damit keine Unbefugten (z. B. Besucher, Klienten) Zugriff haben.

Im Spital werden die Medikamente im Medikamentenschrank in der Regel nach Arzneimittelformen und alphabetisch geordnet auf Tablaren (z. B. Tabletten, Kapseln) und in Schubladen (z. B. Salben) aufbewahrt.

Im Pflegeheim hat jeder Bewohner seine eigenen Medikamente. Jede Packung wird mit dem Namen des Bewohners versehen und in das für ihn bestimmte Fach/Kästchen gestellt.

UMGANG MIT MEDIKAMENTEN

Betäubungsmittel müssen im «Giftfach» (meistens ein Fach innerhalb des Medikamentenschrankes) verschlossen aufbewahrt werden. Den Schlüssel dazu hat immer diejenige Pflegeperson, die für die Abteilung verantwortlich ist.

Regeln für die Lagerung von Arzneimitteln

- Medikamente immer in der Originalpackung aufbewahren; auf der Originalpackung steht der Medikamentenname, die Medikamentendosis (z. B. 5 mg, 10 mg) pro Tbl., Kps. usw., das Verfallsdatum und Hinweise zur Lagerung.
- Hinweise zur Lagerung beachten (s. u.).
- Neue Packungen hinter die alten stellen, damit zuerst die alten aufgebraucht werden.
- Verfallsdatum beachten; abgelaufene Medikamente in die Apotheke zurückgeben.
- Medikamente immer getrennt von Lebensmitteln lagern (Verwechslung, Kinder, gegenseitige Verunreinigung).

Schutzlagerungen

Es gibt Medikamente, die sich durch Umwelteinflüsse wie zu hohe oder zu niedrige Temperatur, Luftfeuchtigkeit, Sauerstoff, Licht und/oder Mikroorganismen verändern können. Die Packungen, Etiketten und Packungsbeilagen der Medikamente enthalten Lagerungshinweise, die unbedingt befolgt werden müssen. Lagerungshinweise können sein:

- Kühl lagern: 2–8 °C (aber nicht gefroren).
- Feuer- und Explosionsgefahr: nicht über 24 °C lagern.
- Lichtschutz: vor Licht schützen.

Temperaturempfindliche Präparate

Tiefere Temperaturen wirken konservierend. Kühl gelagert werden:

- Seren, Impfstoffe
- Eiweißpräparate wie Insulin, Albumin
- gewisse Antibiotika
- weiche Zäpfchen

Feuer- und Explosionsgefahr

Folgende Flüssigkeiten sind leicht entzündbar:

- Ether (= Äther)
- Benzin
- Alkohol
- Wasserstoffsuperoxyd
- Terpentinöle usw.

Leicht entzündliche Flüssigkeiten sind mit dem Flammenzeichen (Abb. 9.8) gekennzeichnet

Leicht entzündliche Flüssigkeiten

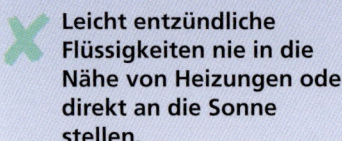
- Leicht entzündliche Flüssigkeiten nie in die Nähe von Heizungen oder direkt an die Sonne stellen.

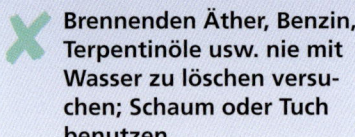
- Brennenden Äther, Benzin, Terpentinöle usw. nie mit Wasser zu löschen versuchen; Schaum oder Tuch benutzen.

- Wenn es im Sommer sehr warm ist, Flaschen von Zeit zu Zeit öffnen, damit sich bildende Gase entweichen können und nicht explodieren.

Abb. 9.8: Flammenzeichen

VERABREICHEN VON MEDIKAMENTEN

Lichtempfindliche Präparate

Bestimmte Medikamente werden in dunklen Flaschen, Folien oder Verpackungen aufbewahrt. Dazu gehören:
- Tinkturen, Extrakte
- Ether (Äther)
- Silbernitrat, Wasserstoffsuperoxyd

Sie dürfen weder umgeschüttet noch anders verpackt werden.

Verabreichen von Medikamenten

Wenn ein Medikament, auch zu Hause, aus der Schachtel, dem Glas oder der Tube entnommen wird, muss es visuell (Sichtkontrolle) und durch Feststellen des Geruchs genau geprüft werden. Ein Medikament, das nicht mehr in Ordnung scheint, muss dem Apotheker oder Arzt gezeigt werden; er entscheidet, ob es noch verwendet werden darf.

Veränderungen können sein:
- fleckige und rissige Tabletten
- trübe, ausflockende Tropfen und andere Flüssigkeiten (z. B. Sirupe)
- ranzige Salben
- gärende Sirupe
- Emulsionen, die sich nicht mehr mischen lassen
- verklebte Kapseln
- geplatzte Oberflächen von Dragées

> **Anregung**
>
> ✗ Es ist wichtig zu wissen, ob ein Medikament vor, während oder nach dem Essen einzunehmen ist (immer Vorgesetzte fragen).
>
> ✗ Wenn ein Medikament vor dem Essen eingenommen werden muss, darf es nur mit Wasser (nicht mit Kaffee, Milch, Fruchtsäften usw.) verabreicht werden.

Arzneiformen (Tab. 9.12)

Feste Formen	Pulver, Granulat Tabletten Kapseln Sublingualtabletten	Dragées Lutschtabletten
Flüssige Formen	Brausetabletten Lösungen	Tropfen Sirup
Halbfeste Formen	Zäpfchen, Vaginalzäpfchen Salbe Paste	Creme Gel
Andere	Aerosole Pflaster: Transdermale therapeutische Systeme (TTS)	

Tab. 9.12: Arzneiformen

Verabreichungsarten (= Applikationsarten) von Medikamenten

Enterale Verabreichung (Abb. 9.9 und 9.10)

Der Wortteil «enter» bedeutet Darm/Eingeweide; enteral heißt «in Bezug auf den Darm», oder in weiterem Sinne auf den Magen-Darm-Kanal.

VERABREICHEN VON MEDIKAMENTEN

Achtung

✗ Magensaftresistent überzogene Dragées/Kapseln mit verzögerter Wirkung dürfen in der Regel weder zerteilt, zerkaut noch gemörsert werden. Erstere würden im Magensaft zerstört werden, letztere würden allen Wirkstoff auf einmal freigeben; der Klient würde eine viel zu hohe Dosis des Medikaments erhalten. Wenn die Dragées nicht ganz geschluckt werden können, muss man den Arzt bitten, eine andere Medikamentenform zu verschreiben.

✗ Ausnahme: Dragées/Tabletten, die eine Bruchrille haben, dürfen geteilt werden. Kapseln, die geöffnet werden können, darf man öffnen.

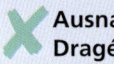 Tabletten oder Teile davon, die in der Mundhöhle oder in der Speiseröhre kleben bleiben, können innerhalb weniger Stunden Ulcera (Geschwüre) verursachen. Ulcera können zur Perforation (Durchbruch) der Speiseröhre führen.

Medikamente werden zugeführt durch:
- den Mund (oral/per os)
- die Mundschleimhaut (lingual = auf der Zunge, sublingual = unter der Zunge)
- die Darmschleimhaut (rektal)

Parenterale Verabreichung (Abb. 9.11 und 9.12)

Der Wortteil «par = para» bedeutet «neben». Parenterale Anwendung eines Medikaments ist die Zufuhr eines Arzneistoffes unter Umgehung des Magen-Darm-Kanals.

Medikamente werden zugeführt:
- mittels Injektionen
- örtlich (lokal)
- über die Lunge

Einnehmen / Verabreichen von Pulver, Granulat, Tabletten, Dragées und Kapseln

Material
- Medikament in einem geeigneten Gefäß
- ausreichend Flüssigkeit (z.B. Wasser, Kaffee)
- evtl. Kaffeelöffel (fremde Medikament dürfen nicht mit den Händen berührt werden)
- wenn nötig, Joghurt oder ähnliches (um z.B. gemörserte Medikamente einzugeben/zu nehmen)

Vorbereitung
- Klient soll (wenn möglich) gut sitzen, den Kopf etwas nach vorne geneigt.
- Zu trinken geben; mit trockenem Mund kann man die Medikamente schlecht schlucken, sie bleiben in der Mundhöhle kleben.

Vorgehen
- Selbstständige Klienten nehmen die Medikamente selbst ein.

Klienten, die Hilfe brauchen:
- Dem Klienten ein Medikament nach dem anderen (wenn er mehrere einnehmen muss) mit dem Kaffelöffel auf die Zunge legen.
- Nach jedem Medikament genug nachtrinken lassen.
- Sich vergewissern, dass er das Medikament geschluckt hat.
- Bei schläfrigen, schwachen, verwirrten Klienten und Hemiplegikern nach der Verabreichung die Mundhöhle inspizieren (Medikamente können z.B. an der Rachenwand kleben bleiben).
- Den Klienten noch eine Weile sitzen lassen.

Wenn der Klient nicht gut schlucken kann, Tabletten in Wasser auflösen, Tabletten/Dragées mörsern, wenn erlaubt, und mit einem Kaffeelöffel halbflüssiger oder fester Nahrung verabreichen (Brei, Joghurt). Kapseln öffnen, wenn erlaubt oder anfeuchten und ganz hinten auf die Zunge legen.

Für eine sichere Umgebung sorgen

VERABREICHEN VON MEDIKAMENTEN

Feste Formen	Besonderes	
Pulver (Pulvis): Fein zermahlene Arzneistoffe. Je kleiner die Teilchen, desto rascher löst sich das Pulver in einer Flüssigkeit wie Wasser, Magen- oder Darmsaft auf und desto schneller tritt die Wirkung ein.	■ Pulver wird schnell feucht. ■ Die Dosierung ist ungenau, wenn es nicht in Beutelchen verpackt ist. » Das Pulver in Wasser auflösen, trinken lassen.	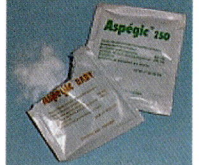
Granulat: Gekörntes Pulver, oft mit einer wohlschmeckenden Substanz überzogen. Granulat kann gut geschluckt werden.	■ Granulat wird schnell feucht. ■ Die Dosierung ist ungenau, wenn es nicht in Beutelchen verpackt ist. » Viel (mindestens 100 ml) Flüssigkeit nachtrinken lassen.	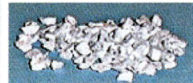
Tabletten (Compressi): Tabletten bestehen aus einem Hilfsstoff und einer genauen Dosis Wirkstoff.	■ Dosierung ist genau. ■ Tbl. haben oft Bruchrillen, damit man sie gut teilen kann. » Tbl. schlucken und ca. 100 ml Flüssigkeit nachtrinken oder Tbl. in Wasser auflösen und trinken (lassen).	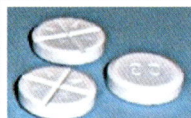
Dragées: Dragées sind Tabletten, die mit einer gut schmeckenden, gleitfähigen Substanz überzogen sind. Wenn der Überzug sehr dünn ist, nennt man diese Dragées **Filmtabletten**. Es gibt Dragées, die mit einer oder mehreren Schichten überzogen sind. Dadurch sind sie magensaftresistent und werden erst im schwach sauren oder neutralen Darmsaft aufgelöst. Weiter gibt es Dragées, die den Wirkstoff erst nach und nach, oft über den ganzen Tag verteilt, freigeben (retard, Depot, long).	» Dragée ganz schlucken (lassen), nicht mörsern. » Es gibt Ausnahmen, in denen die Dragées geteilt werden können oder müssen; daher immer nachfragen!	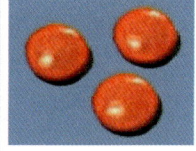 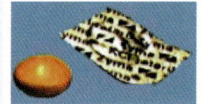
Kapseln (Capsulae), Weichkapseln: Für ölige Flüssigkeiten: Kapseln ganz schlucken lassen oder auf Anordnung, wenn das Medikament schnell wirken soll, oral/sublingual verabreichen.	» Kapsel aufstechen, Flüssigkeit in den Mund/unter die Zunge spritzen.	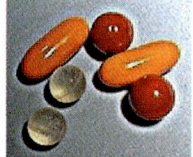
Steckkapseln: Für Pulver und Granulate; es gilt das gleiche wie für die Dragées.	» Immer nachfragen, ob die Kapseln geöffnet werden dürfen.	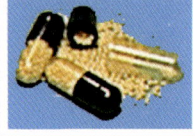

Abb. 9.9: Orale Verabreichung von Medikamenten: Feste Formen (Abb.: © E. B.)

VERABREICHEN VON MEDIKAMENTEN

	Flüssige Formen, Lutschtabletten	Besonderes
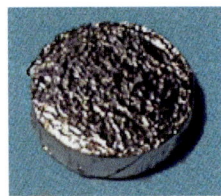	**Brausetabletten:** Lösen sich im Wasser unter Freigabe von Kohlendioxid (Gasbildung) auf. Der Vorteil dabei ist, dass keine Tablette geschluckt werden muss, sondern das Medikament getrunken werden kann.	▶▶ Brausetabletten müssen in Wasser aufgelöst innerhalb von ca. 10 Minuten getrunken werden.
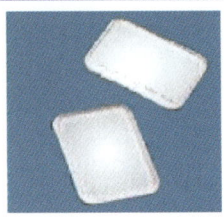	**Lutschtabletten:** Das Arzneimittel wird im Mund langsam freigegeben, die lokale Wirkung (im Mund/Rachen) hält lange an.	
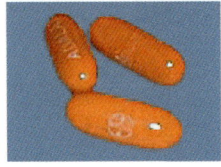	**Sublingual-Kapseln (flüssige Medikamente in Weichkapseln):** Flüssigkeit, die man aus der aufgestochenen Kapsel unter die Zunge gibt (Nitroglyzerin, Adalat).	▶▶ Den Klienten auffordern, die Flüssigkeit so lange wie möglich im Mund zu behalten.
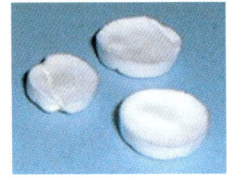	**Sublingual-Tabletten:** Der Arzneistoff gelangt über die Schleimhaut sehr schnell ins Blut, kommt nicht mit dem sauren Magensaft in Berührung.	▶▶ Tablette unter der Zunge zergehen lassen.

(Abb.: © E. B.)

Abb. 9.10: Orale Verabreichung von Medikamenten: Flüssige Formen und Lutschtabletten

Einnehmen/Verabreichen von Weichkapseln (sub)lingual

Damit das Medikament schnell wirkt (z.B. Adalat bei zu hohem Blutdruck, Nitroglyzerin bei einem Angina-pectoris-Anfall), nimmt/gibt man es direkt unter die Zunge; es wird dann durch die Mundschleimhaut aufgenommen.

Material

auf einem Tablett:
- ❏ Medikament (in der Blisterpackung)
- ❏ Kanüle

Vorgehen

Selbstständige Klienten zerbeißen die Kapsel, spucken die Hülle aus und behalten die Flüssigkeit so lange wie möglich (ohne zu schlucken) im Mund.

VERABREICHEN VON MEDIKAMENTEN

Klienten, die Hilfe brauchen (wird im Akutspital nur von diplomierten Pflegepersonen ausgeführt)

- Hände waschen.
- Den Klienten informieren, dass die Pflegeperson ihm eine Flüssigkeit unter die Zunge spritzt und ihn bitten, diese so lange wie möglich im Mund zu behalten.
- Kapsel mit der Kanüle aufstechen.
- Den Klienten bitten, den Mund zu öffnen.
- Inhalt der Kapsel unter die Zunge spritzen.
- Den Klienten bitten, so lange wie möglich nicht zu schlucken.
- Die Wirkung kontrollieren (Nitroglyzerin wirkt nach 1–5 Minuten; nach Gabe von Adalat [sub]lingual nach 10–20 Minuten den Blutdruck kontrollieren).
- Eventuelle Nebenwirkungen (z. B. Kopfschmerzen, Schwindel, Übelkeit) beobachten und melden.

Lösungen (oral einzunehmende)

Lösungen bestehen aus mindestens zwei Stoffen: dem Lösungsmittel (z. B. Wasser, Öl) und einem oder mehreren Arzneimitteln. Oft sind in Lösungen weitere Hilfsstoffe enthalten.

Dosierung

Lösungen werden nach Volumen dosiert.

1 Ess- oder Suppenlöffel = 15 ml
1 Dessert- oder Kinderlöffel = 10 ml
1 Tee- oder Kaffeelöffel = 5 ml

Sirupe:	Dickflüssige Lösungen, die löffelweise eingenommen werden. Grundsubstanz ist Zucker und Wasser oder Pflanzensäfte.
Tropfen (Guttae):	Wässerige, alkoholische oder ölige Lösungen mit Arzneistoff. Damit sie richtig und genau dosiert werden können, werden sie in Tropfen oder nach Millilitern (z. B. mit einer Pipette) abgezählt.
Mixturen:	Gemisch oder Lösungen mehrerer flüssiger Arzneimittel.
Emulsion:	Mischung aus Ölen und Fetten, die mit Wasser in feinster Verteilung aufgeschwemmt werden.

Bei Lösungen zu beachten

- Lösungsmittel können verdunsten, kristallisieren, trüb werden, schimmeln. Sie sind daher gut verschlossen aufzubewahren. Durch die Anwesenheit von Zucker und anderen Substanzen finden Bakterien und Pilze gute Nährböden vor und können sich rasch vermehren.
- Bei Verdunstung von Wasser oder Alkohol besteht die Gefahr der Überdosierung.
- Verschiedene Sorten von Tropfen nie mischen, direkt vor dem Gebrauch richten (chemische Reaktionen, Verdunstung).
- Sirupe, Emulsionen, Mixturen usw. vor dem Gebrauch gut schütteln (feste Bestandteile sind sonst unten, flüssige und ölige oben).
- Zuckerhaltige Mittel führen dem Körper unkontrollierte Kalorien zu, sind schlecht für Diabetiker und die Gesundheit der Zähne.
- Achtung bei alkoholhaltigen Lösungen (Kinder, alkoholkranke Menschen).

VERABREICHEN VON MEDIKAMENTEN

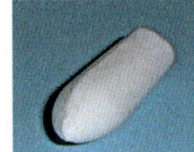

Rektale Anwendung	Besonderes
Zäpfchen (Suppositorien): Zäpfchen bestehen aus einer bei Rektaltemperatur (± 37 °C) schmelzenden Masse.	▸ Bei heißem Wetter im Kühlschrank aufbewahren.

(Abb.: © E. B.)

Abb. 9.11: Rektale Verabreichung von Medikamenten

Verabreichen von Zäpfchen

Material
- ❏ Zäpfchen in der Umhüllung
- ❏ Handschuhe
- ❏ evtl. Schere
- ❏ evtl. ein Gefäß mit lauwarmem Wasser
- ❏ Abfallbehälter

Vorbereitung
▸ Den Zeitpunkt so wählen, dass der Darm des Klienten entleert ist (wenn der Klient bald nach dem Einführen des Zäpfchens zur Toilette muss, drückt er es wieder hinaus). **Ausnahmen:** Zäpfchen, die den Stuhl weich machen sollen oder Abführzäpfchen.

Vorgehen
- ➲ Selbstständigen Klienten das Zäpfchen und einen Handschuh geben und erklären, wie sie das Zäpfchen einführen müssen (s. u.).

Klienten, die Hilfe brauchen:
- ➲ Den Klienten auf die Seite lagern oder (bei Rückenlage) ihn bitten, die Beine aufzustellen.
- ➲ Handschuhe anziehen.
- ➲ Die Umhüllung öffnen (evtl. mit der Schere aufschneiden), das Zäpfchen entnehmen.
- ➲ Das Zäpfchen anfeuchten, damit es besser gleitet.
- ➲ Das Zäpfchen sorgfältig bis hinter den Schließmuskel einführen.
- ➲ Den Klienten bitten, möglichst nicht zu pressen.

Nachsorge
- ➲ Handschuhe ausziehen.
- ➲ Klienten lagern.
- ➲ Abfall entsorgen.
- ➲ Nach ca. 5 Minuten kontrollieren, ob das Zäpfchen nicht hinausgedrückt worden ist.

VERABREICHEN VON MEDIKAMENTEN

Parenterale Anwendung	Besonderes	
Salbe (Unguentum): Grundlage von Salben sind Fette, Emulsionen, synthetische Substanzen und Vaseline. Ihnen werden Wirkstoffe oder etwas Puder beigegeben. Salben ermöglichen die Einwirkung von Medikamenten auf die Haut oder die Wunde, wirken durch die Haut oder bieten Schutz gegen äußere Reize.	■ Salben können ranzig werden, eintrocknen oder verschimmeln und sich in ihre Bestandteile zersetzen. ▸▸ Bei Medizinalsalben zum Selbstschutz Handschuhe tragen.	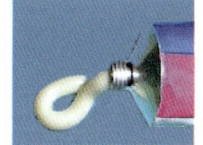
Cremes: Cremes sind sehr weich; sie enthalten mehr Wasser als Salben.		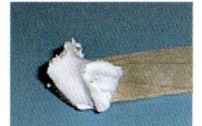
Pasten: Pasten sind Salben mit einem hohen Pulveranteil. Sie werden hauptsächlich zum Abdecken (z. B. von Wundrändern) verwendet.	▸▸ Bevor man neue Paste aufträgt, die alte mit Hilfe von etwas Öl entfernen. ▸▸ Pasten kann man am besten mit einem Spatel auftragen.	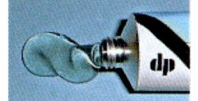
Gele: Gele sind wässerige Zubereitungen mit Quellstoffen, in denen die Wirkstoffe gelöst sind.	▸▸ Gele nur auftragen, nicht einmassieren. ▼ **Gefahr:** Lösen von Thromben. ▸▸ Bei Medizinalgelen (z. B. Hepa-Gel) zum Selbstschutz Handschuhe tragen.	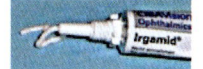
Augensalbe: Augensalben sind sehr weich; sie müssen keimfrei sein.	▸▸ Angebrochene Tuben höchstens vier Wochen verwenden.	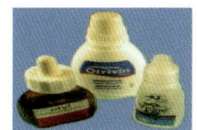
Augen-, Nasen-, Ohrentropfen: Lokal nach Verordnung verwenden.	▸▸ Geöffnete Fläschchen sind 4–6 Wochen haltbar. ▸▸ Fläschchen immer nur für eine Person verwenden.	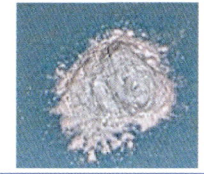
Puder: Puder ist ein Pulver, das aus sehr kleinen Teilchen besteht. Grundstoffe sind z. B. Stärke, Talk. Für besondere Fälle (z. B. Wunden) muss Puder keimfrei sein, also sterilisiert werden.	▸▸ Puder sorgfältig (wenig) auftragen, gut verstreichen, damit es keine Knöllchen gibt. ▸▸ Puder nicht mit Salbe zusammen verwenden.	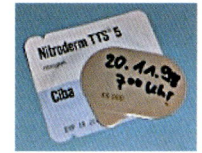
TTS: (Transdermales therapeutisches System): Das Medikament gelangt durch die Haut in die Blutbahn.	▸▸ TTS auf saubere, trockene, rasierte Haut aufkleben. ▸▸ Datum und Uhrzeit auf das Pflaster schreiben. ▸▸ Applikationsstelle jeden Tag wechseln, damit die Haut nicht gereizt wird. ▸▸ Sorgfältig entsorgen; das Medikament (z. B. Nitroglyzerin) wirkt noch lange und darf nicht in falsche Hände (z. B. Kinder) kommen.	
Vaginalzäpfchen: Werden in die Scheide eingeführt.		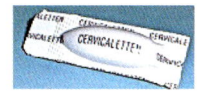

Tabelle 2.30: Parenterale Anwendung von Medikamenten

(Abb.: © E.B.)

VERABREICHEN VON MEDIKAMENTEN

Regeln im Umgang mit Medikamenten

- Medikamente nur auf ärztliche Verordnung einnehmen/verabreichen.
- Die «Fünf-R-Regel» beachten: Dem **richtigen Klienten** das **richtige Medikament** zur **richtigen Zeit** in der **richtigen Form** und **richtigen Dosierung** verabreichen.
- Beipackzettel beachten.
- Das Medikament bis zur Einnahme/Eingabe in der Blisterpackung belassen.
- Medikamente vor Kindern geschützt aufbewahren.
- Bewusstseinsgetrübten Klienten nie orale Medikamente verabreichen (Aspirationsgefahr).
- Sog. Stärkungsmittel, Hustensäfte usw. enthalten oft Alkohol und Zucker; den Arzt/die Vorgesetzte fragen, ob man sie einnehmen darf bzw. dem Klienten geben kann (Gefahr für Alkoholkranke, Diabetiker, Kinder).

Nebenwirkungen von Medikamenten

Nebenwirkungen von Medikamenten sind unerwünschte Wirkungen oder Begleiterscheinungen, die sehr viele Medikamente neben ihrer Hauptwirkung haben. Nebenwirkungen sind auf dem Beipackzettel eines Medikaments beschrieben. Viele Nebenwirkungen (z. B. Schwindel, Müdigkeit, Kopfschmerzen) sind relativ harmlos; sie verschwinden, sobald man das Medikament absetzt. Nebenwirkungen können aber auch zu schweren Organschäden führen (z. B. Phenazetin – Nierenschädigung).

Allergien

Körperfremde Stoffe (die man Allergene nennt) wie Pollen, Hilfsstoffe für Salben, Medikamente (z. B. Penizillin) können Allergien auslösen. Wenn sie dem Körper zugeführt werden, bildet er Antikörper gegen sie. Wenn es nach einer bestimmten Zeit zum erneuten Kontakt mit diesen Allergenen kommt, reagiert der Körper überempfindlich (allergisch). Es kann zu Asthmaanfällen, Hautausschlägen, Juckreiz bis zu einem gefährlichen Schock kommen.

Man weiß nicht, warum manche Menschen auf bestimmte körperfremde Stoffe allergisch reagieren und andere nicht.

Zeichen für eine allergische Reaktion können sein: lokale Hautrötung, Schwellung, Juckreiz, Ekzem am ganzen Körper, Schwindel, Atemnot, Bewusstseinsstörungen, allergischer Schock (bis hin zum Tod).

Maßnahmen

Mögliche Zeichen für eine allergische Reaktion **IMMER** sofort der verantwortlichen Vorgesetzten zeigen.
Bei Atemnot und Bewusstseinsstörungen **ALARMIEREN**, Arzt rufen.

10. KOMMUNIZIEREN

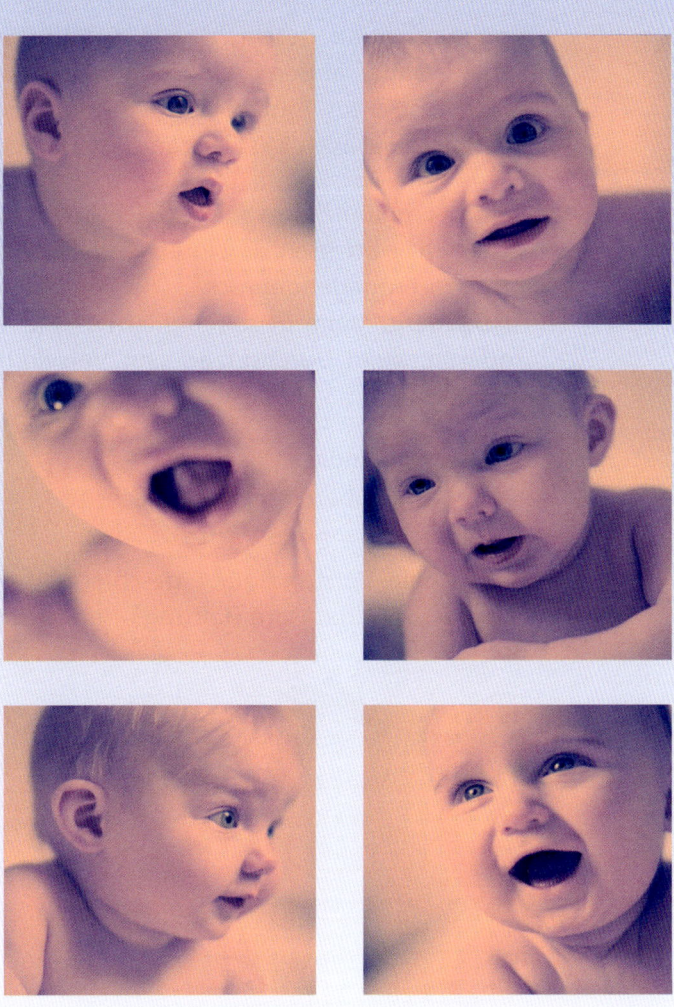

KOMMUNIKATION

Notizen

Kommunikation
Elsbeth Gianfelici

Kommunikation bedeutet:
- Verständigung untereinander.
- in-Kontakt-Treten.
- Umgang mit anderen.
- Austausch von Meinungen und Informationen.

Sich verständigen heißt:
- Informationen aller Art zu erhalten und zu geben.
- der eigenen Persönlichkeit Ausdruck zu geben.
- Rückmeldungen von anderen zu bekommen.
- Gefühle zum Ausdruck zu bringen.
- die Mitmenschen zu erkennen.

Kommunikation geschieht auf viele Arten und bestimmt unser Leben. Dabei äußern wir Gedanken und Wünsche und zeigen Gefühle. Daraus ergeben sich Bindungen, Beziehungen, Geborgenheit, aber auch Missverständnisse, Streit, Enttäuschungen.

Beim Kommunizieren wird ersichtlich, was wir können und wie sicher wir auftreten. Entsprechend wird uns von der Gegenseite Respekt entgegengebracht. Die Fähigkeit zu kommunizieren ist maßgebend beim Zusammenleben und Zusammenarbeiten mit anderen, beim Durchsetzen und Verwirklichen der eigenen Vorstellungen.

Unsere Verständigung erfolgt:
- verbal = über Sprache und Schrift
- nonverbal = ohne Worte

Nonverbale Verständigung geschieht über den Gesichtsausdruck (Abb. 10.1) und unsere Haltung und Bewegung.

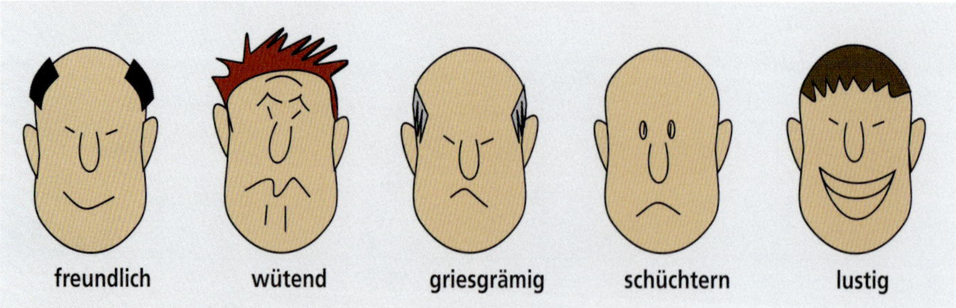

Abb. 10.1: Verschiedene Stimmungen

Grundvorgang der zwischenmenschlichen Kommunikation

Der **Sender** teilt etwas mit = **Nachricht.**
Der **Empfänger** hört die Nachricht und entschlüsselt sie nach seinem Verständnis.

KOMMUNIKATION

Der **Empfänger** kann zurückmelden, wie er die Nachricht entschlüsselt hat. Der **Sender** kann dadurch überprüfen, ob seine Nachricht richtig entschlüsselt worden ist. Jede Nachricht enthält viele Botschaften gleichzeitig.

Beispiel einer Nachricht:
Zwei Kolleginnen haben Pause, sie stehen vor der Kaffeemaschine. Die eine sagt: «Es hat schon wieder keinen Kaffee mehr in der Kaffeemaschine».

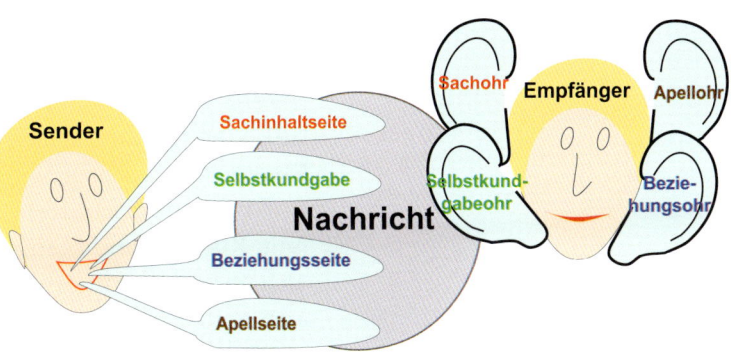

Abb. 10.2: Eine Nachricht enthält verschiedene Botschaften, die der Empfänger der Nachricht auch mit "verschiedenen" Ohren hören kann.

Was steckt alles in dieser Nachricht? Was hat die Senderin bewusst oder unbewusst in diese Nachricht hineingesteckt und was kann die Empfängerin ihr entnehmen? (Abb. 10.2)

Sachinhalt (oder: Worüber ich informiere)
Die Nachricht enthält eine Sachinformation:
Es hat keinen Kaffee in der Maschine.

Selbstkundgabe (oder: Was ich von mir selbst kundgebe, Ich-Botschaften)
Die Nachricht enthält Informationen über die Person der Senderin:
Sie spricht Deutsch.
Sie möchte einen Kaffee.

Beziehung (oder: Was ich von dir halte und wie wir zueinander stehen)
Die Nachricht zeigt, wie die Senderin zur Empfängerin steht, was sie von ihr hält. Hier spielen die Formulierung, der Tonfall und andere nonverbale Begleitsignale mit.
Für diese Seite der Nachricht hat die Empfängerin ein besonders empfindliches Ohr: Sie fühlt sich auf eine bestimmte Art behandelt.
Wenn du schon dastehst, könntest du auch Kaffee nachfüllen.

Appell (oder: Wozu ich dich veranlassen möchte)
Fast jede Nachricht will auf den Empfänger Einfluss nehmen. Die Nachricht veranlasst die Empfängerin, bestimmte Dinge zu tun oder zu unterlassen, zu denken oder zu fühlen.
Der Versuch, Einfluss zu nehmen, kann mehr oder minder offen oder versteckt sein (versteckt Einfluss nehmen = Manipulation).
Füll bitte Kaffee nach!

Empfangen werden die Nachrichten auch über diese 4 Ebenen.
Je nachdem, welche Ebene auf Empfang geschaltet ist, nimmt das Gespräch einen sehr unterschiedlichen Verlauf. So kann eine sachliche Botschaft unerwartet in einer sehr emotionalen Diskussion enden.

Ich-Botschaften

«Vertritt dich selbst in deinen Aussagen, sprich per ‹ich› und nicht per ‹wir› oder per ‹man›» (Cohn, 1975).

Notizen

STÖRUNGEN DER KOMMUNIKATION

Es ist wichtig, die eigenen Gefühle wahrzunehmen, zu akzeptieren und mitzuteilen. Gefühle lassen sich nicht verdrängen, ignorieren, sie verschwinden nicht. Es braucht Mut, zu den eigenen Gefühlen zu stehen, da der Redner sich dem Empfänger ohne Maske zeigt.

Durch «Ich-Botschaften» gewinnt die Kommunikation an Offenheit, Klarheit und Menschlichkeit:

«Ich verstehe, warum du dich so verhältst»
«Ich halte für sinnvoll...»
«Ich empfinde...»
«Ich bin enttäuscht...»

Per «ich» zu sprechen ist nicht einfach und braucht Übung!

Zuhören

Wir sind es nicht gewohnt, ruhig und konzentriert zuzuhören, sondern sind immer rasch zu einer Antwort bereit. Schnelle Antworten können das Gespräch aber hemmen oder abrupt beenden.

Zuhören heißt:
- aufmerksam sein.
- schweigen können.
- sich auf den Anderen einstellen und in seine Welt einfühlen.
- den Anderen so annehmen, wie er ist; ihn nicht ändern wollen.
- die Probleme des Anderen nicht übernehmen und selber lösen wollen.

Für den Menschen, der gehört wird, beginnt sich Einiges zu verändern:
- Er ist nicht mehr allein, da ist jemand, der ihn hört und versteht.
- Es ermöglicht ihm, seine negativen Gefühle besser zu Akzeptieren.
- Er muss Angst, Ärger, Trauer, Ohnmacht, Minderwertigkeit nicht mehr verbergen.
- Er fühlt sich verstanden, die Beziehung vertieft sich.

Zuhören als aufmerksames und einfühlendes Offensein gegenüber dem Gesprächspartner ist lernbar. Es beinhaltet die Fähigkeit, Ungewohntes zu akzeptieren und die Welt mit den Augen des Anderen zu sehen.

Störungen der Kommunikation

Kommunizieren ist erschwert bei Blindheit oder Nachlassen des Sehvermögens, bei Taubheit oder Schwerhörigkeit, bei Sprach- und Sprechstörungen (z. B. durch Lähmungen) und für Menschen mit Erkrankungen des Gehirns (z. B. Alzheimer-Krankheit).

SEHBEHINDERUNG

Sehbehinderung

Ursachen für Sehbehinderungen liegen in der Schädigung eines oder mehrerer Organe, die am Sehakt beteiligt sind. Leichtere Sehbehinderungen wie Weit- und Kurzsichtigkeit können durch Brillen oder Kontaktlinsen gut behoben werden.

Der Umgang mit sehbehinderten und blinden Klienten

Elisabeth Blunier

Eine auftretende Sehbehinderung oder Erblindung trifft den Klienten immer sehr tief in der jeweiligen Lebenssituation. Sie hat zur Folge, dass er für den Rest seines Lebens auf fremde Hilfe angewiesen sein wird.

Sehbehinderte **stützen sich vermehrt auf das Gehör und den Tastsinn.** Sie hören, sprechen, fühlen und berühren besser und intensiver als Sehende.

Pflegende sollten bei der Pflege von sehbehinderten Klienten auf folgende Merkpunkte achten:

Beim Eintritt

- Das Betreten des Zimmers immer ankündigen (anklopfen).
- Sich immer mit vollem Namen und Funktion vorstellen.
- Den Klienten fragen, ob er Hilfe benötigt; wenn ja, welcher Art.
- Dem Klienten jede Verrichtung, bevor sie ausgeführt wird, genau erklären.
- Den Klienten direkt mit seinem Namen ansprechen (Mehrbettzimmer).
- Berühren, Anfassen ankündigen, sonst erschrickt sich der Klient.
- Den Klienten nicht einfach irgendwo hinsetzen oder stehen lassen, ohne ihn zu informieren.
- Mit dem Klienten üben, wenn nötig mehrmals, sich zurechtzufinden (z.B. Weg auf die Toilette, zum Essen, zum Krankenzimmermobiliar).
- In der Gegenwart des Klienten keine Gespräche führen, ohne ihn einzubeziehen.
- Im Zimmer, auf und im Nachttisch hat jedes Ding seinen bestimmten Platz.
- Nichts stehen oder liegen lassen (Stolperfallen).
- Der Weg zur Toilette muss frei sein.
- Türen nach Absprache ganz offen oder geschlossen lassen, damit der Klient nicht dagegen stößt.

SEHBEHINDERUNG

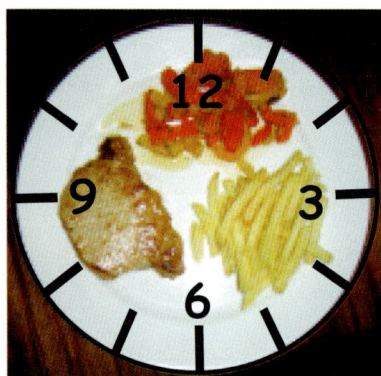

Abb. 10.3: Das Essen im Uhrzeigersinn erklären

Notizen

Beim Führen und Begleiten

- Der Klient muss auf Hindernisse und Unebenheiten am Boden aufmerksam gemacht werden.
- Ein erst seit kurzem sehbehinderter Klient braucht für jede Fortbewegung eine klare Anweisung.

Die folgenden zwei Varianten sind in der Schweiz üblich:
- Die Pflegeperson gibt dem Klienten ihren Arm, damit er ihn oberhalb des Ellenbogens ergreifen kann.
- Der Klient gibt der Pflegeperson beide Hände und die Pflegeperson geht rückwärts, während der Klient ihr folgt (z. B. beim Passieren von Engpässen).

Beim sich hinsetzen

- Die Pflegeperson legt die Hand des Klienten auf die Rücklehne des Stuhls und sagt: «Hier ist der Stuhl.»
- Bei Engpässen, z. B. Türeingang, geht die Pflegeperson dem Sehbehinderten einen Schritt voraus.

Beim Essen

- Dem Klienten das Essen vorstellen, ihm schmackhaft machen, z. B. Farbe beschreiben, Zubereitungsart (Braten/Saucen) erklären, keine negativen persönlichen Äußerungen über das Essen machen.
- Genaue Örtlichkeit, wo sich was befindet, beschreiben, z. B. Tasse rechts oben, Suppe links neben dem Teller.
- Tasse/Glas nie voll einschenken.
- Das Essen im Uhrzeigersinn erklären, z. B. Gemüse bei 12 Uhr (Abb. 10.3), Pommes frites bei 3 Uhr, Fleisch bei 9 Uhr.
- Das Essen immer genau gleich anrichten.
- Fragen, ob das Fleisch geschnitten werden soll.
- Darauf achten, dass der Klient immer eine saubere Serviette hat.
- Den Klienten fragen, ob für ihn noch Unklarheiten bestehen, ob er Wünsche hat.
- Wenn der Klient gezielte Wünsche hat, Abweichungen der Norm, dies in der Pflegedokumentation festhalten.

Bei der Körperpflege

- Die Toilettenartikel des Klienten so hinstellen, wie er es wünscht.
- Kabel des Rasierapparats in die Steckdose stecken.
- Kontrollieren, ob z. B. die Rasur, Frisur in Ordnung ist; wenn nicht, den Klienten darauf aufmerksam machen.

Beim An- und Ausziehen

- Den Klienten fragen, was er anziehen möchte (evtl. informieren, welche Kleider da sind).
- Den Standort der Kleider fühlen lassen und nach Absprache beim Anziehen behilflich sein.

SCHWERHÖRIGKEIT

» Dem Klienten den Ort zeigen, wo er seine Kleider abgelegt hat.
» Kontrollieren, ob Kleider/Unterwäsche sauber sind.

Persönliche Konsequenzen für den Betroffenen

Der von einer starken Sehbehinderung Betroffene kann z. B. nicht mehr lesen, sich schlechter orientieren. Die Gefahr besteht, dass er wegen der fehlenden Lektüre geistig verarmt. Er kann nicht mehr Auto fahren und ist dadurch immobiler. Er ist indirekt gehbehindert; dadurch leidet seine Gesundheit und er wird schneller pflegebedürftig.

Die Beeinträchtigungen haben soziale Konsequenzen für den Betroffenen: Er kann z. B. die einkommende Post nicht mehr lesen, kennt seine Bekannten auf der Straße nicht mehr, gilt oft als hochnäsig und wird dadurch «asozial», kann sich nicht mehr durch die Zeitung informieren, kann nicht mehr schreiben und verliert dadurch evtl. Freunde, kann nicht mehr allein einkaufen und ist auf Hilfe angewiesen, kann nicht mehr sozial akzeptabel essen, sich nicht mehr adäquat kleiden und pflegen.

Betagte Menschen

Betagte stellen die größte Gruppe von Sehbehinderten dar. Resignation, Altersbeschwerden, Uneinsichtigkeit und Altersstarrsinn erschweren Pflegepersonen häufig die Arbeit. Eine gute Zusammenarbeit mit Beratungsstellen für Sehbehinderte* ist nötig.

Schwerhörigkeit

Ursachen für Schwerhörigkeit können eine Mittelohrentzündung oder ein Gehörsturz (wahrscheinlich infolge von Durchblutungsstörungen im Innenohr) sein. Ab dem ca. 55. Lebensjahr verschlechtert sich das Hörvermögen bei vielen Menschen durch normalen Altersabbau.

Umgang mit schwerhörenden Menschen

Die Organisation für Menschen mit Hörproblemen ** und der Fachverband der schweizerischen Vereinigung Pro Infirmis geben in ihrem Merkblatt für das Pflegepersonal («Der schwerhörende Patient») folgende Hinweise für den Umgang mit schwerhörenden Menschen:

1. Den Patienten niemals durch plötzliches Anreden oder Berühren erschrecken, ihn vielmehr durch immer gleiches Erkennungszeichen (z. B. Betätigen des Lichtschalters) auf sich aufmerksam machen. Sich vergewissern, dass das Hörgerät eingeschaltet ist.

2. Die Funktionstüchtigkeit des Hörgerätes überprüfen.

---

*z. B. Schweizerischer Zentralverein für das Blindenwesen SZB
Schützengasse 4
CH-9001 St. Gallen
www.szb.ch

Deutscher Blinden- und Sehbehindertenverband
Rungestraße 19
10179 Berlin

**Organisation für Menschen mit Hörproblemen
pro audito schweiz
Feldeggstr. 69
Postfach 1332
8032 Zürich
www.pro-audito.ch

Deutscher Schwerhörigenbund
Breite Straße 23
13187 Berlin

HÖRGERÄTE

3. Mit dem schwerhörenden Klienten deutlich, etwas langsamer und nicht zu laut sprechen. Mit schwerhörenden und spätertaubten Mundart, mit gehörlosen Menschen Hochdeutsch reden. Sich so in das Gesichtsfeld des Hörbehinderten stellen, dass er gut von den Lippen ablesen kann. Nachts das eigene Gesicht beleuchten.

4. Dem Klienten alle ihn betreffenden Vorgänge und Maßnahmen erklären. Prüfen, ob er die Mitteilungen richtig verstanden hat. Nichtverstandene Äußerungen mit anderen Worten umschreiben. Wichtige Mitteilungen schriftlich abgeben.

5. Allenfalls Kontakt mit Angehörigen aufnehmen und Informationen vermitteln.

6. Den schwerhörenden Klienten ins allgemeine Gespräch miteinbeziehen. Ärzte, Pflegepersonen und andere Klienten informieren. Krankengeschichte, Kardex usw. mit dem internationalen Signet der Schwerhörenden bezeichnen (s. Abb. 10.4).

7. Zum Röntgen, bei Strahlentherapie und Kontakt mit Wasser (Therapie, Baden, Duschen) darf das Hörgerät nicht getragen werden; vorher Verständigungsmöglichkeiten absprechen.

8. Beim Klienten mit Hörgerät harte Geräusche, z. B. durch metallene Gegenstände, vermeiden. Sie werden als besonders laut und schmerzhaft empfunden.

9. Telefonapparate mit Verstärker beschaffen.

Hörgeräte

Hörgeräte verstärken die Schallwellen. Schwerhörende Menschen können damit in der Regel wieder besser hören, aber nicht so gut und störungsfrei wie zuvor. Viele Menschen wollen deshalb oder weil sie sich schämen kein Hörgerät tragen. Ältere Menschen haben oft auch Angst, dass sie mit dem Gerät nicht umgehen können. Es ist wichtig, dass die Menschen von Fachpersonen (Arzt, Akustiker) sehr gut beraten werden und verschiedene Geräte so lange ausprobieren können, bis das am besten passende gefunden ist.

Abb. 10.4: Internationales Signet der Schwerhörigkeit

HÖRGERÄTE

Bedienung der Hörgeräte

Ein- und Ausschalten:	Mit Schalter **+**, **-** oder **0** (Null). Bei Nichtgebrauch Gerät abschalten (spart Batterien).
Lautstärke regulieren:	Mit kleinem Rad, das meistens mit Zahlen versehen ist.
Tonübertragung:	M = Mikrofon eingeschaltet (Normalstellung) T = Telefonspule zum Telefonieren und für Höranlagen MT = beide Möglichkeiten kombiniert

Praktische Informationen zur Pflege der Hörgeräte:
Allgemeine Tipps (Quelle: PHONAK Communikations AG)

Durch den sorgfältigen Umgang mit Hörgeräten wird deren Funktionsfähigkeit über lange Jahre erhalten. Hörgeräte sind robust gebaut, halten einer unsachgemäßen Behandlung aber nicht Stand. Nachfolgend einige wertvolle Pflegetipps:

1. **Schützen Sie Hörgeräte vor Schmutz**
   Vergewissern Sie sich stets, dass Ihre Finger sauber und trocken sind, bevor Sie ein Hörgerät berühren. Der Mikrofoneingang ist nur wenige Zehntelmillimeter breit und kann bei unsachgemäßer Behandlung blockiert werden.

2. **Vermeiden Sie Stöße**
   Vermeiden Sie ein Herunterfallen des Geräts auf harte Oberflächen. Gefahr besteht dazu während der Reinigung oder beim Batteriewechsel. Wenn Sie dabei helfen, Hörgeräte einzusetzen oder zu entfernen, achten Sie auf eine weiche Unterlage (Bett, Sofa usw.).

3. **Schützen Sie Hörgeräte vor starker Hitzeeinwirkung**
   Sie sollten Hörgeräte nicht starker Hitze aussetzen. Schützen Sie sie vor direktem Sonnenlicht und legen Sie die Geräte nicht in die Nähe von Heizkörpern.

4. **Schützen Sie Hörgeräte vor Feuchtigkeit**
   Achten Sie darauf, dass der Klient vor dem Duschen, Baden oder Schwimmen sein Hörgerät aus dem Ohr nimmt. Wegen der hohen Feuchtigkeit sollte es nicht im Badezimmer liegengelassen werden. Der Klient sollte seine Ohren gelegentlich reinigen, bevor er das Gerät einsetzt. Feuchtigkeit und Kondenswasser können die Elektronik des Hörgeräts

HÖRGERÄTE

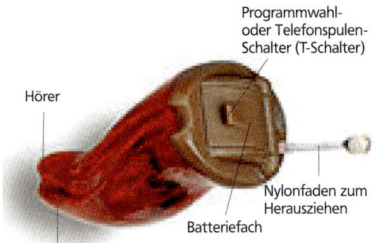

Abb. 10.5: Perseo 11 CIC Hörgerät (komplett im Ohrkanal) mit PersonalLogik für individuelle Hörbedürfnisse

beschädigen. Wir empfehlen, die Batterie nachts aus dem Hörgerät zu nehmen und das Batteriefach offen zu lassen. Hörgeräte-Akustiker vertreiben ein spezielles Trockensystem.

5. **Vermeiden Sie den Kontakt mit Haarlack oder Make-up**
Die feine Zerstäubung von Haarlack oder Make-up-Puder kann den Mikrofoneingang verstopfen und den Lautstärkesteller verkleben. Achten Sie darauf, dass der Klient vor Verwendung von Körperpflegeprodukten das Hörgerät entfernt.

6. **Reinigen Sie Hörgeräte sanft**
Reinigen Sie die Geräte mit einem weichen, trockenen Tuch. Schädlich sind Alkohol, Lösungs- und Putzmittel.

7. **Achten Sie auf Ohrhygiene**
Achten Sie stets auf eine einwandfreie Ohrhygiene der Klienten. Damit die Hörgeräte eine optimale Leistung erbringen können, müssen diese, wie auch das Ohrpass-Stück bei Hinter-dem-Ohr-Geräten, stets von Ohrenschmalz und anderen Verschmutzungen oder Rückständen frei sein. Spezielle Pflegeprodukte sind beim Hörgeräte-Akustiker erhältlich, der die Geräte auch fachgerecht auf Ohrenschmalzrückstände und Funktionstüchtigkeit überprüft.

8. **Lassen Sie Reparaturen nur durch einen Spezialisten ausführen.**
Schraubendreher und Öl sind die Feinde jedes Hörgerätes. Wenn sie mit der Elektronik oder der Mikromechanik in Kontakt kommen, können irreparable Schäden entstehen.

Die richtige Reinigung und Pflege der Im-Ohr-Hörgeräte (Abb. 10.5)

▸▸ Verwenden Sie zur Reinigung der Geräte ein spezielles Reinigungsset.

▸▸ Wasser und Lösungsmittel können die empfindlichen elektronischen Bestandteile beschädigen. Reiben Sie die Hörgeräte nach dem Herausnehmen mit einem weichen, trockenen Tuch ab.

▸▸ Entfernen Sie täglich alle Rückstände von Ohrenschmalz an den Hörgeräten. Verwenden Sie dazu eine spezielle Bürste. Reinigen Sie die Hörgeräte stets von oben nach unten, um zu verhindern, dass Ohrenschmalz oder Staubpartikel ins Innere der Hörgeräte gelangen.

▸▸ Wenn die Lautstärke eines Hörgerätes abnimmt, kann der Cerumen-Filter verstopft sein. Wechseln Sie entweder den Cerumen-Filter aus oder wenden Sie sich an den Hörgeräte-Akustiker.

Wichtig bei Im-Ohr-Hörgeräten

Weil die Elektronik eines Im-Ohr-Gerätes im Ohrpass-Stück oder in den Schalen eingebaut ist, sind diese Geräte einer Beschädigung durch Ohrenschmalz, Feuchtigkeit oder Schmutz besonders ausgesetzt.

HÖRGERÄTE

Mögliche Störungen

Ursache	Tätigkeit
Die Lautstärke verringert sich	
■ Die Batterie ist schwach.	▶▶ Ersetzen Sie die Batterie.
■ Der Ausgang des Gerätes ist mit Ohrenschmalz verstopft.	▶▶ Reinigen Sie ihn mit einer kleinen Bürste. Wechseln Sie den Cerumen-Filter.
■ Die Mikrofonöffnung ist verstopft.	▶▶ Wenden Sie sich an den Hörgeräte-Akustiker.
Das Hörgerät pfeift im Ohr	
■ Das Hörgerät ist nicht richtig eingesetzt.	▶▶ Setzen Sie es erneut ein.
■ Das Hörgerät ist im falschen Ohr.	▶▶ Setzen Sie es in das andere Ohr.
■ Das Hörgerät sitzt zu locker.	▶▶ Wenden Sie sich an den Hörgeräte-Akustiker.
Das Hörgerät funktioniert nicht	
■ Die Batterie ist herausgefallen.	▶▶ Legen Sie eine Batterie ein.
■ Das Batteriefach ist nicht geschlossen.	▶▶ Schließen Sie das Batteriefach.
■ Die Batterie ist schmutzig.	▶▶ Reinigen Sie die Batterie.
■ Die Batterie ist zu schwach.	▶▶ Wechseln Sie die Batterie.
Das Hörgerät gleitet aus dem Ohr	
■ Im Gehörgang sind Fettrückstände.	▶▶ Reinigen Sie das Hörgerät und das Ohr des Klienten mit einem weichen Tuch.
Das Hörgerät ist schwierig einzusetzen	
■ Der Gehörgang ist zu trocken.	▶▶ Geben Sie einen kleinen Tropfen hautfreundliches Öl auf den Finger und machen Sie damit den Gehörgang geschmeidig. Setzen Sie das Hörgerät ein. Das Öl darf unter keinen Umständen in die Hörgeräteöffnungen gelangen.
Das Hörgerät verursacht Schmerzen im Ohr	
■ Das Gerät ist nicht richtig platziert.	▶▶ Entfernen Sie es und setzen Sie es erneut ein. Wenn das Problem weiterhin besteht, wenden Sie sich an den Hörgeräte-Akustiker.

Tab. 10.1: Störungen bei der Bedienung eines Hörgeräts (Quelle: Phonak PHONAK Communikations AG)

HÖRGERÄTE

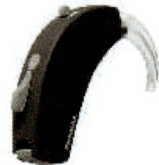

Abb. 10.6: Perseo 111 dAZ Hinter-dem-Ohr Hörgerät mit PersonalLogic, geeignet für Hochtonsteilabfall

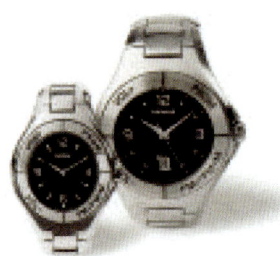

Abb. 10.7: WatchPilot: diskrete Fernsteuerung für digitale Hörgeräte und Uhr in einem

Die richtige Reinigung und Pflege der Hinter-dem-Ohr-Hörgeräte (Abb. 10.6)

Das herausgenommene Ohrpass-Stück sollte täglich mit einem weichen, trockenen Tuch abgerieben werden. Überprüfen Sie dabei die Öffnung des Ohrpass-Stückes. Sie darf auf keinen Fall verstopft sein, da sonst die Schallübertragung Hörgerät–Ohr gestört ist. Mindestens ein Mal pro Woche sollte das Ohrpass-Stück gründlicher gereinigt werden. Beim Hörgeräte-Akustiker sind für diesen Zweck komplette Hygienesets erhältlich.

Wenden Sie sich auch an den Hörgeräte-Akustiker, wenn:
- der Klient trotz korrekter Platzierung des Ohrpass-Stücks Unbehagen oder Schmerzen verspürt.
- Ohrenschmalz von der Ohrpass-Stück-Öffnung nicht mehr entfernt werden kann.
- der Ohrpass-Stück-Schlauch gelblich und brüchig ist.
- der Klient die gewünschte Lautstärke nicht mehr einstellen kann, weil das Hörgerät zu pfeifen beginnt.

Achtung

Trennen Sie das Ohrpass-Stück immer vom Hörgerät, bevor Sie es waschen. Das Hörgerät darf nie mit Wasser in Kontakt kommen! Wenn Sie das Ohrpass-Stück wieder an das Hörgerät anschließen, muss es absolut trocken sein. Den Schlauch zum Trocknen am besten mit einer Luftpuste ausblasen. Dieses preisgünstige Zubehör ist beim Hörgeräte-Akustiker erhältlich.

Die Biegung des angeschlossenen Ohrpass-Stücks muss mit der Biegung des Hörgerätes übereinstimmen.

UMGANG MIT DEMENZKRANKEN MENSCHEN

Umgang mit demenzkranken Menschen
Bearbeitung und Ergänzung: Robert Ammann

Die Betreuung von verwirrten Klienten gehört zu den großen Herausforderungen in der Pflege. Mit «verwirrt» wird das Verhalten bezeichnet, wenn ein Klient nicht «draus kommt». Es gibt Klienten, die nur vorübergehend, akut, verwirrt sind und solche, bei denen dieser Zustand auf Dauer besteht und sich über die Zeit verschlechtert. In Fall chronischer Verwirrtheit spricht man von Demenz.

Demenz leitet sich vom lateinischen «de mens», ohne Geist, ab. Demenz beinhaltet den dauerhaften Verlust von geistigen, intellektuellen, handwerklichen und sozialen Fähigkeiten bis zum Grad der Invalidität mit Angewiesensein auf die Hilfe von anderen.

Andere, medizinische, z. T. wenig exakte, aber häufig gebrauchte Ausdrücke

- Altersabbau
- Altersvergesslichkeit
- Arterienverkalkung (Arteriosklerose)
- POS = Psycho-Organisches Syndrom
- Hirnleistungsschwäche
- dementielle Erkrankung, dementielles Syndrom
- neurokognitive Störung

Hauptformen der Demenz

Alzheimersche Krankheit

Ursache:	degenerativer Abbau von Gehirngewebe
Auslöser:	(noch) unbekannt
Risikofaktoren:	(noch) unbekannt
Verlauf:	schleichend

Multi-Infarkt Demenz (MID)

Ursache:	Zerstörung von Hirngewebe durch zahlreiche kleine Infarkte im Gehirn
Risikofaktoren:	Bluthochdruck, Rauchen, Diabetes
Verlauf:	stufenförmig

Gründe für eine vorübergehende, akute Verwirrtheit können sein:

- körperliche Gründe wie Wassermangel (nach Durchfall, hohem Fieber), Ausscheidungsstörungen, Reaktionen auf Medikamente (zum Beispiel auf Narkosen oder bei Überdosierung von Schlafmitteln), Hirntumoren.
- psychische Gründe wie eine Depression, eine starke Trauerreaktion nach dem Verlust naher Angehörigen oder wichtiger Bezugspersonen oder eine starke Reaktion auf die Stresssituation, welche der Eintritt ins Spital oder in ein Heim für einzelne Klient bedeuten kann.
- Umweltfaktoren wie lange Gänge in Institutionen, in denen sich die vielen Türen kaum unterscheiden lassen.

Notizen

Schweizerische
Alzheimervereinigung
www.alz.ch

Deutschland
www.deutsche-alzheimer.de

HAUPTFORMEN DER DEMENZ

Im Unterschied zur chronischen Verwirrtheit treten bei einer akuten Verwirrtheit die Symptome nicht allmählich, sondern plötzlich auf und bilden sich – wenn die Ursache der Verwirrtheit behandelt wird oder in den Hintergrund rückt – innert Wochen wieder zurück.

Die folgenden Ausführungen beziehen sich auf die chronische Verwirrtheit oder Demenz.

Typische Symptome der Demenz betreffen folgende Bereiche

Verlust geistiger Fähigkeiten
- Zerstreutheit; Konzentrationsstörungen
- das Kurzzeitgedächtnis ist zuerst betroffen – später auch das Langzeitgedächtnis
- räumliche und zeitliche Orientierungsstörungen
- Verlust des Tages- und Nachtrhythmus
- Unfähigkeit, Entscheidungen zu treffen z. B. bzgl. sich waschen, sich ankleiden sowie anderer LA
- Sprachstörungen: Wortfindungsstörungen, gestörtes Wortverständnis, im späten Stadium Verkleinerung des Wortschatzes bis hin zum völligen Verstummen.

Veränderungen der Gefühle
- Es kann zu einem Kontrollverlust über die Gefühle kommen (Enthemmung)
- Interesselosigkeit; kaum Gefühlsregungen erkennbar
- Ängstlichkeit, Reizbarkeit und Aggressivität
- Stimmungsschwankungen

Verlust körperlicher Fähigkeiten
- Gangstörungen (trippelnder Gang)
- Stuhl- und Urininkontinenz
- im späten Stadium möglicherweise Verlust der Fähigkeit, den Körper aufrecht zu halten

Verlauf der demenziellen Erkrankung

Der Verlauf der demenziellen Erkrankung wird grob unterteilt in ein **Anfangsstadium,** ein **mittleres Stadium** sowie ein **Endstadium.** Die verschiedenen Stadien sind nicht klar voneinander abgegrenzt. Sie sind aber hilfreich, um den zunehmenden Verlust an Fähigkeiten der Klient zu verstehen und sie gezielt bei der Bewältigung ihres Alltags unterstützen zu können.

Hinweise zur Unterstützung von verwirrten Menschen bei den Lebensaktivitäten des (LA)

1. Übliches Vorgehen von zu Hause übernehmen/ Biografie einbeziehen
- Demente Klienten sind oft damit überfordert, neue Vorgehensweisen zu lernen. Sie sind jedoch lange in der Lage, automatisierte Abläufe fortzuführen. Es ist daher wichtig, beim

HAUPTFORMEN DER DEMENZ

Stadium	Beschreibung
Anfangsstadium *Hauptmerkmal:* **Schwierigkeiten bei komplexen Aufgaben**	■ Im Anfangsstadium können die Krankheitszeichen noch so undeutlich sein, dass die Krankheit nicht erkannt wird. ■ Vor Jahrzehnten erworbene und weitgehend automatisierte Fähigkeiten bleiben lange erhalten, so z. B. die Fähigkeit zu kochen oder sich in der eigenen Wohnung sicher zu bewegen. ■ Betroffene haben zunehmend Schwierigkeiten mit der Verwaltung des Geldes, dem Benutzen von Transportmitteln, der Haushaltsführung oder dem Einkaufen. ■ Manchmal wissen sie unterwegs plötzlich nicht mehr, wohin sie gehen wollten oder wo sie zu Hause sind. ■ Die Betroffenen erinnern sich nicht an neue Informationen (Verschlechterung der Funktion des Kurzzeitgedächtnisses). ■ Zum Teil kommt es zu Wortfindungsstörungen. Betroffene sprechen von «diesem Dings da, du weißt schon...». ■ Manchmal erfolgt ein Rückzug aus sozialen Gruppen, um die Veränderungen vor anderen zu verbergen. ■ Manche Betroffene reagieren mit Trauer auf die beunruhigenden Veränderungen, andere bestreiten die Symptome oder beschuldigen ihre Umgebung, ihnen Dinge zu stehlen und sie zu verstecken.
Mittleres Stadium *Hauptmerkmal:* **Nicht mehr beurteilen können, was sinnvoll ist**	■ Betroffene sind zunehmend nicht mehr in der Lage, sich zu waschen, korrekt anzuziehen etc. In diesem Stadium ist ein selbstständiges Leben ohne Unterstützung von anderen Personen in der Regel nicht mehr möglich. ■ Probleme ergeben sich in der Regel zuerst nicht bei der körperlichen Fähigkeit, diese Verrichtungen auszuführen, sondern beim Verständnis, was zu tun ist. Beispielsweise zu entscheiden, welche Kleider an einem kalten Tag im Winter angezogen werden sollen. ■ Da Betroffene sich aber beim Waschen oder Anziehen oft nicht gerne helfen lassen, können alltägliche Verrichtungen zu häufigen Auseinandersetzungen führen. ■ Es kommt vor, dass Betroffene immer wieder unruhig und unschlüssig herumlaufen. ■ Die Kommunikation wird immer schwieriger. Es erfolgt die Rückkehr zu einer einfachen Sprache mit immer weniger Wörtern. ■ Betroffene erkennen Personen nicht mehr (zu Beginn vor allem diejenigen, die sie erst in den letzten Jahren kennen gelernt haben). ■ Mit dem Schwinden der Erinnerung verlieren Betroffene immer mehr ihre eigene Geschichte. Was sie über sich wissen, reduziert sich auf immer weiter zurückliegende Zeiträume, wobei die Kindheitserinnerungen am längsten erhalten bleiben. Demente Klienten leben häufig in dieser Vergangenheit, verwechseln sie mit der Gegenwart oder bringen beides durcheinander. Viele Anstrengungen gelten dem Versuch, eine für sich selbst akzeptable und von anderen anerkannte Rolle aufrechtzuerhalten und so die eigene Identität zu bewahren.
Endstadium *Hauptmerkmal:* **Auch körperliche Fähigkeiten gehen verloren** (Ott-Chervet, C.: Alzheimerkranke begleiten. Schweizerische Alzheimervereinigung (Hg), 1999)	■ Betroffene sind immer weniger mobil und zeigen wenig Aktivitäten. ■ Familienmitglieder werden nicht mehr erkannt. Dies ist für die Angehörigen äußerst schmerzhaft. ■ Auch in diesem Stadium kann es noch zu seltenen Momenten der Klarheit kommen. ■ Verlust feinmotorischer Fähigkeiten, z. B. der Fähigkeit beim Essen das Besteck zuhalten. Betroffene essen dann einfacher mit den Fingern. ■ Schwierigkeiten beim Schlucken; daraus ergeben sich ethische Probleme, da oft schwer zu entscheiden ist, ob das Nicht-Essen auf die fehlende Fähigkeit zurückzuführen ist, den Essensvorgang und dessen Notwendigkeit zu verstehen, oder Ausdruck des Wunsches ist, nicht mehr länger leben zu wollen. (vgl. S. 34, Ethisches Dilemma) ■ Es kann zur völligen Immobilität kommen (ans Bett gebunden sein). ■ Betroffene sprechen vielleicht mit einer Puppe oder einem Stofftier wie mit einem lebendigen Wesen. ■ Sie können nur noch wenige Worte sprechen oder verstummen ganz.

HAUPTFORMEN DER DEMENZ

Eintritt über die Angehörigen oder die Pflegepersonen aus der spitalexternen Pflege das bisher übliche und damit vertraute Vorgehen in den verschiedenen Lebensaktivitäten zu erfassen:

- Z. B. sitzend am Waschbecken waschen statt duschen. Das heißt das übliche Vorgehen aus der Kindheit der BewohnerInnen aufnehmen.
- Nicht Flüssigseifen-Spender verwenden, sondern Seifenstücke.
- Ein Handtuch hinhängen, um die Hände zu trocknen, statt zu erwarten, dass demente Klient einen Papierhandtuch-Spender benutzen können.
- Keinen Waschhandschuh verwenden, sondern Waschlappen (oder umgekehrt, je nach Gewohnheit).
- Die vertrauten Körperpflegemittel brauchen.

Beispiele für den erfolgreichen Einbezug biografischer Informationen

Herr G. fühlt sich am wohlsten, wenn man ihm den Rücken mit einer Bürste statt mit dem Waschlappen wäscht – er hat gern dieses raue Gefühl auf der Haut.

Frau H. hörte eines Tages auf, den Kaffee am Morgen zu trinken – seit die Pflegenden den Kaffee in einem Schälchen statt in einer Tasse bringen, trinkt sie ihn wieder.

Herr B. nimmt jetzt immer die Zeitung mit auf die Toilette. Mit der Zeitung in der Hand bleibt er sitzen, bis er «sein Geschäft» erledigt hat. Früher stand er immer wieder auf und stuhlte in seine Kleider oder in eine Zimmerecke.

2. Genaue Einschätzung der verbleibenden Fähigkeiten vornehmen

- Bei den verschiedenen Lebensaktivitäten genau beobachten, wie die dementen Klienten sie ausführen. Für die Lebensaktivität Essen sieht ein möglicher Verlauf beispielsweise wie folgt aus:
  - Zu Beginn isst ein dementer Klient mit Gabel und Messer; irgendwann hat er Schwierigkeiten, ausreichende Nahrungsmengen auf der Gabel zum Mund zu führen, kann aber noch mit einem Löffel essen.
  - In einem späteren Stadium kann er Besteck nicht mehr sinngemäß verwenden, kann jedoch mit den Händen essen.

- Neuere Konzepte in der Pflege dementer Klienten berücksichtigen solche Entwicklungen. Beim «Fingerfood»-Konzept wird das Essen so zubereitet, dass es in mundgerechten Portionen serviert wird, die gut von Hand in den Mund geschoben werden können (z. B. Kartoffeln in Form von Kroketten). Dadurch können demente Klienten länger selbstständig essen.

- Evtl. ist es besser, die Nahrungsmittel nicht alle gleichzeitig auf den Teller zu geben, sondern hintereinander. Oft ist der demenzkranke Mensch überfordert, wenn er Fleisch, Gemüse, Teigwaren zusammen auf dem Teller sieht.

HAUPTFORMEN DER DEMENZ

- Eine andere Idee geht davon aus, dass demente Klienten oft überfordert sind, wenn sie zu den Mahlzeiten mit vielen anderen Personen im selben Raum und bei einem hohen Geräuschpegel essen sollen - sie sind dann sehr abgelenkt und nehmen nur ungenügende Nahrungsmengen zu sich. Daher werden für die Zeit zwischen den Mahlzeiten in den Gängen und in Aufenthaltsräumen Teller mit zurechtgeschnittenen Stücken von frischem Obst und rohem Gemüse hingestellt, an denen sich alle Klienten frei bedienen können, wenn sie Lust haben.

3. Angepasste (je nach Fähigkeiten) Unterstützung anbieten

- Mit abnehmenden Fähigkeiten der dementen Klienten ist es wichtig, die Unterstützung entsprechend anzupassen:
  - So lange es geht die dementen Klienten selber machen lassen, auch wenn sie die Kleider vielleicht etwas verschroben auswählen oder zusammenstellen. Das Selber-machen-Lassen hat Vorteile: Die dementen Klienten werden nicht mit Vorschlägen oder Anweisungen konfrontiert, auf die manche mit Widerstand oder Aggressivität reagieren.
  - Wenn demente Klienten sich nicht mehr selber waschen, sondern einfach da sitzen, mündlich Anweisungen geben: «Waschen Sie sich als nächstes den linken Arm» u. ä.
  - Wenn mündliche Aufforderungen nicht mehr zu der gewünschten Tätigkeit führen: Den Waschhandschuh in die Hand geben und zum Körperteil führen, der gewaschen werden soll, das heißt, die Bewegungen beginnen.
  - Handlungen stellvertretend für die BewohnerInnen ausführen.
  - **Das Prinzip ist: nicht überfordern, aber auch nicht unter fordern.** Das heißt, den Fähigkeiten angepasste Aufgaben stellen. Sowohl Überforderung als auch Unterforderung kann bei den dementen Klienten Frustration auslösen.

- Die Fähigkeiten von demenzkranken Klienten können zu unterschiedlichen Tageszeiten, aber auch von Tag zu Tag verschieden sein. Es geht also auch darum, von Tag zu Tag zu schauen, was die Klienten selber machen können, was nicht, und welche Unterstützungsstrategie die richtige ist.

4. Kommunikation

- Es ist wichtig, die Kommunikation - genau so wie die andere Unterstützung - den Fähigkeiten der dementen Klienten anzupassen.
  - Wenn z. B. demente Klienten auf Anweisungen angewiesen sind, um die Körperpflege ausführen zu können, immer nur einen Schritt aufs Mal vorgeben. Also: «Waschen Sie jetzt Ihren rechten Arm» und nicht: «Waschen Sie jetzt Ihren rechten Arm und trocknen Sie ihn dann ab.»
  - Entscheidungsfragen (z. B.: Wollen Sie Kaffee oder Tee?) sind schwieriger zu beantworten als Fragen, auf die man mit Ja oder Nein antworten kann.
  - Korrigierende Bemerkungen, Zurechtweisungen sowie Zeitdruck/Ungeduld verstärken Widerstände dementer Klienten -

> **Prinzip**
>
> Den Klienten weder über- noch unterfordern. Das heißt, den Fähigkeiten angepasste Aufgaben stellen. Sowohl Überforderung als auch Unterforderung kann bei dementen Menschen Frustration auslösen.

HAUPTFORMEN DER DEMENZ

mit einer Atmosphäre freundlicher Gelassenheit oder Fröhlichkeit ist ihre Mitwirkung eher zu erreichen.

- Eine Kommunikation mit Fragen und darauf bezogenen Antworten ist im fortgeschrittenen Stadium oft nicht mehr möglich - entweder, weil der Wortschatz der dementen Klienten zu klein geworden ist, oft aber auch, weil demente Klienten sich in einer Wirklichkeit bewegen, die nicht mit derjenigen der Pflegenden übereinstimmt. Was soll man einer betagten Frau antworten, welche verzweifelt ihre Mutter sucht, was einem alten Mann, der seinen Mantel angezogen hat und ungeduldig vor dem Lift steht, da er zur Arbeit müsse. Realitätsbezug («Ihre Mutter ist schon lange tot!» bzw. «Sie sind pensioniert und müssen nicht mehr arbeiten gehen. Kommen Sie jetzt frühstücken!») führt in der Regel zu Verzweiflung oder Aggressivität, da sich die dementen Klienten mit ihrem dringenden Anliegen nicht ernst genommen fühlen. Hilfreich können in solchen Situationen Fragen sein, welche das Gespräch auf die vermisste Person (bzw. die geleistete Arbeit) bringen. Z. B.: «Sie suchen Ihre Mutter? Wie ist Ihre Mutter denn, was ist sie für eine Person? Singt sie gerne? Was kocht sie besonders gut? Wie beschäftigt sie sich am Abend?» u. ä. Auf diese Art können die dementen Klienten ihren Gefühlen für die geliebte Person oder die Arbeit, die sie für immer verloren haben, Raum geben.

- Wo Kommunikation über Worte nicht mehr möglich erscheint, kann über Musik/Singen oder über Berührung (sofern solche von den Klienten positiv aufgenommen wird) Kontakt erreicht werden.

- Grundsätzlich ermöglicht «Spiegeln» oft einen Austausch mit dementen Klienten. Damit ist eine Kommunikationsstrategie gemeint, bei der die Pflegenden Äußerungen, aber auch Geräusche/Seufzer von dementen Klienten, die nicht mehr sprechen können, aufnehmen und sie wiederholen. Durch das Spiegeln von Äußerungen zeigen Pflegende den Klienten, dass sie sie wahrnehmen.

5. Erkennbare Strukturen schaffen

- Die Wochen und das Jahr sichtbar strukturieren: Feste Änderungen des Rhythmus am Sonntag, z. B. eine andere Tischdecke.
- Verschiedene Jahreszeiten und Feste wie Ostern durch Dekorationen kennzeichnen.
- Große Uhren und Kalender aufhängen.
- Die Zimmer, die Toiletten und andere wichtige Räume mit Symbolen (Zeichnungen) beschriften.

ANGEHÖRIGR DEMENZKRANKER MENSCHEN

Angehörige demenzkranker Menschen

Viele demenzkranke Menschen leben zu Hause und werden dort durch Angehörige betreut. Der steigende Pflegeaufwand und die Schwierigkeiten in der Kommunikation – beispielsweise wenn demenzkranke Mensche aggressiv auf Hilfe beim sich Ankleiden reagieren, welche sie benötigen – führen dabei zu andauernd hohen Belastung der pflegenden Angehörigen. Untersuchungen zeigen, dass Angehörige von Demenzkranken bis zu 100 Stunden pro Woche für die Pflege und Betreuung aufwenden müssen! Äusserst belastend für Angehörige ist es auch, wenn demenzkranke Menschen sie nicht mehr erkennen.

Was brauchen Angehörige von demenzkranken Menschen?

Alle Angehörigen
- Wissen über Demenz: Was können demenzkranke Menschen, was können sie nicht mehr; wie ist der voraussichtliche Verlauf der Krankheit?
- Verständnis, Wahrnehmung ihrer Situation: Angehörige schämen sich oft darüber, wie ihre demenzkranken Partner/Eltern sich verhalten, oder sie empfinden grosse Trauer, wenn sie selber nicht mehr erkannt werden.
- Die Möglichkeit, sich mit anderen Menschen auszutauschen.
- Wissen über Kommunikationsmöglichkeiten: Wie könnten sie Validation einsetzen, um einen guten Kontakt zu den demenzkranken Menschen zu bewahren?

Angehörige, welche demente Personen zu Hause betreuen
- Anerkennung für ihren Einsatz.
- Kompetenzen, um neue Anforderungen zu meistern (Pflegetechniken): Z. B. Mobilisations-Technik; Umgang mit Einlagen
- Wissen, wo sie Hilfsmittel erhalten können, z. B. ein elektrisches Bett, um ihren Rücken zu schonen.
- Entlastung von der großen Belastung, z. B. durch Ferienplätze für Demenzkranke in einem Pflegeheim sowie durch Unterstützungsangebote z. B. über die Alzheimer-Vereinigung.

Notizen

VALIDATION

Validation
Kathrin Hänseler, Berufsschullehrerin Pflege

Validierende Haltung - eine Einführung
Naomi Feil, welche die Validationsmethode definiert hat, wuchs in einem Altersheim in Cleveland auf, das ihre Eltern leiteten. 1956 schloss sie ihr Studium als Sozialarbeiterin an der Universität von Columbia ab. Nach mehreren Jahren Erfahrung in anderen Institutionen kehrte sie 1963 nach Cleveland zurück, um hier die Arbeit mit sehr alten desorientierten Menschen fortzusetzen, die ihr Vater begonnen hatte. Zwischen 1963 und 1980 entwickelte sie die Validationsmethode.

Was ist Validation?
Validation heißt, einen sehr alten desorientierten Menschen, der zum Teil in der Vergangenheit lebt, so zu akzeptieren, wie er ist. Es ist eine erprobte Kommunikationsform, um Stress abzubauen, um unausgetragene Konflikte aus der Vergangenheit zu lösen, chemische (Medikamente) und physische (Fixation) Zwangsmittel zu vermindern und einen Rückzug in das Vegetieren zu verhindern.
Wer validiert, geht mit in die Welt des zeitlich/örtlich desorientierten Menschen.

Naomi Feil: «In den Schuhen des Anderen gehen.»
Aus Erfahrung kann gesagt werden, dass dieses Wechseln der Schuhe gar nicht so einfach ist. Dazu muss die Betreuungsperson zuerst wissen, wie ihre Einstellung gegenüber dem Alter ist. Ihre Grundhaltung in Bezug auf sehr alte Menschen muss ihr bewusst sein, und sie muss immer weiter daran arbeiten wollen. Sie braucht dazu Mut und die Fähigkeit zur Selbstreflexion.

> **Reflexion:**
> Stellen Sie sich vor,
> ... dass Sie niemand versteht ...
> ... dass Sie sich nicht mehr am Gewohnten orientieren können....
> ... dass Sie sich zeitlich, örtlich oder an ihrem eigenen Leben nicht orientieren können ...
> ... dass Sie den «roten Faden» verloren haben
> Wie sollte Ihnen dann eine Pflegeperson begegnen?
> In welcher Atmosphäre würden Sie sich geborgen fühlen?
> Wann würden Sie sich geliebt fühlen?
> Wann wären Sie verstanden?
> Wie müssten sich die Menschen Ihnen gegenüber verhalten, damit Sie Ihre Sicherheit, Ihr Selbstwertgefühl und Ihr Wohlbefinden wiedererlangen?

VALIDATION

Prinzipien der Validation

Validation ist gedacht für alte Menschen über 80 Jahre, die desorientiert oder «unglücklich» orientiert sind. Die meisten der Betroffenen haben ein relativ glückliches Leben geführt. Oft sind es ernste Krisen, häufig Verluste aller Art, die sie nicht bewältigt oder sich nicht eingestanden haben. Ihr Gehirn ist beeinträchtigt, ebenso kann die Sehkraft oder der Gehörsinn eingeschränkt sein. Das Kurzzeitgedächtnis und die Gefühlskontrolle sind mangelhaft.
Naomi Feil: «Sie haben zu lange gelebt, um noch länger die Konfrontation mit der Wirklichkeit zu ertragen.» Elisabeth Kübler-Ross sagt dazu: «Unerledigte Geschäfte konnten nicht abgeschlossen werden.»

Naomi Feil geht von vier Stadien der Desorientierung aus, die innerhalb eines Tages stark variieren können. Jedes Stadium entspricht einem Rückzug aus der Realität, einer langsamen physischen Regression.
Stadium I: Mangelhafte/Unglückliche Orientierung – teilweise orientiert, aber unglücklich
Stadium II: Zeitverwirrtheit – Verlust der kognitiven Fähigkeiten
Stadium III: Sich wiederholende Bewegungen – sie ersetzen die Sprache
Stadium IV: Vegetieren – totaler Rückzug nach innen

Das Ziel der Validation ist nicht unser Erfolg, sondern, dass der sehr alte Mensch mit unserer Hilfe sein Ziel erreicht, sein Leben in Würde und innerem Frieden zu beenden.

Einige Beispiele dafür, was der/die Validation-AnwenderIn nicht tut: drohen, analysieren, urteilen, lügen, vorspielen falscher Tatsachen, vorgeben, der gleichen Meinung zu sein, diskutieren, argumentieren, sich herablassend verhalten, belehren, verspotten, nachäffen, auslachen, streiten.

Die 10 Grundsätze und Werte der Validation

Naomi Feil definiert zehn Werthaltungen, worauf Validation aufgebaut ist:
1. Alle Menschen sind einzigartig und müssen als Individuen behandelt werden.
2. Alle Menschen sind wertvoll, ganz gleichgültig, in welchem Ausmaß sie verwirrt sind.
3. Es gibt einen Grund für das Verhalten von verwirrten, sehr alten Menschen.
4. Verhalten in sehr hohem Alter ist nicht nur eine Folge anatomischer Veränderungen des Gehirns, sondern das Ergebnis einer Kombination von körperlichen, sozialen und psychischen Veränderungen, die im Laufe eines Lebens stattgefunden haben.
5. Sehr alte Menschen kann man nicht dazu zwingen, ihr Verhalten zu ändern. Verhalten kann nur dann verändert werden, wenn die betreffende Person es will.

VALIDATION

6. Sehr alte Menschen muss man akzeptieren, ohne sie zu beurteilen.
7. Zu jedem Lebensabschnitt gehören bestimmte Aufgaben. Wenn man diese Aufgaben nicht in diesem Lebensabschnitt schafft, kann das zu psychischen Problemen führen.
8. Wenn das Kurzzeitgedächtnis nachlässt, versuchen ältere Erwachsene ihr Leben wieder in ein Gleichgewicht zu bringen, indem sie auf frühere Erinnerungen zurückgreifen. Wenn die Sehstärke nachlässt, sehen sie mit dem inneren Auge. Wenn ihr Gehör immer mehr nachlässt, hören sie die Klänge aus der Vergangenheit.
9. Schmerzliche Gefühle, die ausgedrückt, anerkannt und von einer vertrauten Pflegeperson validiert werden, werden schwächer. Schmerzliche Gefühle, die man ignoriert und unterdrückt, werden immer stärker.
10. Einfühlung/Mitgefühl führt zu Vertrauen, verringert Angstzustände und stellt die Würde her.

Daraus ergeben sich 14 Techniken. Diese werden von Naomi Feil genau beschrieben und können nach entsprechender Analyse der Situation (welche Merkmale sind beim betroffenen Menschen erkennbar, in welchem Stadium befindet er sich, welches Krankheitsbild zeigt sich, was wurde bereits ohne Erfolg getan) angewendet werden.

Die Techniken der Validation

1. Sich selbst auf sich zentrieren.
2. Eindeutige, nicht wertende Wörter verwenden, um Vertrauen herzustellen.
3. Gesagtes wiederholen.
4. Extreme einsetzen.
5. Sich das Gegenteil vorstellen.
6. Erinnern helfen.
7. Ehrlichen, engen Augenkontakt halten.
8. «Mehrdeutigkeit»: unbestimmte Fürwörter, die mehrere Lösungen zulassen, einsetzen.
9. Klar, sanft und liebevoll sprechen.
10. Beobachten und dann die Bewegungen und Gefühle der Person spiegeln.
11. Das Verhalten zu jenem menschlichen Grundbedürfnis in Beziehung setzen, das nicht erfüllt wird.
12. Das bevorzugte Sinnesorgan erkennen und einsetzen.
13. Klienten berühren.
14. Musik einsetzen.

(**Quelle:** Feil, Naomi: Validation, Reinhardt, München 2002)

BASALE STIMULATION

Basale Stimulation

Basale Stimulation in der Pflege ist ein Konzept, das ursprünglich von dem Sonderpädagogen und heilpädagogischen Psychologen Prof. Dr. Andreas Fröhlich entwickelt wurde. Mit der Pflegefachfrau und Diplompädagogin Christel Bienstein wurde dieses Konzept in den 1980er-Jahren in die Erwachsenenpflege übertragen und wird mittlerweile in vielen Bereichen der Pflege angewendet.

Grundlage

Prof. Fröhlich hat in den 1970er-Jahren ein neues Konzept zur Förderung schwerst mehrfach behinderter Kinder entwickelt. Er war überzeugt, dass auch schwerstbehinderte Kinder wahrnehmungsfähig sind. Er hat den Kindern Wahrnehmungserfahrungen angeboten, wie z. B. eine Veränderung ihrer Lage im Raum oder das Entdecken ihres Inneren durch Vibration. Die Kinder haben auf diese Wahrnehmungen reagiert und so eine grundlegende Kommunikation entwickelt, die ihre Fähigkeiten fördert.

Basale Stimulation in der Pflege

Andreas Fröhlich und Christel Bienstein haben diese Erkenntnisse in die Pflege von schwerstbeeinträchtigten Erwachsenen übertragen.

Basale Stimulation versucht, auch solchen schwerstbeeinträchtigten Menschen elementare Wahrnehmungserfahrungen zu ermöglichen, um sie in ihrem Erleben zu begleiten und ihre Fähigkeiten zu fördern.

Welche Menschen brauchen basal stimulierende Pflege?

Alle Menschen, die in ihrer Fähigkeit zur Wahrnehmung, Bewegung und Kommunikation eingeschränkt oder gestört sind, wie: Bewusstlose, Somnolente, Schädel-Hirn-Traumatisierte, sterbende Menschen; Patienten mit Hirnschaden, Morbus Alzheimer, hemiplegischem, apallischem oder komatösem Syndrom.

All diesen Menschen ist gemeinsam, dass sie:
- körperliche Nähe brauchen, um andere Menschen wahrnehmen zu können.
- den Pflegenden brauchen, der ihnen die Umwelt auf einfachste Weise nahe bringt.
- den Pflegenden brauchen, der ihnen Fortbewegung und Lageveränderung ermöglicht.
- den Pflegenden brauchen, der sie auch ohne Sprache versteht und sie zuverläßig versorgt und pflegt (vgl. Bienstein und Fröhlich 2003, 2010).

BASALE STIMULATION

Bei der basal stimulierenden Pflege kann Kommunikation durch eine Vielzahl von Anwendungen erreicht werden:

Visuell (den Sehsinn betreffend)
- Wände nicht weiß, sondern farbig streichen; eher beruhigende Farben sind Grün-, Blau- und Grautöne, eher anregende sind Gelb- und Rottöne.
- Ein Familienbild aufstellen oder ein Dia an die Decke, Wand projizieren.
- Tag- und Nachtunterschied auch auf der Intensivstation durch klare Lichtunterschiede markieren.
- Kopf immer leicht hochlagern.
- Spiegel aufstellen, so dass Klienten ihr eigenes Gesicht sehen können.
- Verschiedene Blickwinkel ermöglichen, z. B. indem das Bett periodisch im Raum anders gestellt wird.

Auditiv (den Gehörsinn betreffend)
- Musik, die der Klient gerne hört, laufen lassen.
- Andere Geräusche oder Stimmen, die dem Klienten vertraut sind, ablaufen lassen.
- Darauf achten, dass immer nur eine Stimme auf einmal spricht (Überstimulation vermeiden, zu größerer Klarheit beitragen).
- Das Fenster öffnen, für Durchzug sorgen und ein Windspiel aufhängen, so dass Windstöße sanfte Geräusche auslösen.
- Die Angehörigen zum Singen von Liedern auffordern, welche in der Familie oft gesungen worden sind.

Taktil (die Sinneseindrücke betreffend)
- Klienten Dinge aus dem Alltag (z. B. Früchte) berühren lassen.
- Falls ein Klient bestimmte Stoffe sehr gern trug, ein Nachthemd z. B. aus Seide anziehen.
- Verschiedene Materialqualitäten in die Hände geben: glatte Oberflächen wie Metalle, Felle, Bürsten, ein aus Holz geschnitztes Tier.
- Hände des Klienten so führen, dass er sich selbst im Gesicht oder am Oberkörper berührt.
- Eine Katze zum Klienten bringen und mit den Händen streicheln lassen.

Taktil-vibratorisch
- Vibratorische Eindrücke können z. B. durch Rasierapparat, elektrische Zahnbürste vermittelt werden.
- Bewusstlosen Klienten die Hand mit sanftem Druck aufs Sternum legen und tiefe Töne summen. Tiefe Töne (Bässe) führen zu deutlicheren Vibrationen.
- Musik mit starken Bässen abspielen und dabei dem Klienten einen aufgeblasenen Luftballon in die Hände geben. Dieser überträgt die Bässe in Vibrationen.
- Klienten in einen Rollstuhl mobilisieren und über unebene Oberflächen, z. B. Kies, fahren.

BASALE STIMULATION

Geruchlich
- Den Klienten etwas riechen lassen, was er gerne mag, z.B. Rasierwasser, Lieblingsmenü.
- Eine Mandarine oder Orange neben dem Bett schälen und stehen lassen; Lieblingsblumen auf den Patiententisch stellen.
- Kopfkissen mit Gewürzen einreiben/mit ätherischen Ölen beträufeln.

Geschmacklich
- Zunge mit Lebensmitteln betupfen (Marmelade, Senf), Mund mit Lieblingsgetränk befeuchten.

Thermisch
- Klienten z.B. kaltes, warmes Wasser spüren lassen.

Somatisch (die Wahrnehmung der Körpergrenzen über die Berührung der Haut betreffend)
- Den Klienten umlagern (Achtung: Superweich-Matratzen verhindern Wahrnehmung), ihn mit einem rauen Handtuch abfrottieren.
- Die Angehörigen für Berührungen, z.B. des Gesichtes, mit einbeziehen. Es ist davon auszugehen, dass Klienten Berührungen von Angehörigen sowohl von der Berührungsqualität her als auch vom Geruch der Hände her erkennen.
- Bei der Körperpflege in Seitenlage ein großes Kissen vor den Bauch legen. Dieses vermittelt Sicherheit und Kontakt.
- Vor der Mobilisation Beine massieren.
- Den Klienten kompakt in eine Decke einrollen und fünf bis zehn Minuten eingewickelt lassen.
- Da die Intimpflege meist als unangenehm empfunden wird, diese von der sonstigen Körperpflege trennen und separat durchführen.
(s. Tab. 2.10: beruhigende bzw. belebende Körperpflege).

Oral (die senso-motorische Wahrnehmung des Mundes betreffend – eine Wahrnehmung, mit der überwiegend Säuglinge ihre Umwelt erfahren)
- Den Klienten verschiedene Materialien in den Mund geben, auf die sie beißen können z.B. Kauringe oder Süßholz.
- Die Mundhöhle mit Tupfern entlang fahren, welche vorher in Getränke, Suppen oder Saucen getunkt wurden; Mund mit Watteträgern stimulieren, welche vorher nass tiefgekühlt wurden.
- Dem Klienten die eigenen Fingern in den Mund führen und daran saugen lassen (mit Vorsicht anzuwenden, wenn Klienten beißen).

Vestibulär (die Wahrnehmung der Lage/Position betreffend)
- Klienten durch leichtes Hin- und Herschaukeln beruhigen, z.B. in dem man Gartenschaukeln oder Hängematten aufstellt, oder indem man sich hinter die Klienten setzt, sie um die Schulter hält und leicht nach vorne und nach hinten wippt. Klienten können auch in Hebeliften geschaukelt werden. Grundsätzlich regt jeder Lagewechsel die vestibuläre Wahrnehmung an, daher auch bettlägerige Klienten immer wieder aufsetzen.

BASALE STIMULATION

	Beruhigende Ganzkörperwäsche	Belebende Ganzkörperwäsche
Anwendung	bei Klienten, die beruhigt werden sollen, wenn sie beispielsweise nervös sind, oder desorientiert, Probleme mit dem Einschlafen haben etc.	bei Klienten, die angeregt werden sollen, wenn sie bewusslos, schläfrig, depressiv etc. sind.
Wassertemperatur	warm (37–40 °C)	kühl (26–29 °C)
Hilfsmittel	weicher Waschhandschuh, gut ausgewrungen	rauer Waschhandschuh (z. B. Massage-Handschuh für Sauna), gut nass
Waschrichtung	in Richtung der Hauthaare; Waschbewegung immer nur in eine Richtung ausführen; die Hand nicht am Körper zurückführen, sondern jeweils neu ansetzen	Entgegen der Richtung der Hauthaare waschen.
Zusätze	keine; evtl. Lavendelmilch	keine; evtl. Rosmarin-Bademilch oder persönliche Seife des Klienten
Weiter zu beachten	Waschung durch eine Person durchführen lassen; Störungen und Unterbrechungen vermeiden; während der Ganzkörperwäsche möglichst nicht mit dem Klienten reden Intimpflege möglichst separat durchführen	
Spezielle Hinweise	bei hemiplegischen Klienten die Ganzkörperwäsche segmentweise, jeweils von der gesunden zur betroffenen Körperseite, durchführen	

Tabelle 2.10: Gegenüberstellung beruhigende und belebende Ganzkörperwäsche

11. ARBEITEN UND SPIELEN

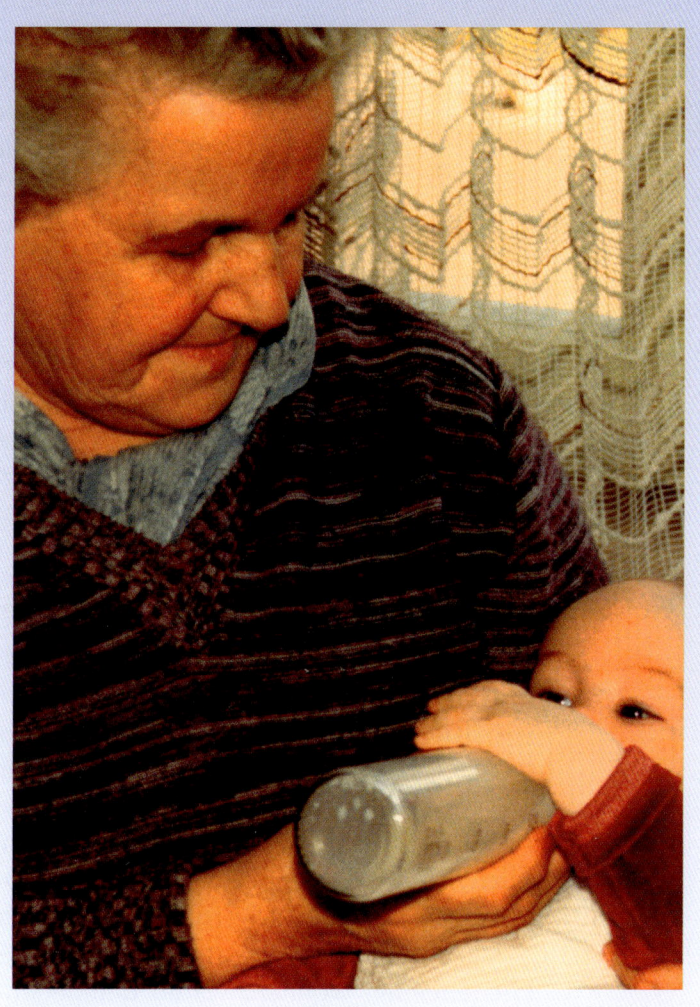

SICH BESCHÄFTIGEN

Sich beschäftigen
Robert Ammann

Bedeutung von Beschäftigung – Unterstützung beim Finden von Beschäftigungen

Sich beschäftigen ist etwas so Alltägliches, dass wir nur selten darüber nachdenken. Wir sind eigentlich immer mit irgend etwas beschäftigt.

Beschäftigungen begleiten uns das ganze Leben über. Kinder beschäftigen sich, in dem sie allein oder miteinander spielen. Durch Spielen lernen Kinder die Welt begreifen. Sie lernen auch, sich im sozialen Kontakt mit anderen zu bewegen, im Spannungsfeld zwischen zusammen sein und sich abgrenzen.

Bei der Beschäftigung von Erwachsenen denken wir hauptsächlich an die bezahlte Arbeit. Auch im Alter begleitet uns das Bedürfnis nach sinngebenden Beschäftigungen. Die Bedeutung, welche Beschäftigung in unserem Leben einnimmt, wird uns oftmals erst bewusst, wenn eine wichtige Beschäftigung von einem Moment zum nächsten wegfällt. Dies ist z.B. der Fall, wenn Kinder ausziehen oder wenn man arbeitslos wird. Je stärker der eigene Selbstwert an bestimmte Beschäftigungen geknüpft ist, desto bedrohlicher erscheinen Verluste gerade dieser Beschäftigungen.

Arbeit – Freizeit – Schlaf (Tab. 11.1)

Zur Beschäftigung bei Erwachsenen gehören nicht nur die bezahlte Arbeit, sondern auch eine Vielzahl von Haushaltstätigkeiten und Freizeitaktivitäten. Letztlich gehört dazu auch der Schlaf – je weniger lang jemand schläft, desto mehr Zeit steht zur Verfügung, die sinnvoll strukturiert werden muss (siehe auch das Kapitel «Schlafen»).

Ziele der verschiedenen Bereiche

Im heutigen Erwachsenenleben füllen die drei Bereiche je etwa ein Drittel der Zeit aus. Wie die Aufteilung zwischen Haushalt und eigentlicher freier Zeit im Freizeitbereich tatsächlich aussieht, hängt dabei einerseits von der persönlichen Lebenssituation ab: Ob man alleine lebt oder beispielsweise zusammen mit kleinen Kindern. Andererseits hängt dies auch ab von persönlichen Entscheidungen: Wie wichtig ist einem eine saubere Wohnung, wie aufwändig will man kochen u.ä. In der ersten Hälfte des 20. Jahrhunderts, also in der Jugendzeit der betagten Menschen, die heute in Alters- und Pflegeheimen wohnen, waren demgegenüber die Arbeitszeiten viel länger als heute, in der Regel über 50 Stunden pro Woche. Die übrige Zeit war hauptsächlich mit Haushaltstätigkeiten und mit Schlaf ausgefüllt; es gab kaum freie Zeit – außer an Sonntagen.
Die Vorstellung «Freizeit» zu haben und zu verbringen ist daher neu und ungewohnt für viele betagte Menschen.

WENN BESCHÄFTIGUNGEN WEGFALLEN

Arbeit	Freizeit	Schlaf
mögliche Ziele:	mögliche Ziele:	mögliche Ziele:
■ seinen Lebensunterhalt verdienen, unabhängig sein ■ für die eigene Familie sorgen können ■ Sinn finden, eine sinnvolle Tätigkeit ausüben ■ Selbstbestätigung: Wenn die eigene Arbeit von Kolleginnen und Vorgesetzten geschätzt wird und Anerkennung erfährt, steigert dies das Selbstwertgefühl ■ persönliches Wachstum ■ Macht, Prestige: Arbeit kann mit Einfluss verbunden sein oder zu einer gehobenen sozialen Stellung führen ■ eine Tages- und Wochenstruktur haben ■ Ablenkung, Unterhaltung ■ Kontakte pflegen, Zuwendung erhalten	■ für die Familie/Partnerschaft sorgen, «ein gutes Nest» bauen ■ für Ernährung und Kleidung sorgen ■ Ordnung schaffen ■ die Finanzen verwalten ■ die eigene Gesundheit erhalten: Arztbesuche ■ Vergnügen/Spaß haben ■ sich erholen, einen Ausgleich haben ■ Kontakte pflegen, mit Freundinnen/Freunden zusammen sein ■ seinen persönlichen Interessen und Wünschen nachgehen ■ Entspannung finden ■ die eigene Gesundheit erhalten: Körperpflege, Sport u. ä. ■ nichts tun ■ Abenteuer, Erlebnisse haben ■ Kreativität leben ■ andere unterstützen: Eltern pflegen, Nachbarschaftshilfe ■ Vereinstätigkeit	■ körperliche und seelische Erholung/Regenerierung ■ die eigene Gesundheit erhalten ■ Gedächtnisinhalte festigen, lernen

Tab. 11.1: Ziele von Beschäftigungen

Wenn Beschäftigungen wegfallen

Der Stellenwert der Beschäftigung in unserem Leben wird einem oft erst bewusst, wenn wichtige Beschäftigungen plötzlich wegfallen:

- durch Unfall/Krankheit
- durch das Fortgehen der Kinder
- durch Arbeitslosigkeit
- durch die Pensionierung

Aus einem Zeitungsbericht über einen arbeitslosen Mann

Hans D. ist 60 Jahre alt: Der 25. September 2002 war der bisher schwärzeste Tag im Leben des gelernten Schlossers. Nachmittags um 14.30 Uhr wurde er ins Büro des Chefs zitiert und entlassen – ohne Abfindung, ohne zusätzliche Anerkennung für die Treue zur Firma. Die Entlassung traf Hans D. wie ein Hammerschlag. Auch Monate danach wühlen ihn die Erinnerungen immer noch auf. Am Abend nach der Entlassung blieb D. in einem Restaurant hängen. Er weiß heute nicht mehr, wie er nach Hause gekommen ist. «Hätte

WENN BESCHÄFTIGUNGEN WEGFALLEN

Notizen

meine Freundin nicht zu mir gehalten, ich hätte mir etwas angetan», erzählt er. In den ersten drei Monaten nahm er sechs Kilogramm ab und schlief oft nur ein bis zwei Stunden pro Nacht. «Wozu aufstehen? Ich wollte mich von niemandem trösten lassen, von allem nichts mehr hören, war oft angespannt und aggressiv.» Er traf sich auch nicht mehr mit Kollegen, da solche Abende immer mit Kosten verbunden sind. Die Eltern seiner Freundin glauben, dass Hans D. arbeite. «Ich kann es ihnen nicht sagen. Ich schäme mich, obwohl ich weiß, dass ich unschuldig bin», sagt er.

Aus dem Zeitungsbericht lassen sich unter anderem folgende Auswirkungen herauslesen, die der Wegfall der Beschäftigung für Hans D. hatten:

- Suchtgefährdung
- Depression
- Wegfall der Tagesstruktur
- psychosomatische Auswirkungen wie Schlaflosigkeit und Gefühlsschwankungen
- gestörtes Selbstwertgefühl
- Rückzug aus sozialen Kontakten

Verhältnis von Arbeit zu Freizeit in verschiedenen Lebensaltern (Tab. 11.2)

Ein 3-jähriges Kind	Eine 40-jährige berufstätige Person	Eine 80-jährige Person, welche im Pflegeheim lebt
Schlafen: 12 Std.	Schlafen: 7 Std.	Schlafen: 8 Std.
Spielen: 12 Std.	Haushalt/Freizeit: 8 Std.	Keine Notwendigkeit, Hausarbeiten zu verrichten: Freie Zeit: 16 Std.
	Arbeiten: 9 Std.	

Tab. 11.2: Verhältnis von Arbeit und Freizeit in verschiedenen Lebensaltern

Folgerung: Mit Erreichen des Pensionsalters fällt für die Menschen die Arbeit weg und – bei Eintritt in ein Pflegeheim – auch noch die Notwendigkeit, einen Haushalt zu führen. Die zur Verfügung stehende Zeit explodiert: Betagte Menschen im Heim haben viel mehr freie Zeit und stehen vor der Herausforderung, ihren Tagesablauf neu zu gestalten.

UNTERSTÜTZUNG BEIM SICH-BESCHÄFTIGEN

Unterstützung beim Sich-Beschäftigen

Je nachdem, in welchem Bereich des Gesundheitswesens Pflegepersonen tätig sind, hat die Beschäftigung von Klienten einen anderen Stellenwert. In der spitalexternen Pflege gehört die Übernahme oder das gemeinsame Erledigen des Haushaltes zu den Arbeitsinhalten der Pflegeperson, während das Sich-Beschäftigen Sache des Klienten ist. Im Spital rückt die Beschäftigung neben den medizinischen Abklärungen und Therapien in den Hintergrund. Patientinnen im Spital berichten, dass ihnen einerseits die Zeit, andererseits die Energie fehle, sich zu beschäftigen. Beschäftigung im Spital besteht daher zu einem großen Teil aus Fernsehen oder aus leichter Lektüre sowie aus Besuchen von Bekannten. Anders sieht die Situation im Alters- oder Pflegeheim aus, in dem die Klienten viel Zeit haben, um sich zu beschäftigen.

Zielsetzungen von Beschäftigung im Heim

- Allgemeine Fähigkeiten erhalten oder fördern.
- Grobmotorik fördern (Beweglichkeit und Kraft des gesamten Körpers, Gleichgewicht).
- Feinmotorik fördern (Beweglichkeit und Kraft in den Händen).
- Den Tag strukturieren: Einen sinnvollen Wechsel von Aktivität und Ruhephasen ermöglichen.
- Freude, Geselligkeit erleben.
- Persönliche Interessen leben können.
- Selbstwertgefühle stärken.
- Ermöglichen, dass die KlientInnen weiterhin einen Beitrag für die Gemeinschaft leisten.
- Zufriedenheit, Lebensqualität ermöglichen.
- Erlebnisse ermöglichen (Feiern, Ausflüge, kulturelle und spirituelle Anlässe).
- Kreative Seiten leben können.
- Ablenkung verschaffen.

Einschränkungen und Schwierigkeiten beim Beschäftigen von Klienten

Aus verschiedenen Gründen sind betagte Menschen manchmal nicht mehr in der Lage, Tätigkeiten auszuführen, mit denen sie sich in früheren Jahren gerne beschäftigt haben. Gründe dafür können sein:

- körperliche Beeinträchtigungen, z. B. Krankheiten des Bewegungsapparates
- seelische Beeinträchtigungen, z. B. eine Depression
- geistige Beeinträchtigungen, z. B. Demenz
- soziale Beeinträchtigungen, z. B. Einsamkeit, nachdem Angehörige oder Freunde gestorben sind oder wenn in der Nähe des bisherigen Wohnortes kein Pflegeheim gefunden werden kann

Notizen

UNTERSTÜTZUNG BEIM SICH-BESCHÄFTIGEN

- starre Strukturen im Heim, z. B. frühe Nachtruhe für Klienten, welche auf Hilfe angewiesen sind, oder festgelegte Esszeiten
- fehlende Privatsphäre
- ungeeignete Räumlichkeiten
- fehlende Infrastruktur: Heime sind oftmals besser eingerichtet für Tätigkeiten, die traditionellerweise eher von Frauen ausgeübt werden (Stricken, Häkeln, Basteln), als für Tätigkeiten, welche mehrheitlich von Männern ausgeübt werden (Werken)

Da die Interessen verschiedener Personen sehr unterschiedlich sind, kann dieselbe Einschränkung bei verschiedenen Personen völlig andere Auswirkungen haben. Eine Bewohnerin, die immer gerne draußen in der Natur war und viel gewandert ist, wird durch die Amputation eines Beines viel stärker betroffen sein beim Sich-Beschäftigen als ein Bewohner, der gerne liest und fernsieht. Der Einbezug der Biografie, das Kennen früherer Interessen ist daher auch beim Sich-Beschäftigen eine entscheidende Grundlage für eine gezielte Pflege.

Einige Beispiele geglückter Beschäftigung

Eine pensionierte Wirtin zieht sich immer in ihr Zimmer zurück. Mit Freuden übernimmt sie aber die Planung und Gestaltung von Tischdekorationen bei festlichen Anlässen.

Eine unruhige, verwirrte Bewohnerin hat früher als Putzfrau gearbeitet. Seit sie einen Putzlappen in der Hand halten darf, ist sie ruhig. Sie wischt die ganze Zeit denselben Tisch und ist zufrieden.

Eine Bewohnerin kratzte sich immer die Haut wund. Medikamente konnten den Juckreiz nicht zufriedenstellend bekämpfen. Jetzt strickt sie jeweils eine Reihe und löst dann die Maschen wieder auf. Ihre Hände sind nun beschäftigt. Das Kratzen hat fast vollständig aufgehört.

Aufgaben statt Aktivitäten

Könnte es sein, dass die bisher weit verbreiteten Aktivierungsgruppen in Heimen den Bedürfnissen vieler Bewohnerinnen nicht gerecht werden? «Was Alte benötigen, ist das Ausüben sinnvoller Tätigkeiten, Tätigkeiten, die die Anerkennung anderer finden und von Nutzen für andere sind.» (Jürg Willi, «Sich im Alter brauchen lassen – ein notwendiger Einstellungswandel», in: Lebenshorizont Alter, vdf Hochschulverlag, Zürich, 2003).
In einem Heim gibt es eine Vielzahl möglicher Aufgaben, welche von Bewohnerinnen übernommen werden können. Entscheidend ist, dass die BewohnerInnen solche Aufgaben mit Freude und freiwillig übernehmen wollen, dass es also nicht darum geht, Bewohnerinnen auszunutzen.

Ein wichtiger Aspekt von Beschäftigung ist das Bedürfnis, eine Tätigkeit auszuüben, welche für die Gesellschaft oder für die nähere Umgebung nützlich ist und persönlich als sinnvoll erlebt wird.

SCHWIERIGKEITEN BEIM SICH-BESCHÄFTIGEN

Schwierigkeiten beim Sich-Beschäftigen

Pflegende erleben oft folgende Schwierigkeiten beim Beschäftigen von Klienten:

Schwierigkeiten	mögliche Lösungen
Das Personal hat zu wenig Zeit	▸▸ Personen von außen einbeziehen: Angehörige, freiwillige Helferinnen. ▸▸ Angebote von Stellen und Institutionen einbeziehen: Nachbarschaftshilfe: Senioren für Senioren; freiwilliger Fahrdienst. ▸▸ Mitbewohnerinnen einbeziehen: Besuche machen; aus einem Buch vorlesen; einen Bewohner mit in die Cafeteria oder in den Garten nehmen; Essen eingeben; zum Esssaal begleiten u. ä. ▸▸ Interessen-Gruppen von Bewohnerinnen ausschreiben: Zusammen (vor-)lesen; gemeinsam Musik machen oder hören; Zeitungsbeiträge diskutieren, Karten spielen, eine Heimzeitung herausgeben u. ä.
Das richtige Material/die richtige Infrastruktur fehlt	▸▸ Firmen für Sponsoring anfragen. Zum Beispiel mit Unterstützung einer lokalen Computer-Firma eine Internet-Ecke in der Cafeteria einrichten.
Die Bewohnerinnen wollen nicht: «Ich habe in meinem Leben genug gearbeitet»	▸▸ Es muss erlaubt sein, als alter Mensch nichts mehr zu tun! Einzelne Bewohnerinnen sind zufrieden, einfach dazusitzen und die Umgebung zu beobachten. ▸▸ Nicht drängen; zuhören, wo Interessen liegen, Zeit lassen; verschiedene Möglichkeiten anbieten.
Demente BewohnerInnen, welche die gewohnten Aktivitäten nicht mitmachen können	▸▸ Mit der Biografie der dementen BewohnerInnen arbeiten: Was haben sie früher gemacht? Was haben sie am liebsten gemacht? ▸▸ Über Musik von früher Gefühle wecken: Was waren populäre Lieder in der Jugend der dementen Menschen? ▸▸ Für einfachste Haushalttätigkeiten einbeziehen: Wäsche falten, den Tisch decken, Früchte für Zwischenmahlzeiten schälen ▸▸ Fotoalben anschauen ▸▸ Mit Haushaltsgeräten von früher arbeiten lassen, z. B. alte Bügeleisen. ▸▸ Bei verschiedenen Personen mitlaufen lassen: Ins Stationszimmer, in die Küche, in die Gärtnerei, in die Wäscherei. ▸▸ Ihre Hände beschäftigen: Stoff oder Zeitungen schneiden; Plastilin geben. ▸▸ Tätigkeiten herausfinden, die von Menschen mit einer Demenz als sinnvoll erachtet werden.

BEISPIELE MÖGLICHER AUFGABEN/ARBEITEN

Beispiele möglicher Aufgaben/Arbeiten

- Beim Betten mithelfen.
- Die Post verteilen.
- Blumen gießen.
- Tiere füttern oder spazieren führen.
- Servietten-Täschchen für alle Bewohnerinnen nähen.
- Zuckergefäße im Esssaal auffüllen.
- Elastische Binden aufrollen, nachdem sie gewaschen worden sind.
- Tische decken.
- Den Esswagen holen.
- Früchte schälen und zerkleinern für Zwischenmahlzeiten.
- Käseteller für Abendessen richten.
- Blätter der Pflegedokumentation falten.
- Kaffee verteilen.
- An einer Werkbank kleinere Reparaturen ausführen.
- Die Telefonzentrale bedienen.
- Aufgaben für andere Bewohnerinnen übernehmen: Andere Bewohnerinnen zum Esssaal begleiten, ihnen das Essen eingeben, jemandem vorlesen usw.
- Das eigene Zimmer sauber und in Ordnung halten.

Hinweis

Unterstützung bei Fragen der Aktivierung/Beschäftigung kann man sich bei Aktivierungs- und Ergotherapeutinnen holen. Beide Berufe verfügen über ein großes Wissen und einschlägige Erfahrungen in diesen Bereichen. Vielerorts verwalten und lagern sie auch das für die Aktivierung notwendige Material (Papier, Farben, Karton, Holz, Werkzeuge usw.).

12. SEINE GESCHLECHTLICHKEIT LEBEN

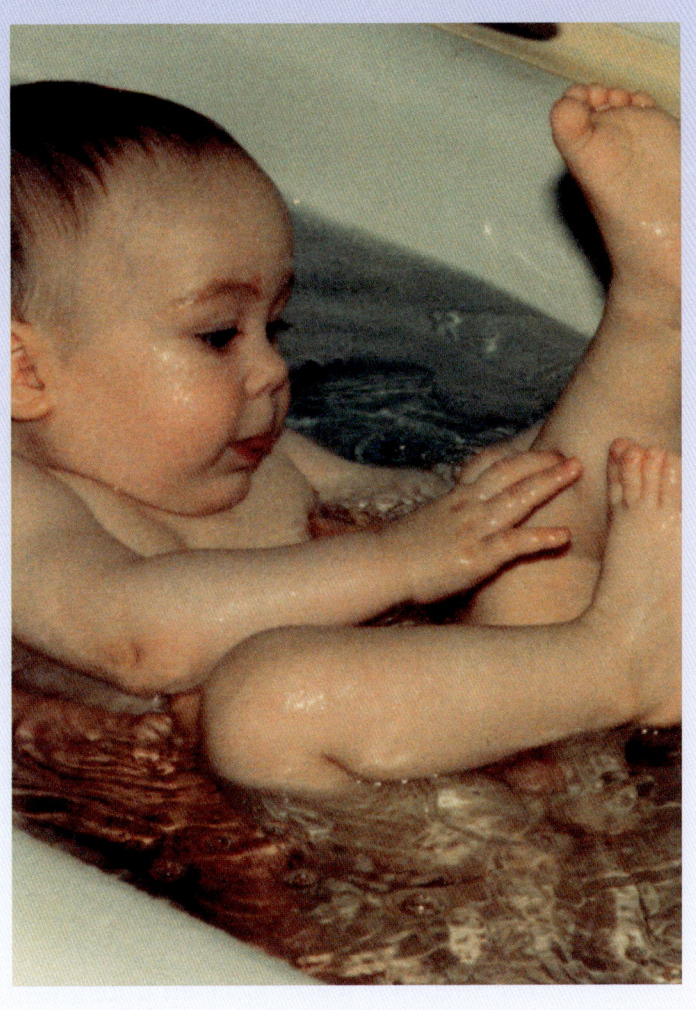

SICH ALS FRAU ODER MANN FÜHLEN

Sich als Frau oder Mann fühlen
Robert Ammann

Frau oder Mann sein

Ob wir eine Frau oder ein Mann sind, gehört zu den grundlegenden Merkmalen unserer Identität. Bereits kleine Kinder lernen, dass sich Menschen grundsätzlich in zwei Arten unterteilen lassen. Wenn wir einer Person begegnen, deren Geschlecht wir nicht sofort eindeutig bestimmen können, reagieren wir in der Regel verunsichert.

Das Frau- oder Mann-Sein zeigt sich zum einen körperlich durch die primären und die sekundären Geschlechtsmerkmale. Zu den primären Geschlechtsmerkmalen gehören die weiblichen bzw. männlichen Fortpflanzungsorgane. Zu den sekundären Geschlechtsmerkmalen gehören Merkmale, welche die Form des Körpers betreffen, z. B. die unterschiedliche Form des Beckens bei Frauen bzw. Männern oder die Brüste bei Frauen und die Barthaare bei Männern. Neben den körperlichen Merkmalen gibt es auch gesellschaftliche Rollenerwartungen, die sich auf das Geschlecht beziehen. Was als «weiblich» und was als «männlich» angesehen wird, ist weit weniger klar als das körperliche Geschlecht. Wir wissen, dass wir eine Frau oder ein Mann sind. Aber im Leben begleiten uns immer wieder Fragen, inwieweit wir den Rollenerwartungen entsprechen, also uns wie eine «richtige Frau» oder ein «richtiger Mann» verhalten. So haben sich die Erwartungen an Frauen oder Männer, wie sie sich zu verhalten haben, in der Geschichte der Mensch-heit immer wieder verändert. Heute gibt es mehr Freiheit in der Gestaltung des Lebens als Frau oder als Mann im Vergleich zu früher. Das zeigt auch die Tatsache, dass viel mehr Frauen als früher ihr Leben lang berufstätig bleiben.

Frau oder Mann sein in der Pflege

Auch in der Pflege spiegeln sich solche gesellschaftlichen Fragen. Bei manchen Männern, die an chronischen Krankheiten leiden, kann man beobachten, wie sie ihre Leistungsfähigkeit immer wieder hervorheben. Es ist ihnen wichtig, trotz ihrer Krankheit weiterhin als «richtiger Mann» angesehen zu werden. Für Frauen mag es schwieriger sein, Krankheiten zu bewältigen, welche ihre Gebärfähigkeit in Frage stellen.

Für Pflegende macht es einen Unterschied, ob sie eine Frau oder einen Mann pflegen. Als schwierig wird empfunden, wenn eine Person bei der Körperpflege unterstützt werden muss, die das andere Geschlecht hat und die ähnlich alt ist wie die Pflegeperson. In solchen Situationen ist es nicht einfach, innerlich eine professionelle Distanz aufrechtzuerhalten. Weibliche Pflegende wer-

SCHAM UND INTIMSPHÄRE

den manchmal bei der Körperpflege männlicher Klienten mit der Erektion des Gliedes konfrontiert. Es ist sinnvoll in Situationen, in denen die Pflege durch eine Person des anderen Geschlechtes für eine Seite unangenehm ist, gezielt Pflegepersonen des gleichen Geschlechts oder evtl. Angehörige einzusetzen.

Seitens der Klienten ist es oft so, dass Frauen, aber auch Männer, sich lieber von weiblichen Pflegenden unterstützen lassen. Das mag mit dem «Mutterbild» zusammenhängen.

Scham und Intimsphäre

Scham ist ein soziales Verhalten, durch das wir unsere Personenwürde und die Unantastbarkeit unserer Intimsphäre sichern. Wir schämen uns, wenn etwas Privates, was zu uns selber gehört und das wir vor anderen verbergen möchten, öffentlich wird. Schamgefühle lassen uns vorsichtig damit umgehen, private Informationen offenzulegen. Schamgefühle führen dazu, dass unsere persönlichen Grenzen geschützt und intakt bleiben. Das ist ihre positive Seite. Schamgefühle können aber auch negative Auswirkungen haben. Starke Schamgefühle können eine Person daran hindern, ihre Möglichkeiten zu verwirklichen; sie können zum sozialen Rückzug führen.

Tabuzonen

Bei der Körperpflege, aber auch wenn Menschen Unterstützung beim Ausscheiden benötigen, dringen Pflegende in einen intimen Bereich vor, der sonst den nächsten Angehörigen vorbehalten bleibt und der für Berührungen durch unvertraute Personen tabu ist. Berührungszonen des Körpers werden wie folgt unterteilt:

Sozialzonen: Hände, Schultern, Rücken. Bei den meisten Menschen dürfen diese Zonen von allen anderen Menschen berührt werden. Hier ist die Berührung durch Pflegende problemlos möglich und erlaubt.

Übereinstimmungszonen: Mund, Handgelenk. Diese Zonen dürfen von anderen Menschen nicht einfach so berührt werden. Es ist daher wichtig, die Klienten vorher zu informieren, wenn man beispielsweise eine Mundpflege durchführen möchte.

Verletzbarkeitszonen: Gesicht, Hals, Bauchseite bei liegenden Klienten. In diesen Zonen fühlt man sich verletzlich. Von nahe stehenden und vertrauten Personen dürfen sie berührt werden. Hier sollten Pflegende zuerst um Erlaubnis fragen.

Intimzone: Genitalbereich. Diese darf in der Regel nur von Liebespartnern berührt werden. Entsprechend muss bei der Pflege zurückhaltend und einfühlsam vorgegangen werden.

SCHAM UND INTIMSPHÄRE

Notizen

Privatsphäre und der Umgang mit Schamgefühlen

Wenn Klienten in ein Spital oder ins Pflegeheim eintreten, verlieren sie einen großen Teil der Privatsphäre, über die sie in ihrer eigenen Wohnung üblicherweise verfügen.
Der Klienten muss sich bei der Pflege auch berühren lassen.
Für die Pflegeperson bedeutet dies, dass sie fähig und bereit sein muss, andere Menschen zu berühren. Dabei hat sie zu unterscheiden zwischen Routineberührung und bewusstem Berühren. Bewusstes Berühren kann sehr wohltuend sein. Immer ist es wichtig, taktvoll vorzugehen und die Würde des Menschen zu respektieren.

In einer Untersuchung wurden Patienten in deutschen Krankenhäusern dazu befragt, welche Verletzungen ihrer Privatsphäre ihnen besonders unangenehm sind (s. Abb. 12.1).

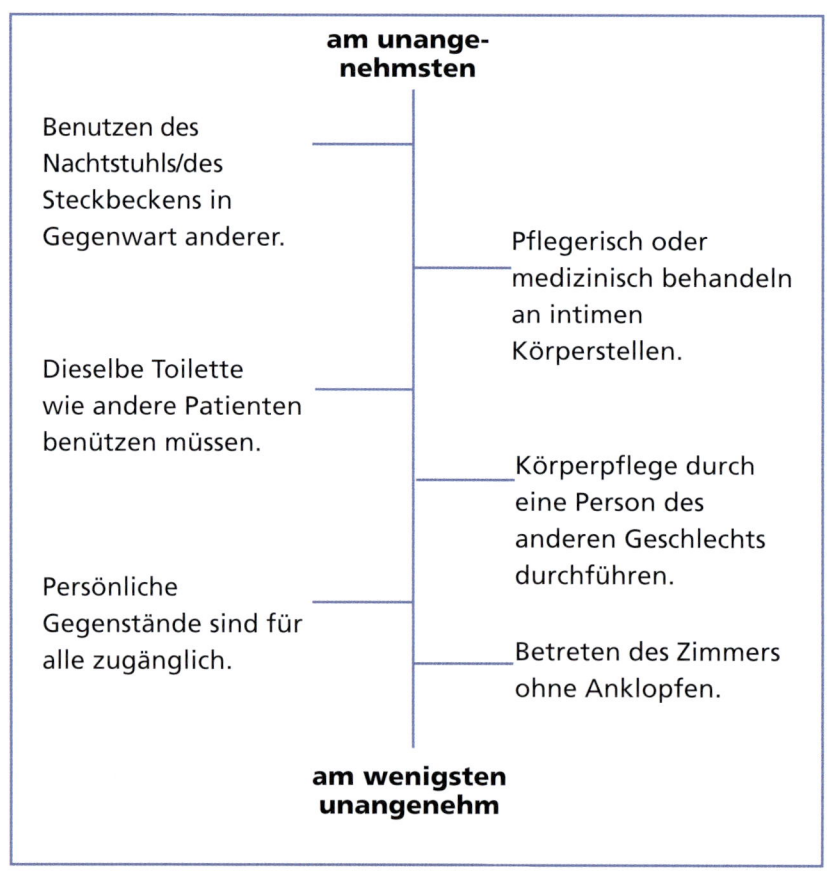

Abb. 12.1: (Irmgard Bauer, Die Privatsphäre der Patienten, Huber und Lang, 1996)

Obwohl sie wissen, dass es von den Klienten als unangenehm empfunden wird, können Pflegende in der Regel nicht wählen, ob sie im Intimbereich Pflegehandlungen vornehmen wollen oder nicht. Es gibt aber einige Verhaltensweisen, welche den Klienten dabei helfen können, mit ihren Schamgefühlen umzugehen.

EKEL

Privatsphäre ermöglichen	▸ Anklopfen, ehe man ins Zimmer kommt, und die Antwort abwarten.
	▸ Vereinbaren, erst zu kommen, wenn die Klienten läuten.
	▸ Ein Schild an die Türe hängen: «Bitte nicht eintreten!», «Besetzt» o. ä.
	▸ Zimmer verlassen, wenn Klienten sich selber waschen oder im Bett ausscheiden müssen.
	▸ BesucherInnen hinausbitten.
	▸ Für persönliche Gespräche, z. B. mit einem Arzt, separate Räume zur Verfügung stellen oder ZimmernachbarInnen hinausbitten.
vor anderen Augen schützen	▸ Wandschirm aufstellen, Vorhang zuziehen.
	▸ Die Türe schließen.
	▸ Wenn möglich Pflegehandlungen allein ausführen lassen.
	▸ Die Bettdecke nie ohne Vorankündigung wegnehmen.
Schutz durch Klarheit der Rollen	▸ Betonen, dass die Unterstützung beim Waschen und Kleiden oder beim Ausscheiden zur Aufgabe der Pflege gehört.
	▸ Im Intimbereich immer mit Handschuhen arbeiten.
	▸ Kompetent auftreten.
	▸ Klare Berührungen; Berührungen im Intimbereich immer ankündigen.
Erleichterung durch eine gute Beziehung	▸ Ansprechen, dass es unangenehm ist, sich helfen lassen zu müssen.
	▸ Eine vertrauensvolle Beziehung schaffen.
	▸ Über andere Themen sprechen, das heißt ablenken.
	▸ Humor einsetzen, um die Atmosphäre zu entspannen.
Wünsche berücksichtigen	▸ Wenn der Wunsch dazu geäußert wird, eine Pflegeperson des gleichen Geschlechts einsetzen.
	▸ Klienten fragen, ob Handlungen im Intimbereich durch Angehörige ausgeführt werden sollen (bedingt entsprechende Instruktion).
Ressourcen berücksichtigen	▸ Die BewohnerInnen alles selber ausführen lassen, was sie selber machen können (z. B. sich zu trocknen nach dem Wasserlassen).
spezielle Maßnahmen beim Unterstützen der Ausscheidung	▸ In Mehrbettzimmern Schutz durch Geräusche: Wasser oder Musik laufen lassen.
	▸ Geruch bekämpfen: Im Anschluss an das Ausscheiden riechende Einlagen sofort entsorgen, lüften oder Duftsprays verwenden: Streichholz abbrennen lassen; Duftsteine einsetzen.

Ekel

«Am Freitag hat Herr Werner alles verschmiert, seinen ganzen Körper, bis in die Ohrmuscheln, dann sein ganzes Bett, den Weg zum anderen Bett, das Bett von Herrn Holz, den Weg zum Bad, das ganze Bad. Überall. Das war eine Putzaktion von einer Stunde für drei Mitarbeitende.» (Ursula Koch-Straube: Fremde Welt Pflegeheim, Huber, 2002)

Ekel wird definiert als ein Gefühl des Widerwillens, das Übelkeit erregen kann, oder als Gefühl des Abscheus vor etwas als widerlich Empfundenem. Im Kontakt mit verschiedenen Ausscheidungen von Klienten stoßen Pflegende manchmal an ihre Belastungsgrenzen. Sie werden mit Situationen konfrontiert, in denen sie sich ekeln.

EKEL

Sowinski beschreibt eine Rangordnung der Ekel auslösenden Situationen, welche sie bei der Befragung von Pflegenden festgestellt hat: Als «unangenehm» werden Stuhl oder Urin empfunden. Diese Gefühle verstärken sich bei eiternden Wunden/Eiter. Noch schlimmer werden Erbrochenes oder Sputum erlebt. Am meisten ekelt es Pflegende, wenn Klienten Kot essen (vgl. Abb. 12.2). Sowinski erklärt diese Rangordnung wie folgt: Pflegende gewöhnen sich – nach einer Anfangsphase zu Beginn ihrer Tätigkeit in der Pflege – an Urin und Stuhlausscheidungen. Das Ausscheiden von Urin und Stuhl ist ein natürlicher Vorgang, es hat nichts Krankhaftes an sich. Offene Wunden werden in Verbindung gebracht mit Schmutz sowie mit dem Zerfall des menschlichen Körpers. Daher sind sie schwieriger zu ertragen. Besonders starke Gefühle des Ekels wecken Ausscheidungen, die aus dem Mund kommen und die an Krankheit oder an Verdorbenes erinnern. Offenbar sollte der Mund, der sonst anderen Funktionen dient, im Empfinden der Pflegenden sauber bleiben. Erbrochenes führt bei den Pflegenden selbst zu Würgegefühlen, und noch schlimmer wird Sputum erlebt. Pflegende befürchten, dass eklige Pflegesituationen sie bis nach Hause verfolgen (beispielsweise Gerüche).

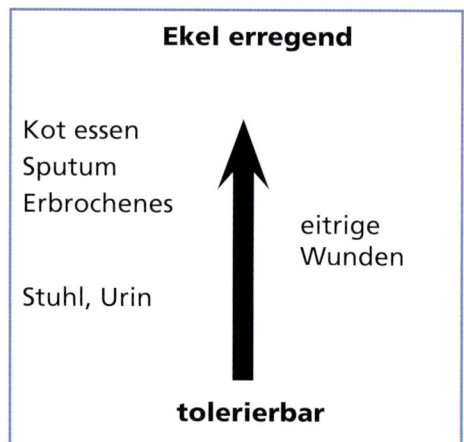

Abb. 12.2: Rangordnung der Ekel auslösenden Situationen

Aspekte, die Ekel verstärken

Überforderung: Einige Pflegende berichten, dass Ekelgefühle zunehmen, wenn sie selber bereits an Grenzen gestoßen sind.

Klienten, die einem unsympathisch sind: Wenn man eine gestörte Beziehung zu Klienten hat, verstärken sich Ekelgefühle sehr und damit wiederum die Ablehnung der Klienten. Ein Teufelskreis. Auch das Umgekehrte gilt: Bei Menschen, die man sehr gern hat, empfindet man weniger Ekel. Der Volksmund sagt: «Man mag jemanden nicht riechen.»

Selbstverschuldete Situationen: Wenn Pflegende den Eindruck haben, die Klienten seien selber schuld an der Situation, sie hätten beispielsweise früher läuten können, wird der Ekel stärker empfunden.

EKEL

Strategien, um mit Ekel umzugehen

Keine wirksame Strategie im Umgang mit Ekel ist der Versuch, Ekelgefühle zu verdrängen. Manche Pflegende haben das Gefühl, keinen Ekel empfinden zu dürfen. Sie empfinden Schuldgefühle, wenn sie sich ekeln. Untersuchungen wie diejenige von Sowinski zeigen jedoch, dass alle Pflegenden im bestimmten Situationen Ekelgefühle empfinden. Ekel hat nichts mit pflegerischer Kompetenz zu tun. Wichtig ist jedoch, sich mit Ekel auseinanderzusetzen und im Austausch mit anderen Strategien zu finden, um mit dieser Belastung umgehen zu können. Hilfreich sind folgende Strategien:

- **Austausch** mit KollegInnen ist eine der wirksamsten Strategien. Wichtig ist es auch voneinander zu wissen, vor was es einen selbst am meisten ekelt.

- **Gegenseitige Unterstützung:** Wer Mühe hat mit Erbrochenem delegiert diese Arbeit an eine Teamkollegin und übernimmt dafür z. B. die Reinigung von Stuhlgang.

- Das Tragen von **Handschuhen** schafft eine Grenze, die Pflegenden hilft, wenn sie Klienten intim waschen oder säubern müssen. In die gleiche Richtung zielen **Überschürzen** zur Versorgung von verstorbenen Klienten oder das Anziehen eines **Mundschutzes.** Wenn man Ekel erregenden Situationen nicht ausweichen kann, kann es hilfreich sein, durch zusätzliche Schichten die eigenen Grenzen gefühlsmäßig zu stärken.

- Putzarbeiten **zu zweit** erledigen. Zu zweit kann man die Situation vielleicht auch mit Humor besser ertragen.

- Zimmer, in denen es übel riecht, regelmäßig lüften; evtl. Atmosphärenreiniger einsetzen (sofern der Geruch auch von den BewohnerInnen als angenehm empfunden wird!).
Spezielle **Duft-Tipps**: Eine Schale mit frisch gemahlenem Kaffeepulver aufstellen; Zitronen oder Orangen mit Nelken bestecken; offene Tannenzapfen oder Duftsteine mit wenigen Tropfen ätherischem Öl beträufeln.

- Ein **Ritual** für den Arbeitsschluss entwickeln: Kleider wechseln, duschen u. ä.

- **Gute Anleitung** von neuen MitarbeiterInnen in der Pflege. Vermitteln, dass es in Ordnung und normal ist, Ekel zu empfinden, und dass es gut ist, darüber zu sprechen.

(vgl. Sowinski, Christine: Ekel in der Pflege: Die Kehrseite der Nähe, Zeitschrift Nova, 9/2002)

Notizen

SEXUALITÄT

Sexualität

Sexualität ist Teil des menschlichen Wesens und hat viele Ausdrucksformen. Wie die Sexualität gelebt wird, ist in verschiedenen Kulturen, aber auch bei jedem einzelnen Menschen höchst unterschiedlich.

Gesellschaftliche und familiäre Moralvorstellungen beeinflussen Sexualität. Immer aber trifft eine einzelne Person zusammen mit ihrem Gegenüber auch ihre persönliche Wahl, was für ein sexuelles Verhalten sie sich wünscht und leben möchte. Sexualität begleitet uns das ganze Leben. Entgegen verbreiteter Vorstellungen bestehen sexuelle Bedürfnisse auch im hohen Alter fort. Aber auch hier gilt: Kennzeichnend für Sexualität im Alter ist die Unterschiedlichkeit der Bedürfnisse bei den Menschen. Die Sexualforschung zeigt klar, dass sich sexuelle Bedürfnisse auf Personen des anderen Geschlechts, auf Personen des gleichen Geschlechts oder auf beide beziehen können.

Sexualität umfasst vielfältige Bedürfnisse und Verhaltensweisen:
- Austausch, Kommunikation
- Ausdruck von Liebe
- Geborgenheit erleben durch Hautkontakt, Zuwendung und Zärtlichkeit
- Lust und Entspannung im Orgasmus
- Selbstwertgefühl: Bestätigung seiner Geschlechterrolle und Bestätigung als begehrenswerter Partner
- Früher wurde Fortpflanzung als der einzige Sinn von Sexualität bezeichnet. Heute wird diese Meinung nur noch vereinzelt vertreten.

Sexualität ist ein sehr persönliches Thema, über das wir kaum mit anderen Menschen sprechen. Das führt dazu, dass auch bei Klienten, welche über Monate oder Jahre in Spitälern oder Heimen leben, dieses Thema kaum in Gruppenrapporten diskutiert oder direkt gegenüber den Klienten angesprochen wird. Das bedeutet, dass Klienten im Umgang mit dieser Lebensaktivität oftmals alleingelassen werden.

Fallbeispiel 1
Ein 35-jähriger Arbeiter ist von einem Baugerüst gestürzt und hat eine instabile Beckenfraktur. Er darf sich so wenig wie möglich bewegen und muss für mindestens drei Monate in einem Sandwich-Bett schlafen. Ein Sandwich-Bett ist eine schmale Bettschale, auf die ein Deckel geschraubt werden kann, so dass man das Bett täglich mehrmals um 180° drehen kann, um die Druckzonen zu entlasten oder um den Rücken zu waschen. Auf der Höhe des Gesäßes ist eine Klappe, welche geöffnet werden kann, so dass der Klient stuhlen kann, ohne das Becken anhe-

SEXUALITÄT

ben zu müssen. Der Arbeiter ist allgemein versichert und liegt in einem Zweibettzimmer. Seine Frau besucht ihn regelmäßig.

Fallbeispiel 2
Eine verwirrte Bewohnerin geht immer wieder in andere Zimmer. Ab und zu legt sie sich zu einer anderen verwirrten Bewohnerin ins Bett. Die beiden Bewohnerinnen streicheln sich dann und manchmal ziehen sie sich aus. Beide Bewohner-innen scheinen dieses Zusammensein zu genießen.

Wenn die Pflege anerkennt, dass zur Lebensaktivität «Sich als Frau oder Mann fühlen» auch sexuelle Bedürfnisse und das Leben der Sexualität gehören: Was bedeutet das für den Umgang mit der Pflege des 35-jährigen Arbeiters oder der betagten, verwirrten Bewohnerin?

Folgerungen

- Sexualität ist eine sehr persönliche und intime Lebensäußerung, die für viele Menschen zu einem erfüllten Leben gehört. Pflegeteams sollten sich immer wieder – evtl. mit Unterstützung durch eine Supervisorin – darüber austauschen, inwieweit sie dazu beitragen können, dass die einzelnen Klienten dieses Bedürfnis leben können.

- Sowohl im Spital als auch im Heim gehört es zu den Rechten von Klienten, mit ihren Angehörigen oder Personen ihrer Wahl ungestört zusammen zu sein.

- Für Pflegeheime bedeutet das, dass für BewohnerInnen von Mehrbettzimmern ein entsprechend eingerichtetes Besuchszimmer vorhanden ist, in dem Übernachtungen gebucht werden können.

- In Situationen, in denen verwirrte Klienten beteiligt sind, ist das Gespräch mit Angehörigen entscheidend. Angehörige schämen sich oft für das Verhalten der betagten Klienten, oder sie reagieren mit Wut, wenn sie erfahren, dass ein Heim das Leben sexueller Bedürfnisse nicht verhindert. Hier sind klärende Gespräche sehr wichtig.

- Die Beziehung zwischen Pflegepersonen und Klienten ist eine berufliche Beziehung. Zudem ist der Klient oft abhängig von den Pflegenden. Es ist allgemein anerkannt, dass sexuelle Beziehungen zwischen Pflegenden und Klienten nicht zulässig sind. In Einzelfällen werden im Falle sexueller Beziehungen Straftatbestände wie sexuelle Nötigung oder Vergewaltigung erfüllt (vgl. S. 30, Sexuelle Belästigung).

13. STERBEN – ATL: SINN FINDEN

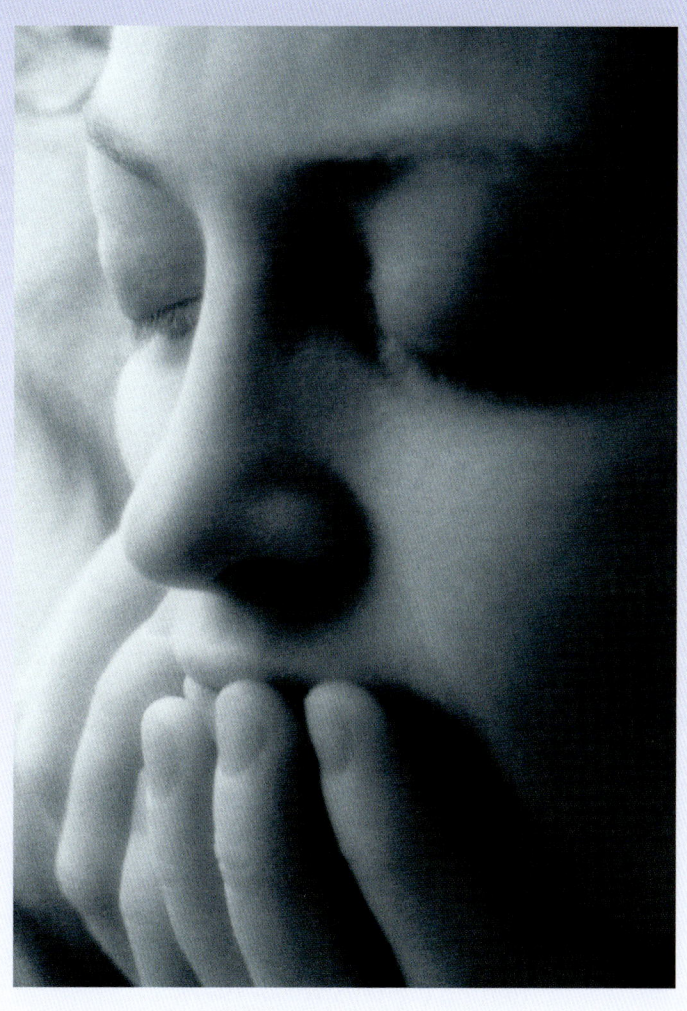

SINN FINDEN

Sinn finden

Die Frage nach dem Sinn ist nicht einfach zu beantworten und taucht vor allem in schwierigen Lebensphasen auf. Sinn finden erfordert, über sich selbst nachzudenken.

Über die Frage nach dem Sinn kann wie folgt nachgedacht werden:
- Sinnvoll ist, was für die Entwicklung des Einzelnen bedeutend ist. Deshalb ist es wichtig, dass jeder Mensch die Möglichkeit hat, sich zu entfalten.
- Sinnvoll ist, wenn der Mensch Aktivitäten ausführen kann, die ihm Freude bereiten, sei es beruflich oder privat. Dabei entsteht ein positives Lebensgefühl.
- Sinnvoll ist, wenn der Mensch verinnerlichte Werte hat. Diese können materiell, sozial, politisch, ethisch oder religiös sein. Alles daraus entstehende Handeln wird als sinnvoll erlebt.
- Ein Leben ist sinnvoll, wenn sich der Mensch Ziele setzt, die es zu erreichen gilt. Dies können von außen vorgegebene oder selbst definierte Ziele sein.
- Ein Leben ist sinnvoll, wenn es selbst bestimmt werden kann und von Werten geprägt ist. Der Mensch soll das Gefühl haben können, wertvoll zu sein, dadurch entwickelt sich ein positives Selbstwertgefühl.

In der heutigen schnellen Zeit haben viele Menschen Mühe, einen Lebenssinn zu finden. Wenn sie dann noch krank werden, gibt es zwar einige, die darin eine Entwicklung sehen, andere aber haben Mühe, das Leben noch sinnvoll zu bejahen. Sie reagieren deshalb z. B. mit Aggression, Verleugnung und Verzweiflung: Sie sind in einer Krise.

Krise
Bearbeitung und Ergänzung: Robert Ammann

Definition
Krisen sind zeitlich umschriebene Ereignisse von ungewissem Ausgang mit dem Charakter des Bedrohlichen, des möglichen Verlustes. Sie stellen gewohnte Wert- und Zielvorstellungen in Frage, fordern Entscheidung und Neuanpassung, können Gefühle der Hilflosigkeit erzeugen, führen vielfach zur Änderung von Verhalten und Erleben und bieten somit auch die Chance einer Neuorientierung (Reiter/Strozka 1977).
Krise bedeutet ein Ungleichgewicht zwischen der subjektiven Bedeutung des Problems und den mir im Moment zur Verfügung stehenden Bewältigungsmöglichkeiten.
Krisen sind zeitlich begrenzt; sie können sich laut (offen) oder leise (versteckt) äußern. Krisen können langsam entstehen (z. B. Span-

KRISE

nungsfeld durch Konflikte oder dauernde Überforderung, wobei irgendwann eine Kleinigkeit das Fass zum Überlaufen bringen kann) oder plötzlich (z. B. unerwarteter Verlust durch Tod) auftreten. Krisen lösen Gefühle aus wie Angst/Wut/Ohnmacht/Trauer/Schmerz/Orientierungslosigkeit/Selbstzweifel/Resignation/Einengung/Hilflosigkeit usw. Krisen dürfen sein, sie gehören zum Leben. Krisen lassen sich nicht verallgemeinern, ihre Bewertung ist subjektiv. Krisen konfrontieren uns mit Lebensthemen und mit Sinnfragen (Warum? Warum ich?).

Auslöser von Krisen

Auslöser von Krisen sind in der Regel kritische Lebensereignisse: Krankheit, gehäufte Misserfolge, Lebensübergänge wie Pubertät, Alter, Eltern werden, Verlust, veränderte Lebenssituation (kann auch ein Krankenhauseintritt sein!) etc. Krisen sind prozesshaft: Mögliche Phasen sind Verdrängung – emotionale Ausbrüche – sich finden – Weg suchen – Weg ausprobieren. Krisen können neue Erkenntnisse und Reifung bewirken (erweiterte Kompetenz); sie sind oft verbunden mit Entscheidungen, die schmerzlich sein können (Verzicht).

Eine Krise kann eine Chance (z. B. neuer Entwicklungsschritt, bewusster leben) oder eine Gefahr (z. B. Somatisierung = Umwandlung psychischer Belastungen in körperliche Erkrankungen, Chronifizierung = Symptome, welche chronisch werden) sein.
Was daraus wird, hängt davon ab, welche Bewältigungsmöglichkeiten (Copingstrategien) dem einzelnen Menschen zur Verfügung stehen.

Unterstützung von Personen in verschiedenen Phasen einer Krise

Der mögliche Verlauf einer Krise kann grob in folgende drei Phasen unterteilt werden:

- Phase des Schocks
- Phase der Abwehr
- Phase des Wahrhabens

In der **Phase des Schocks** fühlen sich Betroffene wie betäubt oder erstarrt. Dies kann verbunden sein mit der Unfähigkeit, klar zu denken und das eigene Vorgehen zu planen. Nach außen wirken sie zurückgezogen oder angepasst. In dieser Phase können Informationen eine Hilfe sein, um Ängste abzubauen. Aber die Betroffenen sind in diesem Zustand oft wenig aufnahmefähig. Es ist daher wichtig zu überprüfen, ob Informationen aufgenommen worden sind oder ob sie wiederholt werden sollten. Hilfreich kann auch sein, die Betroffenen bei ganz alltäglichen Tätigkeiten anzuleiten und sie dabei zu unterstützen, nicht alles aufs Mal anzugehen, sondern eins nach dem anderen.

Notizen

KRISE

In der **Phase der Abwehr** erscheint den Betroffenen die Belastung als überwältigend. Die Krise wird geleugnet oder heruntergespielt. Alte Gewohnheiten verstärken sich – Betroffene versuchen so, die Situation unter Kontrolle zu behalten. Es ist wichtig, Verdrängung und ähnliche Verhaltensweisen als notwendige Schutzmechanismen anzuerkennen und die Betroffenen in dieser Phase nicht mit der Realität zu konfrontieren. Hilfreich ist es, immer wieder Gesprächsangebote zu machen, ohne sie aufzudrängen.

In der **Phase des Wahrhabens** brechen starke Gefühle auf: Wut, Verzweiflung, Trauer. Die Krise wird zur Kenntnis genommen. Damit kann auch deren Bewältigung beginnen. Hier geht es darum, die aufbrechenden Gefühle auszuhalten. Wenn Betroffene sich in dieser Phase beispielsweise sehr aggressiv verhalten, sollten die Pflegenden dieses Verhalten nicht persönlich nehmen, sondern es als Ausdruck der Krise verstehen. Wenn Betroffene verzweifelt reagieren, ist es für sie wichtig zu spüren, dass sie nicht alleingelassen werden. Die Ressourcen der Betroffenen können aktiviert werden, indem man mit ihnen darüber spricht, was ihnen für Situationen in den Sinn kommen, die sie erfolgreich bewältigt haben. Was hat ihnen damals geholfen, mit der Krise umzugehen?

Grundsätzlich nicht unterstützend in Krisen ist das Erteilen von Ratschlägen. Ebenso das Verweisen auf andere Personen, denen es noch schlechter gehe. Dadurch wird das Erleben der Betroffenen abgewertet. Entsprechend fühlen sie sich nicht ernst genommen.

Krisen verlaufen nicht nach einem festen Schema und nicht einheitlich. Krisen sind so unterschiedlich wie wir Menschen. Die oben aufgeführten Phasen finden sich bei vielen Betroffenen, aber nicht unbedingt alle erwähnten Phasen und vielleicht auch in einer anderen Reihenfolge. Außerdem gehen die einzelnen Phasen ineinander über. Solche Phasenmodelle sollten daher nicht zu festen Erwartungen führen, wie eine Krise «zu verlaufen hat». Nützlich können solche Unterteilungen trotzdem sein, da sie einem erkennen helfen, welche unterstützenden Maßnahmen aktuell hilfreich sein könnten.

«…das bloße Da sein, das zuverläßige Wiederkommen, das gemeinsame Schweigen und das Zulassen von Gefühlen ist genauso wichtig für Personen in Krisen wie etwas tun.

Personen nach Krisen äußern immer wieder: Die Bereitschaft, eine schwierige Situation zu teilen und das Unabänderliche mit auszuhalten, sei für sie die größte Unterstützung gewesen.»
(Nach Elisabeth Jordi, in: Nova, 12/2006)

Sterben – ATL: Sinn finden

KRISE

«Da sein» für Menschen in einer Krise können Sie durch verschiedene ganz einfache Maßnamen. Dazu gehört:

- Den Lieblings-Tee der Klientin/des Klienten zubereiten und ins Zimmer stellen.
- Wenn man weiß, dass die Klientin/der Klient Katzen gut mag, z. B. Papierservietten mit Katzen-Sujet suchen und mit dem Essen bringen.
- Einen kleinen Blumenstrauß auf einer Wiese pflücken und ins Zimmer stellen.

Notizen

Phase	hilfreich	nicht hilfreich
Phase des Schocks	▸ Einfach «da sein». Möglichkeiten des Daseins sind: Lieblingsessen oder Lieblingsgetränk anbieten; eine Nackenmassage anbieten. Um die Möglichkeiten des Daseins ausschöpfen zu können, ist es notwendig die Klienten zu kennen: Was haben sie gern, was ist ihnen wichtig im Leben, welche Personen stehen ihnen nahe, haben sie Haustiere, welche Aktivitäten freuen sie besonders etc. ▸ Hilfe bei der Tages-Struktur anbieten. Beispiel: «Ich hätte jetzt Zeit, mit Ihnen in den Garten zu gehen. Kommen Sie mit?»	▪ Klienten bedrängen, ungeduldig sein. ▪ Klienten nicht beachten, allein lassen. ▪ Ratschläge geben. ▪ …
Phase der Abwehr	▸ Abwehr/Verdrängung als Schutzmechanismen akzeptieren. ▸ Zu Wohlbefinden beitragen, z. B. durch basale Stimulation.	▪ Auf die Realität hinweisen, Hoffnung wegnehmen.
Phase des Wahrhabens	▸ Gefühle aushalten und zulassen. Beispielsweise Wutausbrüche nicht persönlich nehmen; verzweifelte Klienten in den Arm nehmen, wenn es von der Beziehung her stimmig ist. ▸ Präsenz zeigen, Zeit haben, immer wieder vorbei schauen. ▸ Fragen aufnehmen und weiterleiten. ▸ Aussagen validieren (vgl. Validation) ▸ Da man im Einzelfall nie wissen kann, wie Klienten auf Krisen reagieren, was diese für sie bedeuten und was ihnen hilft: Nachfragen.	▪ Auf Aggression mit Unfreundlichkeit reagieren. ▪ Trösten damit, dass es sicher wieder gut komme (dadurch werden die Gefühle entwertet, nicht ernst genommen). ▪ Sich ungenügend abgrenzen, z. B. selbst verzweifelt sein oder Beispiele eigener Krisen erzählen.

Tabelle 6.1: Unterstützen von Personen in verschiedenen Phasen der Krise

SCHMERZEN

Schmerzen

Was ist Schmerz?

Schmerz ist eine «komplexe Sinneswahrnehmung unterschiedlicher Qualität (stechend, ziehend, drückend), die in der Regel durch Störung des Wohlbefindens als lebenswichtiges Frühwarnsystem von Bedeutung ist» (vgl. Pschyrembel 1994).

Schmerzen sind lebensnotwendige Warnzeichen oder Alarmsignale, die den Körper vor körperlichen und seelischen Schäden schützen. Dank Schmerzen können bestimmte Erkrankungen erkannt und behandelt oder bei seelischen Problemen als «Hilferufe» verstanden werden.

Physiologie des Schmerzes

Wir haben im ganzen Körper (z. B. Haut, Eingeweide, Gelenke, Muskeln) Schmerzrezeptoren, hauptsächlich freie Nervenendigungen. Bei Gewebeschädigungen (z. B. Entzündungen) werden chemische Stoffe freigesetzt, auf die die Schmerzrezeptoren reagieren. Sie senden Schmerzsignale über das Rückenmark in das Gehirn; erst dort wird der Schmerz bewusst. Dank unserer Reflexe reagieren wir aber oft schon, wenn die Schmerzsignale das Rückenmark erreicht haben; wir ziehen z. B. die Hand von der heißen Herdplatte zurück, bevor wir den Schmerz spüren, und schützen uns so vor einer schweren Verbrennung.

Einschätzung der Schmerzen

Schmerz ist immer eine subjektive Empfindung und schwer einzuschätzen. Jeder Mensch empfindet Schmerz anders. Das heißt, dass nie die Pflegepersonen entscheiden können, ob ein Klient Schmerzen hat und wie stark diese sind, sondern nur der Betroffene selbst. Methoden zur Schmerzeinschätzung sind:

- die eigene Beschreibung
- Skalen zur Erfassung der Schmerzintensität (s. Abb. 13.1/13.2)
- Beobachtung der Reaktionen (Lokalisation, Art, Zeitpunkt, Dauer, s. Tab. 13.1)

Beispiele von Schmerzskalen

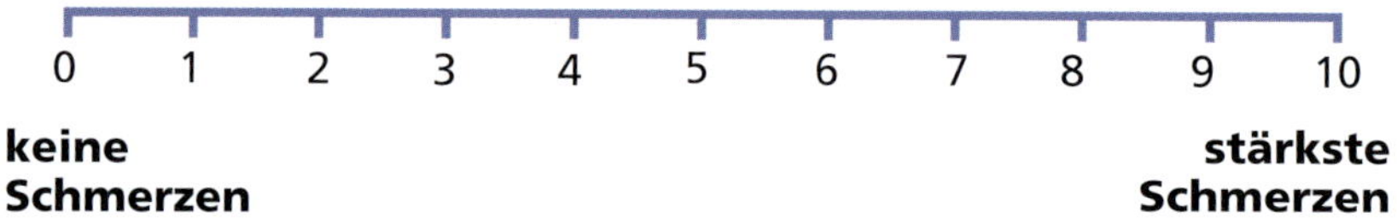

0   1   2   3   4   5   6   7   8   9   10

keine Schmerzen   **stärkste Schmerzen**

Abb. 13.1: numerische Schmerzskala

0 bedeutet, dass der Klient keine Schmerzen hat, **10** bedeutet stärkste Schmerzen. Man fragt den Klienten, welche Zahl er für seine Schmerzen bestimmen würde, und kann so erfahren, wie stark er seine Schmerzen empfindet.

Bei Klienten, welche Schmerzen nicht nach Zahlen einstufen können, oder bei Kindern werden visuelle Schmerzskalen verwendet.

SCHMERZEN

Wichtig bei visuellen Skalen mit Smileys ist es, Klienten darauf hinzuweisen, dass ein lachender Smiley nicht bedeutet, dass sie keine Sorgen haben. Es bedeutet nur, dass sie aktuell gar keine Schmerzen fühlen.

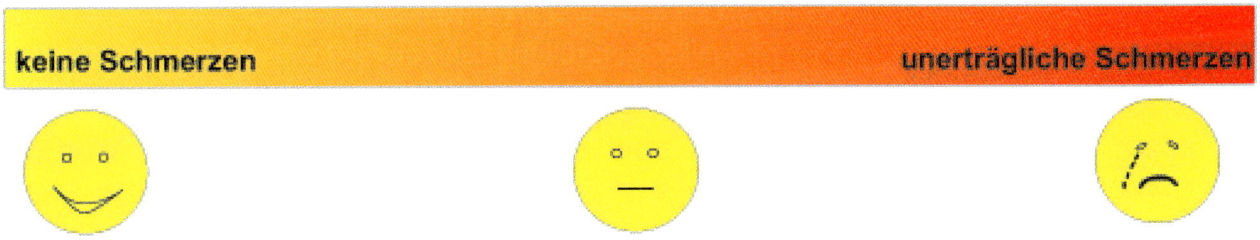

Abb. 13.2: Smiley-Schmerzskala

Hinweise auf starke Schmerzen

Es ist notwendig, körperliche Zeichen für starke Schmerzen zu kennen, da nicht alle Klienten mit Worten über Schmerzen Auskunft geben können. Dazu gehören Kinder, aber auch Klienten mit eingeschränktem Bewusstseinszustand (Schläfrigkeit, Bewusstlosigkeit) oder verwirrte Klienten. Körperliche Hinweise auf Schmerzen können dann den Pflegepersonen anzeigen, dass die Klienten Unterstützung gegen Schmerzen benötigen.
Wir können bei Schmerzen beobachten:

Schweißausbrüche
- Pulserhöhung
- erhöhte Temperatur
- blasse oder rote Gesichtsfarbe
- verzerrter Gesichtsausdruck, Augen zusammen kneifen, Tränenfluss
- Schonhaltung (z. B. Beine anwinkeln bei Bauchschmerzen)
- Unruhe, dauernder Lagewechsel, hin- und herlaufen, stöhnen
- bei Übelkeit, Erbrechen: Mimik: angespannt, Zähne zusammengebissen, Atmung: oberflächlich oder ganz tief
- Blick: starr, unruhig, fragend-ängstlich
- evtl. Zucken bei Berührung, Druckschmerz

Beobachtung der Reaktionen

Lokalisation des Schmerzes	Art des Schmerzes	Zeitpunkt des Auftretens	Dauer des Schmerzes
■ streng lokalisiert (z. B. rechter Oberbauch) ■ ausstrahlend (z. B. linker Arm) ■ diffus (z. B. Gliederschmerzen)	■ klopfend (z. B. bei Kopfschmerzen) ■ brennend (z. B. bei Blasenentzündung) ■ stechend (z. B. bei Lungenentzündung) ■ krampfartig (z. B. bei Koliken) ■ ziehend (z. B. bei Rückenschmerzen) ■ verbunden mit Angst (z. B. bei Angina pectoris)	■ in Ruhe (z. B. Kopfschmerzen) ■ bei Bewegung (z. B. Hüftschmerzen) ■ nach dem Essen (z. B. Magenschmerzen)	■ andauernd (z. B. Tumorschmerzen) ■ in Intervallen (z. B. Koliken)

Tab. 13.2: Lokalisation, Art, Zeitpunkt und Dauer von Schmerzen

Notizen

STERBEN UND TOD

Schmerzlinderung

Schmerzen müssen immer ernst genommen werden. Wenn ein Klient über Schmerzen klagt, muss das unverzüglich an die Vorgesetzte weitergeleitet werden. Es darf keine Schmerzstillung erfolgen, ehe die Vorgesetzte oder der Arzt Anweisungen gegeben hat. Eine vorzeitige Schmerzstillung kann unter Umständen wichtige Symptome verdecken. Eine gute Notlösung bis zum Eintreffen der Vorgesetzten, des Arztes ist, Blutdruck, Puls und evtl. die Temperatur zu messen.

Schmerzverstärkend sind z.B. Angst und Verkrampfung. Auch Ungewissheit und Einsamkeit können die Schmerzempfindung verstärken. Das führt zu einem Teufelskreis. Es ist wichtig, diesen durch Schmerzbekämpfung zu unterbrechen.

Maßnahmen, die die Pflegeassistentin (auf Anweisung) durchführen kann

Lagern, umlagern
- Klienten nie auf wunde Stellen lagern, diese entlasten.
- Entzündete Extremitäten hochlagern, ruhigstellen.
- Klienten mit Atemnot, Bauchschmerzen hochlagern (Kopfteil hochstellen).

Physikalische Therapie
- Entspannendes Bad ermöglichen.
- Wickel, Umschläge, Kälte anwenden.
- Massage, Gymnastik, Elektrotherapie (am besten durch den Physiotherapeuten) veranlassen.

Nachsorge

Wirkung bzw. Nichtwirken, evtl. Nebenwirkung der Maßnahmen und evtl. verabreichten Medikamente beobachten und den zuständigen Vorgesetzten melden.

> **Achtung**
>
> ▼ Keine heißen Umschläge z.B. bei unklaren Bauch-, Rückenschmerzen. Die Wärme kann Entzündungen fördern und z.B. einen Wurmfortsatz (Blinddarm) zum Platzen bringen.

Sterben und Tod

Pflegende werden immer wieder mit dem Sterben konfrontiert. Ältere Menschen sind oft im Pflegeheim und sterben dort. Menschen mit schwerer Krankheit oder Unfall sterben im Krankenhaus, sei es, weil der Sterbende und die Angehörigen die Sicherheit eines Spitals wünschen oder weil Angehörige die Pflege des Sterbenden nicht übernehmen können.

Sterben ist immer Abschiednehmen und für den Sterbenden und für seine Angehörigen mit viel Angst und Trauer verbunden. Jede Familie geht mit diesem Ereignis anders um.

PALLIATIVE PFLEGE

Aufgabe der Pflegenden ist es, den Sterbenden und seine Angehörigen zu begleiten. Dabei soll auf die Bedürfnisse des Sterbenden und der Angehörigen eingegangen werden.

Der Patient ist in einer Phase des Lebens, die wir nicht nachvollziehen können, weil wir das Sterben noch nicht erlebt haben. In der Literatur wird das Sterben als ein Vorgang in fünf Phasen beschrieben. Vielleicht ist der Patient bereit zum Sterben und wünscht sich, endlich erlöst zu werden, vielleicht aber möchte er noch lange leben. Möglich ist auch, dass die Angehörigen ihn zurückhalten und dadurch das Sterben verlängern. Ihnen wird jedoch im Lauf der Zeit bewusst, dass sie Abschied nehmen müssen. Die Angehörigen sind ebenfalls in der Krise und brauchen die Unterstützung des Pflegepersonals. Da jeder Mensch mit dieser Situation anders umgeht, ist es wichtig, dass das Personal versucht, auf jeden Einzelnen einzugehen und ihn zu verstehen.

Palliative Pflege

Bei sterbenden Klienten verschiebt sich die Zielsetzung der Pflege. Ins Zentrum rückt das Wohlbefinden des Klienten, nicht mehr die Durchführung therapeutischer oder fördernder Maßnahmen. Es geht darum, alles Mögliche dazu beizutragen, dass der sterbende Klient in den letzten Tagen seines Lebens keine Schmerzen leidet und sich soweit es geht wohl fühlt. **Beispiel:** Das Ziel der Körperpflege ist nicht mehr, dass der Klient ganz gewaschen ist, sondern dass er sich erfrischt fühlt, dabei aber möglichst wenig gedreht und gestört wird. Man spricht dann von palliativer Pflege oder Palliativpflege.

Gestaltung der Umgebung

Die Pflegepersonen können die Umgebung des sterbenden Menschen auch im Spital oder Heim so gestalten, dass er sich nicht abgeschoben vorkommt und alleingelassen fühlt:

- Nach Wunsch sollte der sterbende Mensch in seinem Zimmer bleiben dürfen. Wenn er in einem Doppelzimmer liegt, kann man evtl. den Zimmernachbarn (nach Absprache) in ein anderes Zimmer verlegen.
- Oft ist es unumgänglich, den Sterbenden in ein Einzelzimmer zu verlegen (z. B. vom Vierbettzimmer); das Zimmer soll so groß sein, dass bequeme Sitzgelegenheiten für Angehörige Platz haben.
- Persönliche Gegenstände, die dem sterbenden Menschen lieb sind, stellt man so, dass er sie sehen oder greifen kann.
- Nach Wunsch können Blumen (keine stark riechenden), eine Kerze, ein Kreuz hingestellt werden.

Ein sterbender Mensch nimmt vieles, was in seiner Umgebung geschieht, intensiv wahr, auch Unangenehmes, Störendes. Es liegt an den Pflegenden, solch störende Einflüsse auszuschalten.

Notizen

PALLIATIVE PFLEGE

Störende, belastende Dinge sind z. B.
- Lärm, lautes Gerede, zu helles Licht.
- flüstern; der Sterbende kann den Eindruck bekommen, man rede über ihn oder wolle ihm etwas verheimlichen.
- Angehörige, die sich streiten, laut weinen oder schreien.
- Besucher, die nur aus Neugierde kommen und solche, die zu lange bleiben.

Unterstützung der Lebensaktivitäten (LA) bei einem sterbenden Menschen

	Probleme	**Ursachen**	**Pflegemaßnahmen**
Schlafen	▼ Sterbender fühlt sich müde und erschöpft	■ pflegerische Maßnahmen und Besuche strengen ihn an ■ leidet an Unruhe, Schlaflosigkeit ■ Angst, Schmerzen	▸ Ruhepausen einschalten. ▸ Pflegerische Maßnahmen auf das Notwendige einschränken.
	▼ Unruhe		▸ Beruhigende Waschung, Einreibung (basale Stimulation) anwenden.
Sich sauber halten und kleiden	▼ unangenehmer Geruch ▼ schwitzen	■ Wunden ■ Ausdünstungen	▸ Körperpflege behutsam durchführen.
	▼ trockener Mund	■ reduzierte Speichelproduktion ■ Medikamente ■ Dehydratation ■ Mundatmung ■ O_2-Verabreichung	▸ Lieblingsgetränk, auch ein Glas Wein oder Bier, wenn erwünscht servieren. ▸ Mund feucht halten, versuchen, schluck- oder teelöffelweise zu trinken zu geben; notfalls eine Pipette benutzen. ▸ Sorgfältige Mundpflege (2-stündlich oder nach Bedarf) durchführen.
	▼ Dekubitusgefahr	■ Liegen ■ Kachexie (Auszehrung)	▸ Angemessene Dekubitusprophylaxe vornehmen.
	▼ kein Lidschlag		▸ Augenpflege durchführen. ▸ Feuchte Tupfer auf die Augen legen.
Essen und Trinken	▼ Appetitlosigkeit, Übelkeit, Erbrechen	■ Grunderkrankung ■ Kachexie ■ Medikamente ■ Verletzungen der Mundschleimhaut ■ Schmerzen	▸ Wunschkost bestellen. ▸ Kleine, leicht verdauliche Mahlzeiten servieren. ▸ Wunschgetränke, wenn nötig, teelöffelweise oder mit der Pipette verabreichen.
	▼ Schluckbeschwerden		▸ Breiige, flüssige Nahrung verabreichen. ▸ (Evtl. Anästhetikum = Betäubungsmittel in Sprayform anwenden.)
Ausscheiden	▼ Obstipation	■ Austrocknung	▸ Obstipationsprophylaxe anwenden.
	▼ Inkontinenz		▸ Verweilkatheter einlegen (ist evtl. besser als ständig drehen und trocknen).
Atmen	▼ Atemnot	■ Herzinsuffizienz ■ Lungenödem ■ Schwäche	▸ Atemerleichternd lagern. ▸ Zimmer lüften. ▸ Luft anfeuchten.

Sterben – ATL: Sinn finden

PALLIATIVE PFLEGE

Regulieren der Körpertemperatur	▼ Schwitzen (kalter oder warmer Schweiß)	■ schlechter Allgemeinzustand ■ Schock ■ Schwäche	▸▸ Stirn/Körper lauwarm abwaschen. ▸▸ Wäsche bei Bedarf wechseln.
	▼ Frieren	■ Kachexie	▸▸ Bettjacke, Wolltuch umlegen. ▸▸ Angehörige können den Sterbenden mit ihrem Körper wärmen (in den Arm nehmen, sich zu ihm legen).
Sterben ATL: Sinn finden	▼ Schmerzen	■ Grunderkrankung ■ liegen	▸▸ Gut beobachten, melden, wie und ob die Medikamente wirken. ▸▸ Vorsichtig lagern. ▸▸ Evtl. leichte Massagen verabreichen. ▸▸ Evtl. Anwendung von Wärme.

Wohlbefinden

Im Zentrum der Palliativpflege steht das Wohlbefinden.

Wohlbefinden beinhaltet (nach Bedarf erweitern):

Angehörige	Die Angehörigen aufklären, was für Möglichkeiten sie in dieser Institution haben, z. B. Essen im Zimmer, Schlafgelegenheit, Sitzwache etc. Angehörige nur zum Sterbenden lassen, wenn dieser es wünscht.
Ausscheidung	Vielleicht ist die Ausscheidung ein ästhetisches Problem, besonders wenn der Sterbende aus ungewohnten Öffnungen aussondert (Wunde, Stoma) und/oder wenn es stark riecht. Ausscheiden kann auch schmerzhaft sein.
Bekleidung	Persönliche Kleidung ermöglichen. Sterbende haben oft kalt und/oder fühlen sich geborgen mit einer eigenen Decke, einem Schal, Bettsocken etc.
Besucher	Besucher sollen sich an die Weisungen des Personals halten. Dieses bespricht mit dem Sterbenden oder den Angehörigen, ob Besuch erwünscht ist (wann, wer und wieviel).
Bett, Sessel	Der Sterbende soll es bequem haben, die Lagerungen werden seinem Wohlbefinden angepasst. Für Dekubitusprophylaxe Superweich-, Turn-soft- oder Wechseldruck-Matratzen verwenden.
Düfte	Vielleicht mag der Sterbende den Duft der Rosen aus seinem Garten oder den Geruch des Duftsteines. Wenn er gar keinen Duft verträgt, wird er auch stark riechende Esswaren ablehnen.
Ernährung	Nicht zum Essen und Trinken zwingen, aber wenn möglich Wünsche – auch ausgefallene – erfüllen. Religiöse Vorschriften berücksichtigen.*
Geräusche	Vielleicht will der Sterbende Musik oder eine Stimme aus dem Radio, vielleicht aber stört ihn schon das kleinste Geräusch (tropfender Wasserhahn, Lärm im Korridor etc.).
Gespräche	Gespräche werden dann geführt, wenn der Sterbende es wünscht, ansonsten werden nur die nötigen Informationen gegeben.
Hotellerie	Das Zimmer wohnlich halten, die Blumen pflegen, unnötige Geräte entfernen, genügend Sitzgelegenheiten für Angehörige bereitstellen.
Kontakt nach außen	Mit dem Sterbenden die Möglichkeiten besprechen (Besucher, Telefon, Fernseher, Radio) und je nach Wunsch ermöglichen oder verhindern.

GLAUBENSÜBERZEUGUNGEN

Licht	Grelles Licht vermeiden, Wünsche des sterbenden Menschen berücksichtigen. Kerzenlicht ist unter Aufsicht erlaubt.
Luft	Frischluftzufuhr ermöglichen, da sterbende Menschen oft unter Atemnot leiden: Im Winter mehrmals Fenster kurz richtig öffnen, im Sommer evtl. Fenster offen lassen, aber Durchzug vermeiden.
Rituale	Der sterbende Mensch und seine Familie sollen die Möglichkeit haben, Rituale religiöser oder privater Art durchzuführen. Dabei wenn möglich nicht stören.
Sicherheit	Damit der Sterbende sich sicher fühlen kann, soll er wissen, dass er jederzeit läuten darf – ihn nicht warten lassen. Vielleicht möchte er die Türe offen lassen, damit er rufen kann oder weil er sich dadurch weniger einsam fühlt. Sicherheit braucht er auch bei der Pflege.
Schmerz	Schmerzen immer ernst nehmen, auch wenn sie medizinisch nicht erklärbar sind. Der Sterbende soll wenn möglich keine Schmerzen haben müssen.

Notizen

*Angehörigen fällt es oft schwer auszuhalten, wenn sterbende Menschen nichts mehr trinken mögen. Sie stellen sich dann vor, dass die Sterbenden verdursten müssen. Es ist wichtig zu wissen und ihnen zu erklären, dass Forschungen zeigen, dass vielleicht ein trockener Mund, nicht aber der Flüssigkeitsmangel von sterbenden Menschen als unangenehm erlebt wird. Flüssigkeitsmangel kann vielmehr dazu führen, dass das Bewusstsein weniger klar ist und Schmerzen dadurch weniger stark empfunden werden. Was Pflegepersonen tun können, ist den Mund mit flüssigkeitsgetränkten Tupfern zu erfrischen.

Glaubensüberzeugungen, Umgang mit verstorbenen Menschen

Bei einem sterbenden Menschen sind seine Glaubensüberzeugungen zu berücksichtigen. Die Pflegepersonen müssen sich an die Weisungen der Religion halten, sofern die Sterbenden oder ihre Angehörigen das wünschen (detailliertere Hinweise s. unter Neuberger 2009).

Christentum
- Auf Wunsch wird ein Priester oder ein Pfarrer benachrichtigt.
- Wenn der sterbende Mensch katholisch ist, wird der Priester ihm die Heilige Kommunion und die Krankensalbung spenden und mit den Angehörigen beten.
- Nach dem Ableben wird der Verstorbene so versorgt, dass die Angehörigen Abschied nehmen können (siehe Weisungen des Hauses).

Judentum
Der Tod bedeutet Übergang in ein anderes Dasein.
- Liegt ein Patient im Sterben, muss unverzüglich die jüdische Gemeinde benachrichtigt werden.

GLAUBENSÜBERZEUGUNGEN

▸ Der Rabbiner spricht mit dem Sterbenden das Sündenbekenntnis.
▸ Nach dem Ableben kümmert sich die «Heilige Gemeinschaft» (Beerdigungsgesellschaft) um den Toten. Sie waschen ihn, kleiden ihn in Weiß, legen ihn in einen einfachen Holzsarg. Die Beerdigung erfolgt so bald wie möglich.

Islam

Der Tod bedeutet Übergang in ein anderes Dasein. Körper und Seele werden voneinander getrennt und erst am Tag der Auferstehung wieder miteinander vereint.

▸ Wenn ein islamischer Patient im Sterben liegt, benachrichtigen die Angehörigen den Imam.
▸ Der Imam oder die Angehörigen lesen für den sterbenden Menschen Passagen aus dem Koran, die vom Leben nach dem Tod handeln.
▸ Der sterbende Mensch hebt den Finger zum Himmel und spricht das Glaubensbekenntnis, um damit zu bekennen, dass er sein ganzes Leben bemüht war, danach zu handeln. Kann er es nicht selbst tun, übernimmt es ein Angehöriger.
▸ Der sterbende Mensch wird gegen Mekka gedreht.
▸ Anschließend wird er in die Moschee gebracht, wo die Gemeinde gemeinsam das Totengebet für den Verstorbenen betet.

Hinduismus

Das Leben des Menschen ist eingebunden in den Kreislauf der Wiedergeburten. Nach dem Tod hat die Seele die Möglichkeit, sich in einem anderen Lebewesen zu inkarnieren. Die Existenzform ist abhängig von seinem Karma, das heißt von den Handlungen und Gedanken, die im Lauf des Lebens begangen wurden und den Menschen bestimmt haben. Der Hinduismus ist keine einheitliche Religion, und entsprechend gibt es auch keine festgelegten, für alle Hindus gültigen Bestattungsregeln.

▸ Der sterbende Mensch soll zum Zeitpunkt des Sterbens möglichst positive Gedanken haben, was die Form der Wiedergeburt beeinflusst.
▸ Nach Möglichkeit ziehen sich sterbende Menschen zurück, bedenken ihr vergangenes Leben, führen Rituale zu Ehren der Gottheiten durch.
▸ Wenn der Tod eingetreten ist, werden die Verstorbenen einer rituellen Reinigung (Waschung) unterzogen. Der Körper wird gebadet, mit edler Salbe eingerieben und mit neuer Kleidung versehen/Ölung).
▸ Im Hinduismus werden die Leichen der Verstorbenen verbrannt. In Indien wird die Verbrennung (Antyesti) auf eigenen Plätzen durchgeführt. Die Verbrennung kann auch im Krematorium stattfinden.

(Internet: © 2002 bis 2004 Informationsplattform Religion/REMID e.V.)

UMGANG MIT BELASTENDEN SITUATIONEN

Buddhismus
Wiedergeburt

Es gibt sechs Bereiche der Wiedergeburt, drei postive und drei negative. Die Wiedergeburt als Tier, Hungergeist oder Höllenwesen führt dazu, dass eine erneute Wiedergeburt als Mensch für lange Zeit verwehrt ist. Als positive Wiedergeburt gilt die als friedliche oder zornvolle Gottheit (Deva und Ashura) – und die als Mensch. Nur als Mensch hat man die Möglichkeit, die Lehre des Buddha zu empfangen und ihr zu folgen.

Karma

In welchem dieser Bereiche eine Wiedergeburt erfolgt, hängt vom angesammelten Karma ab. Eine Handlung, die aus einer positiven inneren Haltung heraus erfolgt ist, selbst wenn sie ungewollte negative Folgen hätte, eine gute Tat. Maßstab ist immer, ob die Absicht Glück oder Leid hervorrufen sollte. (vgl. Internet: © 2002 bis 2004 Informationsplattform Religion / REMID e. V.)

Sterben und Bestattung

«Aus diesem Grund ist die Haltung wichtig, mit der ein Sterbender dem Tod entgegensieht.
Seine Gedanken haben Einfluss auf die Form der Wiedergeburt.
In den Ländern des Buddhismus ist das Bestattungszeremoniell ein Zusammenwirken von Angehörigen und Mönchen. Sie gedenken des/der Toten, rezitieren Sutren (Reden des Buddha) und die Mönche halten Lehrreden.
In der Regel werden die Toten verbrannt, die Asche wird beerdigt.»

(vgl. Internet: © 2002 bis 2004 Informationsplattform Religion/REMID e. V.)

Zeugen Jehovas

- Nach ihrer Überzeugung stellt das Blut eines Geschöpfes sein Leben oder seine Seele dar (deshalb verweigern viele Zeugen Jehovas jede Bluttransfusion).
- Der Tod bedeutet, dass der ganze Mensch zum Staub zurückkehrt. Die Aufbewahrung findet nur in Gottes Gedächtnis statt.
- Der Sterbende braucht keine Zeremonie und wünscht keinen Besuch eines Geistlichen einer anderen Religionsgemeinschaft.

Umgang mit belastenden Situationen

Für die Pflegepersonen ist der Umgang mit sterbenden Menschen immer belastend. Es herrscht rund um diesen Patienten eine besondere Atmosphäre. Jede Pflegeperson hat ihr persönliches Verhältnis zum Sterben und Tod, dadurch wird der Umgang und die Pflege mit dem Sterbenden und seinen Angehörigen speziell. Die Pflegepersonen sollten die Möglichkeit haben, untereinander oder mit Fachpersonen über ihre Erlebnisse mit dem Sterbenden zu sprechen.

ZEICHEN DES NAHENDEN TODES

Zeichen des nahenden Todes

Den nahenden Tod erkennt man an Veränderungen der Vitalzeichen und dadurch bedingten Folgen:

- fadenförmiger, schneller, unregelmäßiger Puls
- Körpertemperaturabfall
- Blutdruckabfall
- Cheyne-Stokes-Atmung oder Schnappatmung
- weißes Nasen-Mund-Dreieck
- motorische Unruhe
- kalter Schweiß
- kalte, blasse oder marmorierte Haut

Es ist oft schwierig, den genauen Zeitpunkt des Todes festzustellen. Es kann sein, dass z.B. das Herz des sterbenden Menschen noch schlägt, das Atmen aber schon aufgehört hat.

Das heute wissenschaftlich anerkannte **sichere Todeszeichen** ist der Hirntod. Er wird mit der Elektroenzephalographie (EEG, Hirnstrombild) nachgewiesen. Beim **Hirntod** gibt es im Gehirn keine elektrischen Spannungen mehr.

Der klinische Tod wird durch die **unsicheren Todeszeichen** nachgewiesen:

- Bewusstlosigkeit
- Atemstillstand
- Herz- und Kreislaufstillstand (es sind keine Herztöne und kein Puls mehr wahrnehmbar)
- fehlender Pupillenreflex (weite Pupillen)
- Muskelatonie (die Muskeln sind erschlafft)
- keine Reflexe der Extremitäten

Wenn alle diese Zeichen da sind, darf der Arzt die Diagnose «klinisch tot» stellen. Ein Mensch kann in diesem Stadium reanimiert (wiederbelebt) werden. Die Reanimation muss innerhalb weniger Minuten erfolgen, weil sonst das Gehirn wegen Sauerstoffmangels unwiderruflich geschädigt wird.

Der **biologische Tod** bedeutet, dass alle Organe aufgehört haben zu funktionieren. Er wird durch die **sicheren Todeszeichen** nachgewiesen:

- Totenflecken an den aufliegenden Körperstellen
- Totenstarre nach vier bis zwölf Stunden
- Fehlen jeglicher Hirnströme
- Trübung der Augenhornhaut

Maßnahmen nach Eintritt des Todes

▸ Die Todeszeit muss für amtliche Urkunden, Geldforderungen usw. genau festgehalten werden.

PFLEGERISCHE AUFGABEN NACH EINTRITT DES TODES

Abschiedsrituale

In Pflegeheimen ist es heute üblich, verstorbenen Klienten für einige Zeit sichtbar zu gedenken. Dazu wird beispielsweise auf einem mit Blumen und schönen Tüchern geschmückten Tisch im Korridor ein Foto des Verstorbenen aufgestellt. Manchmal wird auch eine Kondolenzkarte oder ein Abschiedsbuch dazu gelegt, in das Klienten, Angestellte und Angehörige letzte Grüsse und/oder Erinnerungen an die verstorbene Person aufschreiben können. Solche Rituale helfen Pflegepersonen wie Klienten dabei, mit der Tatsache des Todes in Institutionen umzugehen und Abschied zu nehmen. Das Abschiedsbuch kann am Schluss den Angehörigen geschenkt werden.

- Der Tod muss immer von einem Arzt festgestellt werden; der Arzt stellt den Totenschein aus.
- Der Arzt soll, wenn möglich, die Angehörigen informieren.
- Gemäß Weisung des Hauses Leitung Pflege und/oder Verwaltung informieren.

Pflegerische Aufgaben nach Eintritt des Todes

Die Versorgung des verstorbenen Menschen sollte immer durch zwei Pflegepersonen geschehen; eine davon sollte über Berufs- und Lebenserfahrung verfügen. Wenn Angehörige anwesend sind, kann es für diese hilfreich sein, bei dieser Aufgabe mithelfen zu dürfen; so können sie von ihrem Angehörigen Abschied nehmen.

Die Pflegepersonen versorgen den verstorbenen Menschen so, wie sie den Sterbenden gepflegt haben, in Achtung der Würde seiner Persönlichkeit.

Vorgehen

- Alle Lagerungshilfsmittel entfernen.
- Katheter, Infusionen, Sonden entfernen.
- Den Toten säubern, ein Moltex unter das Gesäß legen.
- Durch die Muskelentspannung nach dem Tod kann es zu Blasen-/Darmentleerungen kommen. Beim Drehen des Verstorbenen kann Luft entweichen; das klingt wie ein Seufzer.
- Ein sauberes Flügelhemd anziehen oder den Toten nach Wunsch kleiden.
- Die Haare kämmen, wenn nötig, den Bart rasieren.
- Schmuck entfernen (Ehering nach letztem Wille des Toten/Wunsch der Angehörigen am Finger lassen).
- Die Zahnprothese einsetzen, den Unterkiefer mit einem großen Polster (z.B. einem gerollten Frottiertuch) stützen; darauf achten, dass die Gesichtszüge nicht verzerrt werden.
- Die Augen schließen, Augenlider evtl. mit feuchten Tupfern beschweren.
- Den Toten flach lagern, die Hände seitlich legen oder über dem Bauch kreuzen, nicht falten wegen der Totenstarre.
- Begleitschein mit Name, Geburts- und Sterbedatum am Fuß des Toten anbringen.
- Den Toten mit einem Leintuch zudecken.
- Inventarliste der Wertgegenstände anlegen, Eigentum des Toten beschriften und verpacken. Wertgegenstände einschließen, alles gegen Unterschrift aushändigen. (Um spätere Rechtsklagen zu vermeiden, soll der Nachlass immer von zwei Pflegepersonen geräumt werden.)
- Evtl. vorhandene Blumen, nach Wunsch und unter Aufsicht brennende Kerze auf den Nachttisch stellen.
- Angehörige, Freunde, evtl. Mitbewohner/Mitpatienten Abschied nehmen lassen.

14. ANATOMIE PHYSIOLOGIE

ANATOMISCH-PHYSIOLOGISCHE GRUNDLAGEN

14.1 Ananatomisch-physiologische Grundlagen

Begriffe

Anatomie ist die Lehre vom Bau des menschlichen Körpers. Um die Vorgänge, die sich in unserem Körper ereignen, zu verstehen, müssen wir den Körper «auseinander nehmen». Wir dürfen dabei aber nie vergessen, dass es sich beim Menschen um ein Ganzes handelt, also um ein System von Körperfunktionen, die ineinander greifen.

Physiologie ist die Lehre von den normalen Lebensvorgängen und gesunden Funktionen des menschlichen Körpers, sei dies nur noch mikroskopisch erkennbar (z. B. normale Zellteilung) oder mit bloßem Auge sichtbar (z. B. Armbewegung).

Pathologie ist die Lehre von krankhaften Veränderungen und krankhaften Funktionen des menschlichen Organismus (pathologisch = krankhaft).

Chemische Elemente (Abb. 14.1.1)

Alle Gegenstände und Lebewesen auf der Welt bestehen aus Materie. Wir finden Materie in flüssiger, fester oder gasförmiger Form vor; sie besteht aus chemischen Elementen.

Zurzeit kennt man ca. 110 verschiedene chemische Elemente; im menschlichen Organismus finden sich 26 davon. Die wichtigsten sind:

- Sauerstoff = O
- Kohlenstoff = C
- Wasserstoff = H
- Stickstoff = N

Ca. 96 % unserer Körpermaße bestehen aus diesen vier «**Schlüsselelementen**». Ca. 3 % bestehen aus den sog. **Mengenelementen**. Das sind: Kalium (K), Kalzium (Ca), Natrium (Na), Chlor (Cl), Phosphor (P), Schwefel (S) und Magnesium (Mg). Ca. 1 % besteht aus Elementen, die nur in sehr geringen Mengen im Organismus vorkommen. Man nennt sie deshalb «**essentielle Spurenelemente**». Das sind: Eisen (Fe), Jod (J), Chrom (Cr), Fluor (F), Kobalt (Co), Kupfer (Cu), Mangan (Mn), Molybdän (Mo), Selen (Se) und Zink (Zn).

Jedes Element besteht aus einer großen Anzahl gleichartiger Bausteine, den Atomen; Atome sind also die kleinste Einheit der Materie.

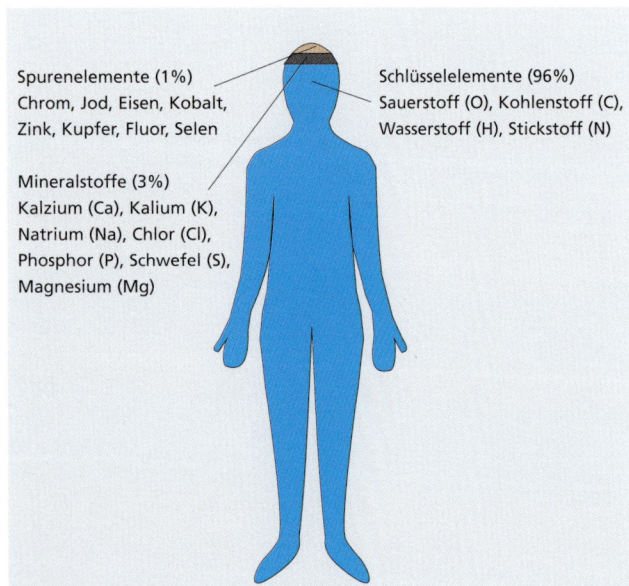

Abb. 14.1.1: Die chemischen Elemente

ANATOMISCH-PHYSIOLOGISCHE GRUNDLAGEN

Chemische Bindungen und Reaktionen

Atome verbinden sich mit anderen Atomen, Wasser z. B. enthält zwei Wasser- und ein Sauerstoffatom = H_2O. Eine Bindung von zwei oder mehr Atomen nennt man Molekül.

Es bilden sich ständig neue Bindungen bzw. bestehende werden wieder aufgelöst. Diesen Vorgang nennt man chemische Reaktion. Dank solcher chemischer Reaktionen kann unser Körper wachsen: Es bilden sich z. B. ständig neue Zellen und Gewebe; verbrauchte werden aufgelöst und ihre Bestandteile zum Teil wiederverwertet oder ausgeschieden.

Stoffwechsel

Einerseits nehmen wir mit dem Essen Nährstoffe und beim Atmen Sauerstoff auf, andererseits scheiden wir Abfallprodukte (Kot, Urin, Schweiß) und beim Ausatmen Kohlendioxid aus.

Der Stoffwechsel geschieht in den Zellen. Mit Hilfe des eingeatmeten und über das Blut transportierten Sauerstoffs werden die Nahrungsteilchen «verbrannt». So entsteht einerseit Wärme zur Konstanthaltung der Körper-Kerntemperatur und andererseits wird Energie frei, damit unsere Muskeln arbeiten können.

Dieser Vorgang heißt **Betriebsstoffwechsel** (s. Abb. 14.1.2). Die dabei entstehenden Abfallprodukte Wasser und Kohlendioxid werden via Blut durch die Nieren bzw. über die Lungen ausgeschieden.

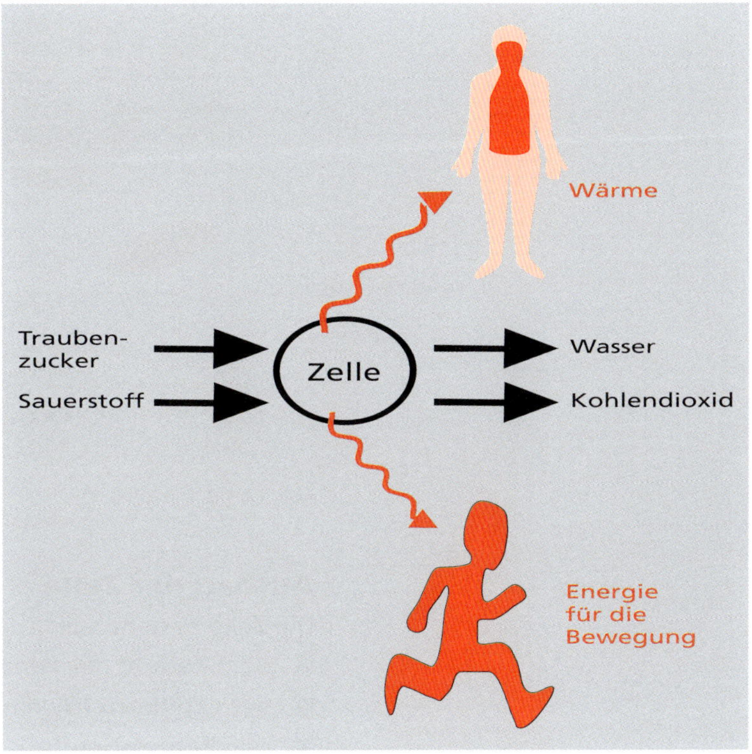

Unser Körper wächst, indem sich die Zellen teilen und so vermehren. Ebenso werden ständig verbrauchte, abgestorbene Zellen ersetzt. Dabei bauen die Zellen ihr eigenes Plasmaeiweiß aus den Eiweißbestandteilen (Aminosäuren), die wir mit der Nahrung aufnehmen, auf.

Dieser Vorgang heißt **Baustoffwechsel**.

Abb. 14.1.2: Betriebsstoffwechsel

Körperflüssigkeiten

75 % des Körpers von Neugeborenen, etwa 55 % des Körpers von Erwachsenen bestehen aus Wasser, die Zellen zu etwa 60 %, die Flüssigkeit, welche die Zellen umgibt, zu über 90 %.

So spielen sich alle Lebensvorgänge im Organismus in einem wässrigen Milieu ab.

DIE ZELLE

Notizen

Die Zelle (Abb. 14.1.3)

Die Zelle ist die kleinste Bau- und Funktionseinheit von Organismen. Wir haben in unserem Körper ungefähr 100 Billionen Zellen. Pro Sekunde werden mehrere Millionen davon neu gebildet bzw. gehen zugrunde. Die Zellen haben einen Durchmesser von 15–30 Tausendstelmillimetern.

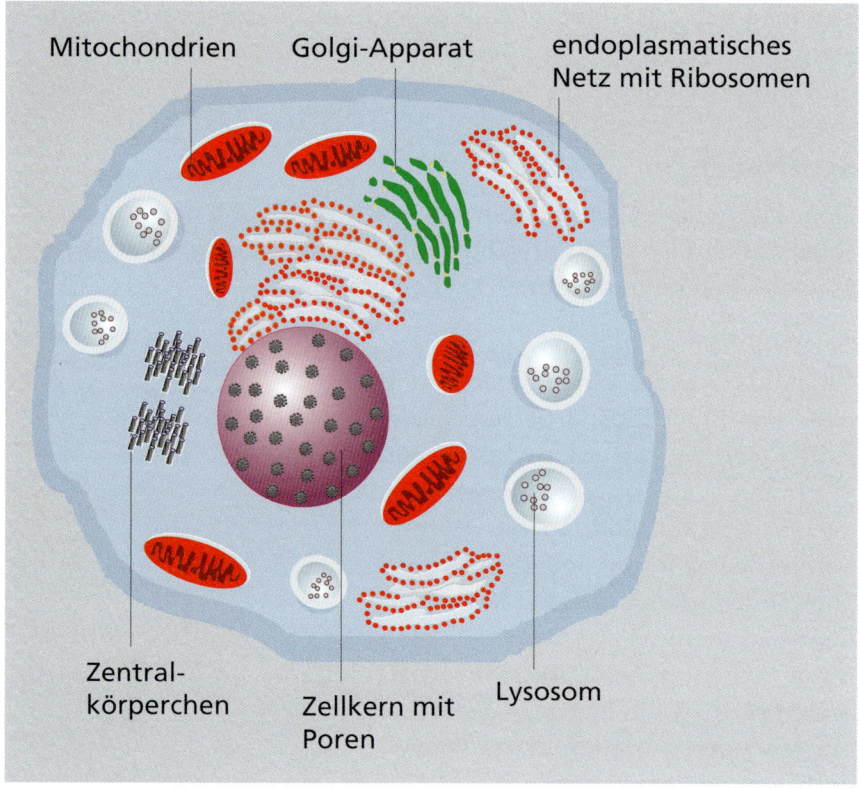

Abb. 14.1.3: Die Zelle

Aufbau der Zelle

Die Zelle besteht aus:

- dem **Zelleib** mit seiner Grundsubstanz, dem **Zytoplasma**
- dem **Zellkern** (Nukleus)
- den **Zellorganellen**

Sie ist von der **Zellmembran** umgeben.

Zytoplasma

Das Zytoplasma ist eine zähflüssige Masse. Es nimmt ca. 50 % des Zellvolumens ein und enthält die Lebensstoffe der Zelle: 75 % Wasser, 25 % Eiweißkörper, dazu Kohlenhydrate, Salze und fettähnliche Stoffe.

Zellkern

Seine Aufgabe ist die Steuerung des Zellstoffwechsels. Er enthält 46 Chromosomen; diese sind die Träger der Erbanlagen (Gene).

DIE ZELLE

Zellorganellen

Zellorganellen sind winzige Zellorgane. Sie nehmen ca. 50 % des Zellvolumens ein und sind auf jeweils eine Aufgabe spezialisiert:

- **Die Zentralkörperchen (Zentriolen)** sind in den Zellen meist doppelt vorhanden und spielen eine wichtige Rolle bei der Zellteilung.
- **Die Mitochondrien** sind die Energiefabriken der Zelle. Sie bauen Nährstoffe ab und gewinnen Energie daraus, die die Zelle für ihre eigenen Aktivitäten benötigt.
- **Der Golgi-Apparat** besteht aus mehreren hintereinander gelagerten dünnen Schläuchen und Säckchen; hier werden auszuscheidende Stoffe (z. B. Eiweiße) mit einer Membran umgeben («verpackt») und nach außen abgegeben.
- **Das endoplasmatische Retikulum (ER)** ist ein schlauchartiges Gebilde, das die ganze Zelle wie ein Kanalsystem durchzieht und den Stoff- und Flüssigkeitstransport steuert.
- **Die Ribosomen** bestehen aus Ribonukleinsäure; dort werden die Eiweiße hergestellt.
- **Die Lysosomen** verdauen Fremdstoffe oder nicht mehr funktionierende Organellen.

Zellmembran

Eine besonders dünne Haut (Membran, etwa ein Hunderttausendstelmillimeter Dicke) hält die Zelle zusammen. Sie ist halbdurchlässig (semipermeabel), damit gewisse Stoffe (Nährstoffe, Wasser, Schlackenstoffe) sie passieren können.

Lebenseigenschaften der Zelle

Stoffwechsel

Die Zelle ernährt sich und wächst, indem sie Nährstoffe aufnimmt und Schlackenstoffe abgibt (Baustoffwechsel). Sie gewinnt Energie, indem sie Nährstoffe mit Hilfe von Sauerstoff verbrennt (Energiestoffwechsel).

Zellteilung- und Vermehrung

Die Zelle wächst und vermehrt sich durch Zellteilung.

Reizbarkeit

Die Zelle nimmt Reize z. B. vom Nervensystem oder von den Hormonen auf und antwortet darauf, z. B. durch Bewegung (z. B. Muskelzellen).

Phagozytose (Fresstätigkeit)

Einige Zellen (z. B. Granulozyten) können Bakterien und Fremdkörper fressen.

Beweglichkeit

Granulozyten bewegen sich z. B. zu einer Wunde, um sich Bakterien einzuverleiben, Samenzellen bewegen sich mit Hilfe ihrer Geißeln fort.

DIE ZELLE

Verschiedene Zellarten (Abb. 14.1.4)

Es gibt im Körper mehrere hundert verschiedene Zellarten. Jede Art hat ihre besonderen Aufgaben; deswegen sehen die Zellen auch verschieden aus und sind verschieden groß. Die Eizelle ist die größte Zelle; man kann sie sogar mit bloßem Auge sehen. Die roten Blutkörperchen sind tellerförmig und haben eine große Oberfläche, damit sie viel Sauerstoff binden können; sie sind außerdem sehr biegsam, damit sie auch die kleinsten Haargefäße (Kapillaren) passieren können. Nervenzellen sind lang und dünn und stark verästelt, damit sie Nachrichten übermitteln können.

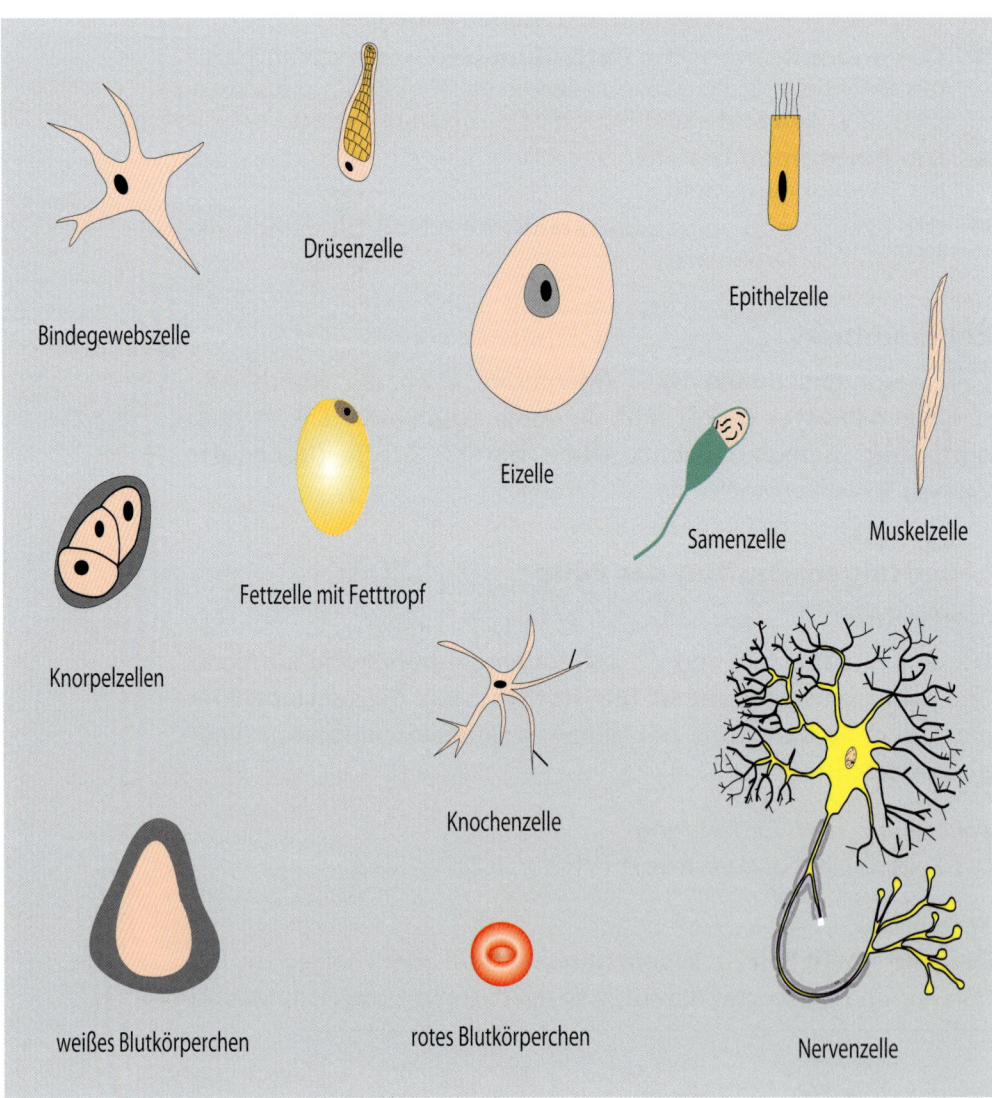

Abb. 14.1.4: Verschiedene Zellarten

GEWEBE

Gewebe

Jede Ansammlung von Zellen, die zusammen eine bestimmte Aufgabe erfüllen und ähnlich aussehen, nennt man Gewebe. Die meisten Körperzellen sind zu Geweben zusammengefasst. Es gibt Dutzende von Geweben.

Wir unterscheiden vier Hauptarten:
- Epithelgewebe
- Binde- und Stützgewebe
- Muskelgewebe
- Nervengewebe

Epithelgewebe

Epithelgewebe kleidet unsere Körperhöhlen, den gesamten Magen-Darm-Trakt, Gänge und Gefäße aus. Zudem besteht die gesamte Oberhaut unseres Körpers aus Epithelgewebe. Man nennt es deswegen auch Deckgewebe.

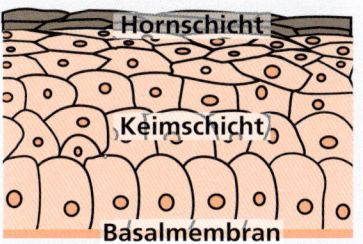

Abb. 14.1.5: Mehrschichtiges verhorntes Plattenepithel

Damit bei den Blutgefäßen, den Harnleitern usw. keine Flüssigkeit austreten kann, liegen die Epithelzellen dicht beieinander und bilden einen geschlossenen Zellverband. Die Epithelzellen sitzen auf einer Basalmembran und breiten sich entlang dieser Membran aus.

Es gibt verschiedene Arten von Epithelgewebe:
- ein- oder mehrschichtiges, verhorntes oder unverhorntes Plattenepithel (s. Abb. 14.1.5)
- kubisches Epithel (einschichtig)
- Zylinderepithel (einschichtig)
- Flimmerepithel: Epithelzellen mit Flimmerhärchen, die z. B. Schmutzpartikelchen aus den Luftwegen befördern
- Übergangsepithel: sehr dehnbar, kommt z. B. in der Harnblase vor.

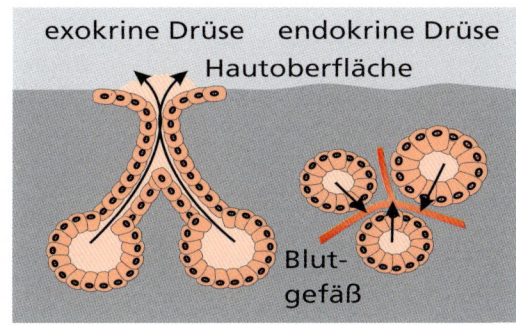

Abb. 14.1.6: Links eine exokrine Drüse mit einem Ausführgang, rechts eine endokrine Drüse ohne Ausführgang

Drüsenepithel (Abb. 14.1.6)

Drüsen sind spezialisierte Epithelzellen, die flüssige Stoffe produzieren. **Exokrine Drüsen** haben einen Ausführgang, produzieren Sekrete (z. B. Schweiß, Speichel) und sondern diese an die Oberfläche von Haut oder Schleimhaut ab. **Endokrine Drüsen** produzieren Hormone (werden deshalb auch Hormondrüsen genannt) und geben diese Hormone (z. B. Insulin) direkt an das Blut ab; sie haben keinen Ausführgang.

GEWEBE

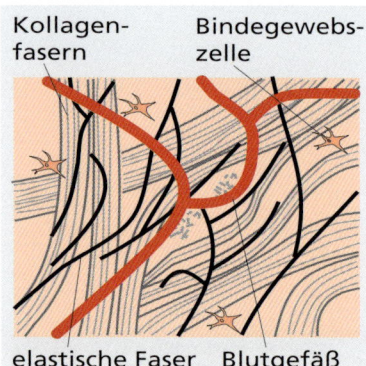

Abb. 14.1.7: Lockeres Bindegewebe

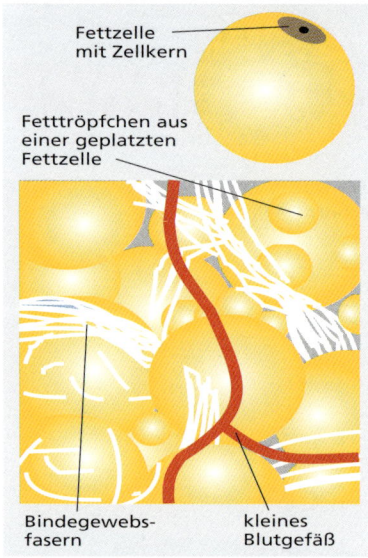

Abb. 14.1.8: Oben ein Fettzelle mit einer Fettkugel, unten Fettgewebe

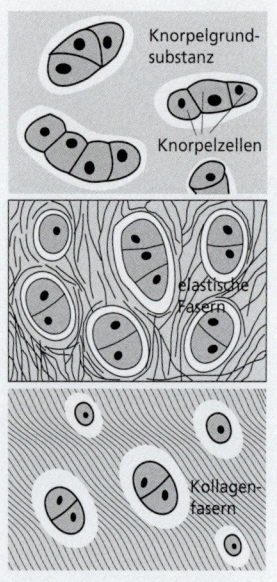

Abb. 14.1.9:
Hyalines Knorpelgewebe (oben), elastisches Knorpelgewebe (Mitte), faseriges Knorpelgewebe (unten)

Binde- und Stützgewebe

Binde- und Stützgewebe sind Binde-, Fett-, Knorpel- und Knochengewebe.

Bindegewebe

Lockeres Bindegewebe dient als Füllmaterial zwischen und in den Organen (s. Abb. 14.1.7). **Faseriges Bindegewebe** findet man z. B. in den Sehnen und Bändern. **Straffes Bindegewebe** ist die Grundlage der tieferen Hautschichten.

Im Bindegewebe befinden sich relativ wenige Zellen, dafür sehr viel Zwischenzellsubstanz (Interzellularsubstanz). Diese gibt dem Gewebe die jeweils notwendige Festigkeit. Die Interzellularsubstanz besteht aus der Grundsubstanz (Wasser, Eiweiße und Kohlenhydratverbindungen) und Fasern; Kollagenfasern befinden sich im ganzen Körper und sind sehr zugfest. Elastische Fasern sind sehr elastisch und lassen sich um mehr als 100 % dehnen. Sie befinden sich z. B. in den Arterien, damit diese den Druck des Blutes aushalten können.

Fettgewebe (Abb. 14.1.8)

Speicherfett dient als Kaloriendepot; Fettzellen können aus Nahrungsfetten und Kohlenhydraten körpereigenes Fett aufbauen, speichern und bei Bedarf wieder abgeben.

Baufett dient als Polsterung (z. B. der Handflächen und Fußsohlen), gibt dem Körper die Form und dient als Kälteschutz (Isolierung). Fettgewebe ist eine Spezialform des lockeren Bindegewebes. Wenn dem Körper zu viel Energie zugeführt wird, schwellen die Fettzellen zu großen Kugeln (40–120 Tausendstelmillimeter) an. Die einzelnen Fettzellen werden von Bindegewebsfasern zu Fettläppchen umspannt. Alle Fettläppchen zusammen bilden das Fettgewebe.

Knorpelgewebe

Hyalines Knorpelgewebe (s. Abb. 14.1.9 oben) befindet sich in den Rippen, in der Nase, am Ende der Röhrenknochen (Gelenke), in der Luftröhre und in den Bronchien. Aus *elastischem Knorpel* (s. Abb. 14.1.9 Mitte) bestehen der Kehldeckel, der äußere Gehörgang und die Ohrmuschel, aus *faserigem Knorpel* (s. Abb. 14.1.9 unten) die Zwischenwirbelscheiben, die Schambeinfugen und die Menisken.

Knorpelzellen sind abgerundet und kommen in Gruppen von bis zu 8 Zellen vor. Im Knorpelgewebe befinden sich keine Blutgefäße; es kann sich nicht selber ernähren und wird von den umliegenden Geweben mit Nährstoffen und Sauerstoff versorgt. Wenn der Knorpel abgenutzt ist (z. B. bei Arthrose), kann er sich kaum mehr erneuern.

Knochengewebe

Knochengewebe kommt in allen Knochen vor:

Die Knochenzellen sind in eine harte Grundsubstanz praktisch eingemauert; damit sie ernährt werden können, sind sie durch viele kleine Fortsätze (s. Abb. 14.1.10) mit Blutgefäßen verbunden.

Die Grundsubstanz der Knochen ist einerseits sehr hart, andererseits aber auch elastisch. Die Härte (2/3 des Knochens) entsteht durch Mineralsalze, hauptsächlich Kalksalze, die Elastizität (1/3 des Knochens) durch den Knochenleim (kollagenes Bindegewebe). Kinder haben mehr Knochenleim, im Alter wird der Knochen immer härter und spröder. Deswegen brechen sich alte Menschen viel eher die Knochen als Kinder.

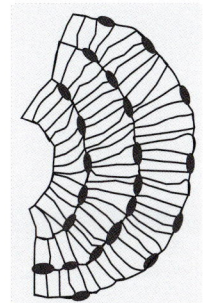

Abb. 14.1.10: Knochenzellen mit Fortsätzen

Muskelgewebe

Glatte Muskulatur (s. Abb. 14.1.11 oben) dient der Bewegung unserer Organe und ist unserem Willen nicht unterworfen (unwillkürlich). **Quergestreifte Muskulatur** (s. Abb. 14.1.11. Mitte) ist unserem Willen unterworfen (willkürlich); sie dient der Bewegung der Skelett- und Gesichtsmuskulatur und der Schließmuskeln der Blase und des Anus. **Herzmuskulatur** (s. Abb. 14.1.11 unten) ist quergestreift, aber unserem Willen nicht unterworfen. Sie wird vom herzeigenen Reizleitungssystem innerviert. Sie ist ein Sonderfall, da sie auch Anteile an glatter Muskulatur enthält.

Nervengewebe (Abb. 14.1.12)

Das Nervengewebe besteht aus den Nervenzellen und den Gliazellen. Nervenzellen kommen im Hirn, im Rückenmark und als periphere Nerven vor. Sie nehmen Reize auf, leiten sie weiter, verarbeiten sie und antworten darauf. Die Gliazellen ernähren und schützen die Nervenzellen.

Die Organe

Ein Organ wird gebildet aus mehreren beieinander liegenden Geweben, die eine gemeinsame Aufgabe erfüllen.

Der Magen enthält z.B. Epithel-, Drüsen und Muskelgewebe; er wird von Bindegewebe zusammengehalten und hat die Aufgabe, den Nahrungsbrei aufzufangen, zu durchmischen, weiterzubefördern und Eiweiße chemisch anzudauen.

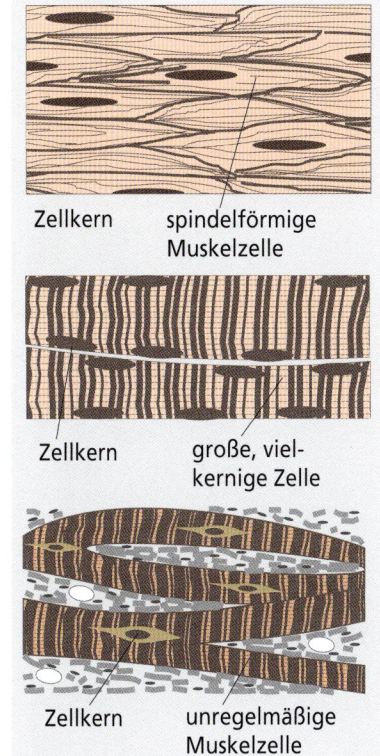

Abb. 14.1.11:
Glatte Muskulatur (oben), quergestreifte Muskulatur (Mitte), Herzmuskulatur (unten)

Die Organsysteme

Unter einem Organsystem versteht man mehrere Organe, die in enger Beziehung miteinander stehen, weil sie eine gemeinsame Funktion erfüllen. So besteht z.B. das Organsystem des Verdauungstraktes aus: Mund, Zähne, Rachen, Speiseröhre, Magen, Dünn- und Dickdarm.

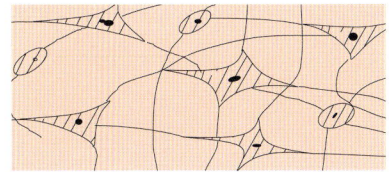

Abb. 14.1.12: Nervengewebe

Anatomie Physiologie

DIE ORGANSYSTEME

Organsysteme		dazu gehören	Hauptaufgaben
Haut	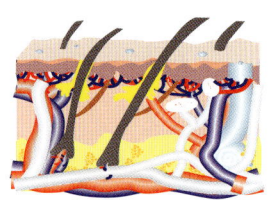	■ Haut ■ Hautanhangsgebilde wie Haare, Finger- und Zehennägel	■ Hilfe bei der Körpertemperaturregulation ■ Ausscheiden von Abfallstoffen ■ Schutz vor Außeneinflüssen (Druck, Stoß usw.) ■ Sinnesorgan ■ Ausdrucksorgan
Bewegungsapparat	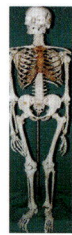	■ Knochen ■ Bänder ■ Sehnen ■ Muskeln	■ stützt und formt den Körper ■ Mineralspeicher ■ ermöglicht aktive Bewegungen
Atmungssystem	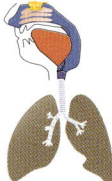	■ Atemwege (Nase, Nasenhöhlen, Rachen, Kehlkopf, Luftröhre, Bronchien) ■ Lunge mit Alveolen	■ Gasaustausch: O_2 / CO_2 ■ Mithilfe bei der Aufrechterhaltung des Säure-Basen-Gleichgewichts des Körpers
Herz und Kreislaufsystem	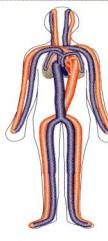	■ Herz ■ Blut ■ Blut- und Lymphgefäße	■ Transport des Blutes ■ Regulation der Körpertemperatur ■ Gerinnung: Verschluss von Blutgefäßen bei Verletzungen
Verdauungssystem	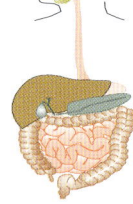	■ Mund ■ Speiseröhre ■ Magen ■ Dünndarm, Dickdarm ■ Leber ■ Bauchspeicheldrüse	■ Verdauung und Resorption von Nährstoffen ■ Ausscheidung (Kot) ■ Entgiftung, Fremdstoffabbau, Speicherung usw. (Leber)
Ausscheidungssystem	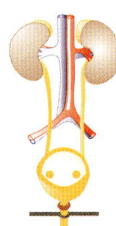	■ Nieren ■ Harnleiter ■ Harnblase ■ Harnröhre	■ Kontrolle der Salz- und Wasserausscheidung und des Wasserhaushaltes ■ Ausscheiden von Stoffwechselend- und Giftstoffen ■ Konservierung wertvoller Blutbestandteile ■ Aufrechterhaltung des Säure-Basen-Gleichgewichts

DIE ORGANSYSTEME

Organsysteme		dazu gehören	Hauptaufgaben
Hormonsysteme	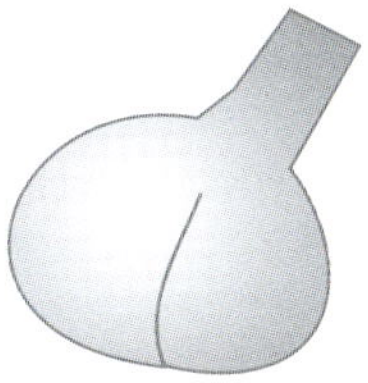	■ Drüsen und Gewebe, die Hormone und hormonähnliche Stoffe produzieren	■ Regulation fast aller Aktivitäten des Körpers durch Produktion und Verteilung der Hormone (über das Blut)
Fortpflanzungssystem	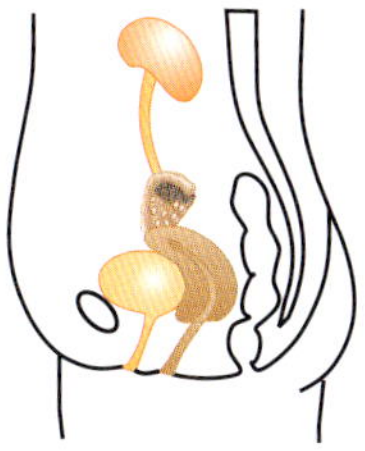	bei der Frau: ■ Eierstöcke, Eileiter ■ Gebärmutter ■ Scheide beim Mann: ■ Hoden, Nebenhoden, Prostata, Samenbläschen, Penis	■ Fortpflanzung
Nervensystem	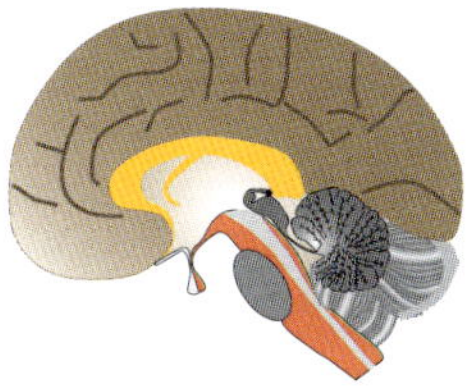	■ Gehirn ■ Rückenmark ■ Nerven ■ Sinnesorgane	■ Steuerung und Regulation fast aller Körperaktivitäten durch Nervenimpulse ■ Wahrnehmung der Umwelt durch die Sinnesorgane ■ Regulationszentrum des Körpers
Immunsystem	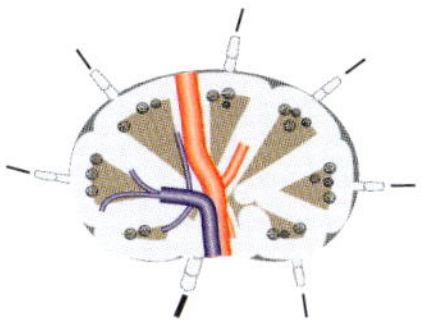	■ Lymphknoten ■ Lymphbahnen ■ weiße Blutkörperchen ■ Milz ■ Mandeln	■ Erkennung von körperfremden Stoffen und ihre «Vernichtung» ■ immunologisches Gedächtnis

Abb. 14.1.13: Organsysteme

Notizen

Anatomie Physiologie

DAS BLUT

14.2 Das Blut

Blut ist ein Transportmittel und versorgt alle Organe unseres Körpers mit lebenswichtigen Stoffen. Ein erwachsener Mensch von 70 kg Körpergewicht hat etwa 5–6 l Blut, das ist ca. $1/12$ seines Körpergewichts, in seinem Kreislauf.

Zusammensetzung des Blutes (Abb. 14.2.1)

Das Blut setzt sich aus festen und flüssigen Bestandteilen zusammen. Ca. 44 % des Blutes werden von den Blutkörperchen (feste Bestandteile) gebildet, ca. 56 % bestehen aus Plasma (flüssige Bestandteile).

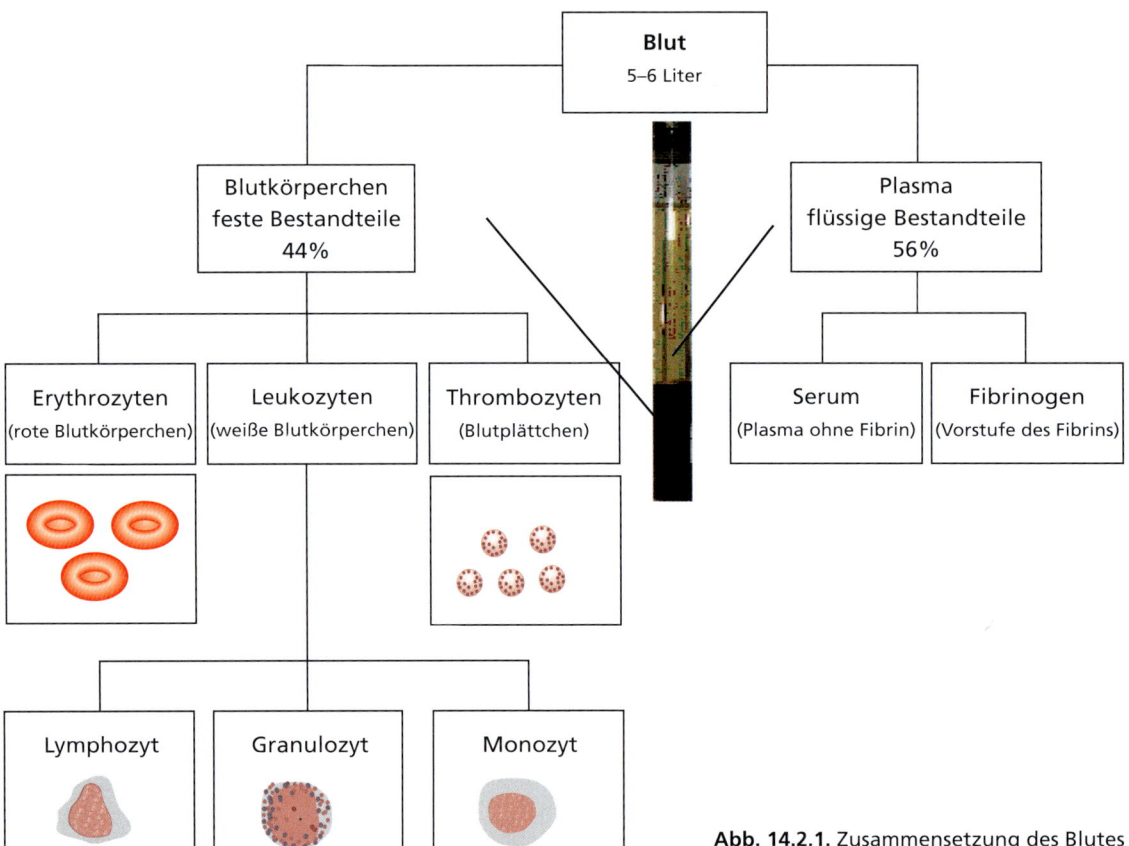

Abb. 14.2.1. Zusammensetzung des Blutes

Feste Bestandteile

Feste Bestandteile des Blutes sind die roten und weißen Blutkörperchen und die Blutplättchen. Sie entwickeln sich im roten Knochenmark der Wirbelkörper, des Brustbeins und des Beckenkamms, beim Kind auch in den großen Röhrenknochen.

Rote Blutkörperchen (Erythrozyten, Ec) (Abb. 14.2.2)

Die roten Blutkörperchen werden im roten Knochenmark gebildet. Sie sind scheibenförmig und haben keinen Kern. Sie bestehen zu ca. 35 % aus dem roten Blutfarbstoff Hämoglobin (Hb). Damit die roten Blutkörperchen auch in die kleinsten Blutgefäße gelangen, können sie sich sehr stark verformen.

Ein rotes Blutkörperchen hat einen Durchmesser von ca. $^7/_{1000}$ mm, wir haben pro mm^3 ca. 5 Millionen davon; das ergibt insgesamt fast 25 Billionen (25 mit 12 Nullen). Im roten Knochenmark werden pro Sekunde ca. 2,5 Millionen rote Blutkörperchen neu gebildet. Die Lebensdauer eines roten Blutkörperchens beträgt ca. 120 Tage, in dieser Zeit legt es etwa 400 km zurück. Danach wird es in der Milz und der Leber abgebaut.

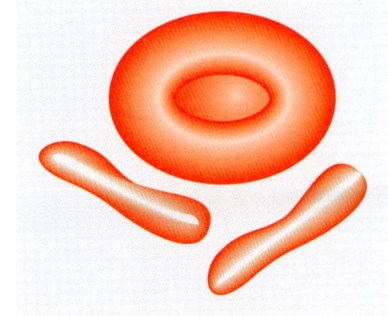

Abb. 14.2.2: Erythrozyten

Die Aufgabe der roten Blutkörperchen ist es, das Hämoglobin zu transportieren. Das Hämoglobin wiederum transportiert den Sauerstoff (O_2) (und das Kohlendioxid [CO_2]). Die roten Blutkörperchen haben eine große Oberfläche, damit sie viel Sauerstoff und Kohlendioxid aufnehmen können.

Weiße Blutkörperchen (Leukozyten, Lc) (Abb. 14.2.3)

Die weißen Blutkörperchen haben einen Zellkern, aber keine feste Form. Sie sind für die Abwehrfunktion zuständig. Das Verhältnis zu den roten Blutkörperchen beträgt 1:700, also ca. 7000 pro mm^3 Blut. Sie können sich bei Bedarf (z. B. bei einer Entzündung) innerhalb weniger Stunden verdoppeln.

Wir unterscheiden drei Gruppen:
- Granulozyten (kleine Fresszellen)
- Monozyten (große Fresszellen)
- Lymphozyten

 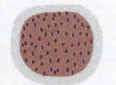

Granulozyt Monozyt Lymphozyt

Abb. 14.2.3: Leukozyten

Granulozyten
Die Granulozyten werden im roten Knochenmark gebildet und sind $^{10-14}/_{1000}$ mm groß. Sie leben nur wenige Tage. Einige von ihnen bekämpfen Fremdkörper; sie werden von Krankheitserregern (z. B. in einer Wunde) angezogen und können die eingedrungenen Krankheitserreger umschließen und verdauen. Dieser Vorgang heißt Phagozytose («Fressfähigkeit»). Die weißen Blutkörperchen sterben dabei manchmal ab und es entsteht Eiter (Eiter = tote Bakterien, zugrunde gegangene Granulozyten und eingeschmolzenes Gewebe).

Andere dienen der Abwehr bei Allergien, also der Abwehr von artentfremdeten Eiweißen.

Wiederum andere dienen als Speicher für Heparin, damit das Blut in den Gefäßen nicht gerinnen kann; sie sind nicht an der Abwehr beteiligt.

Monozyten
Die Monozyten werden im roten Knochenmark gebildet und sind $^{12-20}/_{1000}$ mm groß. Sie leben im Blut 1–3 Tage, wandern ins Gewebe und vernichten Eindringlinge durch Phagozytose.

DAS BLUT

Lymphozyten

Die Lymphozyten werden im Knochenmark, in den Lymphknoten und der Milz gebildet und sind $^{7-9}/_{1000}$ mm groß. Sie leben bis zu zwei Monate. Die meisten von ihnen befinden sich außerhalb der Blutgefäße im Lymphsystem (Lymphknoten, Milz, Thymus, Mandeln) und sind zuständig für:

- Immunabwehrreaktionen (z. B. bei Gewebstransplantaten).
- Antikörperbildung (hauptsächlich bei chronischen Entzündungen). Lymphozyten erkennen eindringende Krankheitserreger bzw. Fremdstoffe und beginnen als Gegenmittel massenhaft Antikörper (Abwehrstoffe) zu bilden. Diese verbinden sich mit den Krankheitserregern (die man Antigene nennt). Nun kommen die Monozyten, umschließen die Krankheitserreger und verdauen sie.

Einige Lymphozyten erkennen diese Krankheitserreger auch noch Jahre später und bilden sehr schnell Antikörper. Es kommt nicht mehr zur Erkrankung; der Körper ist immun geworden.

Blutplättchen (Thrombozyten) (Abb. 14.2.4)

Die Thrombozyten werden im Knochenmark gebildet. Es sind winzige Zellteilchen ($^{0,5-2}/_{1000}$ mm) ohne Zellkern, die nur wenige Tage leben. Wir haben 200–500000 pro mm³ Blut. Bei kleinen Gefäßverletzungen können sie die Gefäßwände innerhalb weniger Minuten abdichten, indem sie sich an den Rand der Verletzung heften. Zudem zerfallen sie bei der kleinsten Verletzung und setzen Proteine (Eiweiße) frei, die die Blutgerinnung einleiten.

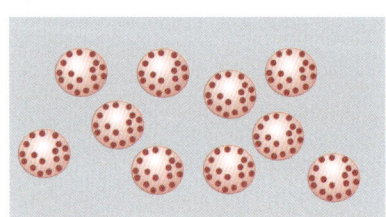

Abb. 14.2.4: Thrombozyten

Flüssige Bestandteile

Plasma

Das Blutplasma besteht aus:
- 90 % Wasser
- Salzen
- Nährstoffen (Glukose, Aminosäuren, Glyzerin und Fettsäuren)
- Hormonen, Enzymen
- körpereigenen Eiweißen (Albumine und Globuline)
- Gerinnungsfaktoren

Plasmaeiweiße

Albumin ist das wichtigste Plasmaeiweiß. Es bindet Wasser an sich und hält dieses in den Gefäßen zurück. Wenn die Leber zu wenig Albumin bildet (z. B. wegen einer Erkrankung der Leber oder bei Menschen, die hungern und/oder kein Eiweiß essen), tritt Wasser durch die dünnen Kapillarwände in das Gewebe aus; es entstehen Ödeme (z. B. Hungerödeme: Wasser tritt in die Bauchhöhle aus).

Immunglobuline werden von den Lymphozyten gebildet und sind Antikörper, die zusammen mit den weißen Blutkörperchen eine wichtige Rolle bei der Abwehr von Krankheitserregern spielen.

DAS BLUT

Aufgaben des Blutes

Das Blut fließt in Gefäßen durch den ganzen Körper. Dabei hat es vier wesentliche Aufgaben:
- Transportfunktion
- Abwehr von Krankheitserregern
- Wundverschluss
- Wärmeverteilung

Transportfunktion

Das Blut transportiert:
- Nährstoffe vom Darm und der Leber zu den Zellen.
- Abfallstoffe von den Zellen zu den Nieren oder der Leber.
- Sauerstoff von den Lungenbläschen zu den Zellen.
- Kohlendioxid von den Zellen zu den Lungenbläschen.
- Albumine und Globuline.
- Hormone und Enzyme, die die chemischen Vorgänge im Körper steuern.

Abwehrfunktion

Die weißen Blutkörperchen helfen mit, Krankheitserreger wie Bakterien, Viren, Pilze und Parasiten abzuwehren.

Wundverschluss

Die Blutplättchen (Thrombozyten) und die Eiweißstoffe aus dem Plasma (Gerinnungsfaktoren) schützen den Körper vor Blutverlust bei kleineren Verletzungen. Die Blutstillung läuft in mehreren Schritten ab:

- Die verletzten Blutgefäße ziehen sich zusammen, sie verengen sich.
- Die Blutplättchen heften sich an den Rand der Gefäßöffnung und verschließen diese innerhalb weniger Minuten.
- Die Gerinnungsfaktoren (Plasmaeiweiße) werden aktiviert und in einem komplizierten Vorgang entsteht ein unlösliches, fadenförmiges Protein (Eiweiß), das Fibrin. Dieses verstärkt den Plättchenpfropf und bildet einen Schutz, der die Wundheilung ermöglicht.

Wärmeverteilung

Da das Blut immer durch den ganzen Körper zirkuliert, sorgt es für eine relativ konstante Körpertemperatur von ca. 37 °C (Kerntemperatur).

Notizen

DAS HERZ

14.3 Das Herz (Abb. 14.3.1)

Das Herz liegt hinter dem Brustbein zwischen den beiden Lungenflügeln, zwei Drittel des Herzens in der linken Körperhälfte, ein Drittel in der rechten. Es ist etwa so groß wie die Faust des jeweiligen Menschen und beim Erwachsenen ca. 300–500 g schwer.

Das Herz ist der am meisten belastete Muskel unseres Körpers. Es ist ein Hohlmuskel. Es ist in einen Beutel eingeschlossen (Herzbeutel), der mit Flüssigkeit gefüllt ist; der Herzbeutel erleichtert reibungslose Bewegungen des Herzens.

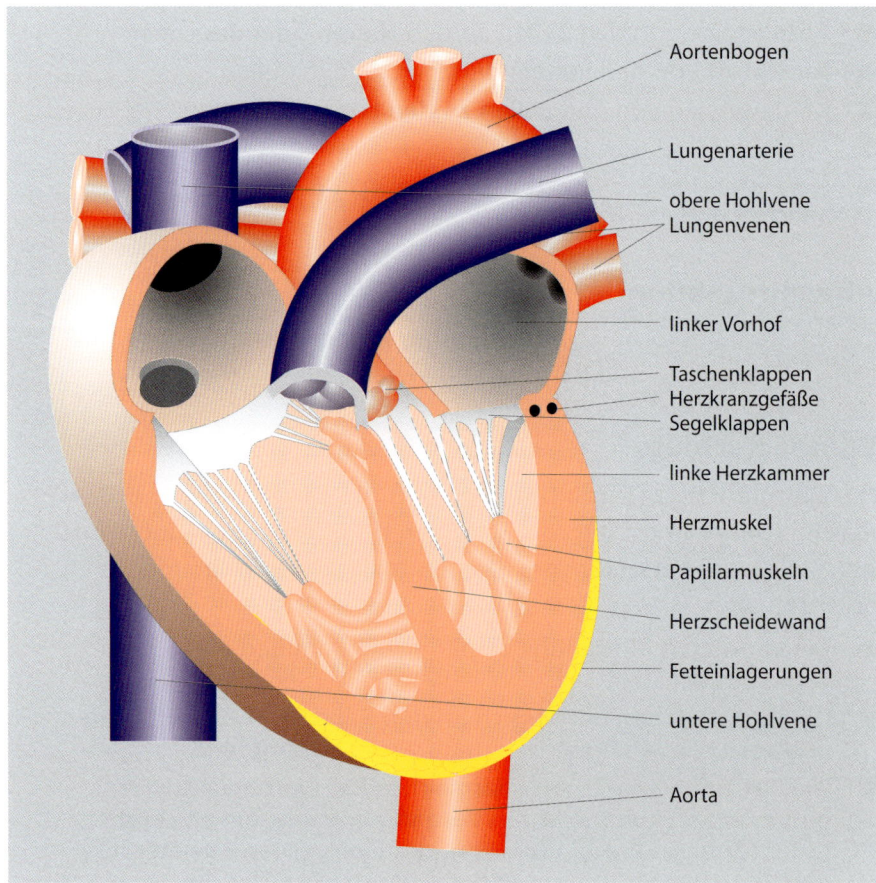

Abb. 14.3.1: Längsschnitt durch das Herz

Einteilung des Herzens

Eine Scheidewand (Septum) trennt das Herz längs in zwei Hälften, das rechte und das linke Herz. Jede Hälfte ist noch einmal unterteilt in einen Vorhof und eine Kammer.

Die beiden Vorhöfe nehmen Blut auf; der rechte das aus dem Körper (durch die obere und untere Hohlvene), der linke das aus der Lunge (durch je 2 Lungenvenen).

Die linke Kammer pumpt Blut in den Körperkreislauf (durch die Aorta), die rechte in die Lunge (durch die Lungenarterien).

DAS HERZ

Damit das Blut immer in die richtige Richtung fließt und nicht zurückfließen kann, sind zwischen den Vorhöfen und den Kammern Segelklappen und zwischen den Kammern und den austretenden großen Gefäße (Aorta, Lungenarterie) Taschenklappen eingebaut.

Aufbau des Herzens

Die Herzwand besteht aus den drei Schichten Endokard, Myokard und Epikard. Das Perikard umhüllt gemeinsam mit dem Epikard das Herz.

Herzinnenhaut (Endokard)

Das Endokard besteht aus dünnem Bindegewebe und kleidet den Innenraum des Herzens aus; es ist weniger als 1 mm dick.

Herzmuskelschicht (Myokard)

Das Myokard ist der eigentliche Herzmuskel. Die Muskelschicht der linken Herzkammer ist besonders dick (ca. 1 cm), weil diese am meisten leisten muss. Die Muskelschicht der Vorhöfe ist weniger als 1mm dick, die der rechten Kammer 2–4 mm.

Herzaußenschicht (Epikard)

Das Epikard ist die Außenschicht des Herzens und besteht aus Bindegewebe. Um Unebenheiten auszugleichen, ist Fett in das Bindegewebe eingelagert.

Perikard

Das Perikard umhüllt das Herz. Es besteht aus reißfestem Bindegewebe und bildet mit dem Epikard zusammen den Herzbeutel.
Das Perikard ist mit dem Zwerchfell und der Pleura verwachsen und hält das Herz so an seinem Platz.

Herzkranzgefäße (Koronargefäße)

Die Herzkranzgefäße sind Arterien, die das Herz selbst mit Blut versorgen. Da das Herz unermüdlich tätig ist, braucht es sehr viel Sauerstoff. Die Koronargefäße transportieren ca. 5 % von der Gesamtmenge des Blutes, das sind ca. 520 Liter/Tag, durch den Herzmuskel.

Die beiden Koronararterien zweigen kurz nach der Aortenklappe von der Aorta ab und verästeln sich so, dass sie das ganze Herz kranzartig umziehen und mit Blut versorgen. Das verbrauchte Blut wird von den Venen des Herzens zu einer Sammelvene transportiert, die in den rechten Vorhof mündet.

DAS HERZ

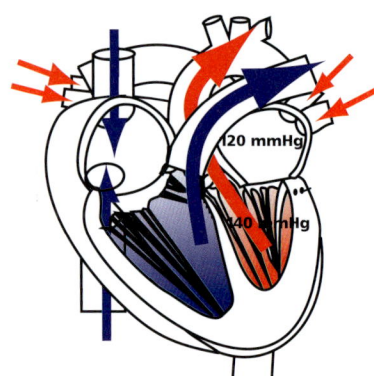

Abb. 14.3.2: Kontraktion der Herzkammern

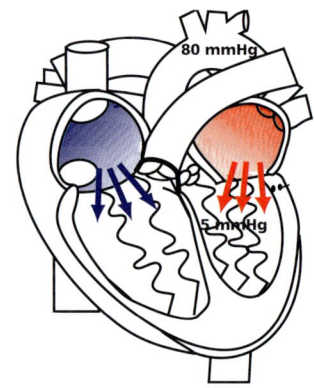

Abb. 14.3.3: Erschlaffung der Herzkammern

Notizen

Herztätigkeit

Die Arbeit des Herzens besteht darin, dass sich die Muskeln der Herzkammern und der Vorhöfe abwechslungsweise zusammenziehen (kontrahieren) bzw. erschlaffen.

Die Muskeln der Herzkammern ziehen sich ca. 70 Mal pro Minute zusammen und pressen Blut in die Aorta (Körperkreislauf) und in die Lungenarterien (Lungenkreislauf). Diese Phase der Herztätigkeit nennt man **Systole** (s. Abb. 14.3.2).

Nach der Kontraktion erschlaffen die Herzkammern und saugen ca. 85 % des Blutes aus den Vorhöfen an. Diese Phase der Herztätigkeit nennt man **Diastole**.

Gleichzeitig ziehen sich die Muskeln der Vorhöfe zusammen. Sie sind viel schwächer ausgebildet als die der Kammern und brauchen nur noch die restlichen 15 % des Blutes in die Herzkammern zu befördern (s. Abb. 14.3.3).

Während der Systole, die nur ca. 0,15 Sek. dauert, ist der Druck des Blutes in der linken Herzkammer, der Aorta und den Arterien am höchsten. Dieser Druck wird **systolischer Blutdruck** genannt.

Während der Diastole, die ca. 0,7 Sek. dauert, ist der Druck in der linken Herzkammer praktisch gleich Null. Weil die Aorta sehr elastisch und keine starre Röhre ist, sinkt der Druck des Blutes in ihr nie auf Null, sondern nur auf ca. 80 mm Hg. Diesen Druck nennt man den **diastolischen Blutdruck**.

Die Differenz zwischen dem systolischen und dem diastolischen Blutdruck nennt man **Blutdruckamplitude.** Sie liegt idealerweise bei 40–50 mm Hg.

Reizbildungs- und Reizleitungssystem des Herzens

Im Herzen befinden sich spezialisierte quergestreifte Muskelzellen, die Reize bilden und sie weiterleiten können (**Reizbildungs- und Reizleitungssystem**). Das Herz arbeitet ensprechend unabhängig vom übrigen Nervensystem.

Das vegetative Nervensystem kann das Reizleitungssystem beeinflussen. Der **Sympathikus** kann, wenn er erregt wird (bei körperlichen Aktivitäten, psychisch) das Herz schneller schlagen lassen, der **Parasympathikus** den Herzschlag verlangsamen.

BLUTGEFÄSSE UND BLUTKREISLAUF

14.4 Blutgefäße und Blutkreislauf

Die Blutgefäße sind elastische Röhren, die das Blut in einem ständigen Kreislauf durch den Körper transportieren.

Die Blutgefäße

Arterien, Arteriolen (Abb. 14.4.1)

Die Arterien (Schlagadern) transportieren das Blut vom Herzen weg zum Körper (sauerstoffreich) und zur Lunge (sauerstoffarm). Die größte und kräftigste Arterie, die direkt aus der linken Herzkammer kommt, heißt Aorta. Von ihr aus münden Arterien zu allen Organen und Geweben des Körpers. Je weiter vom Herzen weg, desto mehr verzweigen sich die Arterien und desto dünner werden sie. Die allerkleinsten, die man mit bloßem Auge kaum mehr sieht, nennt man Arteriolen.

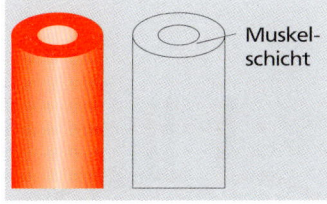

Abb. 14.4.1: Arterie

Kapillaren (= Haargefäße)

Die Arteriolen münden in die Kapillaren. Die Kapillaren sind hauchdünne Blutgefäße mit semipermeablen (halbdurchläßigen) Wänden. Sie verbinden die Arteriolen mit den Venolen. Eine Kapillare ist nur $^{5-10}/_{1000}$ mm dick; so kann das Blut nur sehr langsam fließen. Hier findet der Stoffaustausch statt, das heißt, es werden Sauerstoff und Kohlendioxid ausgetauscht, Nährstoffe an die Zellen abgegeben und Abbaustoffe aufgenommen und abtransportiert. (s. Abb. 14.4.2)

Abb. 14.4.2: Stoffwechsel in den Kapillaren

Alle Kapillaren zusammengereiht messen mehr als 50000 km, ihre Oberfläche etwa 6–7000 m². Es werden nicht immer alle Kapillaren durchblutet, aber wenn ein Gewebe oder Organ (z. B. bei erhöhter Muskeltätigkeit) mehr O_2 und Nährstoffe braucht, sind sie bereit, dort mehr Blut durchfließen zu lassen.

Anatomie Physiologie

BLUTGEFÄSSE UND BLUTKREISLAUF

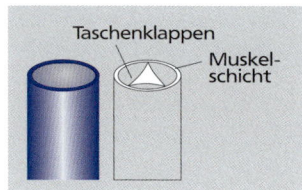

Abb. 14.4.3: Vene

Venolen, Venen (Abb. 14.4.3)

Indem Kapillaren zusammenfließen, entstehen kleinste Venen, die Venolen (auch Venulen). Diese führen in immer größere Gefäße, die Venen bis zu den beiden größten, der oberen und der unteren Hohlvene.

Die Venen transportieren das Blut aus dem Körper (sauerstoffarm) und von der Lunge (sauerstoffreich) zum Herzen. Größere Venen enthalten Taschenklappen, damit das Blut nicht zurückfließen kann.

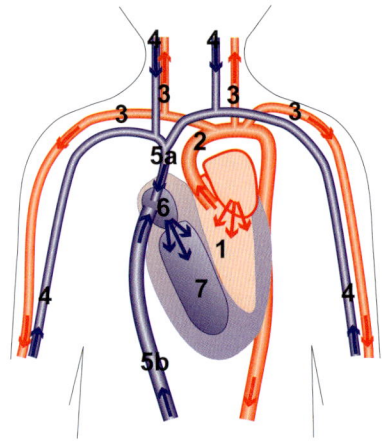

Abb. 14.4.4: Der Körperkreislauf

Der Körperkreislauf (Abb. 14.4.4)

1. Das Blut fließt von der **linken Herzkammer**
2. in die **Aorta** und von der Aorta in die
3. **Arterien**. Die Arterien bringen das sauerstoffreiche (= arterielle) Blut zu allen Organen, Geweben und Zellen des Körpers. Dort gibt das Blut Sauerstoff und Nährstoffe ab und nimmt Kohlendioxid und Abfallstoffe auf.
4. Die **Venen** bringen das sauerstoffarme (= venöse) Blut von den Organen, Geweben und Zellen zurück in die
5. **obere** (5a) oder **untere** (5b) **Hohlvene**.
6. Die Hohlvenen münden in den **rechten Vorhof** des Herzens.
7. Vom rechten Vorhof fließt das Blut in die **rechte Herzkammer**.

Das Blut, das vom Körper zurückkommt, hat seinen Sauerstoff abgegeben und geht jetzt über die Lungenarterie (sie heißt Arterie, weil sie vom Herzen wegführt – obwohl sie venöses Blut transportiert) in die Lunge, wo es über die Lungenbläschen neuen Sauerstoff erhält – der Lungenkreislauf.

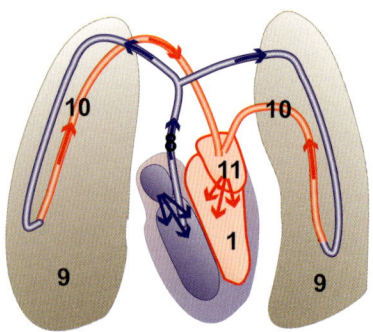

Abb. 14.4.5: Der Lungenkreislauf

Der Lungenkreislauf (Abb. 14.4.5)

8. Von der rechten Herzkammer fließt das Blut durch die **Lungenarterien** in den
9. **rechten und linken Lungenflügel**. In der Lunge gibt es Kohlendioxid an die Lungenbläschen (Alveolen) ab und nimmt von den Lungenbläschen Sauerstoff auf. Jetzt fließt das Blut durch
10. die **Lungenvenen** in den
11. **linken Vorhof** und von da in die
1. **linke Herzkammer** zurück.

Anatomie Physiologie 313

BLUTGEFÄSSE UND BLUTKREISLAUF

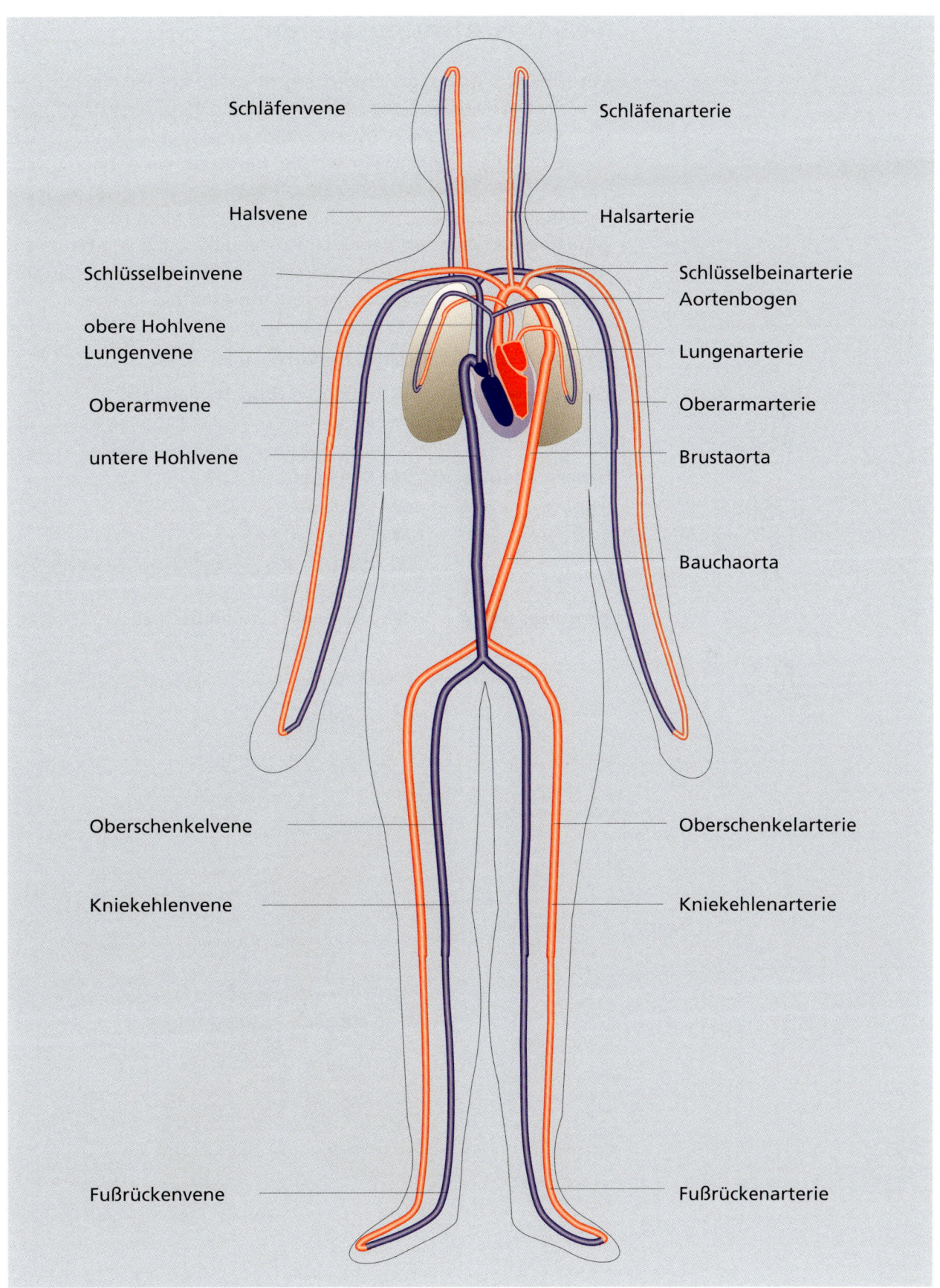

Abb. 14.4.6: Der Blutkreislauf schematisch dargestellt

DAS ATMUNGSSYSTEM

14.5 Das Atmungssystem

Mit Hilfe des Atmungssystems tauscht unser Körper mit der Umgebung Gase aus, d.h. er nimmt mit der Luft Sauerstoff (O_2) auf und gibt Kohlendioxid (CO_2) ab. Dieser Gasaustausch findet in der Lunge zwischen Lungenbläschen und Blut statt; wir nennen diesen Vorgang äußere Atmung. Das Blut bringt den Sauerstoff zu jeder einzelnen Körperzelle, wo er hilft, Nährstoffe zu verbrennen. Als Abfallprodukt entsteht dabei das Kohlendioxid, das wiederum auf dem Blutweg zu den Lungenbläschen transportiert und von dort ausgeatmet wird. Das nennt man äußere Atmung.

Anteile des Atmungssystems (Abb. 14.5.1)

Obere Atemwege
- Nase und Nasenhöhlen
- Rachen

Untere Atemwege
- Kehlkopf
- Luftröhre
- Bronchien
- Bronchiolen

Atmungsorgan
- Lunge mit Lungenbläschen

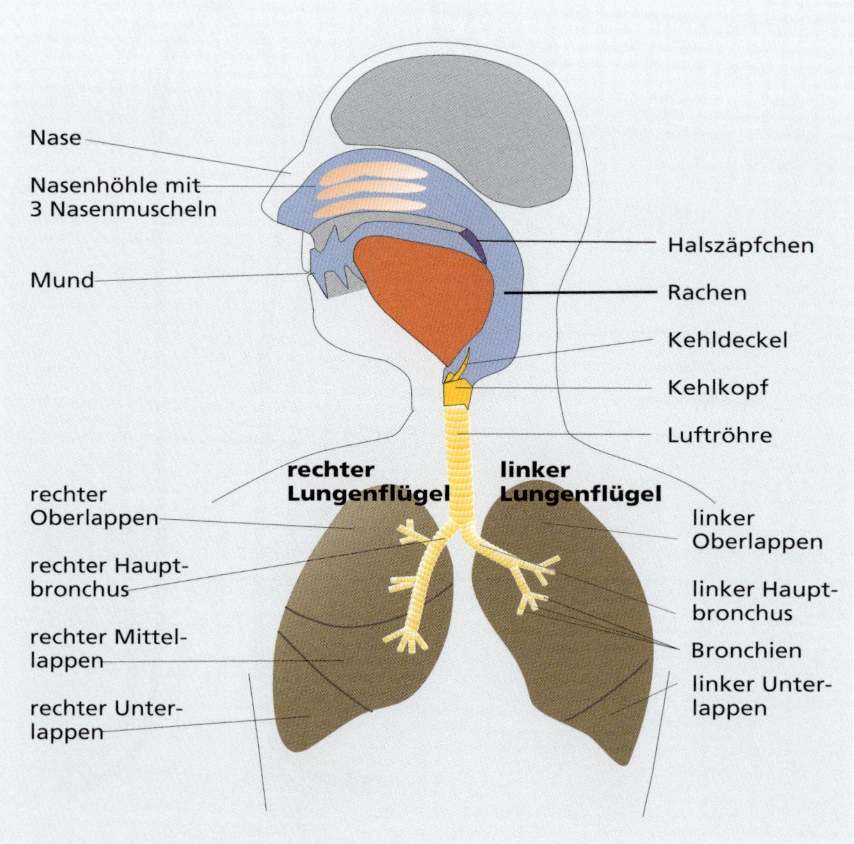

Abb. 14.5.1: Das Atmungssystem

DIE ATEMWEGE

Die Atemwege / Nase

In der Regel tritt die Luft durch die Nase in den Körper ein. Die Oberfläche der Nasenhöhle wird durch drei Nasenmuscheln vergrößert. Die Schleimhaut der Nase ist sehr gut durchblutet und dank eingelagerter Drüsen feucht (s. Abb. 14.5.2).

Funktionen der Nase
In den Nasenmuscheln wird die Luft vorbereitet. Sie wird:

- durch Haare grob gefiltert und gereinigt (feine Staubteilchen, Bakterien usw. bleiben an den feuchten Schleimhäuten hängen, werden durch die Flimmerhärchen in den Rachen befördert und verschluckt oder ausgehustet).
- durch die Schleimhaut angefeuchtet.
- durch das dichte Netz der Blutgefäße, das wie eine Zentralheizung wirkt, erwärmt.
- durch das Riechorgan auf den Geruch geprüft.

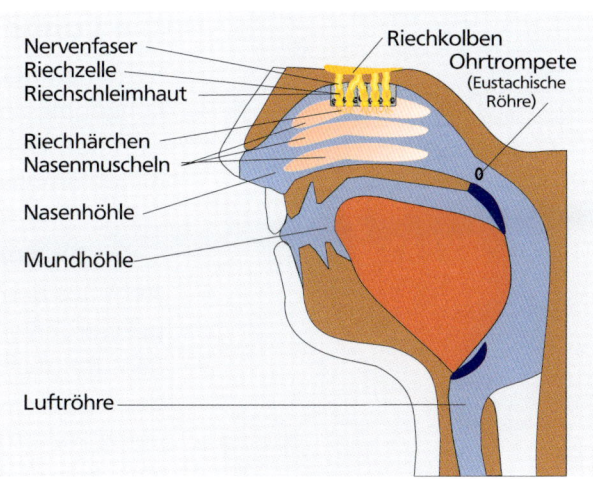

Abb. 14.5.2: Schnitt durch die Nasenhöhle und den Rachenraum

Rachen

Im Rachen kreuzen sich die Luft- und die Speiseröhre. Die Ohrtrompete (Eustachische Röhre) verbindet die Rachenhöhle mit dem Mittelohr; sie dient dem Luftdruckausgleich, indem sie bei jedem Schluckakt automatisch geöffnet wird.

Kehlkopf, Luftröhre, Bronchien (Abb. 14.5.3)

Der Kehlkopf besteht hauptsächlich aus Knorpelgewebe und ist mit gefäßreicher Schleimhaut ausgekleidet. Auf dem Kehlkopf sitzt der Kehldeckel; er verschließt sich, wenn wir essen, damit keine Nahrung in die Luftröhre gerät.

Die Luftröhre ist ein ca. 12 cm langer muskulöser Schlauch. Damit sie nicht zusammenkleben kann und trotzdem beweglich ist, wird sie von 16–18 hufeisenförmigen Knorpelspangen offengehalten.

Sie ist wie der ganze Atemtrakt mit Schleimhaut ausgekleidet. Durch die Drüsenzellen wird sie ständig befeuchtet und durch Flimmerhärchen an den Schleimhautzellen werden Verunreinigungen und Schleim nach außen befördert.

Auf der Höhe des 4.–5. Brustwirbels teilt sich die Luftröhre in den rechten und linken Hauptbronchus. Der verästelt sich zuerst in Bronchien, dann in Bronchiolen und endet in den Lungenbläschen, den Alveolen.

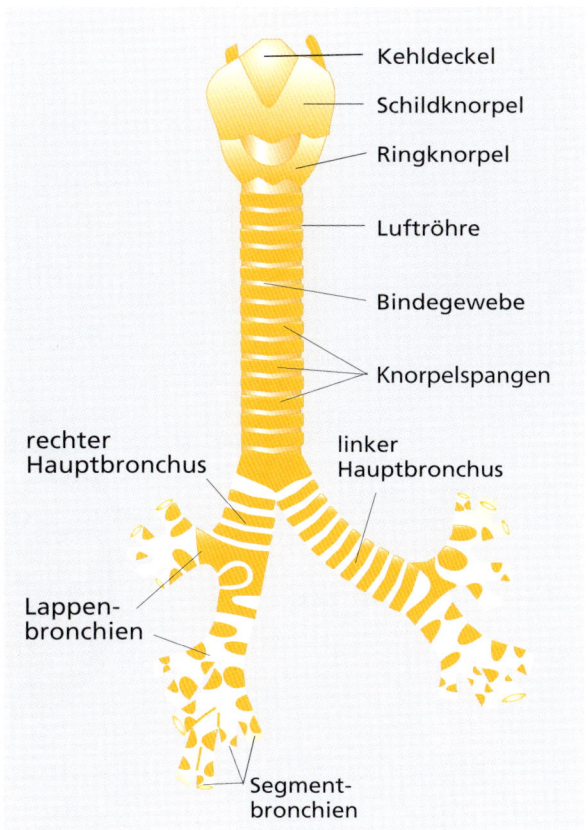

Abb. 14.5.3: Kehlkopf, Luftröhre und Bronchien

DIE ATEMWEGE

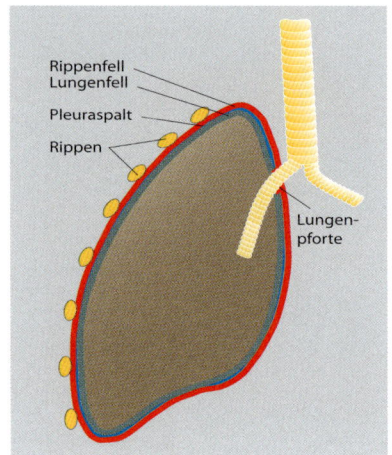

Abb. 14.5.4: Schnitt durch einen Lungenflügel

Notizen

Die Lunge (Abb. 14.5.4)

Beide Lungenflügel zusammen enthalten ca. 300–500 Millionen Lungenbläschen, wovon jedes einen Durchmesser von 0,2 Millimetern hat. Die gesamte Oberfläche der Lungenbläschen würde aneinandergelegt etwa 200 Quadratmeter betragen. Die Wände der Lungenbläschen sind etwa 50 Mal dünner als eine Telefonbuch-Seite. Die Lunge besteht aus zwei Lungenflügeln. Der rechte besteht aus drei, der linke aus zwei Lungenlappen. Beide Lungenflügel werden von einer hauchdünnen Haut, dem Lungenfell, überzogen. Bei der Lungenpforte schlägt das Lungenfell um und bildet das Rippenfell, das an der Innenwand des Brustkorbs befestigt ist. Beide Felle (Häute) zusammen nennt man das Brustfell. Der Raum zwischen den beiden Fellen heißt Pleuraspalt. Damit sich die beiden Felle nicht aneinander reiben, enthält er eine seröse Flüssigkeit. Der Pleuraspalt ist luftdicht abgeschlossen; in ihm herrscht Unterdruck. Wenn er z.B. durch eine gebrochene Rippe verletzt wird, kann Luft in den Pleuraspalt gelangen und der betroffene Lungenflügel fällt in sich zusammen.

Der Gasaustausch

Der Austausch von Sauerstoff (O_2) aus der Luft und Kohlendioxid (CO_2), dem «Abfallprodukt» aus den Körperzellen geschieht in den Lungenbläschen; man nennt ihn Gasaustausch (s. Abb. 14.5.5).

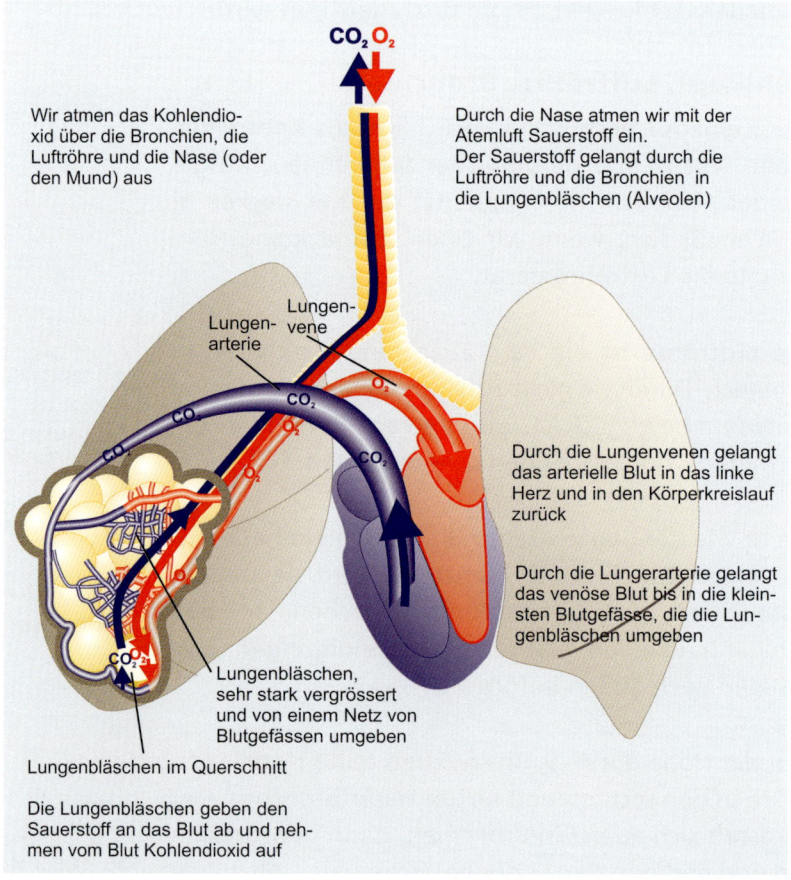

Abb. 14.5.5: Der Gasaustausch

DAS VERDAUUNGSSYSTEM

14.6 Das Verdauungssystem

Das Verdauungssystem umfasst alle Organe, die an der Verdauung beteiligt sind. Seine Aufgabe besteht darin, die Nahrung, die wir beim Essen zu uns nehmen, in allerkleinste Teilchen aufzubereiten, so dass sie über die Blut- und Lymphgefässe bis zu den Zellen gelangen können. Nutzlose Stoffe werden ausgeschieden.

Anteile des Verdauungssystems (Abb. 14.6.1)

- Mundhöhle mit den Zähnen, der Zunge und den Speicheldrüsen
- Rachen
- Speiseröhre
- Magen
- Zwölffingerdarm
- Dünndarm
- Blinddarm mit Wurmfortsatz
- Dickdarm
- Mastdarm
- Bauchspeicheldrüse
- Leber
- Gallenblase

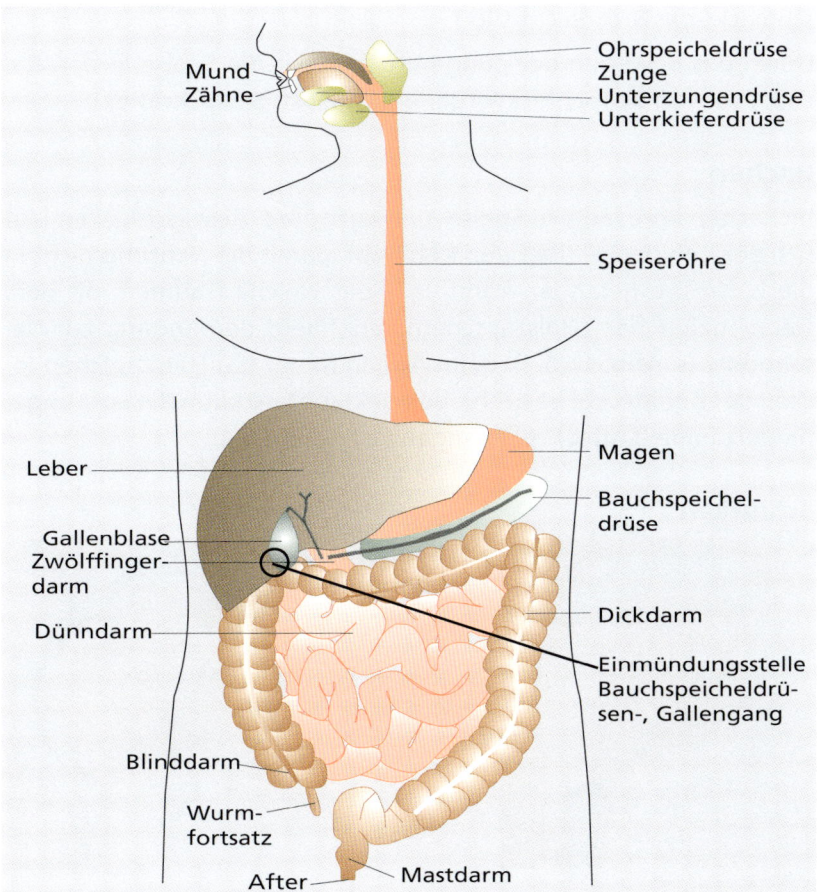

Abb. 14.6.1: Anteile des Verdauungssystems

DAS VERDAUUNGSSYSTEM

Mundhöhle

In der Mundhöhle wird die Nahrung mit den Zähnen zerkleinert und mit Speichel vermischt, damit sie gleitfähig wird. Hier beginnt die Verdauung.

Die Oberfläche der Zunge wird von einer Schleimhaut gebildet. An ihren Rändern und dem Zungenrücken befinden sich Erhebungen der Schleimhaut, die Papillen. Durch sie spüren wir, ob das, was wir essen oder trinken, süß, sauer, salzig oder bitter ist (s. Abb. 14.6.2).

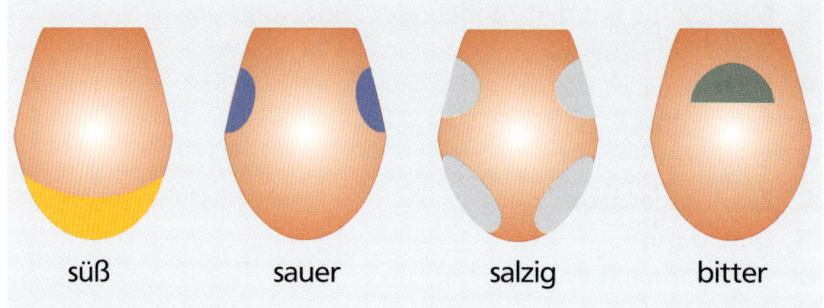

Abb. 14.6.2: Papillen auf der Zunge, die die Geschmacksqualitäten süß, sauer, salzig und bitter auslösen

Die Speicheldrüsen sondern ca. 1,5 Liter Speichel pro Tag ab. Im Speichel befinden sich Enzyme (Eiweiße, die den Stoffwechsel steuern), die Stärke (Kohlenhydrate) in Zucker zerlegen. (Deswegen schmeckt das Brot leicht süß.)

Durch das Bewegen der Zunge drücken wir die Speise in den Rachen; so wird der Schluckvorgang ausgelöst (Schluckreflex).

Rachen

Im Rachen kreuzen sich Speise- und Luftröhre. Beim Schlucken legt sich der Kehldeckel über den Kehlkopf, damit die Nahrung nicht in die Luftröhre gelangen kann, und der weiche Gaumen mit dem Gaumenzäpfchen (Halszäpfchen) verschließt den Zugang zur Nasenhöhle (s. Abb. 14.6.3). Beim Atmen hängt das Halszäpfchen locker, der Kehldeckel ist nach oben geklappt; so kann die Luft ungehindert in die Luftröhre gelangen (s. Abb. 14.6.4).

Schlucken

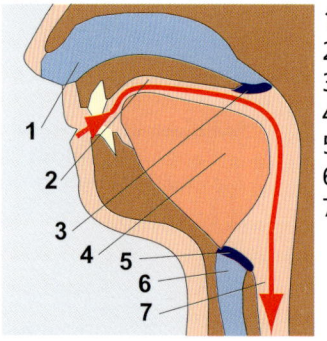

Abb. 14.6.3: Weg der Speisen

Atmen

1 Nasenhöhle
2 Mundhöhle
3 Zäpfchen
4 Zunge
5 Kehldeckel
6 Luftröhre
7 Speiseröhre

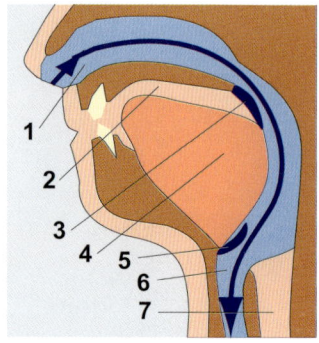

Abb. 14.6.4: Weg der Luft

DAS VERDAUUNGSSYSTEM

Speiseröhre

Die Speiseröhre ist ca. 25 cm lang und 1 cm breit. Die Nahrung wird (im ganzen Magen-Darm-Kanal) durch abwechselndes Zusammenziehen der Ring- und Längsmuskulatur vorwärtsbewegt. Diese Bewegungen der Muskeln nennen wir Peristaltik (s. Abb. 14.6.5).

Magen

Der Magen kann bis zu 2 Liter Nahrungsbrei fassen und diesen 1–5 Stunden speichern. In der Schleimhaut des Magens befinden sich ca. 5 Millionen Drüsen, die den Magensaft produzieren, der bei der chemischen Verdauung mithilft.

Der Magensaft besteht aus Wasser, Schleim, Salzsäure, Salzen und Enzymen (Pepsine). Die Art und die Menge, die produziert wird, hängt von der Nahrung ab, die verdaut werden muss.

Die Salzsäure hat die Aufgabe, Bakterien abzutöten und Enzyme zu aktivieren; der Schleim kleidet den Magen aus und schützt ihn so vor der Selbstverdauung durch die Salzsäure und das Pepsin.

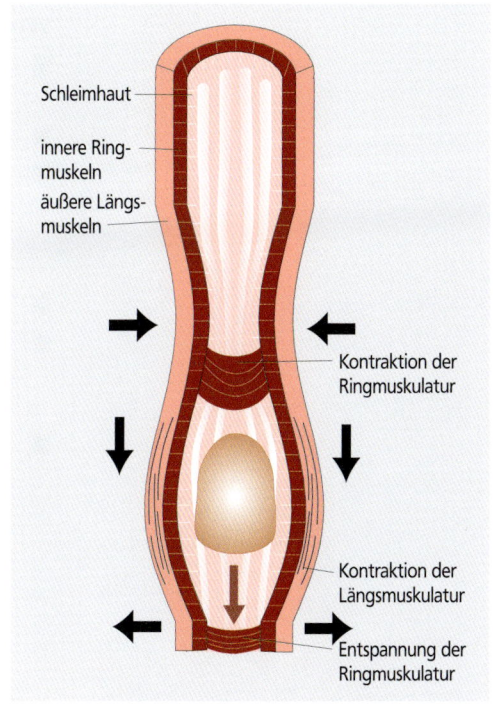

Abb. 14.6.5: Muskelschichten und -bewegungen der Speiseröhre

Zwölffingerdarm

Der Zwölffingerdarm ist so lang, wie 12 Finger breit sind. In ihn münden, gemeinsam oder getrennt, der Gallengang und der Ausführgang der Bauchspeicheldrüse. Hier werden die Nahrungsbestandteile mit Hilfe von Bauchspeichel und Verdauuns-Enzymen in ihre Einfachbausteine zerlegt.

Bauchspeicheldrüse

Die Bauchspeicheldrüse gehört zu den großen Darmdrüsen und hat einerseits die Funktion einer Verdauungs-, andererseits die einer Hormondrüse.

Als **Verdauungsdrüse** sondert sie pro Tag 0,5–1 Liter Bauchspeichel ab. Dieser enthält große Mengen Enzyme, von denen jedes einen bestimmten Nährstoff zerlegt.

Als **Hormondrüse** produziert die Bauchspeicheldrüse das Insulin, das den Blutzuckerspiegel reguliert.

Leber

Die Leber ist ca. 1,5 kg schwer und die größte Drüse unseres Körpers. Sie produziert und sondert den Gallensaft ab, der (eingedickt) in der Gallenblase gespeichert wird. Wenn wir fettreiche Nahrung essen, kommt der Gallensaft entweder direkt aus der Leber oder aus dem Reservoir, der Gallenblase, in den Zwölffingerdarm und zerteilt das Fett in kleinste Tröpfchen. Der Mensch kann auch ohne Gallenblase leben, hat dann aber oft Mühe, fettige Nahrung zu verdauen.

Notizen

DAS VERDAUUNGSSYSTEM

Weitere Funktionen der Leber

- Sie macht Giftstoffe wie Nikotin, Alkohol usw. zum Teil unschädlich (zu viele Giftstoffe zerstören die Leber).
- Sie speichert überschüssigen Zucker.
- Sie baut aus Aminosäuren körpereigenes Eiweiß auf, bildet aber auch den Harnstoff (Abfallprodukt des Eiweißstoffwechsels) und gibt ihn an das Blut ab, aus dem er über die Nieren entfernt wird.
- Sie produziert Bluteiweiße (Albumine).
- Sie dient als Blutspeicher, baut aber auch rote Blutkörperchen ab und speichert das darin enthaltene Eisen zur Wiederverwertung.
- Sie hilft mit bei der Blutgerinnung.

Dünndarm

Der Dünndarm ist 2–4 Meter lang. Er hat zwei Aufgaben: Einerseits sondert er in 24 Stunden ca. 5–15 Liter Darmsaft ab, der aus Wasser, Schleim, Enzymen und abgeschilferten Epithelzellen besteht, andererseits nimmt er Nahrungsteilchen auf.

Vorgang: Die Enzyme zerlegen die Bestandteile der Nahrung in so kleine wasserlösliche Teile, dass diese in die Blut- und Lymphgefäße der Darmzotten aufgenommen werden können. Traubenzucker und Aminosäuren gelangen so in die Haargefäße der Blutbahnen, Glyzerin und Fettsäuren in die der Lymphbahnen. Im Dünndarm werden ca. 95 % aller Verdauungssäfte (durchschnittlich 9 Liter /24 Stunden) wieder in den Kreislauf (Blut- und Lymphgefäße) aufgenommen (resorbiert).

Eine normale, glatte Oberfläche der Dünndarmschleimhaut wäre längst nicht groß genug, alle Stoffe, die der Körper braucht, aufzunehmen. Sie muss stark vergrößert werden. Das geschieht 1. durch Faltenbildung, 2. durch die Bildung von Zotten (um das Siebenfache und 3. durch einen feinen «Bürstensaum» (Mikrovilli) an den Zotten. So beträgt die gesamte resorbierende Oberfläche des Dünndarms ca. 200 Quadratmeter (s. Abb. 14.6.6).

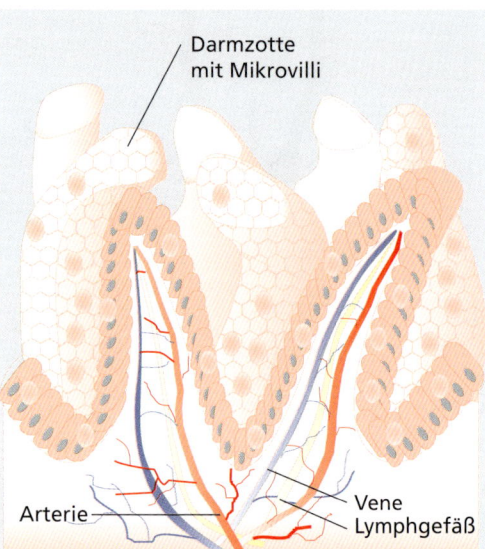

Abb. 14.6.6: Dünndarmschleimhaut

Dickdarm

Der Dickdarm ist beim erwachsenen Menschen ca. 1 m lang. In ihm wird der Stuhl eingedickt; es findet keine Verdauung mehr statt. Ca. 90 % der übriggebliebenen Verdauungssäfte (1–2 Liter) werden resorbiert, der Rest wird mit dem Stuhl (Kot, Fäzes) ausgeschieden.

Der Dickdarm ist reichlich mit Kolibakterien besiedelt. Mit ihrer Hilfe kommt es durch Gärung und Fäulnis zur Zerstörung der unverdaubaren Nahrungsbestandteile. Es entstehen auch die Darmgase. Diese werden als «Winde» ausgeschieden.

Durch die Peristaltik wird der Inhalt des Dickdarms in den Mastdarm befördert, der als Reservoir dient. Von Zeit zu Zeit wird der Stuhl ausgeschieden.

Notizen

Anatomie Physiologie

DAS VERDAUUNGSSYSTEM

Kohlehydrat	Eiweiß	Fett	mechanische Verdauung:
chemische Verdauung:			**Mund** Die Nahrung wird durch Zunge, Zähne und Speichel vermengt, zerkleinert, gleitfähig gemacht und in den Rachen geschoben. **Speiseröhre** Die Nahrung wird durch Rings- und Längsmuskulatur in den Magen geschoben.
Das im Speichel enthaltene Enzym **Ptyalin** spaltet Vielfachzucker, z.B. Stärke.			
	Das Enzym **Pepsin** spaltet Eiweisse (Proteine) in kleinere Eiweisskörper (Polypeptide).		**Magen** Der Nahrungsbrei wird (portionenweise) aufgefangen, gemischt und geknetet.
Der Bauchspeichel spaltet Stärke in Malzzucker und diesen in Traubenzucker.	zerlegt Peptide in kleinere Spaltstücke und Aminosäuren.	Die **Gallensäure** des Gallensaftes zerteilt grössere Fettkugeln in kleine Tröpfchen. spaltet Fettsäuren vom Fettmolekül ab.	**Zwölffingerdarm**
Die vom Zwölffingerdarm kommenden Enzyme wirken weiter. Die **Enzyme des Dünndarms** zerlegen Malzzucker in Traubenzucker,	bauen Peptide zu Aminosäuren ab	zerlegen Fettspaltstückchen in Glyzerin und Fettsäuren.	**Dünndarm** Die Endprodukte der Verdauung, Traubenzucker, Aminosäuren, Glyzerin und Fettsäuren gelangen durch die Dünndarmzotten in die Blut- und Lymphbahnen. Ca. 95% aller Verdauungssäfte werden in den Kreislauf resorbiert.
Blutkapillare		**Lymphkapillare**	**Dickdarm und Mastdarm** Es werden noch einmal 95% der verbliebenen Flüssigkeit resorbiert. Aus dem Rest und den unverdaulichen Nahrungsteilen wird der Stuhl geformt. Colibakterien erzeugen Gase, die dem Stuhl den Geruch geben und helfen, ihn zum Mastdarm zu befördern.

DAS HARNSYSTEM

14.7 Das Harnsystem

Das Harnsystem dient der Regulation unseres Wasser- und Elektrolythaushaltes. Es produziert den Harn und scheidet mit ihm nutzlose Stoffe aus.

Anteile des Harnsystems (Abb. 14.7.1)
- Nieren (2)
- Harnleiter (2)
- Harnblase
- Harnröhre

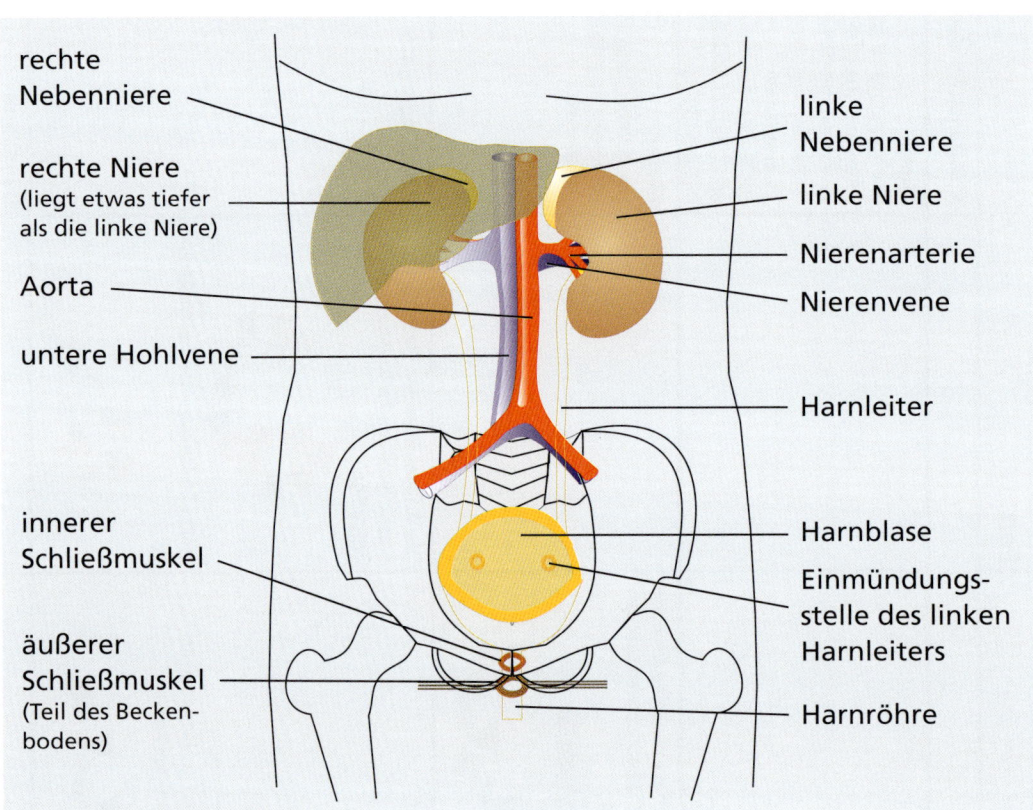

Abb. 14.7.1: Das Harnsystem

Nieren

Die Nieren liegen rechts und links vor der Wirbelsäule zwischen dem 11./12. Brustwirbel und dem 2./3. Lendenwirbel. Die rechte Niere liegt meistens etwas tiefer, weil die Leber Platz braucht.

Die Nieren sind von einem Fettpolster umgeben, das sie gegen Stöße und Schläge schützt. Das Fettpolster steckt in einem Bindegewebesack, der die Nieren an ihrem Platz hält.

Die Nieren sind bohnenförmig, etwa 12 cm lang, 7 cm breit und 4 cm dick. Eine Niere wiegt 120–200 Gramm.

DAS HARNSYSTEM

Aufbau der Niere (Abb. 14.7.2)

Jede Niere wird von einer Nierenkapsel aus Bindegewebe umhüllt. Die Niere besteht (von außen nach innen) aus der ca. 7 mm dicken **Nierenrinde**, aus dem **Nierenmark** (pyramidenförmig und heißt deswegen auch Markpyramiden) und dem **Nierenbecken**.

Die Spitzen der Markpyramiden haben kleine Öffnungen (Nierenpapillen), die in die Nierenkelche münden; in ihnen wird der Urin aufgefangen und gelangt über das Nierenbecken und den Harnleiter in die Blase.

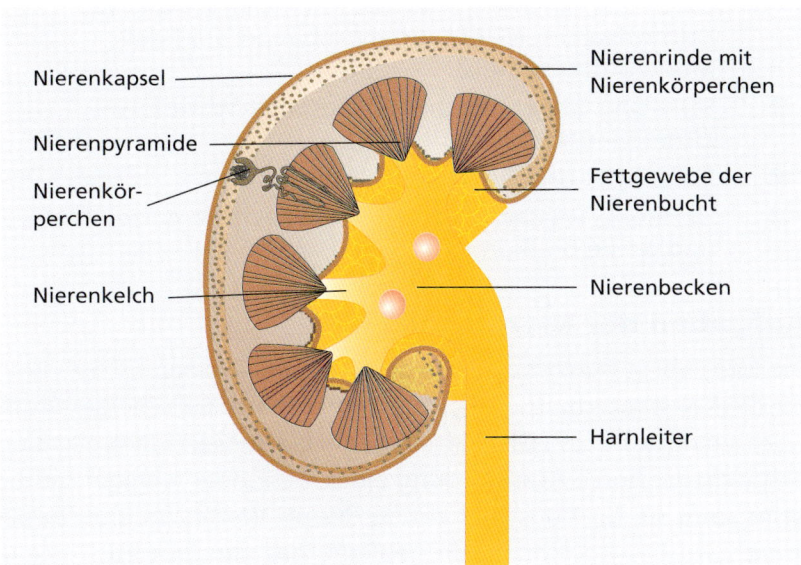

Abb. 14.7.2: Schematische Darstellung der Niere im Längsschnitt

Feinbau der Niere

In der Nierenrinde liegen pro Niere etwa 1 Million Nierenkörperchen; jedes hat eine Größe von ca. 0,15 mm. Ein Nierenkörperchen wird von einem Kapillarknäuel und der Bowman-Kapsel gebildet. Die Bowman-Kapsel öffnet sich in Richtung der Nierenkanälchen, welche im Nierenmark liegen und in die Sammelrohre münden. Je ein Nierenkörperchen und ein Nierenkanälchen zusammen nennt man Nephron (s. Abb. 14.7.3).

Harnbereitung

Durch die zuführenden Arteriolen fließen pro Tag ca. 1500 Liter Blut durch die Nierenkörperchen. Das ist ca. 300 Mal die gesamte Blutmenge.

Von den Kapillarknäueln (Glomeruli) werden ca. 150 Liter Wasser in die Bowman-Kapsel gepresst und fließen von da in die Nierenkanälchen. Das ist der «Primärharn».

Durch die feine Membran (zarte Haut) der Glomeruli gelangen auch Salze, einfach gebaute Glukose, Aminosäuren und ähnliche Stoffe, während die roten Blutkörperchen oder große Eiweiße zurückgehalten werden.

DAS HARNSYSTEM

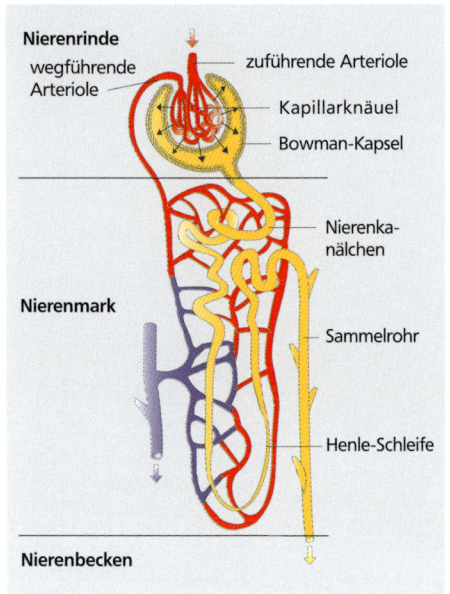

Abb. 14.7.3: Nephron mit Sammelrohr

Damit die wichtigen Stoffe dem Körper nicht verlorengehen, werden sie auf dem langen Weg durch die Nierenkanälchen und die Henle-Schleife, zusammen mit 99 % der Flüssigkeit, wie- der in die Blutgefäße aufgenommen. Übrig bleiben ca. 1,5 Liter Harn, der über die Sammelröhrchen, das Nierenbecken und den Harnleiter (Ureter) in die Blase gelangt und ausgeschieden wird.

Bestandteile des Urins

- Wasser (95–98 %)
- Schlackenstoffe: Harnstoff (Abbauprodukt des Eiweißstoffwechsels), Harnsäure (Abbauprodukt des Zellstoffwechsels), Kreatinin (Abbauprodukt des Muskelstoffwechsels)
- Salze und Säuren: Kochsalz, Phosphor, Schwefel-, Zitronen- und Oxalsäure
- Farbstoffe: Urobilinogen, Urochrom
- Hormone, wasserlösliche Vitamine, evtl. vereinzelt rote und weiße Blutkörperchen

Aufgaben der Niere

Die Niere sorgt durch Kontrolle der Salz- und Wasserausscheidung für die Konstanterhaltung des Wasserhaushalts. Sie scheidet Stoffwechselendstoffe und Giftstoffe aus und konserviert wertvolle Blutbestandteile. Durch Ausscheidung eines mehr oder weniger sauren Urins sorgt sie für Konstanthaltung des pH-Wertes im Blut. In der Niere wird das Hormon Renin gebildet, das den Blutdruck beeinflusst.

Harnblase

Die Harnblase liegt im kleinen Becken und ragt bei starker Füllung über die Schamfuge. Sie fasst normalerweise 900 ml–1500 ml Harn, Harndrang kann schon bei weniger als 250 ml Füllung eintreten. Die Harnblase wird durch 2 Ringmuskeln (Sphincter) verschlossen. Der obere besteht aus glatter Muskulatur, er arbeitet autonom. Der untere wird aus der quergestreiften Muskulatur des Beckenbodens gebildet. Durch ihn können wir die Blasenentleerung kontrollieren, wir sind kontinent. Im Alter kann die Kontinenz durch Erkrankungen oder altersbedingten Abbau des Nervensystems abnehmen; es kommt zu unkontrolliertem Harnabgang, zur Inkontinenz. Beckenbodentraining kann mithelfen, der Inkontinenz vorzubeugen.

Harnröhre

Die Harnröhre des Mannes ist 20–25 cm lang. Direkt nach dem Blasenausgang führt sie durch die Vorsteherdrüse (Prostata).
Bei der Frau ist die Harnröhre kurz, nur 2,5–4 cm. Das hat den Nachteil, dass Bakterien sehr leicht eindringen, in die Blase gelangen und dort eine Entzündung verursachen können. Deswegen ist besonders bei der Intimpflege größte Sauberkeit notwendig.

Notizen

DAS WEIBLICHE GENITALSYSTEM

14.8 Das Genitalsystem

Das weibliche Genitalsystem (Abb. 14.8.1)

Man unterscheidet innere und äußere Geschlechtsorgane der Frau. Die inneren Geschlechtsorgane (inneres Genitale) liegen im kleinen Becken: die **Eierstöcke** (Ovarien), die **Eileiter** (Tuben), die **Gebärmutter** (Uterus) und die **Scheide** (Vagina).

Zu den äußeren Geschlechtsorganen (äußeres Genitale) gehören: der **Scheidenvorhof**, die **großen** und **kleinen Schamlippen** und die **Klitoris**.

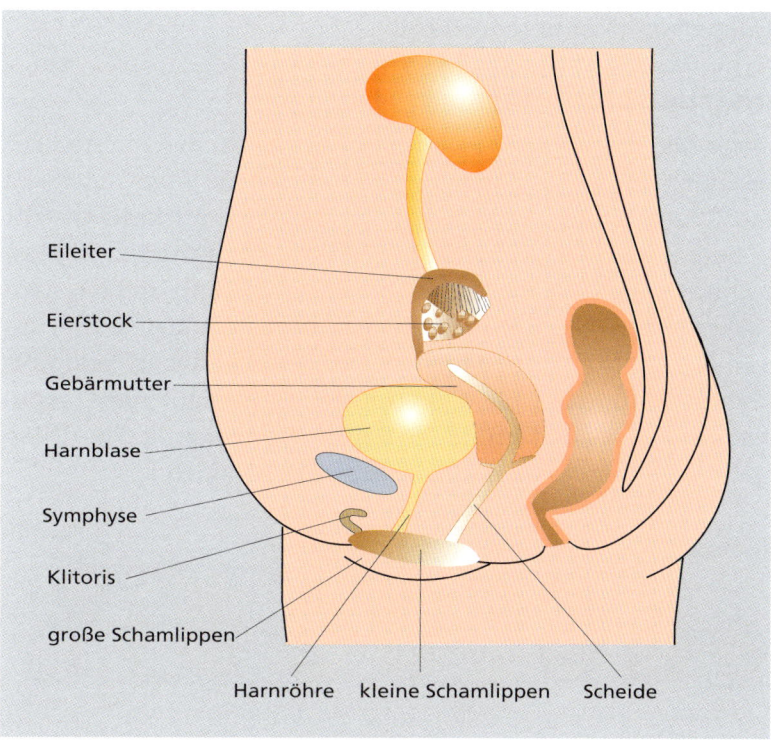

Abb. 14.8.1: Die weiblichen Geschlechtsorgane

Eierstöcke

Die Eierstöcke (Ovarien) sind paarig angelegt und mit Bändern am seitlichen Rand des Beckens aufgehängt. Ein Eierstock ist pflaumenförmig, ca. 3 cm lang und 1 cm dick. In seiner Rinde liegen schon zum Zeitpunkt der Geburt eines Mädchens ca. 200000 Primärfollikel (Follikel = Bläschen), in seinem Mark verlaufen die größeren Gefäße.

Reifung der Follikel (s. Abb. 14.8.2)

Primärfollikel sind Eizellen, die von einschichtigem Follikelepithel umgeben sind. Jeden Monat entwickeln sich einige dieser Primärfollikel zu **Sekundärfollikeln** weiter; sie werden mehrschichtig. Bei den **Tertiärfollikeln** füllt sich das Bläschen mit Flüssigkeit (Bläschenfollikel), die Eizelle liegt am Rand im Eihügel. Einer der Tertiärfollikel der beiden Eierstöcke reift zum **Graafschen Follikel** und kann bis zu 2 cm groß werden.

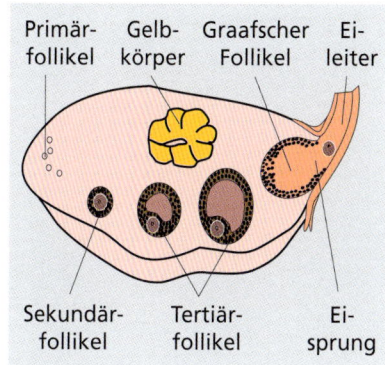

Abb. 14.8.2: Reifung vom Primärfollikel zum Gelbkörper und zwischendurch der Eisprung

DAS WEIBLICHE GENITALSYSTEM

Notizen

Beim **Follikelsprung** (Eisprung/Ovulation) platzt das Bläschen und die Eizelle springt aus dem Graafschen Follikel in die bereitgehaltene Öffnung des Eileiters.

Der entleerte Graafsche Follikel wird zum **Gelbkörper**, der das Hormon **Progesteron** bildet. Progesteron erhält die Gebärmutterschleimhaut. Wenn keine Befruchtung stattfindet, löst sich der Gelbkörper auf und bildet kein Progesteron mehr; die Gebärmutterschleimhaut wird abgelöst und es kommt zur Monatsblutung.

Sekundär- und Tertiärfollikel bilden das Hormon **Östrogen**, das die Gebärmutterschleimhaut wachsen und sich so für eine evtl. Schwangerschaft vorbereiten lässt.

Menstruationszyklus (Abb. 14.8.3)

Die erste Menstruation (Monatsblutung) tritt bei den meisten Europäerinnen mit 11–13 Jahren auf (Menarche), die letzte mit 45–52 Jahren (Menopause). Wenn keine Schwangerschaft besteht, tritt mehr oder weniger regelmäßig alle 28 Tage (Menstruationszyklus) eine Blutung ein. 14 Tage später kommt es zum Eisprung (Ovulation). Wenn die Eizelle befruchtet wird, bleibt der Gelbkörper bis zum Ende des dritten Schwangerschaftmonats bestehen. Sein Hormon sorgt dafür, dass die Gebärmutterschleimhaut nicht abgestoßen wird und sich kein neuer Eisprung ereignen kann. (Diese Aufgabe wird später von der Plazenta übernommen.)

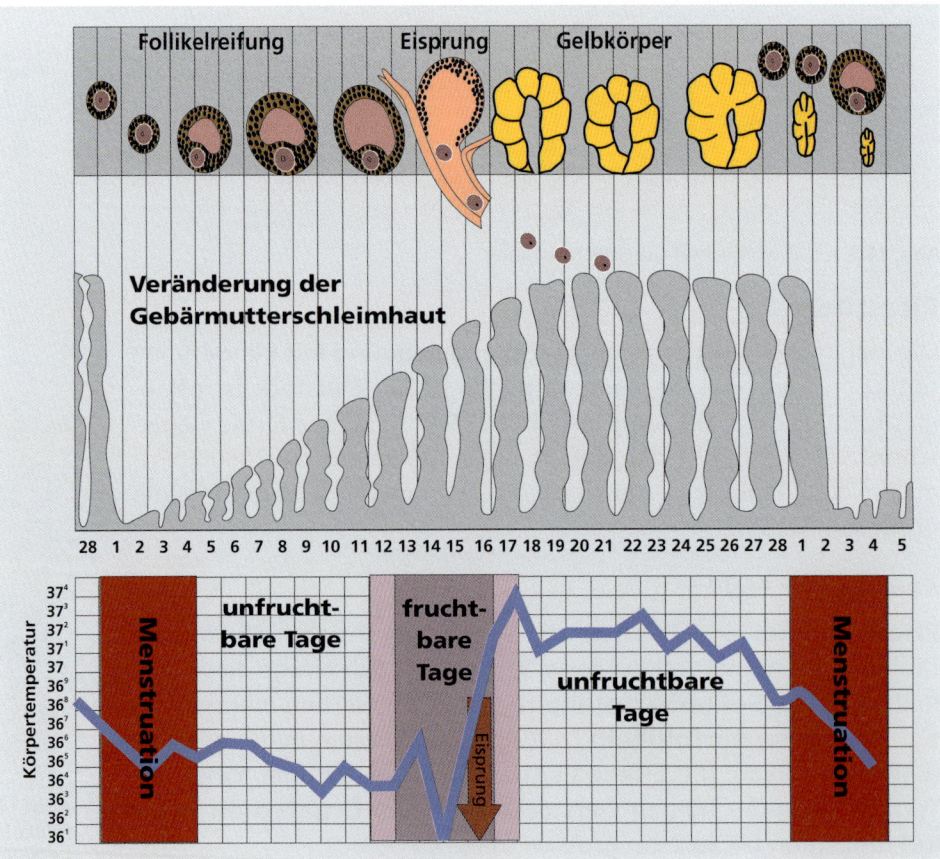

Abb. 14.8.3: Der weibliche Zyklus

DAS WEIBLICHE GENITALSYSTEM

Eileiter

Die Eileiter (Tuben) sind 10–15 cm lange, trompetenartige Muskelschläuche. Sie sind an ihren Enden trichterförmig geöffnet und mit fransenartigen Fortsätzen versehen. Der Trichter legt sich beim Eisprung über den Eierstock und nimmt die Eizelle auf. Diese wird im Eileiter in Richtung Gebärmutter transportiert und kann von männlichen Samenzellen (Spermien) auf diesem Weg befruchtet werden.

Gebärmutter

Die Gebärmutter (Uterus) ist ca. 9 cm lang und birnenförmig. Sie besteht aus dem Gebärmutterkörper und dem Gebärmutterhals. Ihre Wand ist ein sehr kräftiger, dehnbarer Hohlmuskel und sie ist mit Bändern aufgehängt. Innen ist die Gebärmutter mit Schleimhaut ausgekleidet, die während der geschlechtsreifen Zeit der Frau jeden Monat wächst und sich darauf vorbereitet, eine Eizelle aufzunehmen. Wenn sich keine Eizelle einnistet, stirbt die obere Schicht der Schleimhaut ab und wird abgestoßen (Menstruation).

Scheide

Die Scheide (Vagina) ist ein 7–10 cm langer, faltenreicher Schlauch, der an den Gebärmutterhals anschließt. Sie ist die Verbindung zwischen der Gebärmutter und den äußeren Geschlechtsteilen. Die Scheidenöffnung ist in der Regel bis zum ersten Geschlechtsverkehr teilweise von einer kleinen Schleimhautfalte, dem Hymen bedeckt. In der Scheide herrscht ein saures Milieu, das das Wachstum von Bakterien und deren Eindringen in die Gebärmutter hemmt.

Äußere Geschlechtsorgane

Im Scheidenvorhof befinden sich die **kleinen und großen Schamlippen**, die **Klitoris**, die Mündung der Harnröhre und der Eingang zur Scheide. Der Scheidenvorhof ist reich an Talg-, Schweiß- und Duftdrüsen, die ihn durch ihre Sekrete feucht halten.

Dieses Milieu (Feuchtigkeit, Wärme, Dunkelheit, evtl. Schmutz z.B. vom nahe gelegenen After) ist ein idealer Nährboden für Erreger. Eine sehr gute Intimpflege ist äußerst wichtig. Dazu kommt, dass die Harnröhre der Frau sehr kurz ist. Erreger können durch sie aufsteigen und Blasen/Niereninfektionen verursachen. Damit kein Schmutz vom After eindringen kann, wäscht man von der Harnröhrenmündung weg in Richtung After.

DAS MÄNNLICHE GENITALSYSTEM

Notizen

Das männliche Genitalsystem (Abb. 14.8.4)

Wie bei der Frau unterscheidet man auch beim Mann innere und äußere Geschlechtsorgane. Innere Geschlechtsorgane sind die **Hoden** (Testes), die **Nebenhoden** (Epididymis), der **Samenleiter**, die **Bläschendrüsen bzw. Samenbläschen** und die **Prostata** (Vorsteherdrüse).

Zu den äußeren Geschlechtsorganen gehören der **Penis** (Glied) und der **Hodensack** (Skrotum).

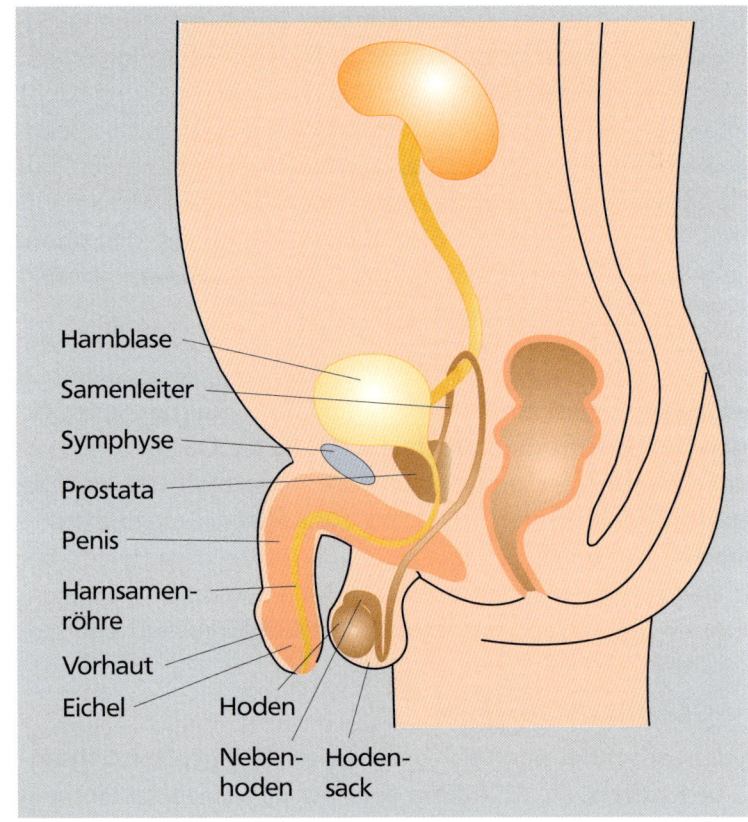

Abb. 14.8.4 : Männliche Geschlechtsorgane

Hoden (Abb. 14.8.5)

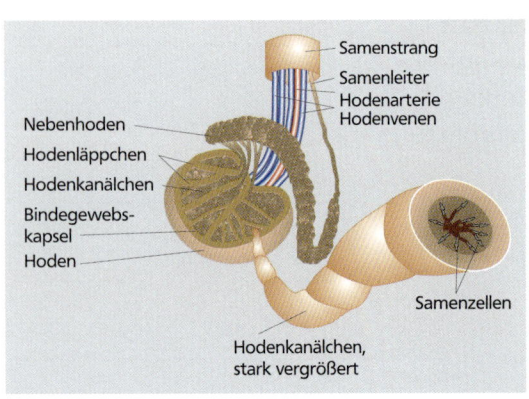

Abb. 14.8.5: Hoden und Nebenhoden

Die paarig angeordneten Hoden (Testes) befinden sich außerhalb des Beckens im Hodensack. Sie sind ca. 5 cm lang, eiförmig und von Bindegewebe umgeben. Die Hoden wachsen in der Bauchhöhle und sinken erst vor der Geburt in den Hodensack. Sie befinden sich außerhalb der Bauchhöhle, weil die Temperatur dort um 3–4 °C tiefer ist. In der warmen Bauchhöhle könnten die Spermien nicht heranreifen. Die Hoden sind durch die Samenleiter mit der Prostata verbunden.

Die Hoden sind in ca. 250 Hodenläppchen unterteilt, in denen sich die aufgeknäuelten Hodenkanälchen (Gesamtlänge mehr als 200 m) befinden. In den Hodenkanälchen

DAS MÄNNLICHE GENITALSYSTEM

werden die Samenzellen (Spermien) gebildet, in den Hoden das männliche Sexualhormon **Testosteron**, das u. a. für die Reifung der Samenzellen, die Funktion der Nebenhoden und der Prostata und die Entwicklung der sekundären Geschlechtsmerkmale (Muskel-, Knochenwachstum, Bartwuchs, Stimmbruch, Körperbehaarung) verantwortlich ist.

Nebenhoden

Die Nebenhoden (Epididymis) liegen auf der Rückseite der Hoden und sind mit diesen fest verbunden. Die Hodenkanälchen münden von den Nebenhoden in den Nebenhodengang. Hier werden die Spermien in einem sauren Sekret, das sie unbeweglich macht, gelagert, bis sie beim Samenerguss (Ejakulation) ausgestoßen werden. Pro Samenerguss werden in 3–6 ml Sekret 60 bis 500 Millionen Spermien ausgestoßen.

Samenleiter und Samenblasen

Der Samenleiter ist 50–70 cm lang und schließt an den Nebenhodengang an. Er ist sehr muskulös und hat die Aufgabe, die Spermien in die Harnsamenröhre zu befördern. Die Samenblase gibt ein alkalisches, nährstoffreiches Sekret ab. Das alkalische Milieu macht die Spermien beweglich und der Nährstoff gibt ihnen die Energie für die Bewegung.

Prostata (Vorsteherdrüse)

Die Prostata ist so groß wie eine Kastanie (ca. 4x4x2 cm) und umgibt den oberen Teil der Harnröhre. Sie gibt ebenfalls ein alkalisches Sekret ab, das die Beweglichkeit der Spermien erhöht.
Bei ca. 60 % der Männer kommt es durch hormonelle Veränderungen im Alter zu einer Vergrößerung der Prostata. Wenn die Beschwerden zu groß werden (Prostata drückt auf die Harnröhre = nur noch tropfenweises Wasserlassen), muss die Prostata operiert werden.

Penis

Der Penis besteht aus der Peniswurzel, die am Beckenboden befestigt ist, dem Penisschaft und der Eichel. Die Haut des Penis bildet über der Eichel eine Doppelfalte, die die Eichel schützt (Vorhaut). Die Harnsamenröhre verläuft von der Blase durch die Prostata, den Beckenbodenmuskel, den Penis und endet an der Spitze des Penis. Im Penisschaft befinden sich drei Schwellkörper, die sich mit Blut füllen und die Erektion (Versteifung des Penis) ermöglichen.

Hodensack

Der Hodensack wird von einer Hautfalte gebildet. Er hat die Aufgabe, die Temperatur in den Hoden geringer zu halten als die im Bauchraum. Er zieht sich bei Kälte zusammen und dehnt sich bei Wärme aus.

DAS BEWEGUNGSSYSTEM

14.9 Das Bewegungssystem

Unser Bewegungsapparat funktioniert durch das Zusammenspiel von Knochen, Gelenken und Muskeln. Knochen und Gelenke verhalten sich bei unseren Bewegungen passiv und heißen deswegen **passiver Bewegungsapparat**. Die Muskeln tun die eigentliche Arbeit; sie bilden mit den Sehnen und Bändern zusammen den **aktiven Bewegungsapparat**. Blut und Lymphe ernähren den Bewegungsapparat und durch das Nervensystem werden die Muskeltätigkeiten aufeinander abgestimmt.

Der passive Bewegungsapparat

Zellen und Gewebe

Unser passiver Bewegungsapparat besteht aus **Stützgewebe**. Stützgewebe ist Bindegewebe, das besonderen Druckkräften ausgesetzt ist.

Knorpelgewebe

Knorpel ist weich, elastisch und besonders druckfest, weil die Knorpelzellen von einer großen Menge Zwischenzellsubstanz und elastischen Fasern umlagert werden. Der Knorpel kann sich nicht selbst ernähren, weil er keine Blutgefäße enthält; er bezieht Nährstoffe und Sauerstoff aus den umliegenden Geweben. Wenn er abgenützt ist, kann er sich kaum mehr regenerieren; es kommt z. B. in den Gelenken zu schmerzhaften Abnützungserscheinungen (Arthrosen).

Knochengewebe

Da Knochengewebe ca. 2½ Mal schwerer ist als die übrigen Gewebe, spart der Körper an Knochengewebe, wo er kann. Deshalb sind die langen Knochen röhrenförmig gebaut: außen eine kompakte Knochenschicht (Kompakta), innen die schwammige Markschicht (Knochenmark) und an den Knochenenden leichte Knochenbälkchen.

Aufgabe der Knochen

- Stützfunktion und Formgebung
- Schutz der lebenswichtigsten Organe
- Bestandteile des passiven Bewegungsapparats
- Ansatzstelle für Muskeln und Sehnen
- Blutbildungsstätte
- Kalziumspeicher

DER PASSIVE BEWEGUNGSAPPARAT

Knochenformen

Röhrenknochen:
Extremitäten: Oberarmknochen, Elle, Speiche, Oberschenkel, Schienbein, Wadenbein

platte Knochen:
Schädeldach, Schulterblatt, Brustbein, Becken

unregelmäßig geformte, kurze Knochen:
Handwurzelknochen, Fußwurzelknochen, Wirbel, Gesichtsknochen und alle, die in keine der andern Kategorien passen

Bestandteile des Röhrenknochens (Abb. 14.9.1)

Knochenmark

Rotes, blutbildendes Knochenmark finden wir bei Kindern bis zur Vollendung der Wachstumsperiode in allen Knochen; bei Erwachsenen ist es nur noch in wenigen (platten und unregelmäßigen) Knochen (Beckenknochen, Brustbein, Schädelknochen, Rippen) und an den Enden der Röhrenknochen (Knochenbälkchen) vorhanden. In den Markhöhlen der Knochen des Erwachsenen befindet sich hauptsächlich gelbes Fettmark.

Knochenhaut (Periost)

Das Periost ist eine bindegewebige Haut, die den Knochen umgibt; es ist bei Kindern sehr elastisch und reißt in der Regel bei einem Knochenbruch nicht (Grünholzfraktur). Im Gegensatz zum Knochen ist das Periost sehr schmerzempfindlich. In ihm befinden sich viele Nerven und Blutgefäße, die den Knochen ernähren.

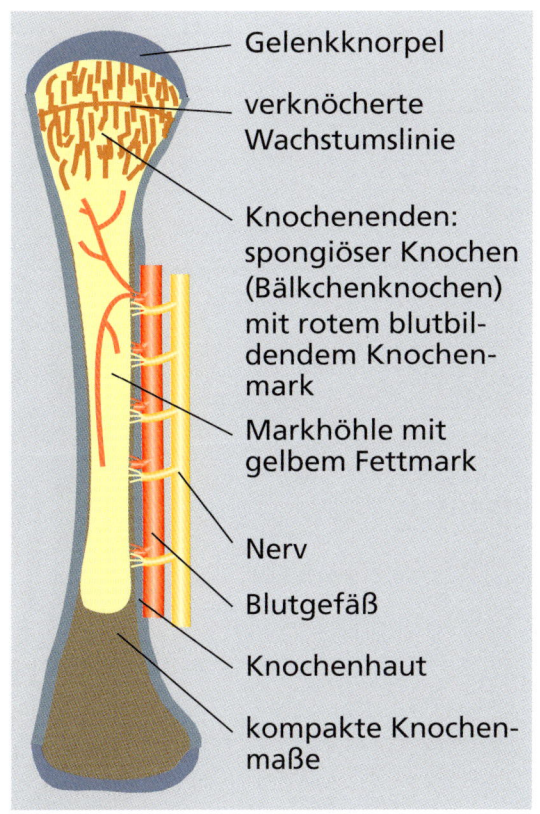

Abb. 14.9.1: Bestandteile des Röhrenknochens, teilweise längs offen

Das Skelett

Gliederung der Skelettknochen

Schädel:
- Hirnschädel
- Gesichtsschädel

Achsenskelett:
- Wirbelsäule
- Rippen
- Brustbein

Extremitätengürtel:
- Schultergürtel mit Schulterblatt und Schlüsselbein
- Beckengürtel mit Hüftbeinen

Extremitäten:
- Armskelett mit Knochen der Arme und Hände
- Beinskelett mit Knochen der Beine und Füße

Anatomie Physiologie

DER PASSIVE BEWEGUNGSAPPARAT

Notizen

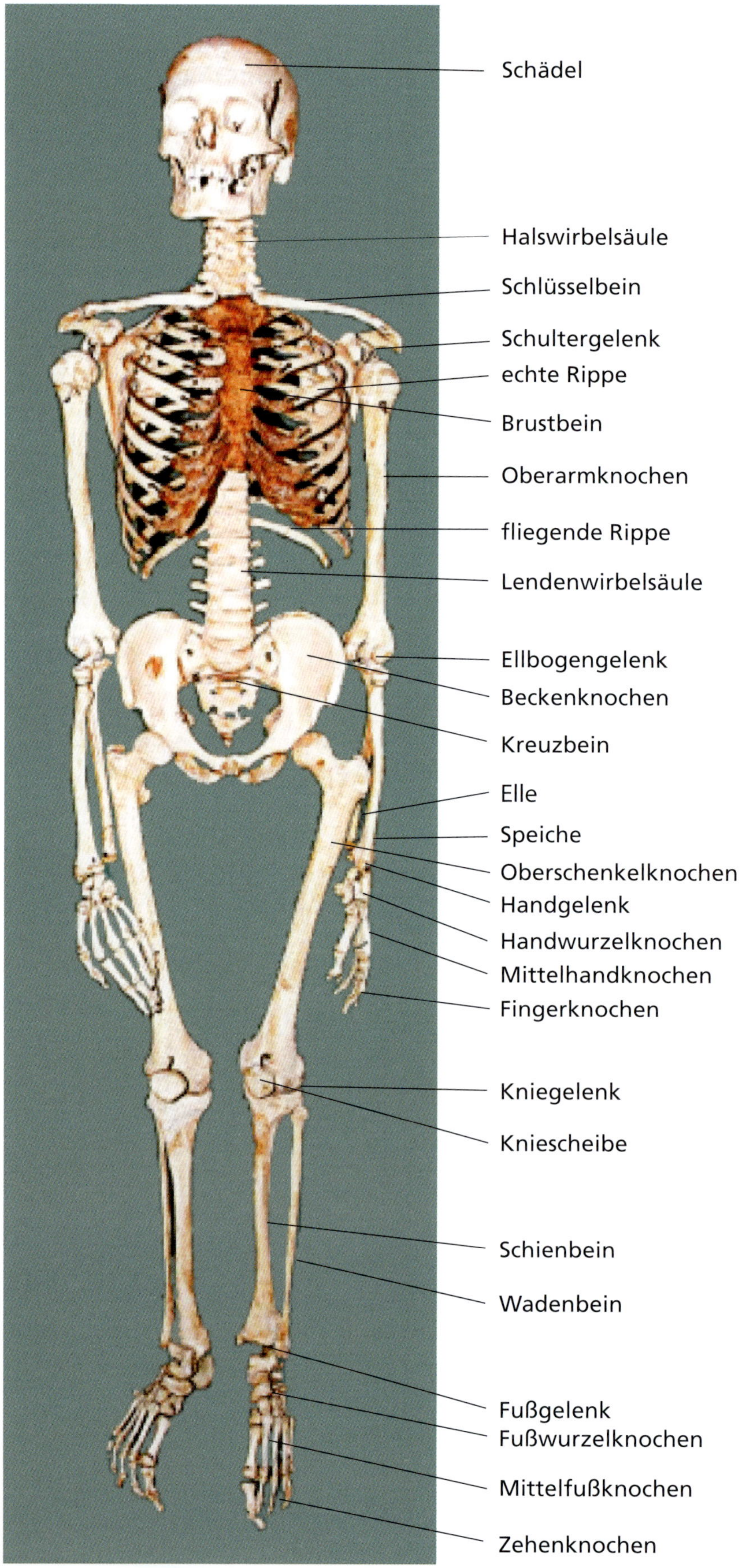

- Schädel
- Halswirbelsäule
- Schlüsselbein
- Schultergelenk
- echte Rippe
- Brustbein
- Oberarmknochen
- fliegende Rippe
- Lendenwirbelsäule
- Ellbogengelenk
- Beckenknochen
- Kreuzbein
- Elle
- Speiche
- Oberschenkelknochen
- Handgelenk
- Handwurzelknochen
- Mittelhandknochen
- Fingerknochen
- Kniegelenk
- Kniescheibe
- Schienbein
- Wadenbein
- Fußgelenk
- Fußwurzelknochen
- Mittelfußknochen
- Zehenknochen

Abb. 14.9.2: Das Skelett

DER PASSIVE BEWEGUNGSAPPARAT

Knochenverbindungen

Unechte Gelenke

Unechte Gelenke sind feste Knochenverbindungen, die keine oder eine nur geringe Beweglichkeit der miteinander verbundenen Knochen gestatten.

Bindegewebige Verbindungen:	■ bei den Fontanellen (Knochenlücken des kindlichen Schädels); der Kopf kann sich so während der Passage durch den Geburtskanal verformen ■ zwischen den beiden Knochen des Vorderarms und des Unterschenkels
Knorpelige Verbindungen:	■ zwischen den Rippen und dem Brustbein ■ Schambeinfuge ■ Bandscheiben der Wirbelsäule ■ Epiphysenfugen des kindlichen Röhrenknochens
Knöcherne Verbindungen:	■ Schädel ■ Kreuzbein ■ Steißbein ■ Hüftbein ■ Epiphysenlinie der Erwachsenen

Echte Gelenke (Abb. 14.9.3)

Echte Gelenke verbinden Knochen beweglich miteinander.

Charakteristische Zeichen eines echten Gelenkes

- Die Gelenkkapsel schützt das Gelenk, indem sie den Gelenkspalt gegen außen abschließt.
- Der Gelenkspalt ist mit wenig Schmierflüssigkeit gefüllt, welche die Knochenenden vor Reibung schützt.
- Gelenkbänder halten das Gelenk zusammen und geben ihm mehr Halt.
- Gelenkkopf und Gelenkpfanne, die aufeinander passen und deren Flächen von Knorpel überzogen sind.
- Zwei oder mehrere Knochen sind gegeneinander beweglich.

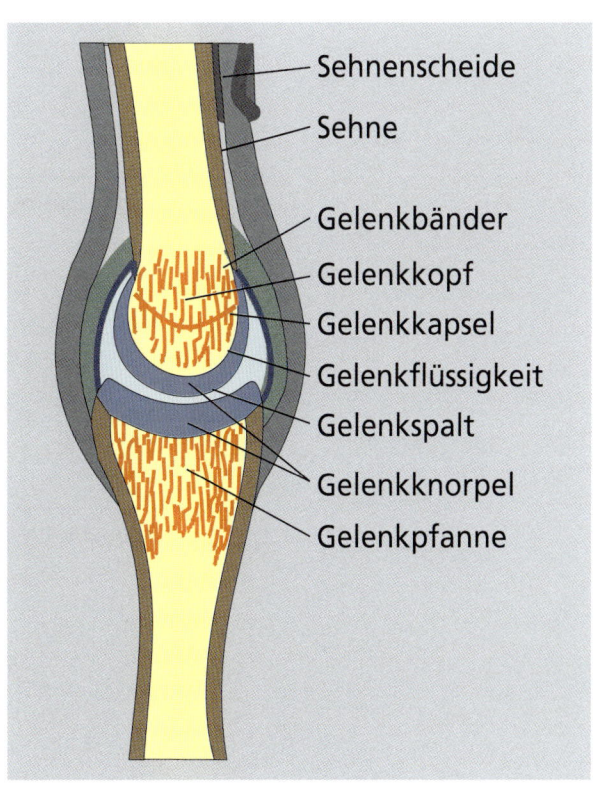

Abb. 14.9.3: Längsschnitt durch ein Kugelgelenk

Anatomie Physiologie

DER PASSIVE BEWEGUNGSAPPARAT

Scharniergelenk 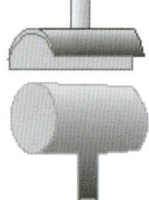	**Scharniergelenke** finden wir bei vielen Röhrenknochenverbindungen; sie erlauben Bewegungen in einer Ebene, z. B. ■ Teile des Ellbogengelenks, zwischen Oberarmknochen und Elle ■ Fingergelenk (ohne Fingergrundgelenk) ■ oberes Sprunggelenk ■ Kniegelenk
Drehgelenk 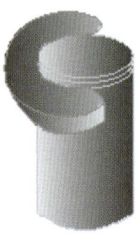	**Drehgelenke** lassen z. B. die Hand sich um die Elle drehen, weitere Beispiele: ■ Speichen- und Ellengelenk
Kugelgelenk 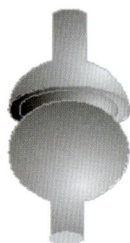	**Kugelgelenke** erlauben Bewegungen in alle Richtungen, z. B. ■ Schultergelenk ■ Hüftgelenk ■ Fingergrundgelenk (mit Ausnahme des Daumens)
Sattelgelenk 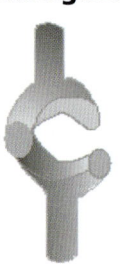	Ein **Sattelgelenk** finden wir beim Daumengrundgelenk; es erlaubt eine ganz bestimmte Beweglichkeit des Daumens.

Abb. 14.9.4: Verschiedene Gelenkformen

DER AKTIVE BEWEGUNGSAPPARAT

Der aktive Bewegungsapparat

Zellen und Gewebe

Die Muskeln des aktiven Bewegungsapparates sind quergestreift und willkürlich, das heißt unserem Willen unterworfen.

Muskelgewebe

Muskelzellen und Bindegewebszellen zusammen bilden das Muskelgewebe. Das Muskelgewebe kann sich rasch und kräftig zusammenziehen, aber nicht ausdehnen.

Die Muskelfasern setzen sich aus Fäserchen (Fibrillen) zusammen, diese wiederum aus 2 Arten von verschieden dicken hellen und dunklen Eiweißfilamenten (-fäden), dem Myosin ($1/200\,000$ Millimeter) und dem Actin ($1/100\,000$ Millimeter).

Kontraktion des Skelettmuskels (Abb. 14.9.5)

Der Skelettmuskel erhält von einer Nervenzelle einen Reiz, damit er sich kontrahieren (zusammenziehen) kann. Die Übertragung der Erregung findet über die Synapse eines motorischen Nervs statt. Der Reiz bewirkt, dass die Actinfilamente weiter zwischen die Myosinfilamente gleiten; so entsteht die Muskelkontraktion. Das Muskelgewebe kann sich auf ungefähr die Hälfte seiner Faserlänge verkürzen.

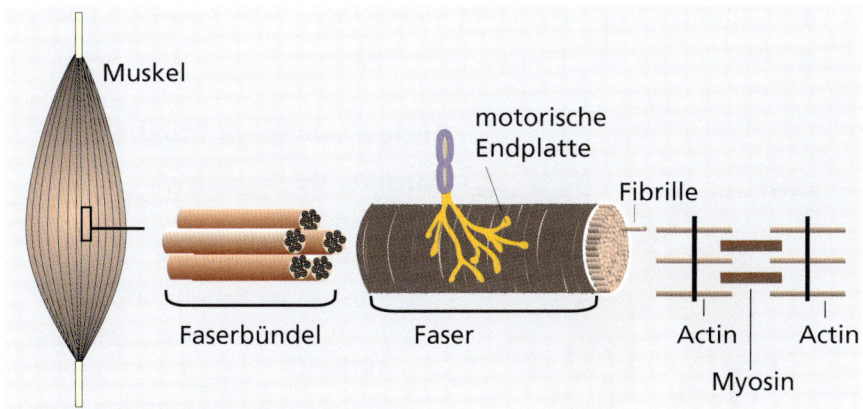

Abb. 14.9.5: Kontraktion des Skelettmuskels

Aufgaben der Skelettmuskeln

Die Skelettmuskulatur ist für die willkürlichen Bewegungen zuständig, dient als Muskel-Venen-Pumpe für den Rücktransport des venösen Blutes, bildet und speichert Wärme und leitet Reize weiter.

Formen der Skelettmuskeln

spindelförmige Muskeln:
- Extremitätenmuskulatur

platte Muskeln:
- Bauchmuskulatur
- Rückenmuskulatur
- Brustmuskulatur

Anatomie Physiologie

DER AKTIVE BEWEGUNGSAPPARAT

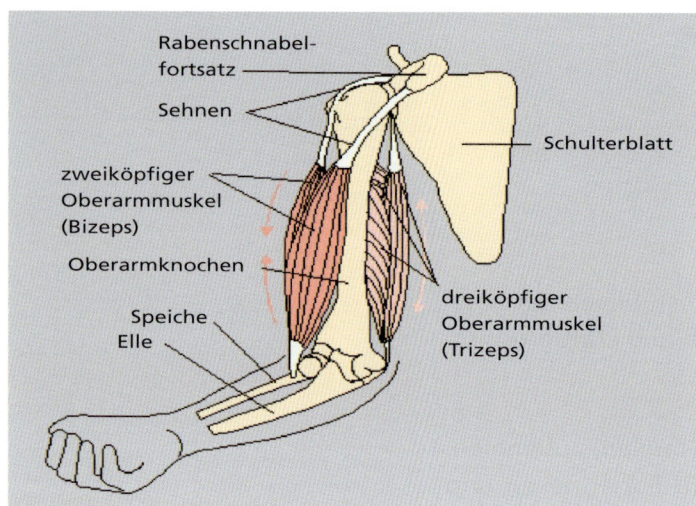

Abb. 14.9.6: Zusammenarbeit der Muskeln

Zusammenarbeit der Muskeln
(Abb. 14.9.6)

Da sich die Muskeln aktiv nur zusammenziehen aber nicht strecken können, brauchen wir für unsere Bewegungen immer zwei Muskeln, einen Beuger = Spieler (Agonist) und einen Strecker = Gegenspieler (Antagonist). In unserem Beispiel beugt der Bizeps den Unterarm, indem er sich zusammenzieht, der Trizeps wird gleichzeitig gedehnt.
Wenn der Arm wieder gestreckt werden soll, ist der Trizeps der Agonist; er zieht sich zusammen und streckt den Unterarm, während der Bizeps sich dehnt.

Bizeps: heißt zweiköpfig, weil der Muskel in zwei Köpfe ausläuft,
Trizeps: heißt dreiköpfig, weil er in drei Köpfe ausläuft.

Gliederung der Skelettmuskeln
- Hals- und Kopfmuskulatur
- Muskulatur des Brustkorbes
- Oberflächliche Rückenmuskulatur
- Tiefe Rückenmuskulatur
- Bauchmuskulatur
- Beckenmuskulatur
- Muskulatur der oberen Extremitäten
- Muskulatur der unteren Extremitäten

Notizen

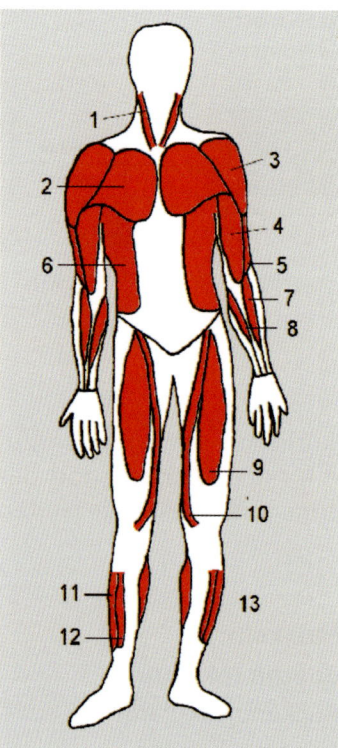

Einige wichtige Muskeln

Vorderseite (Abb. 14.9.7)
1. Kopfdreher
2. großer Brustmuskel
3. dreieckiger Schultermuskel
4. zweiköpfiger Oberarmmuskel (Bizeps)
5. dreiköpfiger Oberarmmuskel (Trizeps)
6. äußerer schräger Bauchmuskel
7. Oberarm-Speichen-Muskel (Fingerbeuger)
8. runder Einwärtsdreher
9. gerader Oberschenkelmuskel
10. Schneidermuskel
11. langer Zehenstrecker
12. vorderer Schienbeinmuskel
13. zweiköpfiger Wadenmuskel

Abb. 14.9.7: Muskeln der Vorderseite

DER AKTIVE BEWEGUNGSAPPARAT

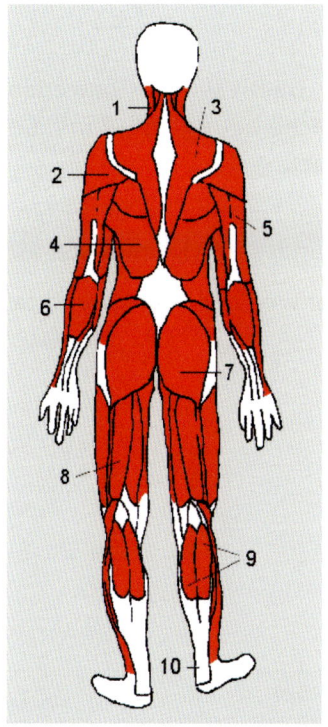

Abb. 14.9.8: Muskeln der Rückseite

Rückseite (Abb. 14.9.8)
1 Kopfdreher
2 dreieckiger Schultermuskel
3 trapezförmiger Muskel
4 breiter Rückenmuskel
5 dreiköpfiger Oberarmmuskel (Trizeps)
6 Handstrecker
7 großer Gesäßmuskel
8 Oberschenkelmuskel
9 Wadenmuskel
10 Achillessehne

Sehnen, Faszien, Schleimbeutel, Sehnenscheiden

Sehnen sind die Endstücke der Muskeln und bestehen aus Bindegewebe; sie setzen an der Knochenhaut an oder sind direkt in den Knochen eingewachsen. Sie übertragen die Zugwirkung des Muskels auf die Knochen.

Faszien sind sehnenartige Hüllen der Muskeln. Sie bilden eine Führungsröhre für den Muskel und halten den Muskel in der richtigen Lage.

Schleimbeutel sind mit schleimiger Flüssigkeit gefüllte Säckchen (Taschen) zwischen Sehnen, Muskeln und Knochen. Schleimbeutel halten den Druck der Sehnen vom Knochen fern und erleichtern das Gleiten der Sehnen und Muskeln.

Sehnenscheiden sind Bindegewebshüllen der langen Sehnen der Finger- und Zehenmuskeln. Um gleitfähig zu sein, sind sie mit Schleim ausgefüllt. Sie fixieren die Sehnen und schützen sie vor Reibung.

DIE HAUT

14.10 Die Haut

Die Haut überzieht den ganzen Körper. Damit wir uns bewegen können, ist sie sehr elastisch. Ihre Oberfläche beträgt 1,6–2 m², das ist ca. ein Sechstel unseres Körpergewichts.

Die unbehaarte Haut der Hohlhand und der Fußsohle heißt Leistenhaut; hier ist die Oberhaut (Epidermis) mindestens 1 mm dick.

Die Haut am übrigen Körper ist mehr oder weniger behaart und ca. 1 mm dick; sie heißt Felderhaut.

Aufbau der Haut (Abb. 14.10.1)

Wir unterscheiden:
- Oberhaut (Epidermis)
- Lederhaut (Korium)
- Unterhaut (Subkutis).

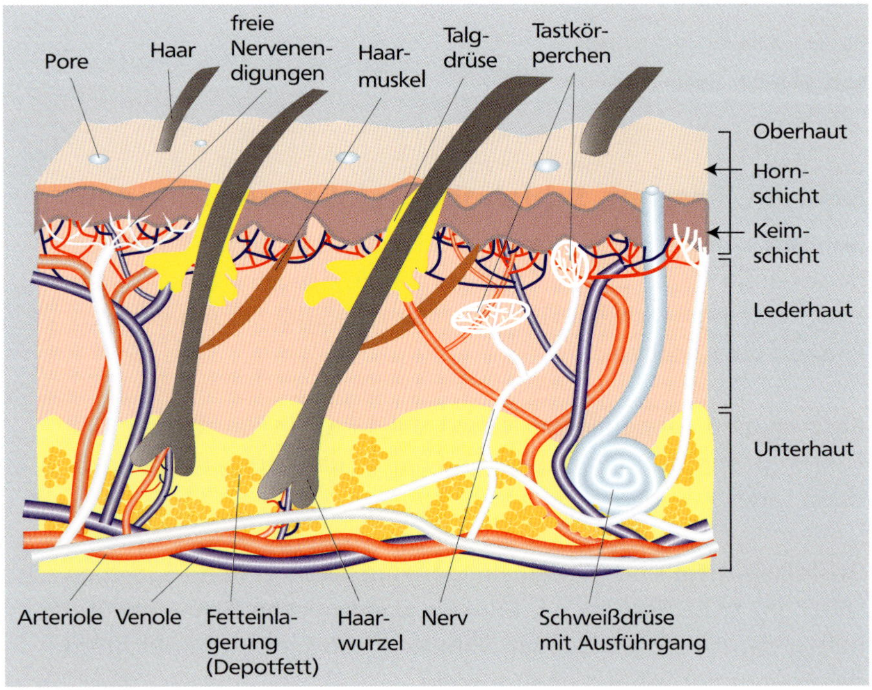

Abb. 14.10.1: Der Aufbau der Haut

Oberhaut

Hornschicht

Die Epithelzellen der Oberhaut sterben laufend ab und werden in Horn umgewandelt.
An der Innenhand und an der Fußsohle ist die Hornschicht in der Regel besonders dick, weil sie da am stärksten beansprucht wird; ihre Dicke beträgt 1–4,0 mm. Ohne Hornschicht würden wir pro Tag ca. 20 Liter Wasser verlieren.

An anderen Stellen, z. B. am Augenlid, ist die Hornschicht sehr dünn. Die Hornschicht hat keinen eigenen Stoffwechsel und keine Blutgefäße.
Die abgestorbenen Zellen der Hornschicht werden von der Keimschicht her ersetzt.

Keimschicht

In der Keimschicht teilen sich die Zellen ununterbrochen. Weil die Zellteilung sehr strahlenempfindlich ist, schützt sich die Keimschicht durch Einlagerung von Pigmentzellen. Die Pigmentzellen produzieren den Farbstoff Melanin, der ultraviolettes Licht abfängt und unsere Haut bräunt.

Lederhaut (Korium)

Da die Lederhaut erheblichen Belastungen standhalten muss, besteht sie aus zugfestem, elastischem Bindegewebe (Bindegewebszellen, kollagene Faserbündel und elastische Fasern).

Sie enthält:
- Berührungsrezeptoren (Meißner-Körperchen).
- Talgdrüsen, die die Haare und die Hornschicht einfetten, um sie geschmeidig zu erhalten.
- viele kleinste Gefäße (Arteriolen-Kapillaren-Venolen); das Blut fließt in den Kapillaren (Haargefäßen) sehr langsam, damit der Austausch von Nahrungsteilchen und O_2/CO_2 stattfinden kann. Der Druck in den Haargefäßen beträgt ca. 25 mmHg.
- Nerven, Haarfollikel, Talgdrüsen und Ausführgänge von Schweißdrüsen.

Schweißdrüsen befinden sich im Übergang zwischen der Leder- und der Unterhaut.

Unterhaut (Subkutis)

Die Unterhaut verbindet Haut und Muskulatur und besteht aus kollagenem Bindegewebe mit eingeschlossenen Fettläppchen. Die Fettzellen sind fähig, Fett zu speichern und schwellen zu großen Kugeln an (0,1–0,2 mm); sie sind mit bloßem Auge gerade noch sichtbar.

Die Unterhaut sieht je nach Geschlecht, Alter, Körperregion, Ernährung und hormonellen Einflüssen bei jedem Menschen anders aus.

Wir unterscheiden **Baufett**, das als Druckpolster (Fußsohle, Handteller, Gesäß) und als Schutzpolster für Organe (Augenhöhle, Nierenkapsel) dient, und **Speicherfett**, d. h. Fettdepots als Energiereserven und Wärmeisolation. Zu große Depots sind eine Belastung für den Körper.

PHYSIOLOGIE/PATHOLOGIE DER HAUT

Physiologie/Pathologie der Haut

Hautfarbe

Die Hautfarbe ist abhängig von:
- der Pigmentierung (geografische Lage, Erbfaktoren, UV-Bestrahlung).
- der Intensität der Durchblutung (stark: Lippen, Schleimhäute, unter den Nägeln).
- der Lage der Kapillargefäße.
- der Hautdicke.

Deshalb ist die Hautfarbe auch nicht am ganzen Körper die gleiche.

Farbveränderungen

Physiologische Farbveränderungen (bei hellhäutigen Menschen)

blass-rot-blau:	■ die Intensität der Durchblutung der Kapillargefäße variiert je nach Außentemperatur (blau vor Kälte – die Gefäße ziehen sich zusammen, rot vor Anstrengung – die Gefäße erweitern sich) und Muskelarbeit
	■ abhängig auch von psychischen Faktoren (rot vor Zorn, blass vor Schreck)
braun:	■ Pigmentveränderungen durch Sonnenbestrahlung (Sonnenbräune)
gelb:	■ bei übermäßigem Karottengenuss (v. a. Kleinkinder)
marmoriert:	■ bei Kälte

Pathologische Farbveränderungen

blass:	■ als allgemeines Krankheitszeichen
	■ bei starkem körperlichem Verfall
	■ bei Kreislaufversagen/Schock (schnelles Erblassen)
	■ bei Blutverlust (eher langsames Erblassen)
	■ bei arteriellen Durchblutungsstörungen (Beine)
rot:	
generell:	■ bei Fieber
(allgemein)	■ bei Bluthochdruck (Hypertonie; es gibt aber auch blasse Hypertoniker)
partiell:	■ Verbrennungen
(teilweise)	■ Hautausschläge
	■ Entzündungen
	■ Allergien
blau:	■ Sauerstoffmangel (Zyanose) bei Herz- und Lungenkrankheiten (v. a. Lippen)
marmoriert:	■ schlechte Durchblutung (z. B. bei Sterbenden)
gelb:	■ Gelbsucht (Ikterus) bei Leberentzündung (Hepatitis), Gallensteinen usw.; beginnt in der Lederhaut der Augen

AUFGABEN DER HAUT

Beschaffenheit der Haut

Hautspannung

Die Haut unterliegt einer ständigen Grundspannung; man nennt das den **Haut-Turgor** (Spannungszustand der Haut).

Verminderte Hautspannung

Physiologische Veränderungen

Beim alten Menschen lässt die Hautspannung nach; des Weiteren hängt sie von der Ernährung ab.

Pathologische Veränderungen

Bei Austrocknung (Dehydratation/Exsikkose) ist die Haut schlaff; wir können sie in Falten abheben.

Erhöhte Hautspannung

Physiologische Veränderungen

Bei adipösen (fettleibigen) Menschen erhöht sich die Hautspannung.

Pathologische Veränderungen

lokal:	▪ Hauttumoren
	▪ Hämatome
	▪ entzündliche Schwellungen
generalisiert:	▪ durch vermehrte Wasseransammlung im Gewebe (Ödeme).
	Das Wasser sammelt sich an den tiefsten Stellen (Knöchel beim Stehen, Sakral- (Kreuzbein)gegend beim Liegen).

Veränderungen an der Hautoberfläche

Die Beurteilung von Hautveränderungen ist immer Sache des Arztes; die Pflegepersonen müssen sie bemerken und den Vorgesetzten melden.

Aufgaben der Haut

Die Haut hat mehrere wichtige Aufgaben als Schutzorgan, Ausscheidungsorgan und Sinnesorgan.
Sie schützt den Körper vor schädlichen Einflüssen von außen (Reibung, Druck, Stoß, Schlag, chemische Einflüsse, Strahlen, Eindringen von Fremdkörpern und Bakterien) und vor Wasserverlust aus dem Körperinnern.

Bakterienschutz

Bakterien können die Oberfläche der gesunden Haut schlecht

Test

Wir heben die Haut mit zwei Fingern ab; die Hautspannung ist normal, wenn sich die Haut beim Loslassen sofort wieder glättet.

Test

Wir dellen die Haut mit einem Finger ein; die Hautspannung ist normal, wenn die Delle sofort wieder verschwindet.

Notizen

AUFGABEN DER HAUT

durchdringen. Zudem bildet der Talg einen leicht sauren Film aus Öl und Wasser (Hydrolipinfilm); auch das dient der Bakterienabwehr.

▼ **Deshalb: Vorsicht vor zu viel Waschen und zu großem Seifenverbrauch.**

Strahlenschutz

Die Haut schützt uns vor Verbrennung durch UV-Strahlen: In der Keimschicht befinden sich die Melanozyten, die bei UV-Bestrahlung den Farbstoff Melanin (dunkle Pigmentkörnchen) produzieren. Je nach der Menge Melanin, welche die Haut eines Menschen besitzt, sind wir dunkel- oder hellhäutig. Das Melanin ist auch für die Farbe der Haare und der Iris zuständig. Wenn die Pigmentkörnchen ungleichmäßig verteilt sind, haben Menschen Sommersprossen. Bei Albinos erzeugt der Körper kein Melanin.

Flüssigkeitsschutz

Die Haut hält das Wasser im Körperinnern und gibt nur so viel ab, wie zur Wärmeregulation gebraucht wird. Große Wasserverluste (z. B. bei Verbrennungen der Haut) können zu lebensbedrohlichen Krankheitszuständen führen. Die Haut verhindert ebenso, dass z. B. beim Baden Wasser in den Körper dringt.

Regulierung des Wärmehaushalts

Die Haut schützt den Körper vor zu großer Hitze bzw. Kälte, indem sich die Blutgefäße erweitern, wenn der Körper Wärme abgeben muss, und sich verengen, wenn der Körper die Wärme behalten will.

Wärmeabgabe erfolgt durch:
- **Wärmeleitung:** Von der Haut wird Wärme an etwas Kälteres abgegeben, z. B. an Wasser (bei Fieber machen wir kühlende Wadenwickel).
- **Strahlung:** Jeder warme Körper (z. B. Radiator) strahlt Wärme an die Umgebung ab. So strahlt auch die Haut Wärme ab (wenn die Umgebungstemperatur nicht wärmer ist als die Haut).
- **Wasserverdunstung:** Durch die Haut und die Lungen verdunsten pro Tag unmerklich ca. 0,5–1 Liter Wasser.
- **Schwitzen:** Bei sehr großer Hitze kann der Körper bis zu 12 Liter Flüssigkeit pro Tag verlieren; zugleich kühlt sich durch das Verdunsten von Wasser die Haut ab und eine Überhitzung des Körpers wird vermieden.

Abgabe von Schlackenstoffen (Abfallstoffe und Krankheitsgifte)

Schlackenstoffe werden durch die großen Schweißdrüsen (Duftdrüsen) in den Achselhöhlen, der Leistengegend usw. und durch die kleinen Schweißdrüsen, die sich hauptsächlich an den Handflächen und Fußsohlen befinden, abgegeben.
1 cm^2 Haut hat bis zu 100 Poren (Ausgänge der Schweißdrüsen).

Anatomie Physiologie

DIE ALTERSHAUT

Sinnesorgan

Die Haut kann Empfindungen wie Schmerz, Druck, Berührung und Temperatur wahrnehmen. Jeder Quadratzentimeter Haut enthält über 100 Sinneszellen und Rezeptoren (Empfänger); das sind ca.:

- 2 Wärmepunkte
- 12 Kältepunkte
- 25 Druckpunkte
- 100 Tastpunkte (Meißner-Körperchen) (s. Abb. 14.10.2)

Schmerzen werden durch freie Nervenendingungen wahrgenommen.

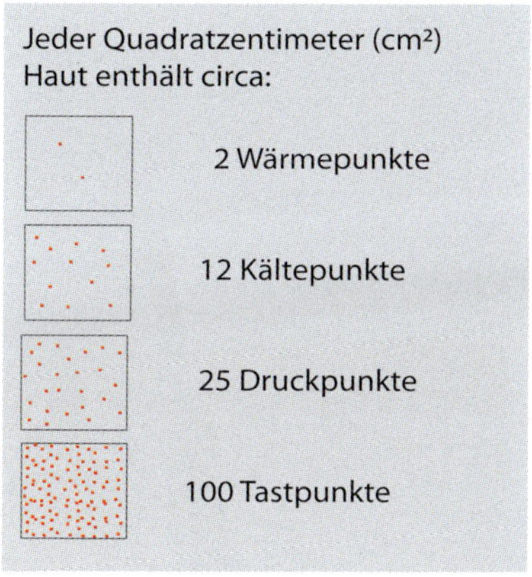

Jeder Quadratzentimeter (cm²) Haut enthält circa:

- 2 Wärmepunkte
- 12 Kältepunkte
- 25 Druckpunkte
- 100 Tastpunkte

Abb. 14.10.2: Hautrezeptoren

Energiespeicher für Notzeiten

Das Unterhautfettgewebe (Speicherfett) dient als Energiespeicher für Notzeiten.

Die Altershaut

Veränderungen der Haut im Alter	Folgen	Konsequenzen für die Pflege/Betreuung/Verhalten des Klienten
Die elastischen und kollagenen Fasern der Haut verlieren mit zunehmendem Alter an Funktion.	▼ Verdünnung aller Hautschichten ▼ Faltenbildung	» Haut gut pflegen. » Haut rückfetten. » Dekubitusprophylaxe anwenden.
Die kollagenen Stützfasern ballen sich zu unregelmäßigen, leicht brechenden Bündeln, verdicken sich.	▼ gelbe Pergamenthaut, vor allem im Gesicht und Nacken	» Haut vor Stößen schützen.
Das Unterhautfettgewebe nimmt ab.	▼ darüberliegende Haut wird faltig, nur noch dünnes Schutzpolster	» Haut gut pflegen. » Kleidung anpassen, alte Menschen frieren leicht. » Dekubitusprophylaxe anwenden.
Die Wasserbindungsfähigkeit des Gewebes nimmt ab.	▼ Hautspannung (Turgor) nimmt ab	» Feuchtigkeitsspendende Hautpflege betreiben. » Genug trinken (lassen).
Die Schweiß- und Talgproduktion sinkt.	▼ Haut trocknet aus	» Haut rückfetten » Klienten genügend trinken (lassen).
Die Leistung der Haut als Sinnesorgan nimmt ab.	▼ weniger spontane Bewegungen ▼ fühlt/spürt weniger	» Schutz vor Hitze/Kälte, z. B. heiße Hahnen, Bettflaschen. » Dekubitusprophylaxe anwenden.
Melanin wird unregelmäßig produziert.	▼ Altersflecken	» Haut vor Sonne schützen.

HAUTANHANGSGEBILDE

Hautanhangsgebilde

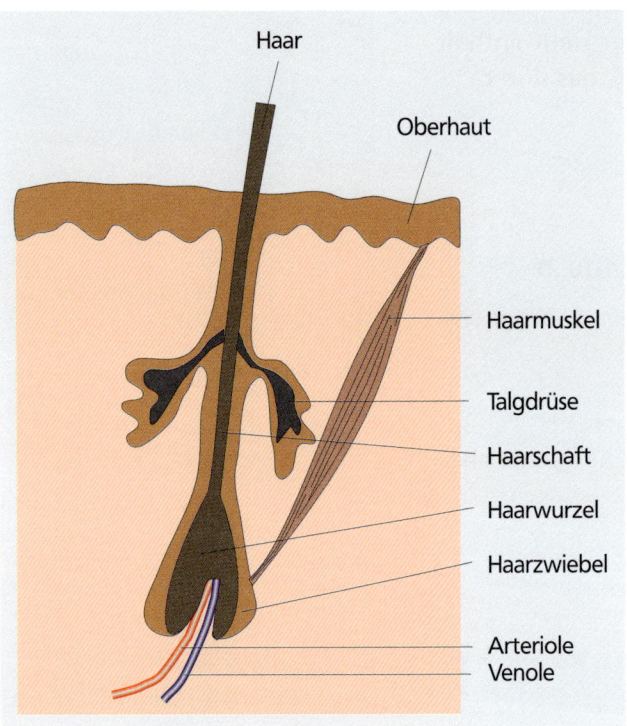

Abb. 14.10.3: Haar mit Talgdrüse

Zu den Hautanhangsgebilden zählen die Haare, die Nägel und einige Drüsen.

Haare (Abb. 14.10.3)

Die **Haare** bestehen aus Keratin (Hornstoff) und entstehen aus den Zellen der Haarbälge.
Sie schützen den Körper vor Wärmeverlust, weil sie eine warme Luftschicht an der Haut festhalten können (vor allem die Kopfhaare).

Die **Augenwimpern** sorgen dafür, dass keine Fremdkörper in das Auge dringen.

Die **Härchen in den Nasenlöchern** verhindern, dass der Mensch Schmutzteilchen einatmet.

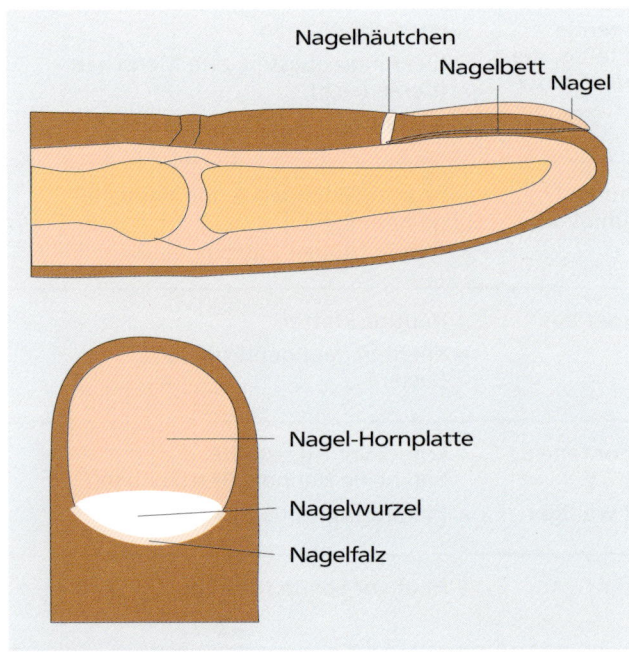

Abb. 14.10.4: Finger und Fingernagel

Nägel (Abb. 14.10.4)

Die **Nägel** bestehen aus harten, verhornten Zellen; auch sie enthalten Keratin, das gleiche Protein (Eiweiß), das in der Oberhaut und in den Haaren vorhanden ist.

Die Nägel leben nicht, deshalb kann man sie schmerzlos schneiden.
Sie wachsen aus einer Zellschicht, die unter dem weißen Halbmond (Nagelwurzel) liegt. Weil in der Haut unter den Nägeln sehr viele Blutgefäße vorhanden sind, die durchschimmern, sieht der Nagel meistens rosa aus.

DIE SINNESORGANE

14.11 Die Sinnesorgane

Sinnesorgane haben die Aufgabe, alle Reize aus der Umwelt (Licht, Gerüche, Töne, Wärme, Kälte) aufzunehmen. Die Reize werden in elektrische Impulse umgewandelt und über die Nervenbahnen zu den entsprechenden Zentren im Gehirn weitergeleitet.

Aufteilung der Sinnesorgane

Augen:	Sehorgan
Ohren:	Hör- und Gleichgewichtsorgan
Riechzellen in der Nase:	Riechorgan
Zunge:	Geschmacksorgan
Haut:	Temperatur-, Schmerz-, Tast- und Berührungsempfindung

Das Sehorgan

Anteile des Sehorgans
- Augapfel
- Hilfsapparate des Auges

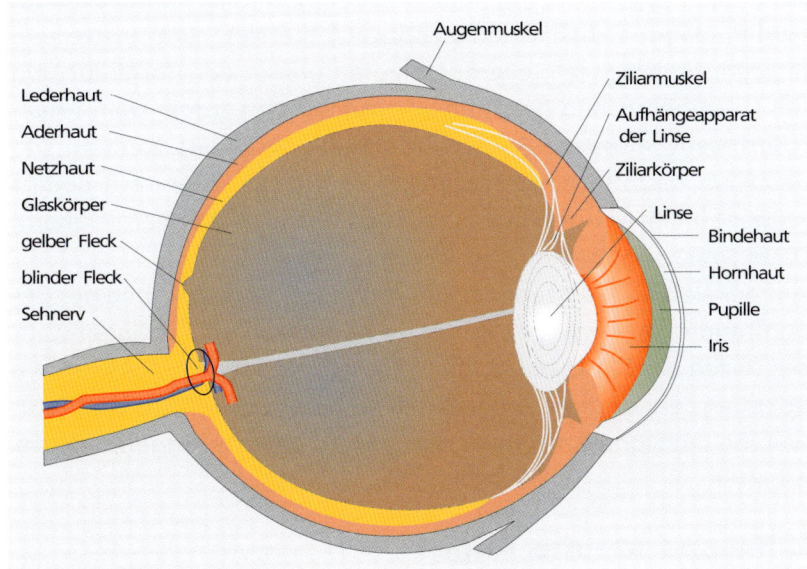

Abb. 14.11.1: Der Augapfel

Augapfel (Abb. 14.11.1)

Der Augapfel liegt in der mit einem Fettpolster ausgekleideten knöchernen Augenhöhle. Das Fettpolster schützt den Augapfel vor Erschütterungen.

Die Augenhäute

Die **Lederhaut** ist die äußerste Haut und besteht aus festem Bindegewebe. Hinten hat sie Löcher für den Durchtritt von Nerven (Sehnerv) und Gefäße. Vorne geht sie in die lichtdurchlässige, gewölbte Hornhaut über.

DAS SEHORGAN

Die **Aderhaut** ist die mittlere Haut und besteht aus sehr gut durchblutetem Bindegewebe. Vorne geht sie in den Strahlenkörper und die Regenbogenhaut (Iris) über. Am Strahlenkörper ist die Linse durch bindegewebige Fasern befestigt. Diese Fasern bilden auch das Kammerwasser, das die Hornhaut und die Linse ernährt. Der Strahlenkörper enthält den Ziliarmuskel, der die Linse krümmen kann. Die Iris gibt dem Auge die Farbe und reguliert den Lichteinfall.

Die **Netzhaut** ist die innerste Haut. Sie ist aus mehreren Schichten aufgebaut, die man grob in Gehirn- und Sinneszellenschicht unterteilen kann. Die Sinneszellenschicht enthält über 100 Millionen Stäbchenzellen, die Helligkeitsstufen erkennen, und über 5 Millionen Zapfenzellen, die Farben wahrnehmen.

Das Sehen

Hinter der Iris liegt die Augenlinse. Der Raum zwischen der Hornhaut und der Linse ist mit Kammerwasser angefüllt, der zwischen der Linse und der Netzhaut wird vom durchsichtigen, geleeartigen Glaskörper ausgefüllt.

Hornhaut, Augenlinse, Kammerwasser und Glaskörper sind durchsichtig. Damit Lichtstrahlen richtig auf die Netzhaut auftreffen, müssen sie diese vier Teile durchlaufen und in der Hornhaut und der Linse gebrochen (nach innen abgelenkt) werden. Damit man scharf sieht, muss die Brechkraft ständig verändert werden. Das geschieht hauptsächlich dadurch, dass sich die Linse nach Bedarf krümmt (beim Nahsehen) oder abflacht (beim In-die-Weite-Sehen). Diese Anpassung nennt man Akkommodation.

Auf der Netzhaut ensteht ein kleines (umgekehrtes) Abbild des Gegenstandes, den man betrachtet. Licht und Farben des Gegenstandes reizen die Sinneszellen, die Sinneszellen geben Signale ab, die über den Sehnerv zum Sehzentrum im Gehirn gelangen. Im Gehirn werden die Signale aus beiden Augen zu einem einzigen Bild verarbeitet.

Hilfsapparate des Auges

Die Augenmuskeln ermöglichen die Bewegungen des Auges.

Schutzvorrichtungen

Tränendrüsen halten den Augapfel feucht und spülen Fremdkörper (z. B. Staub) aus dem Bindehautsack.

Die Augenbrauen und -wimpern sorgen dafür, dass keine Fremdkörper und kein Schweiß von der Stirne in die Augen dringen kann.

Die Augenlider schützen das Auge ebenfalls vor Fremdkörpern und vor zu starkem Licht.

DAS HÖR- UND GLEICHGEWICHTSORGAN

Das Hör- und Gleichgewichtsorgan

Die beiden Organe liegen nahe beieinander, haben aber verschiedene Aufgaben. Das Hörorgan nimmt Schallwellen auf und leitet sie weiter, das Gleichgewichtsorgan registriert Lageveränderungen des Kopfes und meldet sie an das Gehirn weiter.

Anteile des Hörorgans (Abb. 14.11.2)
- äußeres Ohr
- Mittelohr
- Innenohr

Notizen

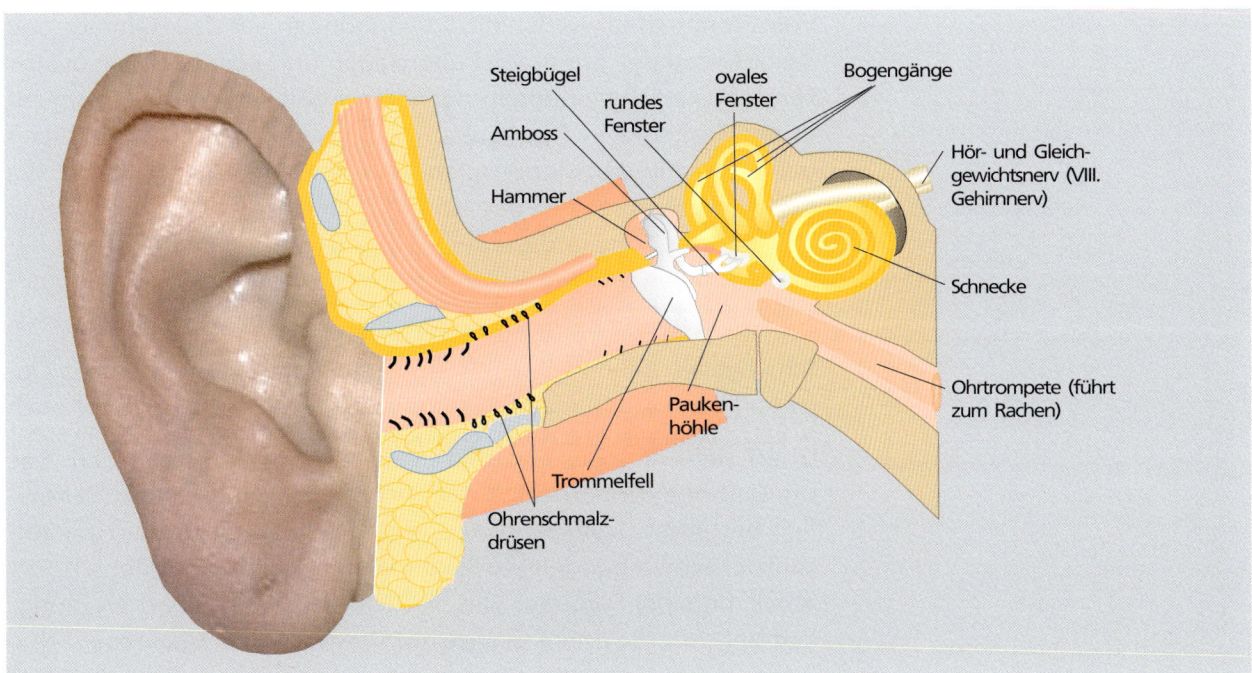

Abb. 14.11.2: Der Bau des Ohres

Äußeres Ohr

Zum äußeren Ohr gehören die **Ohrmuschel**, die Schallwellen auffängt und in den äußeren Gehörgang leitet. Der äußere Gehörgang enthält Drüsen, die das Ohrenschmalz produzieren, und Haare, die vor Fremdkörpern schützen.
Das **Trommelfell** ist eine bindegewebige, dünne Haut, die das äußere Ohr vom Mittelohr trennt.

Mittelohr

Das Mittelohr enthält die **Gehörknöchelchen** Hammer, Amboss und Steigbügel, die **Paukenhöhle, die Ohrtrompete** (Eustachische Röhre), die die Paukenhöhle mit dem Rachen verbindet und für den Druckausgleich beidseits des Trommelfells zuständig ist, und das **ovale und das runde Fenster**.

DER HÖRVORGANG

Innenohr

Das Innenohr besteht aus **dem Vorhof, den Bogengängen und der Schnecke**. Im Vorhof und in den Bogengängen liegen die Sinneszellen des Gleichgewichtsorgans, in der Schnecke die des Hörorgans. Schnecke und Bogengänge sind mit Flüssigkeit gefüllt und enthalten Sinneshärchen.

Der Hörvorgang

Schallwellen werden von den Ohrmuscheln aufgefangen und gelangen durch den äußeren Gehörgang auf das Trommelfell. Das Trommelfell wird in Schwingungen versetzt.

Vom Trommelfell werden die Schwingungen auf den Hammer, den Amboss und den Steigbügel übertragen und kommen zum ovalen Fenster. Die Schwingungen des Steigbügels setzen die Flüssigkeit in der Schnecke in Bewegung; dadurch werden die Sinneshaare gereizt und in den Sinneszellen elektrische Impulse ausgelöst, die durch Nervenfasern in das Hörzentrum des Großhirns gelangen und hier (als Töne und Geräusche) wahrgenommen werden.

Schallwellen

Schallwellen gehen von einer Schallquelle (Schwingungen von Objekten) aus und pflanzen sich hauptsächlich in der Luft, aber auch in Flüssigkeiten und festen Stoffen fort.

Die Tonhöhe wird durch die Anzahl der Schwingungen pro Zeiteinheit bestimmt (Tonfrequenz) und mit der Einheit Hertz (Hz = Anzahl der Schwingungen pro Sekunde) angegeben. Der Mensch hört Schall mit einer Frequenz von 16–20000 Hz. Bei Altersschwerhörigkeit sinkt oft die obere Grenze auf Werte von ca. 5000 Hz.

Die Lautstärke hängt von der Größe der Schwingungen (Amplitude) ab. Die Lautstärke wird mit Dezibel (dB) gemessen. Normale Umgangssprache hat ca. 45 dB, eine ständige Belastung von 90 dB führt zur Schwerhörigkeit (z. B. auch zu häufiges sehr lautes Musikhören, Diskobesuche), die akute Schmerzgrenze liegt bei 120 dB.

STEUERUNGSSYSTEME UNSERES KÖRPERS

14.12 Steuerungssysteme unseres Körpers

Alle Tätigkeiten unseres Körpers werden von zwei Systemen gesteuert:

- dem Hormonsystem
- dem Nervensystem

Das Hormonsystem

Hormone sind Botenstoffe, die an fast allen Stoffwechselvorgängen beteiligt sind. Hormone werden in den Hormondrüsen gebildet und durch die Wand der Kapillaren (= Haargefäße) direkt in das Blut abgegeben. Damit die Hormone nur an bestimmten Zellen zur Wirkung kommen, müssen diese Zellen über besondere Empfänger (Rezeptoren) verfügen. Die Hormone regeln mit dem vegetativen Nervensystem zusammen das Wachstum, den Stoffwechsel, die Ernährung, den Schlaf, die körperliche und psychische Entwicklung und die Fortpflanzung. Je nach der Menge der Hormone im Blut läuft ein Stoffwechselvorgang schneller oder langsamer ab. Die Steuerung über die Hormone erfolgt langsamer (über Minuten, Stunden) als jene über die Nervenbahnen.
Das vegetative Nervensytem und die Hormondrüsen werden vom Hypothalamus gesteuert.

Die wichtigsten Hormondrüsen (Abb. 14.12.1)

Hypophyse (Hirnanhangdrüse)

Die Hypophyse ist die Zentralstelle, welche die anderen Hormondrüsen steuert und selber Hormone produziert und speichert. Sie erhält die Befehle vom Hypothalamus (s. u.).

Schilddrüse

Die Schilddrüse liegt vor dem unteren Teil des Kehlkopfes. Ihre Hormone (T_3 und T_4) steigern die Sauerstoffaufnahme in die Zellen. Sie wirken dadurch auf den Energiestoffwechsel, unterstützen das Wachstum und die normale Entwicklung des Menschen.

Nebennieren

Die Nebennieren liegen auf den Nieren. Die Nebennierenrinde wirkt auf den Stoffwechsel, das Nebennierenmark bildet Stoffe (Adrenalin und Noradrenalin), die das sympathische Nervensystem erregen.

Weitere Hormondrüsen sind die **Langerhans-Inseln** der Bauchspeicheldrüse, die **Eierstöcke** bei der Frau und die **Hoden** beim Mann.

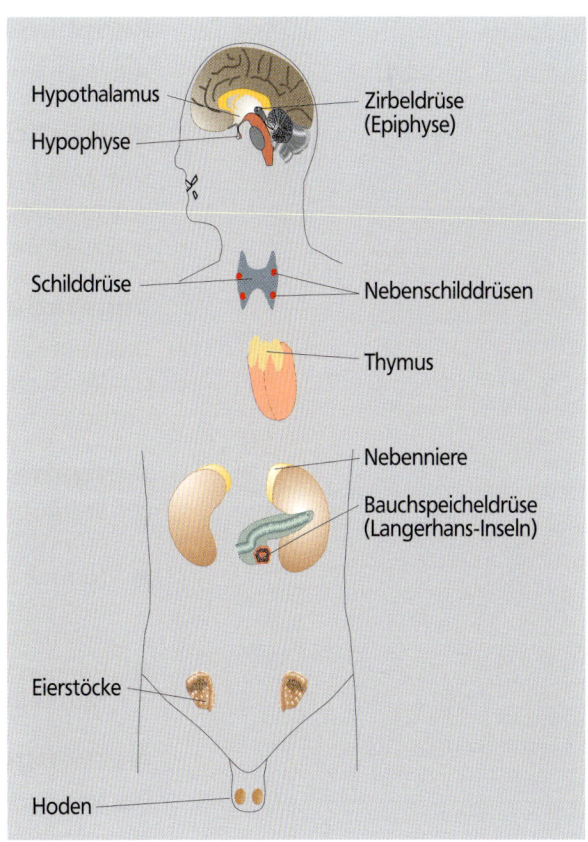

Abb. 14.12.1: Hormondrüsen

DAS NERVENSYSTEM

Das Nervensystem

«Das Nervensystem bezeichnet die Gesamtheit aller Nerven- und Gliazellen in einem Organismus. Es hat die Aufgabe, Informationen über die Umwelt und den Organismus aufzunehmen, zu verarbeiten und Reaktionen des Organismus zu veranlassen, um möglichst optimal auf Veränderungen zu reagieren» (Wikipedia, August 2010).

Gliederung des Nervensystems

Aus **anatomischer Sichtweise** unterscheidet man zwischen dem **zentralen Nervensystem ZNS** (Gehirn und Rückenmark) und dem **peripheren Nervensystem PNS** (Nerven und Ganglien).

Aus **funktioneller Sicht** lässt sich das Nervensystem **NS** in das **somatische** (willkürliche = unserem Willen unterworfen) und das **vegetative** (auch autonome = unserem Willen nicht unterworfen) einteilen.

Zentrales Nervensystem (ZNS)

Das zentrale Nervensystem ist die Zentrale des Nervensystems. Zwei Arten von Nervenbahnen leiten Meldungen von der Peripherie zum ZNS oder umgekehrt: **Sensible Nervenbahnen** leiten Meldungen (Reize) z.B. von den Sinnesorganen (Augen, Ohren, Haut, Nase) zum Rückenmark oder zum Gehirn. **Motorische Nervenbahnen** leiten vom Rückenmark oder Gehirn kommende Befehle (Reaktionen auf die Reize) zu den Organen und Geweben (z.B. Muskeln). Das geschieht mit einer Geschwindigkeit von 10 bis 120 m pro Sekunde.

Peripheres Nervensystem (PNS)

Alle Nerven, die außerhalb des zentralen Nervensystems liegen.

Willkürliches (somatisches) Nervensystem

Das willkürliche NS steuert alle Vorgänge, die dem Willen unterworfen sind (z.B. die Bewegung der Skelettmuskeln, wenn man etwas ergreifen will).

Vegetatives (autonomes) Nervensystem

Das vegetative NS steuert die Funktionen der inneren Organe (z.B. die Peristaltik des Magen-Darm-Traktes), die unserem Willen nicht unterworfen sind. Es ist ein Teil des peripheren Nervensystems.

Aufgaben des Nervensystems

- Steuert (mit dem Hormonsystem zusammen) alle Funktionsabläufe in unserem Körper.
- Nimmt Reize der Sinnesorgane (z.B. Haut, Augen, Ohren) auf und wandelt diese in Empfindungen und bewusste Wahrnehmungen um.
- Reagiert auf diese Reize, indem es Befehle zum Bewegen der Muskeln erteilt.

Nervengewebe

Das Nervengewebe besteht aus den Nervenzellen und den Gliazellen. Die Nervenzellen dienen der Erregungsbildung und Erregungsleitung, die Gliazellen ernähren und schützen die Nervenzellen (z.B. Markscheiden).

Anatomie Physiologie

DAS ZENTRALE NERVENSYSTEM

Nervenzelle (Abb. 14.12.2)

Das Nervensystem besteht aus vielen Milliarden Nervenzellen (Neuronen) und Nervenfortsätzen. Jede Nervenzelle hat mehrere kurze Fortsätze, die **Dendriten** und einen bis zu einem Meter langen Fortsatz, den **Neurit** (Axon).

Dendriten sind kurz und nehmen elektrische Impulse von anderen Nervenzellen auf. Die Impulse wandern als schwacher Strom durch die Zelle und zum Neurit.

Neuriten (Axone) verzweigen sich am Ende, ihre äußersten Abschnitte heißen Endknöpfchen (präsynaptische Endigung). Die Neuriten leiten elektrische Impulse (Reize) vom Zellkörper weg bis zu ihren Endknöpfchen. Dort erfolgt die Übertragung auf die nächsten Zellen (z.B. Muskelfasern) chemisch.

Die Übertragungsstellen heissen **Synapsen**. Die Endknöpfchen setzen eine chemische Substanz, die Übertragersubstanz (Neurotransmitter) frei, die durch den synaptischen Spalt zu den Rezeptoren der nächsten Muskelfaser gelangt und da einen elektrischen Impuls auslöst, der die Kontraktion der Muskelfaser bewirkt (Abb. 14.12.3 Synapsen).

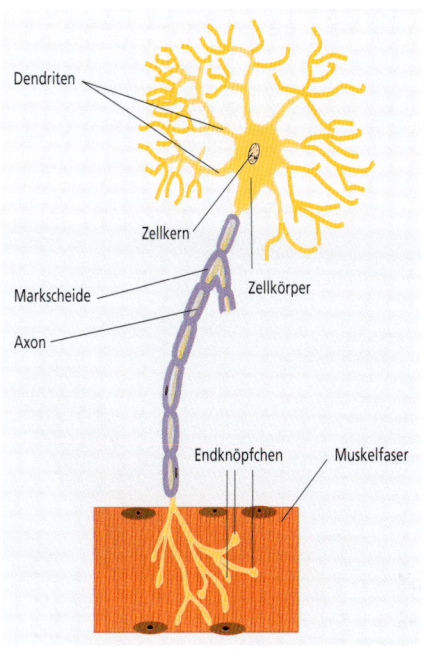

Abb. 14.12.2: Nervenzelle mit Axon und Dendriten

Neuriten sind meist mit einer Hülle (Markscheide) geschützt. Fortsatz und Markscheide zusammen heißen Nervenfaser. Viele Nervenfasern, die zusammen in eine Bindegewebshülle eingebettet sind, bilden einen Nerv.

Die Markscheiden erscheinen unter dem Mikroskop weiß, deshalb werden die Stellen, wo sich hauptsächlich Nervenfasern befinden (z.B. im Rückenmark außen und im Gehirn innen) als «weiße Substanz» bezeichnet. Die Zellleiber erscheinen unter dem Mikroskop grau und heißen «graue Substanz» (im Rückenmark innen und im Gehirn außen).

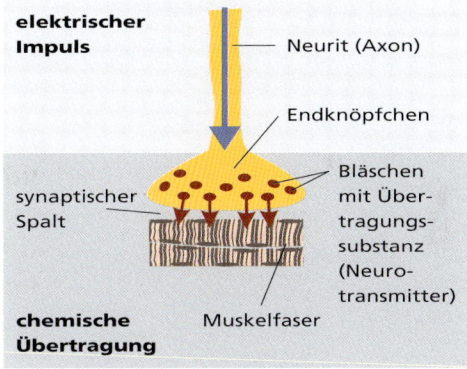

Abb. 14.12.3: Synapsen

Das zentrale Nervensystem

Gehirn

Das Gehirn ist die Steuerzentrale des Körpers und ist das komplizierteste lebende Gebilde, das es gibt. Es ist ca. 1,3 Kilogramm schwer und besteht aus über zehn Milliarden Nervenzellen; jede von ihnen ist mit bis zu 10000 anderen Nervenzellen verbunden. So werden auf Billionen von Verbindungswegen Nachrichten übermittelt.

Anteile des Gehirns (Abb. 14.12.3)

Großhirn

Das Großhirn ist der größte Hirnabschnitt, es macht ca. 85 % des Gesamtgewichts des Gehirns aus. Es besteht aus zwei Großhirnhälften (rechte und linke Hemisphäre), die durch Nervenfasern (Balken) miteinander verbunden sind.

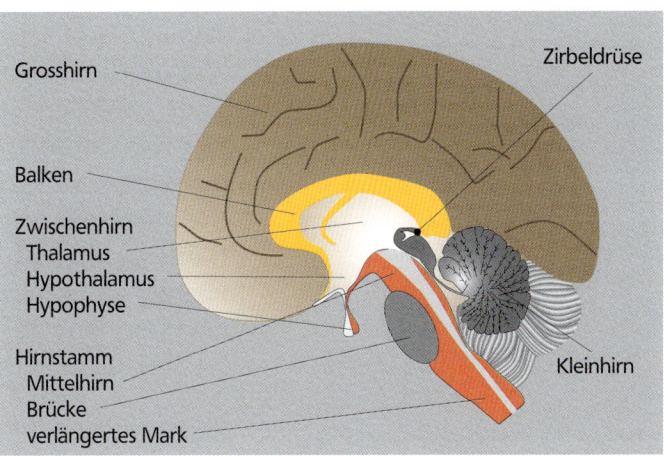

Abb. 14.12.4: Längsschnitt durch das Gehirn

DAS ZENTRALE NERVENSYSTEM

Aufbau

Außen befindet sich die **Hirnrinde**. Sie ist ca. drei Millimeter dick und wird hauptsächlich aus Zellleibern gebildet (graue Substanz). Durch Falten und Furchen wird die Großhirnoberfläche vergrößert. Innen ist das **Hirnmark**; es wird hauptsächlich von Fortsätzen gebildet (weiße Substanz).

Physiologie des Großhirns

Die Großhirnrinde wird in eine Anzahl von verschiedenen Feldern, **Rindenfelder**, eingeteilt; jedes hat eine besondere Bedeutung (s. Abb. 14.12.5).

Bedeutung der (primären) Rindenfelder

- **Motorisches Rindenfeld:** von hier gehen die Befehle zur Steuerung bewusster Bewegungen aus.
- **Sensorisches Rindenfeld:** erhält Informationen über Empfindungen von der Peripherie (der Haut, den Muskeln, den Gelenken, den inneren Organen), verarbeitet Sinneseindrücke.
- **Rindenfelder der Sinnesorgane:** die Empfindungen aus den großen Sinnesorganen (Sehen, Hören, Riechen, Schmecken) gelangen zu speziellen Rindenfeldern.

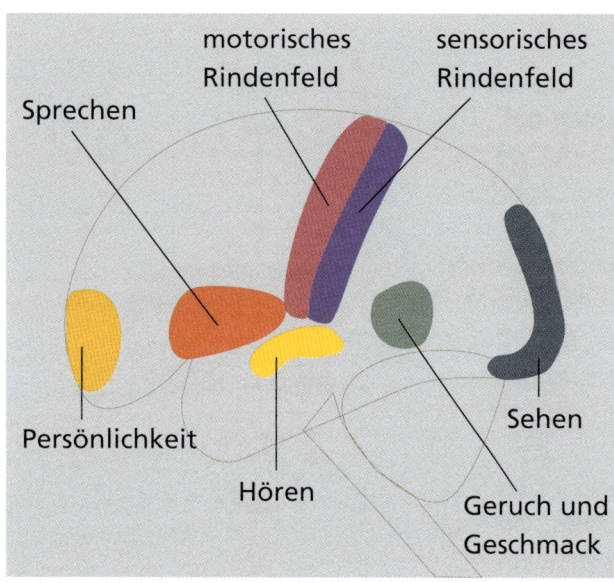

Abb. 14.12.5: Rindenfelder der Hirnrinde

Jedem primären Rindenfeld ist ein sekundäres übergeordnet, das sich erinnert, wie man etwas früher getan oder empfunden hat und es am besten wieder auf die gleiche Art tun sollten (z. B. ein bestimmter Bewegungsablauf oder die Erinnerung an bestimmte Personen). Das sekundäre Rindenfeld dient also als Erinnerungs- und Koordinationszentrale.

Zwischenhirn

Das Zwischenhirn ist die Schaltstelle zwischen Großhirn und Hirnstamm. Seine Hauptbestandteile sind:

Thalamus: Sammel-, Umschaltstelle und Filter für alle der Großhirnrinde zufließenden Gefühls- und Sinneswahrnehmungen (Hören, Riechen, Sehen, Geschmack, Schmerz-, Temperatur-, Tastempfindungen).

Hypothalamus: steuert einen Teil des autonomen Nervensystems (Körpertemperatur, Wasserhaushalt, Hunger- und Durstgefühl), ebenso fast alle Drüsen, die Hormone produzieren. Er sondert zudem Hormone ab (z. B. Adiuretin, das eine Verminderung der Wasserausscheidung durch die Niere bewirkt).

Hirnstamm

Der Hirnstamm besteht aus:

Mittelhirn: Mittelstück zwischen der Brücke und dem Zwischenhirn. Enthält Schaltzentren, die Bewegungen z. B. der Augen auf Eindrücke von Augen und Ohren abstimmen.

DAS PERIPHERE NERVENSYSTEM

Brücke: verbindet das Großhirn mit dem Kleinhirn.
Das verlängerte Mark: bildet den Übergang vom Hirn zum Rückenmark. In ihm liegen die Steuerungszentren für den Kreislauf, die Atmung, das Schlucken, Husten, Erbrechen usw.
Das verlängerte Mark enthält auf- und absteigende Nervenbahnen. Alle absteigenden Nervenbahnen, die in der Großhirnrinde entspringen und welche die bewussten, willkürlichen Bewegungen steuern, heißen Pyramidenbahnen. Ca. 90 % der Nervenfasern kreuzen im verlängerten Mark (Pyramidenkreuzung) auf die andere Seite. So versorgen die Nerven, die aus der rechten Großhirnhälfte kommen, die linke Körperseite und umgekehrt (s. Abb. 14.12.6).

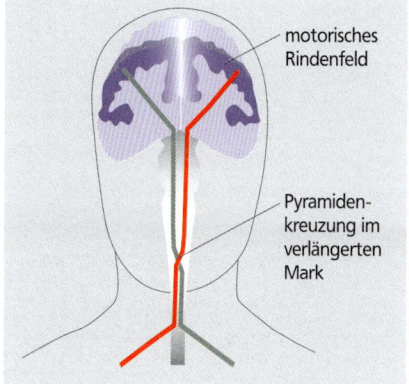

Abb. 14.12.6: Kreuzung der Pyramidenbahnen im verlängerten Mark

Kleinhirn

Das Kleinhirn ist zuständig für die Feinkoordination von Körperbewegungen und die Stabilisierung des Gleichgewichts. (s. Abb. 14.12.4).

Rückenmark

Das Rückenmark (s. Abb. 14.12.7) liegt geschützt im Wirbelkanal der Wirbelsäule. Im Innern liegt schmetterlingsförmig die graue Substanz, die die Nervenzellen enthält.

Außen liegt die weiße Substanz, die die Nervenbahnen enthält. Sensible Nervenbahnen kommen von der Peripherie (Arme, Beine) und gehen über das Rückenmark zum Gehirn; motorische Nervenbahnen kommen vom Gehirn und gehen über das Rückenmark zur Peripherie. Insgesamt treten 31 Nervenpaare (Spinalnerven) aus dem Rückenmark.

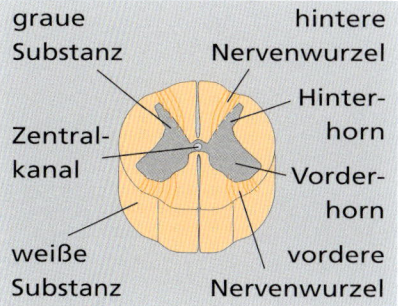

Abb. 14.12.7: Querschnitt durch das Rückenmark

Hirnhäute

Das Gehirn wird von drei Hirnhäuten (Meningen) umgeben:
- harte Hirnhaut
- Spinnwebenhaut
- weiche Hirnhaut

Zwischen der Spinnwebenhaut und der weichen Hirnhaut befindet sich ein mit Gehirnflüssigkeit (Liquor) gefüllter Zwischenraum. Er schützt das Gehirn vor Stößen.

Das periphere Nervensystem

Das periphere Nervensystem besteht aus 12 Paar Hirn- und 31 Paar Rückenmarksnerven.

Hirnnerven

I. Riechnerv
II. Sehnerv
III. Augenmuskelnerv (gerade Bewegungen)
IV. Augenmuskelnerv (schräge Bewegungen)
V. Drillingsnerv (N. trigeminus)
VI. äußerer Augenmuskelnerv
VII. Gesichtsnerv
VIII. Hör- und Gleichgewichtsnerv
IX. Zungen- und Rachennerv
X. Eingeweidenerv (N. vagus)
XI. Halsnerv
XII. Zungennerv

DAS VEGETATIVE NERVENSYSTEM

Die Hirnnerven verlassen das zentrale Nervensystem oberhalb des Rückenmarks. Sie versorgen den Kopfbereich. Ausnahmen bilden der X. Hirnnerv, der Nervus vagus, der beinahe den ganzen Rumpf mit parasympathischen Fasern (s. u.) versorgt, und der XI. Hirnnerv, der Halsmuskeln innerviert.

Rückenmarksnerven

Die Nervenfasern treten links und rechts als je eine vordere und eine hintere Wurzel aus dem Rückenmark. Die vordere Wurzel führt motorische Fasern, die hintere sensible. Die beiden Wurzeln schließen sich zu einem **Spinalnerv** zusammen, der sensible und motorische Fasern hat. Über die sensiblen Fasern werden Empfindungen (z. B. von der Haut oder aus dem Innern des Körpers) zum Rückenmark und (bei bewussten Reaktionen) zum Gehirn weitergeleitet. Das Gehirn verarbeitet die Meldungen und gibt über die motorischen Fasern Anweisungen an das Rückenmark und an die Muskeln (s. Abb. 14.12.8).

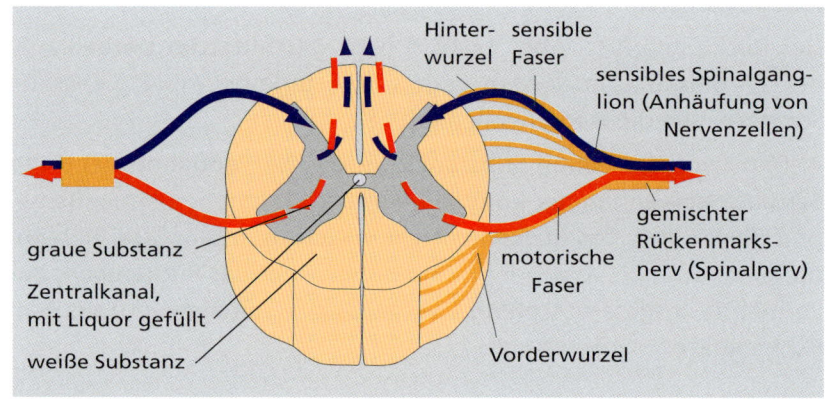

Abb. 14.12.8: Spinalnerven

Reflexe

Nicht alle Meldungen, die von der Peripherie über die sensiblen Nervenbahnen kommen, werden sofort an das Gehirn weitergeleitet. Es gibt sowohl im Gehirn als auch im Rückenmark Reflexzentren, die Reize sofort beantworten und z. B. Muskeln reagieren lassen. Wenn man z. B. mit der Hand eine heiße Herdplatte berührt, zieht man die Hand, ohne vorher zu überlegen, sofort zurück. Diese sofortige Reaktion (in unserem Beispiel die des Armmuskels) auf einen Reiz nennen wir einen **Reflex** (s. Abb. 14.12.9).

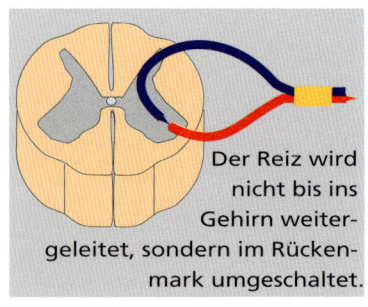

Abb. 14.12.9: Reflexbogen

Das vegetative Nervensystem

Das vegetative Nervensystem, das unserem Willen nicht unterworfen ist, steuert alle lebenswichtigen Organfunktionen (z. B. Kreislauf, Atmung, Stoffwechsel). Es besteht aus zwei Arten von Nervenfasern, denen des **Sympathikus** und denen des **Parasympathikus**. Die beiden üben meistens eine gegenteilige Wirkung auf die Organe aus. Der **Sympathikus** z. B. stellt den Körper auf Arbeit ein, regt den Stoffwechsel an, lässt das Herz höher schlagen; der **Parasympathikus** stellt den Körper auf Ruhe ein, bremst den Stoffwechsel und verlangsamt den Herzschlag.

WÄRMEHAUSHALT UND TEMPERATURREGULATION

Wärmehaushalt und Temperaturregulation

Die Temperatur ist nicht im ganzen Körper gleich; sie variiert sogar sehr beträchtlich. So beträgt sie in der Leber ca. 41 °C, im Herzen 38,8 °C, im Magen 37,3 °C, in der Lunge 36 °C und an den Extremitäten nur etwas über 30 °C. Sie ist also im Körperinnern in der Regel höher als im äußeren Teil des Körpers, der Körperschale. Die Temperatur der Körperschale gleicht sich der des Körperinnern in etwa an, wenn es draußen sehr heiß ist oder wenn man schwer arbeitet (s. Abb. 14.12.10).

Damit der Organismus reibungslos funktionieren kann, muss im Innern des Körpers, in den Körperhöhlen, eine konstante Temperatur von 37 °C (± 0,5 °C) herrschen. Diese Temperatur nennt man Kerntemperatur; sie kann im Enddarm (Rektum) gemessen werden. Wenn die Kerntemperatur extrem steigt (> 42 °C) oder fällt (< 27 °C) kann es zu bleibenden Schädigungen der Zellen bis sogar zum Tod kommen.

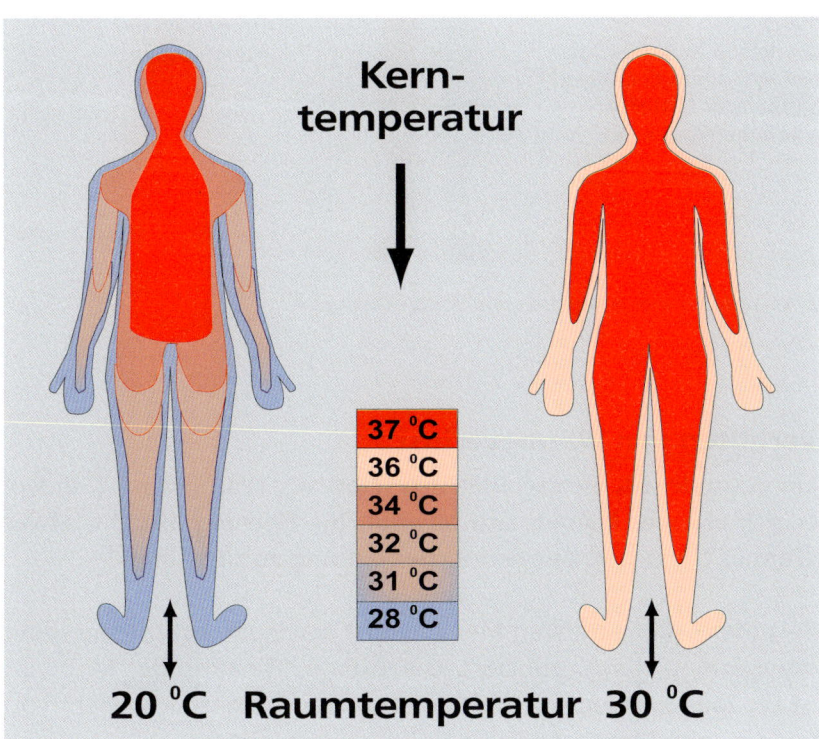

Abb. 14.12.10: Körperkern- und Schalentemperatur links bei niedriger, rechts bei hoher Außentemperatur (nach Aschoff und Wever, 1958)

Regulation des Wärmehaushalts (Abb. 14.12.11)

Das Gleichgewicht «Innen-Außen» wird im Temperaturregulationszentrum im Gehirn reguliert, wohin die jeweilige Temperatur des Körperkerns und der Körperschale einerseits über das Blut, andererseits über Nervenbahnen (Wärme- und Kälterezeptoren der Haut) laufend gemeldet wird. Das Temperaturregulationszentrum sorgt dafür, dass bei Kälte Wärme produziert wird und bei zu hoher Temperatur Wärme abgegeben wird.

WÄRMEHAUSHALT UND TEMPERATURREGULATION

Das geschieht auf folgende Arten:

Der Mensch produziert Wärme durch:
- chemische Stoffwechselvorgänge in den Zellen (vor allem der Leber) = chemisch
- Muskeltätigkeit bei körperlicher Arbeit = physikalisch

bei Kälte:
- Verengung der Blutgefäße und Hautporen
- Gänsehaut: Bei der Gänsehaut richten sich Körperhaare auf = warme Luftschicht um den Körper (Isolation); hat beim Menschen kaum noch eine Funktion, nur bei Tieren (Pelz)
- vermehrte Muskeltätigkeit, vor allem der Skelettmuskulatur (Zittern)
- zusammenkauern

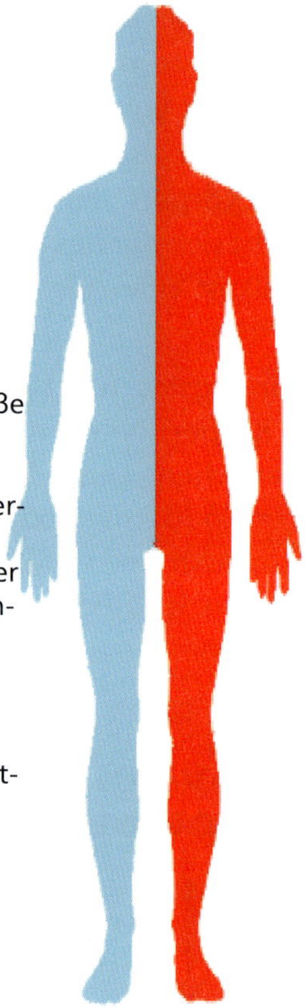

Der Mensch gibt Wärme ab über:
- die Haut, ca. 90 % (Strahlung, Leitung, Verdunstung)
- die Lungen (Atmung)
- die Nieren (Urin)
- den Darm (Stuhl)

bei Wärme/Hitze:
- gesteigerte Hautdurchblutung durch Erweiterung der Blutgefäße (so wird der Körperkern vergrößert)
- Ruhigstellen der Skelettmuskulatur
- Abgabe von Körperflüssigkeit vor allem über die Haut (Schweiß)
- Steigerung der Atemfrequenz

Abb. 14.12.11: Wärmeproduktion und Wärmeabgabe

Verhüten von Wärmeverlust

Ein gesunder Mensch schützt sich selbst vor Wärmeverlust, indem er sich wärmer kleidet, sich bewegt, die Heizung anstellt, etwas Warmes trinkt und kalorienreiche Nahrung zu sich nimmt.

Bei einem alten, kranken Menschen ist der Stoffwechsel und somit die Wärmebildung reduziert. Durch Einschränkung der Mobilität ist die Muskelarbeit oft stark herabgesetzt bis gar nicht mehr vorhanden; alte Menschen frieren deshalb viel leichter.

Verhüten von Überhitzung

Ein gesunder Mensch schützt sich vor zu großer Wärme, indem er leichtere Kleider anzieht, einen Sonnenhut aufsetzt, sich in den Schatten begibt, sich möglichst wenig bewegt, viele kühle Getränke und leichte Nahrung zu sich nimmt.

Bei einem alten, kranken Menschen müssen die Pflegepersonen daran denken und ihm helfen, alle diese Dinge zu tun.

WÄRMEHAUSHALT UND TEMPERATURREGULATION

Wärmeabgabe

Ca. 90 % der Wärme werden über die Haut abgegeben durch:

Wärmeleitung

Die Haut gibt Wärme an etwas Kühleres ab, z. B. an Wasser (Wadenwickel bei Fieber).

Strahlung

Warme Körper übertragen Wärme durch Strahlung (z. B. Radiator). Jede unbedeckte Hautstelle strahlt bei ca. 20° C Raumtemperatur Wärme an die Umgebung ab (in einem kalten Saal wird es bald warm, wenn viele Menschen drin sind).

Wasserverdunstung

Durch die Haut und durch die Lungen «verdunsten» unmerklich ca. 0,5–1 Liter Wasser pro Tag.
Durch Verdunstung des Schweißes wird dem Körper weitere Wärme entzogen. Wie viel, hängt von der Luftfeuchtigkeit ab; es können bei großer Hitze bis zu 12 Liter pro Tag sein. Bei trockener Luft kann der Schweiß besser verdunsten.

Rhythmische Temperaturschwankungen

Dem schwankenden «inneren» Tag/Nacht-Rhythmus unterliegt auch die Körpertemperatur. Sie ist morgens etwa um 6 Uhr am niedrigsten (Basaltemperatur) und steigt bis um ca. 18 Uhr um etwa 1 °C. Um aussagekräftige Werte zu erhalten, ist es deshalb sinnvoll, die Körpertemperatur morgens vor dem Aufstehen und abends gegen 18 Uhr zu messen (s. Abb. 14.12.12).

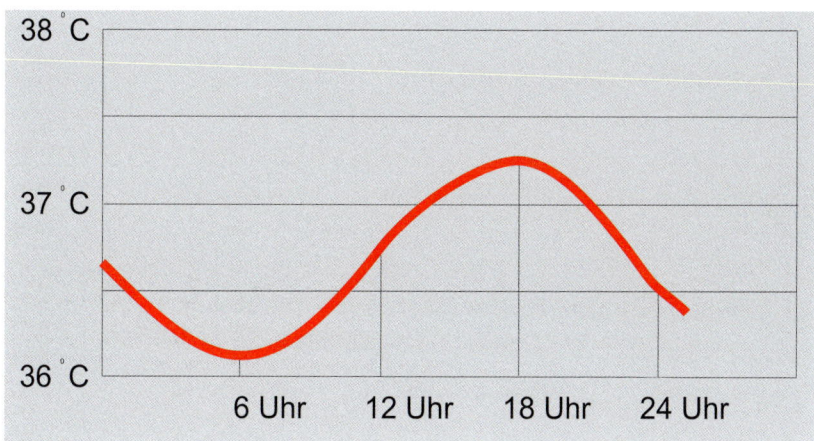

Abb. 14.12.12: Verlauf der Kerntemperatur (rektal) innerhalb von 24 Stunden

SYNONYMWÖRTERLISTE

Wörter- und Synonymwörterliste

Das „Lehrbuch Pflegeassistenz" ist ursprünglich in der Schweiz entstanden. Daher finden sich an manchen Stellen (pflegerische) Bezeichnungen, wie sie in der Schweiz verwendet werden. Die folgende Tabelle stellt diesen Begriffen Bezeichnungen gegenüber, die häufiger in Deutschland verwendet werden [Anm. d. Lek.]

Schweiz	Deutschland
Abfallbehälter/-sack	Abwurf
AGS	Abk. für Assistentin/Assistent Gesundheit und Soziales
Ausbetten	Bettdecke, -Kissen, -Laken vom Bett nehmen
Bettgalgen/-bügel	Patientenaufrichter
Bettpfanne/-schüssel	Steckbecken
Bigoudis	Lockenwickler
Coiffeurbecken	mobiles Friseurwaschbecken
Dauerkatheter	(Blasen-)Verweilkatheter
Diplomierte Pflegeperson	Pflegefachkraft, -person
DK-Sack	Urinbeutel (DK=Dauerkatheter)
Einbetten	Bettdecke, -Kissen, -Laken wieder aufs Bett legen und das Bett richten
Eintritt	Aufnahme (des Klienten z.B. ins Heim/ Krankenhaus)
Esswagen	Essenswagen
Frappé	Kaltgetränk aus Instantkaffee und Eiswürfeln oder aus Milch und gemixten Früchten
Frottiertuch	Tuch aus Frotteestoff zum Waschen/Trocknen des Körpers
Glocke	Patientenklingel, -ruf
Krückenkappen	Gummifüße oder -puffer für Gehhilfen
Lavabo	fest montiertes Waschbecken
Leintuch	Bettlaken
Lippenpomade	Lippenbalsam
Maniquick-Gerät	Elektrisches Gerät für die Nagel- und Fußpflege (Maniküre und Pediküre)
Ops-Mütze	OP-Haube
PA	Abk. für Pflegeassistent/In
Patientenheber	Personenlifter
Sackmessersyndrom	Taschenmesserphänomen
Spital	Krankenhaus
SPITEX	Abk. für „Spitalexterne Pflege" (ambulante Pflege)
Urinbombe	Urinsammelbehälter (z.B. für 24-Std.-Urin)
Vlesia	Inkontinenzmaterialien, „Vlesia" ist ein Schweizer Hersteller von Produkten der Inkontinenzversorgung
Waschbecken	Waschschüssel
Zahnglas	Zahnputzbecher
Zewidecke	Sicherheitsdecke, in Form eines Spannbettlakens, in das ein Schlafsack integriert ist. „Zewi" ist ein Schweizer Hersteller für Pflegeartikel

Weitere vielfältige Varianten von Wörtern und Sprachwendungen der Standardsprache in Deutschland, Österreich und der Schweiz fasst das von Ulrich Ammon (2016) herausgegebene „Variantenwörterbuch des Deutschen" zusammen. Regionale, internationale, mundartliche, standard- und umgangssprachlichen Besonderheiten werden ausführlich erläutert.
Ammon, U. (2016). Variantenwörterbuch des Deutschen. München: De Gruyter.

GLOSSAR

Abszess	abgekapselter Eiterherd	archetypisch	der Urform („Archetypus") entsprechend
adipös	übergewichtig, fettleibig		
Adipositas	Übergewicht, Fettleibigkeit	arretieren	festmachen, feststellen, z. B. einer Bremse
Aerosole	Gas, das feste oder flüssige Stoffe enthält		
		Arrhythmie	unregelmäßiger Herzschlag
Aften	punktförmige Schleimhautschäden	Arterie	Schlagader, Blutgefäß, das Blut vom Herzen wegführt
Aggression	Angriffsverhalten, feindselige Haltung oder selbst-/fremdgefährdende Handlung		
		Arteriole	kleine Arterie
		Arteriosklerose	„Verkalkung" der Blutgefäße
Akinese	Bewegungsarmut	Arthritis	Gelenkentzündung
Akkommodation	Anpassung des Auges zum Nah-, Fernsehen	Arthrose	chronische, nicht akut entzündliche Gelenkerkrankung
Akkumulator	Gerät zur Speicherung von elektrischer Energie	Asepsis	Keimfreiheit
		aseptisch	keimfrei
Akne	Hauterkrankung	asozial	nicht in der Gemeinschaft leben können oder sich deren Normen entsprechend verhalten können
Aldehydderivat	Abkömmling einer Alkoholverbindung		
alkalifrei	basenfrei, z. B. alkalifreie Seife	Aspiration	Eindringen von Fremdkörpern (z. B. Blut oder Mageninhalt) in die Atemwege während der Einatmung, besonders bei Bewusstlosen
alkalisch	basisch, laugenhaft		
Alternative	Wahl zwischen zwei Möglichkeiten		
Alveolen	Lungenbläschen		
Amenorrhoe	Ausbleiben der Regelblutung	Asthma bronchiale	anfallsweises Auftreten von Atemnot infolge Verengung der Bronchien
Ammoniak	stickstoffhaltige chemische Verbindung		
		ätherisch	leicht flüchtig, z. B. ätherische Öle
Amplitude	größter Ausschlag einer Schwingung	Atonie	Erschlaffung, herabgesetzter Spannungszustand (Tonus) von Muskeln, auch der von muskulösen Hohlorganen (z. B. Magen, Gebärmutter).
anal	den Darmausgang (Anus) betreffend		
Analogie	Gleichnis		
Anämie	Blutarmut		
Anästhesist	Narkosearzt		
Anatomie	Lehre des Körperaufbaus und der Körperstrukturen	Atrophie	Gewebeschwund ausbalancieren, ins Gleichgewicht bringen
Aneurysma	Ausbuchtung in Blutgefäßen	autonom	eigengesetzlich, unabhängig
Angina pectoris	Anfälle von heftigen Herzschmerzen, die im Brustbereich auftreten, oft in Schulter oder Arm ausstrahlen und mit Angstzuständen verbunden sind	axillar	die Achselhöhle betreffend
		Axon	Fortsatz der Nervenzelle
		Azeton	Flüssigkeit, die im Stoffwechsel gebildet wird, wenn Fette und Aminosäuren unvollständig abgebaut werden
Angiopathie	Gefäßschädigung		
Anorexia nervosa	Magersucht		
anti ...	gegen ...	Azidose	Übersäuerung
Antidepressiva	Arzneimittel gegen Depressionen, Niedergeschlagenheit	bakteriell	von Bakterien verursacht
		Bakterien	einzelliges Kleinstlebewesen
Antikoagulation	Hemmung der Blutgerinnung	Base	Verbindung, die mit Säuren Salze bildet
Anurie	stark verminderte oder fehlende Urinausscheidung unter 100 ml/24 h		
		basisch	sich wie eine Base verhaltend
Anus	Darmausgang, After	Bigoudis	Lockenwickler
Aorta	Hauptschlagader	Bilanz	Vergleich von Zufuhr und Ausscheidung
apathogen	nicht krank machend		
Aphasie	Verlust des Sprechvermögens oder des Sprachverständnisses	Bilirubin	Gallenfarbstoffe
		Biot-Atmung	Atmung mit Pausen bei Störungen des Atemzentrums (z. B. durch Hirnverletzungen)
Apnoe	Atemstillstand		
Apoplexia	Schlaganfall		
Applikation	Verabreichung		
Aqua destillata	destilliertes, chemisch reines Wasser		

GLOSSAR

Bobath	Ansatz zur Behandlung von Schlaganfallpatienten	Diät	Krankenkost, Schonkost
Body-Mass-Index	Maß für das Verhältnis von (BMI), Körpergewicht zu Körpergröße beim Menschen	digital	Daten in Ziffern darstellend
		Digitalis	Medikament aus Fingerhutextrakt
		Diskus	Scheibe, i. e. S. Bandscheibe
		Disposition	(Med.) Empfänglichkeit für Krankheiten
Borken	Krusten		
Borreliose	durch Zeckenbiss übertragene bakterielle Infektionskrankheit	Diuretika	harntreibende Mittel
		Divertikel	Ausbuchtung eines Hohlorgans (z. B. am Darm)
Bradykardie	verlangsamte Herzschlagfolge		
Bradypnoe	langsame Atmung	dokumentieren	schriftliches Sammeln und Festhalten von Informationen
Bronchien	Atemwege		
Bronchitis	Entzündung der Bronchien	Drainage	Ableitung von Wundabsonderungen (auch „Dränage") (z. B. Eiter)
Bronchospasmus	Verkrampfung und Zusammenziehen der Bronchien		
		Dyspnoe	Atemnot
Bulimia nervosa	Ess-Brech-Sucht		
		Ekzem	juckende Entzündung der Haut
Capsula	Kapsel	Elektrolyte	lebensnotwendige Substanzen, die in wässriger Lösung in positiv und negativ geladene Teilchen zerfallen
Chemotherapeutika	Substanzen, die lebende, Krankheitserreger (Bakterien, Pilze, Viren, Protozoen, Würmer) oder Tumorzellen im Organismus schädigen oder abtöten		
		Embolie	Verstopfung oder Verschluss eines Blutgefäßes
		Embolus	Fremdkörper, der die Blutbahn verstopft
Chemotherapie	Behandlung mit Chemotherapeutika		
Cheyne-Stokes-Atmung	periodisch mal tiefe, mal weniger tiefe Atmung mit phasenweise Atemaussetzern	Emesis	Erbrechen
		Emulsion	Gemenge aus zwei ineinander unlösbaren Flüssigkeiten (z. B. Öl in Wasser)
Cholesterin	wichtigstes, in allen tierischen Geweben vorkommendes Sterin, Hauptbestandteil der Gallensteine		
		endogen	von innen kommend, innerlich
		endokrin	in die Blutbahnen absondernd
CO_2	Kohlendioxid	Endoprothese	künstliches/r Gelenk oder Knochen
Colitis ulcerosa	Entzündung des Dickdarms	Endoskop	Instrument zur Untersuchung von Körperhöhlen
Cyanose (Zyanose)	blaurote Färbung von Haut und Schleimhäuten infolge Abnahme des Sauerstoffgehalts im Blut		
		enteral	den Darm, die Eingeweide betreffend
		Enzym	organische Verbindung, die den Stoffwechsel steuert
Defensor	Luftbefeuchter und Luftreiniger von Defensor		
		Epidemie	Seuche, ansteckende Massenerkrankung
Degeneration	Abweichung von der Norm, Entartung	Erektion	Erregung des Penis
		Ergotherapie	Arbeits- und Beschäftigungstherapie
degenerativ	entartet, abnutzungsbedingt	essentiell	wesentlich
Dehydratation	Austrocknung, Flüssigkeitsmangel	Eustachische Röhre	Verbindung zwischen Ohr und Rachen, Ohrtrompete
Dekubitus	Druckgeschwür, Wundliegen		
dementiell	die Demenz betreffend	exogen	von außen in den Organismus eindringend
Demenz	Leistungsabbau des Hirns		
Dendrit	Teil einer Nervenzelle, Nervenfortsatz	exokrin	nach außen absondernd
Depression	psychiatrische Krankheit, die mit Niedergeschlagenheit einhergeht	Exsikkose	Austrocknung
		Extension	Streckung
Diabetes mellitus	Zuckerkrankheit	Extrakt	Auszug aus Stoffen
diabetisches Koma	Bewusstlosigkeit, verursacht durch einen zu hohen Blutzuckerspiegel	Extrasystolen	Extraschläge des Herzens
		extrazellulär	außerhalb der Zelle
Diarrhoe	Durchfall	Extremitäten	Arme und Beine
Diastole	physiologische Erschlaffung des Herzens, rhythmischer Wechsel mit Systole		
		fäkal	den Kot betreffend
		Fäzes	Kot, Stuhl
diastolisch	die physiologische Erschlaffung des Herzens betreffend		

GLOSSAR

Fistel	abnormer Gang, der von einem Hohlraum zur Körperoberfläche oder einem Organ verläuft	immun	unempfänglich für eine bestimmte Infektionskrankheiten
fixieren	festmachen, anbinden	Immunglobuline	Proteine, die die Eigenschaften von Antikörpern haben
Flora	Pflanzenwelt, hier: Mileu mit bestimmter Bakterienbesiedlung	Immunisierung	Herstellung von Unempfindlichkeit gegenüber einer Krankheit
Fluorid	giftiges, chemisches Element, wichtig zur Zahnerhaltung	Immunität	Unempfindlichkeit gegenüber einer Krankheit
Fraktur	medizinisch: Knochenbruch	Inaktivität	Untätigkeit
Frequenz	Häufigkeit, medizinisch: Anzahl der Atemzüge oder Pulsschläge in der Minute	infektiös	ansteckend
		infiziert	angesteckt
		Infusion	Zufuhr von Flüssigkeit in den Körper über eine Hohlnadel
Gastritis	Entzündung des Magens		
Genitalbereich	Bereich der Geschlechtsorgane	inguinal	die Leistengegend betreffend
Gicht	Stoffwechselkrankheit	Injektion	Einspritzung
Glukosurie	zuckerhaltiger Urin	Inkontinenz	Unfähigkeit den Urin oder den Stuhl zu halten
Guttae	Tropfen		
		Inkubation	Vorgang des sich Festsetzens von Krankheitserregern
Hallux valgus	Hammerzehe		
Halogen	Salz bildendes chemisches Element, z. B. Fluor	inspizieren	prüfen
		Insulin	Hormon der Bauchspeicheldrüse
Hämatom	Bluterguss	Insult	Anfall
Hämoglobin	roter Blutfarbstoff	Intensität	Endringlichkeit, Stärke
Hämorrhoiden	krankhafte, entzündliche Ausstülpungen am Darmausgang	interdisziplinär	mehrere Disziplinen oder Berufsgruppen betreffend
Hautturgor	Spannungszustand der Haut	Interzellularsubstanz	Zwischenzellsubstanz
Hemianopsie	halbseitiger Ausfall des Gesichtsfeldes		
Hemiparese	unvollständige halbseitige Lähmung	Intimsphäre	vertraut-persönlicher Bereich
Hemiplegie	halbseitige Lähmung	Intimtoilette	Wäsche des Schambereichs
Hemiplegiker	halbseitig gelähmter Mensch	intramuskulär	im Muskel, in den Muskel
Hernie	Bruch von Eingeweiden oder Bandscheiben	intrazellulär	in der Zelle
		intubiert	Einfuhr eines Rohres (Tubus) in die Luftröhre bei Erstickungsgefahr oder zur Beatmung
Hormon	körpereigener Wirkstoff, der Abläufe im Körper steuert		
Hospitalismus	Infektion von Krankenhauspatienten oder -personal durch im Krankenhaus resistent gewordene Keime	Ionen	elektrisch geladene Teilchen
		Ischämie	(örtliche) Blutleere oder Unterversorgung mit Blut
human	menschlich	Isolation	Absonderung; Vereinzelung
Hyperglykämie	erhöhter Zuckergehalt des Blutes	isometrisch	gleichförmig
Hyperthermie	Fieber, hohe Körpertemperatur		
Hyperthyreose	Schilddrüsenüberfunktion	Joule	Maßeinheit für Energie
Hypertonie	Bluthochdruck		
Hyperventilation	zu schnelle Atmung	kachektisch	an Kachexie leidend, hinfällig
Hypoglykämie	abnorm geringer Zuckergehalt des Blutes	Kachexie	starker Kräfteverfall
		Kalorie	Maßeinheit für Energie in Lebensmitteln
Hypophyse	Hirnanhangsdrüse		
Hypothalamus	hormonbildender Teil des Zwischenhirns	Kalzium	Mineralstoff, chemisches Element
		Kanüle	Hohlnadel
Hypothermie	Unterkühlung, niedrige Körpertemperatur	Kapillaren	kleinste Blutgefäße, Haargefäße
		Karenz	Enthaltsamkeit, Verzicht auf Nahrung
Hypothyreose	Schilddrüsenunterfunktion	kariös	von Karies befallen, „Zahnfäule"
Hypotonie	niedriger Blutdruck	Karzinom	Krebsgeschwür
		Keratin	Stoff in der Hornhaut und in der Oberhaut
Ileus	Darmverschluss		
immobil	unbeweglich		
Immobilität	Unbeweglichkeit, Bettlägerigkeit		

GLOSSAR

Ketonkörper	bestimmte Säuren, die z. B. bei Hunger und Diabetes in der Leber gebildet werden	Lysis	1. (Med.) allmählicher Fieberabfall, 2. (Med.) Auflösung von Zellen (z. B. Bakterien)
Kohlendioxid	farb- und geruchloses Gas, Abatmung über die Lunge	Manometer	Druckmessgerät für Gase und Flüssigkeiten
Kolibakterien	Bakterien, die physiologisch im Darm leben	manuell	von Hand
Kollaps	Zusammenbruch z. B. des Kreislaufs	Medikation	Verordnung, Verabreichung, Anwendung eines Medikaments
kommunizieren	sich verständigen, sprechen	Melanin	dunkler Farbstoff der Haut
komplex	umfassend, verflochten	Membran	dünnes feines Häutchen, das trennende oder abgrenzende Funktion hat
Kompression	Druck, z. B. Kompressionsverband		
komprimieren	drücken, zusammenpressen		
Kondom	Präservativ, Verhütungsmittel oder Harnableitungssystem (Kondomurinal)	Meningen	Hirnhäute
		Mikroben	Kleinstlebewesen (Viren, Bakterien, Pilze, Einzeller)
konservativ	am Hergebrachten festhaltend	mikrobizid	Mikroben abtötend
konservieren	haltbar machen	Mikrobizide	Mittel zur Abtötung von Mikroben
konstant	ständig, unveränderlich	Mikroorganismen	Kleinstlebewesen, können nur durch Vergrößerung im Mikroskop sichtbar gemacht werden
Konstanz	Unveränderlichkeit, Beständigkeit		
Konstitution	körperliche Verfassung, Körperbau		
kontaminieren	verunreinigen		
Kontamimation	Verunreinigung	Miktion	Urinausscheidung
Kontinenz	Fähigkeit, Stuhl und Urin zu halten	Milieu	Umfeld, Umgebung
kontrahieren	zusammenziehen, beugen	Mixtur	Mischung; flüssige Arzneimischung
Kontrakturen	Verkürzung und Versteifung von Muskeln und Sehnen	mobilisieren	aktivieren, in Bewegung versetzen
		Mobilität	Beweglichkeit
kooperativ	bereit, fähig zur Zusammenarbeit	Moltex	saugfähige Unterlage zum Schutz vor Verunreinigung und Nässe
koordinieren	aufeinander abstimmen		
koronar	die Herzkranzgefäße betreffend	Monoparese	unvollständige Lähmung eines einzelnen Gliedes
Koronargefäße	Herzkranzgefäße		
korpulent	beleibt, übergewichtig	Monoplegie	Lähmung eines einzelnen Gliedes
Kot	Stuhl, Fäzes	Morbus Parkinson	Gehirnerkrankung, die u. a. zu Bewegungsstörungen führt
Krise	seelisch psychische Extremsituation und Erschütterung		
		mörsern	zerkleinern, mahlen
Krisis	Krise, hier: Fieberhöhe, zu rascher Abfall der Körpertemperatur	Motorik	Gesamtheit der willkürlich gesteuerten Bewegungsvorgänge bei Mensch und Tier
Kussmaul-Atmung	Atmung mit stark vergrößertem Atemzugvolumen		
		motorisch	die Motorik betreffend
		Multimorbidität	Bestehen mehrerer Krankheiten
Latex	Grundstoff zur Gummiherstellung, z. B. Latexhandschuh	Multiple Sklerose	Entmarkungskrankheit des Zentralnervensystems
Lemon	Zitrone, z. B. Lemonsticks (zitronenhaltige Mundpflegestäbchen)	muskuloskeletal	Muskulatur und Knochen betreffend
Leukozyten	weiße Blutkörperchen	Nekrose	abgestorbenes Gewebe
lingual	die Zunge betreffend	nekrotisch	abgestorben
Lipid	Fett	Nekrotisierung	Absterben von Gewebe
Liquor	Hirnwasser	Nephropathie	Nierenleiden
logarithmisch	Kurvenverlauf nach bestimmtem mathematischem Gesetz	Neurit	Fortsatz der Nervenzelle
		neurogen	von den Nerven ausgehend
Logopädie	Sprachheilkunde	neurologisch	die Lehre vom Nervensystem und seinen Erkrankungen betreffend
lokal	örtlich		
Lotion	Pflege- oder Reinigungsmittel für die Haut	Nitrit	Salz der salpetrigen Säure
		Nosokomeion	Krankenhaus/Spital
Luxation	Verrenkung, Auskugelung	nosokomial	im Krankenhaus erworben, z. B. Infektion
		nüchtern	siehe Karenz

GLOSSAR

O2	Sauerstoff	Parotitis	Ohrspeicheldrüsenentzündung
Obstipation	Stuhlverstopfung	pathogen	krankmachend, eine Krankheit verursachend
Ödem	Wasseransammlung im Gewebe		
okkult	verborgen, versteckt, z. B. okkultes Blut im Stuhl	Pathologie	Fachgebiet der Medizin, das sich mit der Erforschung von Ursachen, Entstehungsweise und Verlaufsformen von Krankheiten und den durch sie hervorgerufenen organischen Veränderungen und funktionellen Auswirkungen (Pathophysiologie) beschäftigt
Oligurie	verminderte Urinausscheidung		
Optik	Lehre vom Licht		
oral	in der Mundgegend gelegen, durch den Mund		
Orthopädie	Wissenschaft von der Erkennung und Behandlung angeborener oder erworbener Fehler der Haltungs und Bewegungsorgane		
		pathologisch	krankhaft
		Péan-Klemme	Klemme
orthopädisch	die Orthopädie betreffend	Penis	Glied, männliches Geschlechtsorgan
Orthopnoe	schwerste Atemnot, die nur mit aufgerichtetem Oberkörper kompensiert werden kann	per os	durch den Mund, über den Verdauungsweg (geben von Arzneimitteln)
		Perforation	Durchbruch (z. B. des Magens)
orthostatisch	die aufrechte Körperhaltung betreffend	peripher	außen, am Rande
		Peripherie	Randgebiet, nicht im Zentrum gelegen
osmotisch	die Osmose betreffend, Stoffaustausch entlang eines Konzentrationsgefälles durch eine Scheidewand		
		Peristaltik	wellenförmiges Zusammenziehen der Darmmuskulatur
Ösophagus	Speiseröhre	Phagozyten	Fresszellen
Osteoporose	Verminderung der Knochenmasse	Phagozytose	Aufnahme von Bakterien, Fremdkörpern oder eigenen Körperzerfallsprodukten in das Zellinnere durch Umfließen bei Einzellern (Amöben) und im Gewebe vielzelliger Lebewesen durch Fresszellen (Phagozyten)
Osteosynthese	operatives Zusammenführen von Knochen		
Östrogen	weibliches Sexualhormon		
otal	das Ohr betreffend, z. B. otale Temperaturmessung		
		pH-Wert	Wasserstoffionen-Gehalt einer sauren, neutralen oder basischen Lösung
palpieren	tastend untersuchen, z. B. der Bauchdecke		
		physikalisch	den Gesetzen der Physik folgend
Pandemie	weitreichende, weltweite Epidemie, d. h. Verbreitung einer Krankheit (z. B. AIDS- Pandemie)	Physiologie	Lehre von den normalen Lebensvorgängen und -funktionen
		physiologisch	die Physiologie betreffend
Pankreas	Bauchspeicheldrüse	Physiotherapie	medizinische Vorbeugungs-, Behandlungs- und Wiederherstellungsverfahren durch Anwendung physikalischer, naturgegebener Reizwirkungen auf den Organismus, u. a. Bewegung, Wasser, Licht, Luft, Heilquellen, Massage, Elektro- oder Ultraschalltherapie
par	unter Umgehung von, z. B. parenteral		
para	neben, bei, entlang, z. B. „para" gehen einer Infusionslösung ins Gewebe		
Paralyse	vollständige Lähmung durch Schädigung motorischer Nervenbahnen		
Paraparese	unvollständige Lähmung zweier symmetrischer Gliedmaßen		
		Plaque	Zahnbelag
Paraplegie	vollständige Lähmung zweier symmetrischer Gliedmaßen	Plegie	vollständige Lähmung
		Pleura	Brust- und Rippenfell
Parasiten	Schädlinge, die sich von einem anderen Lebewesen ernähren	Pneumonie	Lungenentzündung
		Podologie	Fußheilkunde, -pflege
Paravent	Wandschirm, zum Schutz der Intimsphäre	Polio	Kinderlähmung
		Polyurie	übermäßige Harnausscheidung
parenteral	unter Umgehung des Magen-Darmtraktes	potenziell	möglich
		Prävention	Vorbeugung
Parese	unvollständige Lähmung	Prophylaxe	Vorbeugung physiologischer Pflegeprobleme (z. B. Dekubitus)
Parkinson	degenerative Erkrankung des Gehirns, „Schüttellähmung"		
Parodontitis	Entzündung des Zahnhalteapparats	Prostata	Vorsteherdrüse des Mannes

GLOSSAR

Protein	Eiweiß	rehabilitativ	die Wiedereingliederung, bzw. Wiederherstellung von Funktionen betreffend
Prothese	künstlicher Ersatz eines fehlenden Körperteils (vor allem Gliedmaßen)		
Protozoen	einzellige Lebewesen	rektal	den Mastdarm betreffend; durch den, im Mastdarm erfolgend
Pseudokrupp	Entzündung im Kehlkopf mit Einengung der Atemwege, v. a. im (Klein-)Kindesalter	Reposition	Wiedereinrichtung, wieder an Ort und Stelle bringen z. B. gebrochene Knochen, Eingeweide
psychisch	seelisch, die Psyche betreffend	Resignation	sich dem Schicksal ergeben
Psychopharmaka	auf die Psyche einwirkende Medikamente	Resistenz	Widerstandsfähigkeit
		Resorption	Aufnahme von Stoffen
Psychose	psychische Störung	Ressourcen	Kraftquellen, Potenziale, Fähigkeiten, Möglichkeiten
psychosozial	Begriff zur Kennzeichnung der Bedingtheit psychischer Faktoren (z. B. Denken, Lernen, Verhalten) durch soziale Gegebenheiten (Sprache, Kultur, Gesellschaft)	Retinopathie	nichtentzündliche Erkrankung der Netzhaut im Auge
		reversibel	umkehrbar; medizinisch heilbar
pulmonal	die Lunge betreffend	Rezeptor	Med. Ende einer Nervenfaser zur Aufnahme von Reizen
Pulvis	Pulver		
püriert	fein zerkleinert, z. B. Mahlzeit	Rhagaden	Risse z. B. der Mundschleimhaut
PVP-Jod	Jodverbindung zur Desinfektion	Rigor	Starre
Pyrogene	fiebererzeugende Stoffe	Rist	Fußrücken
		Rollator	bewegliche Gehhilfe
Qualität	Güte, Wert		
qualitativ	hinsichtlich der Qualität	sakral	zum Kreuzbein gehörend
Quantität	Menge, Anzahl	Salmonellen	Durchfall erregende Bakterien
quantitativ	der Quantität nach, mengenmäßig	Scherkräfte	Reibungskräfte
Quecksilber	chemisches Element; verdunstendes, silbrig glänzendes Metall (giftig beim Einatmen)	Schlackenstoffe	Stoffwechselendprodukte
		sediert	gedämpft, beruhigt, evtl. durch Medikamente
		Sekret	aus dem Körper abgesonderter Stoff
radialis	zum Radius gehörend, daumenwärts	Sekretion	Absonderung des Körpers
Radius	Speiche; der auf der Daumenseite liegende Unterarmknochen	semipermeabel	halbdurchlässig
		senil	greisenhaft, gebrechlich
raffiniert	1. schlau; 2. Zubereitungsform von Zucker	sensibel	feinfühlig, empfänglich
		Sepsis	Blutvergiftung
ranzig werden	Verderben von Fetten und Ölen	septisch	nicht keimfrei
Reagenz	chemischer Stoff besonderer Reinheit, der chemische Reaktionen bewirkt und zum qualitativen und/oder quantitativen Nachweis von Substanzen oder Substanzgruppen dient	Serum	flüssige Blutbestandteile ohne Blutkörperchen und Fibrin
		Set	Satz zusammengehöriger Dinge, z. B. Katheterisierungsset
		somatisch	den Körper betreffend
reaktivieren	wieder in Tätigkeit setzen	Somnolenz	Schläfrigkeit, Zustand zwischen Wachsein und Bewusstlosigkeit
realitätsorientiert	an der Wirklichkeit orientiert		
Recapping	Wiederverschließen von Kanülen (wegen hoher Verletzungsgefahr verboten)	Soor	Pilzinfektion im Mund- und/oder Intimbereich
		Soorpilz	Pilz (candida albicans), der zu Soor führen kann
Recycling	die Wiederverwendung von Abfällen als Rohstoffe für die Herstellung neuer Produkte	sozial	die Gemeinschaft betreffend
		Spastik	Erhöhung des Muskeltonus
		Spitex	ambulanter Dienst
Reflex	die über das Zentralnervensystem ablaufende, unwillkürlich-automatische Antwort des Organismus auf einen äußeren oder inneren Reiz	Sputum	Speichel
		Standard	einheitliche Vorgehensweise und Maß für Qualität
		standardisiert	vereinheitlicht
Rehabilitation	Wiedereingliederung, Wiederherstellung von Körperfunktionen	sterilisieren	keimfrei machen

GLOSSAR

Sterin	in jeder tierischen oder pflanzlichen Zelle vorhandene Kohlenwasserstoffverbindung
Stethoskop	Hilfsmittel zum Abhören/Auskultieren, z. B. bei Blutdruckmessung
Stridor	pfeifendes Atemgeräusch
Strumektomie	Entfernung der Schilddrüse
Styropor	perliger, weißlicher Kunststoff mit wärmedämmenden Eigenschaften
subfebril	knapp unter der Fiebergrenze liegende Körpertemperatur
sublingual	unter der Zuge, z. B. sublinguale Temperaturmessung
Substanz	Stoff
Symptome	Merkmale, die mit einer Krankheit einhergehen
Syndets	seifenähnliche waschaktive Substanzen
Syndrom	Merkmalskomplex, Bündel von Diagnosen
Synkopen	anfallsartige Bewusstlosigkeit infolge einer Durchblutungsstörung
synthetisch	künstlich
Syphon	Abflussrohr
Systole	rhythmisches Zusammenziehen des Herzmuskels zum Blutauswurf
Tabu	etwas, was man nicht tut, worüber man nicht spricht
Tachykardie	stark beschleunigter Herzschlag
Tachypnoe	schnelle Atmung
Tetanus	Wundstarrkrampf
Tetraparese	unvollständige Lähmung der vier Extremitäten
Tetraplegie	vollständige Lähmung der vier Extremitäten
Thalamus	Sehhügel, Teil des Hirns, der für Sinne zuständig ist
Therapie	Behandlung
Thrombose	völliger oder teilweiser Verschluss eines Blutgefäßes durch ein Blutgerinnsel
Tinktur	alkoholischer Auszug eines Wirkstoffs, z. B. Arnikatinktur
Tonus	Spannung, z. B. Muskeltonus
topisch	örtlich, äußerlich
Toxine	Gifte
toxisch	giftig
transdermal	durch die Haut
Transfer	Weitertransport
Transplantat	zu transplantierendes oder transplantiertes Gewebestück
Tremor	Zittern
Trendelenburg	Lagerungsform: Kopftieflagerung
tropisch	die Tropen betreffend
Tumor	Geschwulst
Turgor	Spannung, z. B. Hautturgor
Tussis	Husten, z. B. Pertussis (= Keuchhusten)
Typhus	ansteckende Durchfallerkrankung
Ulcus cruris	Unterschenkelgeschwür
Ulkus	Geschwür
Unguentum	Salbe
Urinal	Instrument zur Harnableitung
Urobilinogen	Gallefarbstoff
Varizelle	Windpocke
Varizen	Krampfadern
vegetativ	dem Willen nicht unterliegend (von Nerven)
Vene	Blutgefäß, das Blut zum Herzen führt
Venole/Venule)	kleine Vene
Viren	Kleinstlebewesen, z. B. Grippevirus
Vlies	Fell, breite Faserschicht
Vomitus	Erbrechen
Zentriolen	Zellorganellen
zerebral	das Gehirn betreffend
Zytoplasma	Lebenssubstanz aller Zellen
Zytostatika	Zellwachstum hemmende Medikamente z. B. zur Krebstherapie

Anatomische Begriffe Deutsch–Lateinisch

Aderhaut des Auges	Chorioidea
After	Anus
Bauchspeicheldrüse	Pankreas
Blinddarm	Zäkum (Caecum)
Blut	Sanguis
Blutplättchen	Thrombozyten
Brustbein	Sternum
Brustkorb	Thorax
Darm	Intestinum (lat.), enteron (gr.)
Darmbein	Os ilium
dreieckiger Schultermuskel	M. trapezius
dreiköpfiger Muskel	Trizeps
Eierstock	Ovarium
Eileiter	Tuba uterina
Eisprung	Ovulation
Elle	Ulna
Gebärmutter	Uterus
Gehirn	Zerebrum, Enzephalon
Glied	Penis
Haargefäße	Kapillaren

GLOSSAR

Deutsch	Latein/Griechisch
Harnblase	Vesica urinaria
Harnleiter	Ureter
Harnröhre	Urethra
Hauptschlagader	Aorta
Haut	Kutis (lat.), derma (gr.)
Herzbeutel	Perikard
Herz	Cor, Kardia
Herzaußenschicht	Epikard
Herzinnenhaut	Endokard
Herzkranzgefäße	Koronararterien
Herzmuskelschicht	Myokard
Hirnanhangdrüse	Hypophyse
Hirnhaut, harte	Dura mater
Hirnhaut, weiche	Pia mater
Hirnhäute	Meningen
Hoden	Testis, Orchis
Hornhaut des Auges	Cornea
Kehlkopf	Larynx
Kleinhirn	Zerebellum
Kniescheibe	Patella
Knochen	Os, ossa (Mz.)
Kreuzbein	Os sacrum
Leber	Hepar
Lederhaut	Korium
Lederhaut des Auges	Sklera
Luftröhre	Trachea
Lunge	Pulmo
Lungenbläschen	Alveolen
Magen	Ventriculus, Stomachus, Gaster
Mandeln	Tonsillen
Mark, verlängertes	Medulla oblongata
Mastdarm	Rektum
Milz	Splen
Monatsblutung	Menstruation
Mund	Os
Muskel	Musculus
Nebenhoden	Epididymis
Netzhaut des Auges	Retina
Niere	Ren
Oberarmknochen	Humerus
Oberhaut	Epidermis
Oberschenkelknochen	Femur
Ohrspeicheldrüse	Glandula parotis
Rachen	Pharynx
Regenbogenhaut	Iris
Rippen	Costa
rote Blutkörperchen	Erythrozyten
Rückenmark	Medulla spinalis
Schädel	Cranium
Schambein	Os pubis
Scheide	Vagina
Schienbein	Tibia
Schilddrüse	Glandula thyreoidea
Schlagader	Arterie
Schließmuskel	Sphinkter
Schlüsselbein	Clavicula
Schulterblatt	Scapula
Sitzbein	Os ischii
Speiche	Radius
Speiseröhre	Ösophagus
Spinnwebenhaut, mittlere Hirnhaut	Arachnoidea
Unterhaut	Subkutis
Vorsteherdrüse	Prostata
Wadenbein	Fibula
weiße Blutkörperchen	Leukozyten
Wirbelsäule	Columna vertebralis
Wurmfortsatz	Appendix
Zelle	Cella
Zunge	Lingua, Glossa
zweiköpfiger Oberarmmuskel	Bizeps
Zwölffingerdarm	Duodenum

Anatomische Begriffe Lateinisch–Deutsch

Latein	Deutsch
Alveolen	Lungenbläschen
Anus	After
Aorta	Hauptschlagader
Appendix	Wurmfortsatz
Arachnoidea	Spinnwebenhaut, mittlere Hirnhaut
Arterie	Schlagader
Bizeps	zweiköpfiger Oberarmmuskel
Caecum	Blinddarm
Cella	Zelle
Cerebellum	Kleinhirn
Cerebrum	Gehirn
Chorioidea	Aderhaut des Auges
Clavicula	Schlüsselbein
Columna vertebralis	Wirbelsäule
Cor	Herz
Cornea	Hornhaut des Auges
Costa	Rippen
Cranium	Schädel

GLOSSAR

Derma	Haut	Pankreas	Bauchspeicheldrüse
Duodenum	Zwölffingerdarm	Patella	Kniescheibe
Dura mater	Hirnhaut, harte	Penis	Glied
		Perikard	Herzbeutel
Endokard	Herzinnenhaut	Pharynx	Rachen
Enteron	Darm	Pia mater	Hirnhaut, weiche
Enzephalon	Gehirn	Prostata	Vorsteherdrüse
Epidermis	Oberhaut	Pulmo	Lunge
Epididymis	Nebenhoden	Radius	Speiche
Epikard	Herzaußenschicht	Rektum	Mastdarm
Erythrozyten	rote Blutkörperchen	Ren	Niere
		Retina	Netzhaut des Auges
Femur	Oberschenkelknochen		
Fibula	Wadenbein	Sanguis	Blut
		Scapula	Schulterblatt
Gaster	Magen	Sklera	Lederhaut des Auges
Glandula parotis	Ohrspeicheldrüse	Sphinkter	Schließmuskel
Glandula thyreoidea	Schilddrüse	Splen	Milz
		Sternum	Brustbein
Glossa	Zunge	Stomachus	Magen
		Subcutis	Unterhaut
Hepar	Leber		
Humerus	Oberarmknochen	Testis	Hoden
Hypophyse	Hirnanhangdrüse	Thorax	Brustkorb
		Thrombozyten	Blutplättchen
Intestinum	Darm	Tibia	Schienbein
Iris	Regenbogenhaut	Tonsillen	Mandeln
		Trachea	Luftröhre
Kapillaren	Haargefäße	Trizeps	dreiköpfiger Muskel
Korium	Lederhaut	Tuba uterina	Eileiter
Koronararterien	Herzkranzgefäße		
Kutis	Haut	Ulna	Elle
		Ureter	Harnleiter
Larynx	Kehlkopf	Urethra	Harnröhre
Leukozyten	weiße Blutkörperchen	Uterus	Gebärmutter
Lingua	Zunge		
		Vagina	Scheide
M. trapezius	dreieckiger Schultermuskel	Ventriculus	Magen
Medulla oblongata	Mark, verlängertes	Vesica urinaria	Harnblase
Medulla spinalis	Rückenmark		
Meningen	Hirnhäute	Zäkum	Blinddarm
Menstruation	Monatsblutung		
Musculus	Muskel		
Myokard	Herzmuskelschicht		
Orchis	Hoden		
Os (Gen. Oris)	Mund		
Os (Gen. Ossis)	Knochen		
Os ilium	Darmbein		
Os ischii	Sitzbein		
Os pubis	Schambein		
Os sacrum	Kreuzbein		
Ösophagus	Speiseröhre		
Ovarium	Eierstock		
Ovulation	Eisprung		

LITERATURVERZEICHNIS
Verwendete und weiterführende Literatur

Augustin, B. (Hrsg.) (2016): Klinikleitfaden Pflege, 8. Aufl. München: Elsevier.

Barrick, A. L. et al. (2011): Körperpflege ohne Kampf. Bern: Huber.

Bartels, H.; Bartels, R. (1987): Physiologie (Lehrbuch und Atlas), 3. Auflage. München: Urban & Schwarzenbeck.

Bartels, R.; Bartels, H. (2004): Physiologie – Lehrbuch der Funktionen des menschlichen Körpers, 7. Auflage. München: Elsevier.

Bibliographisches Institut (2004): Brockhaus. Mannheim: F. A. Brockhaus AG.

Bienstein, C.; Schröder, G.; Neander, K.-D. (1996): Dekubitus. Stuttgart: Thieme.

Bienstein, C.; Fröhlich, A. (2003): Basale Stimulation. Seelze: Kallmeyer.

Bienstein, C.; Fröhlich, A. (2016): Basale Stimulation® in der Pflege – Die Grundlagen, 8. Auflage. Bern: Huber.

Bienstein, C.; Zegelin, A. (1995): Handbuch Pflege. Düsseldorf: Verlag selbstbestimmtes lernen.

Blunier, E. (2007): Körperpflege. In: Lehrmittel Fachangestellte Gesundheit. Zürich: Verlag Careum.

Blunier, E. (2013): Arbeitsbuch Assistenz Gesundheit und Soziales. Bern: Huber.

Blunier, E. (2013): Lehrbuch Assistenz Gesundheit und Soziales. Bern: Huber.

Bobath, B. (1985): Die Hemiplegie Erwachsener. Stuttgart: Thieme.

Bowlby Sifton, C. (2011): Das Demenz-Buch, 2. Auflage. Bern: Huber.

Brobst, R. A. et al. (2007): Der Pflegeprozess in der Praxis, 2. Auflage. Bern: Huber.

Brühlmann-Jecklin, E. (2016): Arbeitsbuch Anatomie und Physiologie für Pflege- und andere Gesundheitsberufe, 15. Auflage. München: Elsevier.

Buchholz, T.; Schürenberg, A. (2013): Basale Stimulation in der Pflege alter Menschen, 4. Auflage. Bern: Huber.

Budnik, B. (2002): Pflegeplanung, 3. Auflage: München: Urban & Fischer.

Bund Schweizerischer Schwerhörigen-Vereine (o.J.): Der schwerhörende Patient, Merkblatt für Pflegepersonal. Schaffhauserstr. 7, 8042 Zürich.

Bürgerspital Solothurn (1996): Hygiene-Handbuch. Solothurn: Bürgerspital.

Carr, E. C.; Mann, E. M. (2014): Schmerz und Schmerzmanagement, 3. Aufl. Bern: Huber.

Christiansen, B. et al. (1995): Arbeitsbuch Hygiene. Stuttgart: Gustav Fischer.

Clauss, V.; Mecky, I. (1992): Kursbuch Pflege. Stuttgart: Gustav Fischer.

Corr D.; Corr C. (Hrsg.) (2002): Gerontologische Pflege. Bern: Huber.

Damag, A.; Schlichting, H. (2016): Essen – Trinken – Verdauen. Bern: Hogrefe.

Dethlefsen, T.; Dahlke, R. (1986): Krankheit als Weg. Gütersloh: Bertelsmann.

Eidgenössisches Büro für die Gleichstellung von Frau und Mann (Hrsg.) (1998): Genug ist genug: Ein Ratgeber gegen sexuelle Belästigung am Arbeitsplatz, Bern.

Faller, A. (1998): Der Körper des Menschen, 11. Auflage. Stuttgart: Thieme.

Faller, A.; Schünke, M. (2016): Der Körper des Menschen, 17. Auflage. Stuttgart: Thieme.

Feil, N. (2002): Validation. München: Reinhardt.

Feil, N.; de Klerck-Rubin, V. (2017): Validation – Ein Weg zum Verständnis verwirrter alter Menschen, 11. Auflage. München: Reinhardt.

Fiechter, V.; Meier, M. (1998): Pflegeplanung, 10. Auflage, Fritzlar: Recom.

Frey, I.; Lübke-Schmid, L.; Wenzel, W. (1996): Krankenpflegehilfe, 10. Auflage. Stuttgart: Thieme.

Frey, I.; Lübke-Schmid, L. (2015): Krankenpflegehilfe, 13. Auflage. Stuttgart: Thieme.

Grond, E. (1993): Pflege Inkontinenter. Hagen: Brigitte Kunz.

Grond, E. (1991): Praxis der psychischen Altenpflege, 9. Auflage. München: Werk-Verlag Dr. Edmund Banaschewski.

Grond, E. (2006) Kompendium der Alters-Psychiatrie und Alters-Neurologie für Altenpfleger/innen, 4. Auflage. Hagen: Brigitte Kunz.

Gogl, A. (2014): Selbstvernachlässigung bei alten Menschen. Bern: Huber.

Gottschalck, T. (2007): Mundhygiene und spezielle Mundhygiene. Bern: Huber.

Haaf, L.; Engelmann E.; Heyn, M. (1990): Krankenpflegehilfe, 8. Auflage. Stuttgart: Thieme.

Hayder, D.; Kuno, E.; Müller, M. (2012): Kontinenz – Inkontinenz – Kontinenzförderung. Bern: Huber.

Henke, F. (2003): Pflegeplanung nach dem Pflegeprozess, 2. Auflage. Stuttgart: Kohlhammer.

Henke, F. (2006): Pflegeplanung nach dem Pflegeprozess, 3. Auflage. Stuttgart: Kohlhammer.

Henke, F. (2011): Formulierungshilfen zur Pflegeplanung, 6. Auflage. Stuttgart: Kohlhammer.

Henninger, J. (1997): Pflegen helfen. Stuttgart: Schattauer.

Hornung, R.; Lächler J. (1999): Psychologisches und soziologisches Grundwissen für die Krankenpflegeberufe. Weinheim: PVU.

Hornung, R.; Lächler J. (2011): Psychologisches und soziologisches Grundwissen für die Krankenpflegeberufe. 10. Auflage. Weinheim: PVU.

Jecklin, E. (1988): Arbeitsbuch Anatomie und Physiologie, 5. Auflage. Stuttgart: Fischer.

LTERATURVERZEICHNIS

Jevon, P. (2013): Pflege von sterbenden und verstorbenen Menschen. Bern: Huber.
Juchli, L. (1997): Pflege, 8. Auflage. Stuttgart: Thieme.
Käppeli, S. (Hrsg.) (2001): Pflegekonzepte, Band 1. Bern: Huber.
Käppeli, S. (Hrsg.) (1999): Pflegekonzepte, Band 2. Bern: Huber.
Käppeli, S. (Hrsg.) (2000): Pflegekonzepte, Band 3. Bern: Huber.
Kaufmann-Mall, K. (2016): Psychologie und Psychiatrie kompakt. Bern: Huber.
Kirschnick, O. (1996): Pflegeleitfaden, 2. Auflage. München: Urban und Schwarzenbeck.
Koch-Straube, U. (1997): Fremde Welt Pflegeheim, Bern: Huber.
Koch-Straube, U. (2002): Fremde Welt Pflegeheim, 2. Aufl. Bern: Huber.
Köther, I.; Gnamm, E. (1990): Altenpflege in Ausbildung und Praxis, 2. Auflage. Stuttgart: Thieme.
Köther, I. (Hrsg.) (2016): Altenpflege, 4. Auflage. Stuttgart: Thieme.
Krohwinkel, M. (2008): Rehabilitierende Prozesspflege am Beispiel von Apoplexiekranken. Bern: Huber.
Krohwinkel, M. (2013): Fördernde Prozesspflege mit integrierten ABEDLs. Bern: Huber.
Krückels, J. (1992): Anatomie-Physiologie, Arbeitsbuch für Pflegeberufe, 2. Auflage. Hagen: Brigitte Kunz.
Lippert, H. (1989): Anatomie (Text und Atlas), 5. Auflage. München: Urban & Schwarzenbeck.
Lippert, H.; Herbold, D.; Lippert-Burmester, W. (2017): Anatomie – Text und Atlas, 10. Auflage. München: Elsevier.
Maletzki, W. (1998): Klinikleitfaden Pflege. Stuttgart: Gustav Fischer.
Mäurer, H-C. (1989): Schlaganfall. Stuttgart: Thieme.
Menche, N. (Hrsg.) (2014): Pflege heute, 6. Aufl. München: Elsevier.
Menche, N. (Hrsg.) (2016): Biologie, Anatomie, Physiologie, 8. Auflage. München: Elsevier.
Meyer, R. (2014): Allgemeine Krankheitslehre kompakt, 11. Auflage. Bern: Huber.
Mötzing, G. (1998): Klinikleitfaden Altenpflege. Stuttgart: Gustav Fischer.
Mötzing, G.; Schwartz, S. (2014): Leitfaden Altenpflege, 5. Aufl. München. Elsevier.
Müller, U. (1987): Der Krankenpflegeprozess, 3. Auflage, Fritzlar: Recom.
Neuberger, J. (2009): Sterbende unterschiedlicher Glaubensrichtungen pflegen, 2. Auflage. Bern: Huber.
Panfil, E.-M.; Schröder, G. (Hrsg.) (2015): Pflege von Menschen mit chronischen Wunden. Bern: Huber.
Pschyrembel, W. (1990): Klinisches Wörterbuch. Berlin: de Gruyter.
Pschyrembel, W. (2017): Klinisches Wörterbuch, 267. Auflage. Berlin: de Gruyter.
Roper, N. et al. (1989): Die Elemente der Krankenpflege. Basel: Recom.
Roper, N. et al. (1993): Die Elemente der Krankenpflege, 4. Auflage, Basel/Eberswalde: Recom.
Roper, N.; Logan, W. W.; Tierney, A. J. (2009): Das Roper-Logan-Tierney-Modell. Bern: Huber.
Roper, N.; Logan, W. W.; Tierney, A. J. (2016): Das Roper-Logan-Tierney-Modell, 3. Aufl. Bern: Huber.
Schäffler, A. et al. (1998): Pflege heute. Stuttgart: Gustav Fischer.
Scharf, K.-H.; Jungbauer, W. (1969): Folienatlas Mensch und Gesundheit, 2. Auflage. Baierbrunn: Wort & Bild Verlag.
Schell, W. (1995): Die Grundzüge der Hygiene und Gesundheitsförderung von A–Z: Hagen: Brigitte Kunz.
Schmid, B.; Hartmeier, C.; Bannert, C. (1992): Arzneimittellehre für Krankenpflegeberufe, 4. Auflage. Stuttgart: WVG.
Schmid, B.; Bannert, C. (2016): Arzneimittellehre für Krankenpflegeberufe, 10. Auflage. Stuttgart: WVG.
Schweizerische Zahnärztegesellschaft SSO (1993): Die zahnmedizinische Grundversorgung von Kranken und Behinderten, 2. Auflage. Bern: SSO.
Schweizerische Zahnärztegesellschaft SSO (2000): Handbuch der Mundhygiene. Bern: SSO.
Schröder, G.; Kottner, J. (Hrsg.) (2011): Dekubitus und Dekubitusprophylaxe. Bern: Huber.
Seel, M. (1992): Die Pflege des Menschen. Hagen: Brigitte Kunz.
Sittler, E. (1998): Pflegeleitfaden Altenpflege. Stuttgart: Gustav Fischer.
Sitzmann, F. (2007): Hygiene daheim. Bern: Huber.
Sowinski, Ch. (2002): Ekel in der Pflege, Nova, 9.
Stefanoni, S.; Alig, B. (2009): Pflegekommunikation. Bern: Huber.
SUVA (o. J.): Verhütung von blutübertragbaren Infektionen. Luzern: SUVA.
Swoboda, B. (2002): Pflegeplanung, Hannover: Vincentz.
Tappert, F.; Schär, W. (2006): Erste Hilfe kompakt, 11. Auflage. Bern: Huber.
Thio, B. et al. (2013): Praxishandbuch Pruritus. Bern: Huber.
Thüler, M. (2013): Wohltuende Wickel, 11. Auflage. Worb: Eigenverlag.
Tideiksaar, R. (2008): Stürze und Sturzprävention für Pflegeassistenten. Bern: Huber.
Tideiksaar, R. (2008): Stürze und Sturzprävention, 2. Auflage. Bern: Huber.
Walder, P. (1989): Bau und Funktion unseres Körpers. Zürich: Lehrmittelverlag des Kantons Zürich.
Walter, G.; Nau, J.; Oud, N. E. (Hrsg.) (2012): Aggression und Aggressionsmanagement. Bern: Huber.
Werner: S. (2014): Praxishandbuch Demenzbegleitung. Bern: Huber.
Werner, S. (2016): Alltagsbegleiter Notes. Bern: Huber.
Wittensöldner, C. (Hrsg.) (1988): Pflege und Begleitung älter werdenden Menschen. Basel: Recom.

ABILDUNGSNACHWEIS

Autorin
2.1, 2.2, 2.5, 2.6, 3.40, 3.41, 4.21. 4.28, 4.29, 4.32, 5.2. 5.12, 5.13, 6.1, 6.8, 6.9, 6.10, 6.12, 7.4, 8.1, 8.4, 8.5, 8.6, 8.7, 8.8, 8.9, 8.10, 8.11, 8.12, 8.13, 8.14, 8.17, 8.18, 8.19, 8.21, 9.1, 9.9, 9.10, 9.11, 9.12, 10.1, 10.2, 10.3, 11.1, 13.2, 14.1

Beiersdorf AG, Division medical,
Aliothstrasse 40, 4142 Münchenstein
6.7, 8.20, 9.2, 9.3, 9.4, 9.5, 9.6, 9.7

Bur und Partner
4.36

Coop Schweiz, Ernährungsberatung,
Postfach 2550, 4002 Basel
5.1

Flammenzeichen
9.8

Hartmann AG, Postfach 14 20. D-89504 Heidenheim
4.33, 4.34, 4.35, 4.36

Heer Beat
3.2, 3.21, 3.22. 3.23, 3.24, 3.25, 3.26, 3.27, 3.28, 3.29, 3.30, 3.31, 3.32, 3.33, 3.34, 3.35, 3.39, 3.42, 4.1, 4.2, 4.3, 4.4, 4.5, 4.6, 4.7, 4.8, 4.9, 4.10, 4.20, 4.22, 4.23, 4.26, 4.27, 4.30, 4.31, 6.11, 8.16, Titelbild 6

Internationale Signatur der Schwerhörigkeit
10.4

KCI Mediscus AG. Zürich
2.3, 2.4, 3.16

Lamprecht AG, Healthcare Division,
Althardstr. 246. 8105 Regensdorf
3.6, 3.7, 3.8, 3.9, 3.10, 3.11, 3.12, 3.13, 3.14, 3.15, 6.3, 6.4, 6.5, 6.6, 6.13, 7.1, 7.2, 7.3, 8.2, 8.3

medilap, Im Lehmlieth 2, D- 37574 Einbeck
3.4, 3.5

PARI Service Center
8.6

PHONAK Communikations AG,
Länggasse 17, 3280 Murten
10.5, 10.6, 10.7

Schweizerische Zahnärzte-Gesellschaft SSO:
Handbuch der Mundhygiene. Bern 2000
4.11, 4.12, 4.13, 4.14, 4.15, 4.16, 4.17. 4.18, 4.19

nach Stiftung Ernährung und Diabetes,
Bremgartenstr.119, 3012 Bern:
Merkblatt für die Fusspflege
5.14

SUVA Pro, Postfach, 6002 Luzern
3.1

Thomashilfen, Walkmühlenstr. 1, D-27431 Bremervörde
3.33, 3.34, 3.35, 3.36, 3.37, 3.38, 3.42, 4.24. 4.25, 5.3, 5.4, 5.5, 5.6, 5.7, 5.8, 5.9, 5.10, 5.11, 6.2

Rheumaliga Schweiz
4.38, 4.39, 4.40, 4.41

Als Grundlage für die Erstellung der Zeichnungen dienten die im folgenden aufgeführten Werke.

nach Benner, Dr. K.-U.: Der Körper des Menschen.
Weltbild Verlag GmbH, Augsburg 1996
14.1.3, 14.4.2, 14.6.5, 14.8.5

nach Fiechter, V., Meier, M.: Pflegeplanung,
RECOM, Basel 1993
1.4

nach Lippert, H.: Anatomie, 5. Auflage.
Urban & Schwarzenbeck, München 1989
14.1.10, 14.6.6

nach Müller, U.: Der Krankenpflegeprozess.
RECOM. Basel 1987
1.5, 1.6

nach Roper, N. et al.: Die Elemente der Krankenpflege.
RECOM, Basel 1989
1.2

nach Schäffler, A. et al.: Biologic, Anatomie, Physiologie.
Gustav Gustav Fischer, Stuttgart 1998 8.17. 14.1.4, 14.1.5, 14.1.6, 14.5.3, 14.8.2, 14.8.5, 14.10.4, 14.12.2, 14.12.6, 14.12.7

nach Vogel, S. (Übersetzer): Der menschliche Körper.
Delphin Verlag GmbH in der VEMAG, Köln 1994
14.2.3, 14.12.5

nach Walder, P.: Bau und Funktion unseres Körpers.
Lehrmittelverlag des Kantons Zürich, Zürich 1989 14.1.2

Alle nicht genannten Abbildungen © E. Blunier, Autorin

SACHREGISTER

A

ABEDL/Aktivitäten, Beziehungen und existenzielle Erfahrungen des Lebens 14
Abfallproduktabgabe, dermale 342
Abfallprodukte 295
Abhängigkeits-/Unabhängigkeits-Kontinuum 12, 15
Achsenskelett 331
Actin 335
Aderhaut 345
Adiuretin 352
Adrenalin 349
Aerosole 183
Agonist/Antagonist 336
Aktivierung s. Sich beschäftigen
Albumin 306, 320
Alcacyl 194
Allergien 232
Altershaut 343
Altersschwerhörigkeit 348
Alzheimer Krankheit 245
Aminosäuren 320, 323
Ammoniumverbindungen, quaternäre 217
Amplitude 348
Anatomie und Physiologie 294–357
– Begriffe 294
– Grundlagen 294
Angina-pectoris-Anfälle 192
Anorexie 135
Antikoagulation 194
Antikörper 203
Antisepsis 203
Antithrombosestrümpfe 197–198
Anurie 143
Aorta 309, 311, 312, 322
Aphasie 81
Apnö 176, 178
Apoplexie s. Schlaganfall
Appetitförderung 130
Arbeit 260, 262
Arbeiten und Spielen 259–266
Arbeitsweise, rückenschonende 55–56
Arrhythmie 187, 188
Arterien/Arteriolen 311, 312
Arthritis 61
Arthrose 60
Arzneimittel s. Medikamente
Asepsis 203
Aspiration 157
Atembeobachtung 175
Atemfrequenz 175–176
– Veränderung 176

Atemgeräusche, pathologische 179
Atemnot 178, 193
Atemrhythmus 176–178
Atemstillstand 176, 178
Atemübungen 181
Atemwege, obere/untere 314, 315
Atemwegsinfektionen 204
Atemzentrum/-steuerung 175
Atemzüge zählen 185
ATL/Aktivitäten des täglichen Lebens 14
Atmen 174–198, 318
–, bewusstes 181
– Blutdruck 188
– Inhalieren 182
– Krankheitsbilder 192, 195
– Lagerungen 181
– Mobilisation 180
– Puls 185
– Sekretlösung 181
– Vitalzeichen 185
Atmungssystem 314–316, 302
Augapfel 345
Augen 345–346
Augenbrauen/-wimpern 346
Augenhäute 345
Augenlider 346
Augenlidlähmung 81
Augenlinse 345, 346
Augenmuskeln 345, 346
Augenpflege 108–109
Augentropfen/-salbe 109, 231
Ausscheiden 142–162
– Einschätzen 142
– Inkontinenz 158
– Stuhl 153
– Urin 143
– Vomitus s. Erbrechen
Ausscheidungssystem 302
Austrocknen 134
Auswurf 179
Autonomie 33
Axone 351

B

Bad, medikamentöses 106
Badelift 76
Baden 103–108
– Gefahren 107, 108
Badezusätze 106
Bakterien 206
Balken 351
Ballaststoffe 122
Bandscheibenschäden 60

Basale Stimulation 255–258
–, auditiv 256
–, geruchlich/geschmacklich 257
–, oral 257
–, somatisch 257
–, taktil 256
–, taktil-vibratorisch 256
–, thermisch 257
–, vestibulär 257
–, visuell 256
Bauchfett 128
Bauchlagerung 67
Bauchspeicheldrüse 317, 319, 349
Bauchumfang 128
Baufett 300, 399
Baustoffe 121
Baustoffwechsel 295
Beckenbodentraining 161
Bedürfnispyramide nach Maslow 13
Begleithusten 179
Beinvenenkompression 197–198
Belästigung, sexuelle am Arbeitsplatz 30–32
– Folgen für Opfer 31
– Formen 30
– Verhalten/Schutz 31
Belastungsinkontinenz 159
Beobachten 24
Bereichskleidung 209
Berufsgeheimnis 2729
– Dauer der Geheimhaltung 28
– Ermächtigung, behördliche 29
– Notwehr/Notstand 29
– Patienteneinwilligung 29
– Umfang 28
– Verletzung 28
– Verletzung, rechtmäßige 28
Berührungszonen 269
Beschäftigung s. Sich beschäftigen
Betriebsstoffe 121
Betriebsstoffwechsel 295
Bett 36
Betten, das 41–44
– Abziehen 42
– Ausbetten 42
– Beziehen 42
– Einbetten 42
– Kissen 42
– Klient, bettlägeriger 43
– Nachbereitung 43
– Patientenheber 44
– Techniken 42
– Vorbereitung Pflegeperson 41
Bettzubehör 39–40

SACHREGISTER

Beugekontrakturen 57
Bewegung 54
Bewegungshilfen 74–76
Bewegungssystem 302, 330–337, 350
–, aktives 335
–, passives 330
Bewusstseinsstörung 81
Beziehungsprozess 16
Bienstein, Chr. 255
Bindegewebe 300, 330, 333, 337
Bindehaut 345
Bindungen, chemische 295
Biot-Atmung 177
Bizeps 336
Blinddarm 317
Blindheit 237
Blut 304–307
– Aufgaben 307
– Bestandteile, feste 304
– Bestandteile, flüssige 306
– Zusammensetzung 304
Blutdruck 188–192
– Abweichungen 191
– Alter 191
–, diastolischer/systolischer 310
– Maßnahmen bei Bluthochdruck 191
– Normalwerte 191
Blutdruckamplitude 310
Blutdruckkontrolle/-messung 189–190
– Fehlerquellen 189
– Geräte 189
– Vorgehen 190
Blutgefäße und Blutkreislauf 311–313
Blutkörperchen 304, 305
Blutplasma 306
Blutplättchen 306, 307
Blutpropf s. Thrombose
Blutspeicher 320
Blutverdünnung 194
Blutvergiftung s. Sepsis
Blutzuckerwerte 136, 137
BMI/Body-Mass-Index 128
Bobath-Konzept 82–84
Bogengänge 348
Botenstoffe 349
Bowman-Kapsel 323
Bradykardie 187, 188
Bradypnö 176
Brausetabletten 228
Brechzentrum 155
Brillenpflege 109
Bronchien/Bronchiolen 314, 315

Bronchitiskessel 182
Brücke 353
Buddhismus 290
Bulimie 135

C
Cheyne-Stokes-Atmung 177
Chlor 294
Christentum 288
Chrom 294
Cremes 87, 231

D
Dampfinhalation 182
Dampfinhalator, elektrischer 182
Dampfsterilisation 214
Darmbakterien 320
Darmentleerung 153
Darmgase 320
Darmsaft 320
Darmzotten 320
Daten, objektive/subjektive 18
Datenerhebung, direkte/indirekte 17
Dehydratation 134, 341
Dekubitus 110–112
– Druckeinwirkung 111
– Erkennen 112
– Lebensalter 111
– Risikofaktoren 111
– Scherkräfte 111
– Stellen und Stadien 112
Dekubitusprophylaxe 68, 110, 112–114
– Druckentlastung 113
– Durchblutung 113
– Ernährung 114
– Hautschutz 113
– Lagerung 113
Demenz 245–247
– Hauptformen 245
– Stadien und Hauptmerkmale 247
– Symptome, typische 246
– Verlauf 246
Demenz, Umgang mit 245–258
– Angehörige 251
– Basale Stimulation 255
– Berührung 250
– Biografie 246
– Fähigkeiten, verbleibende 248
– Kommunikation 249
– LA-Unterstützung 246
– Musik 250
– Spiegeln 250
– Strukturen, erkennbare 250

– Unterforderung/Überforderung 249
– Unterstützung, angepasste 249
– Validation 252
Dendriten 351
Denken, umweltbewusstes 212
Desinfektion 215–219, 203
Desinfektion, chemische 216–219
– Ablagen/Gebrauchsgegenstände 218
– Aldehydderivate 217
– Alkohole 217
– Dosierung 217, 218
– Einwirkungszeit 218
– Flächen 218
– Grundregeln 216
– Halogene 217
– Instrumente 219
– Verbindungen, oberflächenaktive 217
– Verfahren 217
Desinfektion, physikalische 215–216
– Filtration 216
– Strahlung 216
–, thermisch 216
Diabetes mellitus 136–140
– Fußpflege 140
– LA-Unterstützung 139
– Pflegemaßnahmen 138
– Spätschäden 138
Diarrhö 155
Diastole 188
Diastole 310
Diäten 127
Dickdarm 317, 320
Dienstkleidung 209
Dienstschuhe 209
Digitalthermometer 165
Dragees 226, 227
Dranginkontinenz 159
Drehgelenk 334
Drüsenepithel 299
Dünndarm 317, 320
Durchbewegen 58
Durchblutungsstörungen 192
Duschen 107–108
– Gefahren 107, 108
Dyspnoe 176, 178

E
Eierstöcke 325, 349
Eileiter 325, 327
Einmal-Artikel 212
Einreibungen 181
Einschlafphase 46
Eintauchdesinfektion 219

SACHREGISTER

Eisen 124, 294
Eiweiß 122
Ekel, Umgang mit 271–273
– Aspekte, verstärkende 272
– Strategien 273
Elemente, chemische 294
Emesis 155
Emulsion 229
Endokard 309
Endplatte, motorische 335
Energieverbrauch 212
Entsorgung 212
Epidemie 203
Epidermis 338
Epididymis 328, 329
Epikard 309
Epithelgewebe 299
Erbrechen 155–158
– Aspiration 157
– Beobachtung 156
– Häufigkeit/Zeitpunkt 156
– Pflege 157
Ernährung 121–126
Erreger 203
Erythrozyten 304
Ess-Brech-Sucht 135
Essen und Trinken 120–140
– Einschätzung 120
– Hilfsmittel 132
– Krankheitsbilder 135
– Unterstützung 131, 133, 134
Ethanol 217
Ethik 33–34
– Dilemma 34
– Prinzipien 33
Ethylenoxid 214
Eustachische Röhre 347
Exsikkose 341
Extrasystolen 187, 188
Extremitäten 336, 337
Extremitätengürtel 331

F
Faszien 337
Feil, N. 252
Fenster, rundes und ovales 347, 348
Fersenklappen 69
Fett 122
Fettgewebe 300
Fettsäuren 320
Fibrillen 335
Fieber 167–171
–, aseptisches 168
– Ausscheidung 171
–, bakterielles 168
– Beobachtung 171

– Durstfieber 168
– Eiweiße, körperfremde 168
– Ernährung 171
– Faktoren, psychische 168
– Pflege 170
– Trinkmenge 171
– Umgebung/Wohlbefinden 171
– Verlauf 169
– Wadenwickel/Waschung, kühlende 170
– Zeichen 168
Fixation 35
Fixiergurte 40
Flächenreinigung/-desinfektion 218
Fleck, blinder und gelber 345
Fluor 124, 294
Flüssigkeitsbilanz 148
Flüssigkeitsmenge, zu geringe 133
– Folgen 134
– Maßnahmen 134
Flüssigkeitsschutz 342
Flüssigkeitszufuhr 133
Follikelreifung 325
Follikelsprung 326
Formaldehyd 214, 217
Fortpflanzungssystem 303
Frau s. Seine Geschlechtlichkeit leben
Freizeit 260, 262
Frieren 172
Fröhlich, A. 255
Für eine sichere Umgebung sorgen 199–232
Fußbad 99
Fußerkrankungen 62
Fußpflege 99

G
Gallenblase 317, 319
Gallensaft 320
Ganzkörperwäsche, beruhigende/ belebende 258
Ganzwaschung 89–94
– Arme 90
– Beine 92
– Brust 90
– Gesäß 92
– Gesicht/Hals/Ohren 90
– Intimbereich 91
– Material/Vorbereitung 89
– Rücken 90
– Waschen am Waschbecken 94
Gasaustausch 316
Gassterilisation 214
Gaumen 318
Gebärmutter 325, 327

Gebärmutterschleimhaut 326
Geborgenheit 200
Geheimnis 27
Gehhilfen 74–76
Gehirn 350, 351–353, 355
Gehirnblutung 80
Gehörknöchelchen 347, 348
Gehstützen 74
Gehwagen 74
Gelbkörper 326
Gele 231
Gelenkbänder 333
Gelenke, echte/unechte 333
Gelenkformen 334
Gelenkkopf/-pfanne 333
Gelenkspalt 333
Gelenkversteifung 57
Genitalsystem, männliches 328–329
Genitalsystem, weibliches 325–327
Gerechtigkeit 34
Geschlechtlichkeit s. Seine Geschlechtlichkeit leben
Geschmack 318
Geschmacksorgan 345
Gesichtslähmung, halbseitige 81
Gewebe 299–301, 330, 335
Gewichtsabnahme 130
Gewichtskontrolle 128
Gewichtsverlust 135
Gicht 61
Giftstoffabbau 320, 324
Glaskörper 345, 346
Glauben 288
Gleichgewichtsorgan 347–348
Gliazellen 350
Globuline 306
Glomeruli 323
Glossar 361
Glukose 323
Glyzerin 320
Golgi-Apparat 297
Graafscher Follikel 325
Granulat 226, 227
Granulozyten 305
Großhirn 351
Grundlagen 1–36
Gutes tun 33
Guttae 229

H
Haare 344
Haarpflege 86, 100
Haarwäsche 102–103
– im Bett 101
– mit Coiffeurbecken 103
– mit Haarwaschmulde 101

SACHREGISTER

– mit Plastiksack 103
Hallux valgus 61
Halszäpfchen 318
Handbad 99
Hände, kontaminierte 211
Händedesinfektion 210, 212
Händepflege 99, 210
Händewaschen 210
Handgelenk-Blutdruck-Messgerät 189
Handschuhe 210
Harnbereitung 323
Harnblase 322, 324
Harndrang, häufiger 145
Harnleiter 322
Harnröhre 322, 324
Harnstoff 320
Harnsystem 322–324
Harnwegsinfekte 204
Haut 302, 338–343
– Aufbau 338
– Aufgaben 341
– Bau- und Speicherfett 339
– Berührungsrezeptoren 339
– Beschaffenheit 341
– Druckpunkte 343
– Farbe 340
– Farbveränderung, pathologische 340
– Keimschicht 339
– Lederhaut 339
– Oberhaut 338
– Schutzfunktionen 342
– Schweiß- und Talgdrüsen 339
– Sinneszellen/-rezeptoren 343
– Unterhaut 339
– Veränderungen, altersbedingte 343
Hautanhangsgebilde 86, 344
Hautinfektionen 204
Hautpflege/-reinigung 86
– Substanzen 87
Hautspannung 341
Heben/Tragen, falsches/richtiges 55–56
Heim-/Spitaleintritt 201–202
– Abholen u. Begrüßen 202
– Aufgaben 202
– Aufnahme des Klienten 201
– Informationen 202
– Verlusterlebnisse 201
Heißluftsterilisation 214
Hemianopsie 81
Hemiparese 81
Hemiplegie 81, 84
– LA-Unterstützung 84

Hemisphären 351
Henle-Schleife 324
Hepatitis-B-Virus 208
Herz 308–310, 312
– Aufbau 309
– Einstellung 308
– Reizbildung/-leitung 310
– Tätigkeit 310
Herzdruckmassage 179
Herzinfarkt 193, 195
Herzkammern 310, 312
Herzkrankheit, koronare/KHK 192
Herzkrankheiten 192–195
– Beobachtung 193
– Blutverdünnung 194
– Pflege 193, 194
Herzkranzgefäße 309
Herz-Kreislaufsystem 302
Herzmuskel 301, 308, 309
Herzschläge 187
Herzstolpern 187
Hinduismus 289
Hirnanhangdrüse 349
Hirnembolie 80
Hirnhäute 353
Hirninfarkt 79
Hirnmark 352
Hirnnerven 353
Hirnrinde 352
Hirnschlagrisiken 80
Hirnstamm 352
Hoden 328, 349
Hodensack 328, 329
Hohlvene 312, 322
Hörgeräte 241–244
– Hinter-dem-Ohr-Geräte 244
– Im-Ohr-Geräte 241
– Störungen 243
Hormondrüsen 349, 352
Hormone 352
Hormonsysteme 303, 349, 350
Horn 338
Hornhaut 345
Hörorgan 347
Hörprobleme s. Schwerhörigkeit
Hörvorgang 348
Husten 179
Hygiene 208–222
– Arbeitshygiene, persönliche 209
– Fingernägel 209
– Haare 209
– Hände 210
– Heim/Spital 208
– Isolierung 221
– Körperpflege 208
–, persönliche 208, 209

– Umwelthygiene Heim/Spital 212
– Wäsche 219
Hyperglykämie 137
Hyperthermie 167
Hypertonie 191
Hyperventilation 176
Hypoglykämie 137
Hypophyse 349
Hypothalamus 352
Hypothermie 172
Hypotonie 191

I

Immobilität 57, 58
Immobilitätsfolgen 62–64
– Auswirkungen auf LA 63
–, physiologische 63
–, psychische 63
–, soziale 63
Immunabwehrreaktion 306
Immunglobuline 306
Immunität 207
Immunsystem 203, 303
Impfungen, aktive/passive 207–208
– Personal 208
– Voraussetzungen 208
Inaktivität, längere 57
Individualität im Leben 12, 15
Infektion, endogene/exogene 202, 203
Infektion, nosokomiale s. Krankenhausinfektion
Infektion, orale 205
Infektionen, bakterielle 206
Infektionen, virale 206
Infektionseintrittspforten 206
Infektionserreger 206
Infektionslehre 203–232
– Begriffe 203
– Hygiene 208
– Immunität/Immunisierung 207
– Krankenhaus 204
– Medikamente 223
– Reinigung/Desinfektion/ Sterilisation 213
Infektionsquellen 205
Infektionsschutz vor Blutübertragung 220
Infektionsübertragung 203, 205
Informationssammlung 17, 19
Inhalation 182–184
– Atemwege, obere 182
– Atemwege, untere 183
– Gerätereinigung 184
Inkontinenz 158, 324
Inkontinenz, funktionelle 159

SACHREGISTER

Inkontinenzslip 161
Inkontinenzvorlagen 161
Inkubationszeit 203
Instrumentendesinfektion 219
Insulin 136
Interpretieren 24
Interzellularsubstanz 300
Intimbecken 94
Intimsphäre 269
Intimtoilette 91
Iris 345, 346
Islam 289
Isolierung 220–222
– Aufhebung 222
– Desinfektion 221
– Hygienemaßnahmen 221
– Klienten 221
Isopropanol 217

J
Jod 124, 294
Juchli, L. 14
Judentum 288

K
Kalium 124, 294
Kälterezeptoren 355
Kalzium 124, 294
Kapillaren 311
Kapseln 226, 227
Karies 95
Karma 290
Katheterurin 145
Kehldeckel 318
Kehlkopf 315
Keilkissen 69
Keratin 344
Kerntemperatur 355
KHK s. Herzkrankheit, koronare
Klientenaufnahme 201
Klitoris 325, 327
Knochen, kurze, unregelmäßig geformte 331
Knochen, platte 331
Knochenbälkchen 331
Knochenformen 331
Knochengewebe 30, 301
Knochenhaut 331
Knochenmark 330, 331
Knochenverbindungen 333
Knorpelgewebe 300, 330, 333
Kobalt 294
Kochsalzlösung, physiologische/ NaCl 183–184
Kohlendioxid 174–178, 295, 312, 316

Kohlenhydrate 122
Kohlenstoff 294
Kommunikation 234–258
– Appell 235
– Beziehung 235
– Demenzerkrankungen 245
– Grundvorgang 234
– Ich-Botschaften 235
– Sachinhalt 235
– Schwerhörigkeit 239
– Sehbehinderung 237
– Selbstkundgabe 235
– Sender/Empfänger/Nachricht 235
–, verbal/nonverbal 234
– Zuhören 235
Kommunikationsstörungen 236
Kommunizieren 234–258
Kompakta 330
Kondomurinale 161
Kontamination 204
Kontraktur-/prophylaxe 57–58
Kopfdampfbad 182
Korium 338, 339
Koronargefäße 309
Körperflüssigkeiten 295
Körpergewicht 127–131
Körperkreislauf 312
Körperpflege 86–110
– Material/Vorbereitung 88
– Pflege 86
– Pflegesubstanzen 87
– Reinigung 86
–, tägliche
– Voraussetzungen/Ziele 86
– Vorgehen 88
Körpertemperatur 307, 355
Körpertemperatur regulieren 163–172
Körpertemperatur, veränderte s. Fieber; Untertemperatur
Körpertemperaturmessung 165–167
– Messung, axillare 166
– Messung, elektronische 166
– Messung, otale 167
– Messung, rektale 166
– Messung, sublinguale 167
– Messung/Messorte 165
– Thermometer 165
– Thermometer, gebrauchte 167
Körpertemperaturschwankungen, rhythmische 357
Kost, eiweiß-/kalorienreiche 127
Kostformen 127
Krankenhausinfektionen 204
Krisen 278–281
– Abwehrphase 280, 281

– Auslöser 279
– Da-Sein 281
– Definition 278
– Schockphase 279, 281
– Unterstützung 281
– Wahrhabenphase 280, 281
Krohwinkel, M. 14
Kugelgelenk 333, 334
Kussmaul-Atmung 177–178

L
Lagerungen 65–71
– Arten 67
–, atemunterstützende 181
– Dekubitusprophylaxe 113
– Hilfsmittel 69
– Schmerzen 284
– Spezialmatratzen 68, 69, 70
– Thromboseprophylaxe 197
–, unsachgemäße 57
– Ziele 65
Lagerungsschienen 70
Lagesinn 348
Lähmungen 62, 81
Langerhans-Inseln 349
Lautstärkenbelastung 348
Lavabo 94, 318
Lebensaktivitäten/LA 12, 63, 78, 84, 139, 247, 286
– Faktoren, beeinflussende 15
Lebensereignisse, kritische s. Krisen
Lebensmittelpyramide 126
Lebensmodell 12
Lebensspanne 12, 15
Leber 317, 319
Leichtschlaf 46
Leukozyten 305
Lichtbrechung 346
Lipid 122
Liquor 353
Lösungen, oral einzunehmende 229
Lotionen 87
Luftröhre 315, 318
Luftzellenmatratzen 69
Lunge 314, 316
Lungenbläschen 316
Lungenembolie 195, 196
Lungenentzündung 180
Lungenflügel 312, 314, 316
Lungenkreislauf 312
Lutschtabletten 228
Lymphozyten 306
Lyosomen 297

M
Magen 317, 319

SACHREGISTER

Magensaft 319
Magersucht 135
Magnesium 124
Mangan 294
Mann s. Seine Geschlechtlichkeit leben
Marcumar 194
Mark, verlängertes 353
Markscheide 350, 351
Maslow, A. 12
Maßnahmenplanung 21
Mastdarm 317
Matratzen 39, 68, 69, 70
Maximalthermometer 165
Medikamente, Umgang mit 223–232
– Aerosole 225
– Allergien 232
– Applikationsarten 225
– Aufbewahren 223
– Aufgaben 223
– Formen, feste 225, 227
– Formen, flüssige 225, 228, 229
– Formen, halbfeste 225
– Lagerung/Schutzlagerung 224
– Medikamente, veränderte 225
– Nebenwirkungen 232
– Pflaster 225
– Präparate, lichtempfindliche 225
– Regeln 232
– TTS 225
– Verabreichung, enterale 225
– Verabreichung, lingual/sublingual 228
– Verabreichung, orale 226, 227, 228, 229
– Verabreichung, parenterale 226, 231
– Verabreichung, rektale 230
Meißner-Körperchen 339, 343
Melanin 338, 342
Mengenelemente 294
Menschenrechte 35–36
Menstruationszyklus 326
Mikroben 204
Mikrobizid/Mikrobizidie 204
Mikrolagerung 68
Mikroorganismen, apathogene/ pathologische 203
Mikrovilli 320
Miktionsschema 160
Miktionsstörungen 145
Mineralstoffe 123, 124, 293
Mitochondrien 297
Mittelhirn 352
Mittelstrahlurin 145

Mixturen 229
Mobilisation des Klienten 71–74, 180
– An den Bettrand setzen 72
– Aufstehen 73
– Hochrutschen im Bett und Hochheben 71
– Klienten führen 74
– Sich-Hinsetzen 74
– Transfer 72
– Verschieben, seitliches 71
Mobilität 54, 58
Mobilitätsstörungen 59–62
Modell 12
Molybdän 294
Monozyten 305
Morbus Parkinson 77–79
– LA-Unterstützung 78
– Symptome/Ursachen 77
Morgenurin 145
Multi-Infarkt-Demenz 245
Mundhöhle 317, 318
Mundhygiene 95–99
–, spezielle 99
Muskelfasern 335
Muskelgewebe 301, 335
Muskelkontraktion 335, 351
Muskeln, glatte 301
Muskeln, quergestreifte 301, 335–337
– Aufgaben 335
– Erregung, nervale 335
– Gliederung 336
– Körperrückseite 337
– Körpervorderseite 336
– Spieler/Gegenspieler 336
–, spindelförmige/platte 335
Muskel-Venen-Pumpe 197, 335
Muskelverkürzung 57
Myokard 309
Myosin 335

N

Nachttisch 40
Nägel 344
Nährstoffe 121
Nahrungsaufnahme-Unterstützung 131
Nahrungsbestandteile, unverdaubare 320
Nahrungsbrei 319
Nahrungsfasern 122
Nahrungskarenz 127
Nahsehen 346
Nase 315, 345
Nasenflügelatmung 177–178

Nasenhöhle 318
Nasenpflege 109
Nasentropfen 231
Natrium 124, 294
Nebenhoden 328, 329
Nebennieren 322, 349
Neglect 83
Nekrose 193
Nervenbahnen, motorische/sensible 350
Nervengewebe 301, 350
Nervensystem 303, 350–354
Nervensystem, peripheres/PNS 350, 353–354
Nervensystem, vegetatives (autonomes) 349, 354
Nervensystem, willkürliches (somatisches) 350
Nervensystem, zentrales/ZNS 350, 351–353
Nervenzellen (Neurone) 350, 351
Netzhaut 345
Neuriten 351
Nicht schaden 33
Nieren 322–324
Nierenbecken 323
Nierenkörperchen 323
Nierenmark 323
Nierenrinde 323
Nitroglyzerin 192
Noradrenalin 349
Normallagerung 67

O

Oberarm-Blutdruck-Messgerät 189
Oberkörperhochlagerung 67, 181
Obstipation 154
Ödeme 341
Ohr 347–348
–, äußeres 347
–, inneres 348
– Mittelohr 347
Ohrenpflege 110
Ohrentropfen 231
Ohrmuschel 347, 348
Ohrthermometer 166
Ohrtrompete 347
Ölbad 87
Oligurie 143
Operationsvorbereitung 52
Ordnung 200
Organe/Organsystem 301–303
Orientierungsverlust 81
Orthopnö 178
Osteoporose 60
Östrogen 326

SACHREGISTER

Ovarien 325
Ovulation 326

P

Palliativpflege s. Sterben und Tod
Pandemie 204
Pankreas 137, 317, 319, 349
Papillen 318
Paradontitis 95
Parasiten 206
Parasympathikus 354
Parese 62
Pari-Vernebler 183
Parkinson 77
Parotitisprophylaxe 98
Pasten 231
Pathologie 294
Patientenheber 75
Patientenrechte 35–36
– Charta Krankenhauspatienten 36
Patiententransfers s. Mobilisation
Paukenhöhle 347
Penis 328, 329
Pepsine 319
Perikard 309
Periost 331
Peristaltik 319, 320
Pflaster 231
Pflege, reaktivierende 82
Pflegeanamnese 17–19
– Checkliste 19
Pflegebericht 22
Pflegebetten, elektrische 36
Pflegediagnose 18
Pflegedokumentation 22
Pflegemodelle 12–15
Pflegeplanung 17–22
– Maßnahmen 21
– Maßnahmendurchführung 22
– Planung, individuelle/
  standardisierte 21
Pflegeprozess 16
Pflegeprozessschritte 17
Pflegeziel formulieren 20
Phagozytose 298
Phosphor 124, 294
Pigmentzellen 339, 340, 342
Pilzinfektionen 206
Plaque 95
Plasma 306
Plasmaeiweiße 306, 307
Plegie 62
Pleura 316
Pneumonieprophylaxe 180
PNS s. Nervensystem, peripheres
Polyurie 143

Präventivmedizin 204
Prellungen 61
Privatsphäre 270
Problemerkennung 18
Problemlösungsprozess 15, 16
Progesteron 326
Prostata 328, 329
Protein 122
Prothesenpflege 97–98
Protozoen 206
Puder 231
Puls 185
Pulsfrequenz 187, 188
Pulskontrolle 185–187
– Messorte 186
– Schläge zählen 186
Pulsrhythmus 187, 188
Pulswelle 185
Pulver 226, 227
Pupille 345
Pyramidenbahnen 353
Pyramidenkreuzung 353
Pyrogene 167

Q

Quats 217
Quetschungen 61

R

Rachen 315, 318
Rasieren 100–101
Reflexe/Reflexbogen 354
Reflexinkontinenz 159
Regenbogenhaut 346
Reglerstoffe 121
Reinigung/Reinigungsmittel 213
Reinigungsbad 103–106
– Klienten, bewegungs-
  eingeschränkte 105
Reizhusten 179
REM-Schlaf 45
Renin 324
Ressourcenerkennung 18
Retikulum, endoplasmatisches 297
Riechorgan s. Nase
Rindenfelder 351
Röhrenknochen 331
Rollator 75
Roper, N. 12, 13
Roper-Logan-Tierney-Pflegemodell
  12, 13, 15
Rückenlagerung 67, 83
Rückenmark 350, 353
Rückenmarksnerven 354

S

Salbe 231
Salzsäure 319
Samenbläschen 328, 329
Samenleiter 328, 329
Samenzellen 329
Sammelurin 145
Sattelgelenk 334
Sauerstoff 174–178, 294, 295, 312, 316
Schädel 331
Schallwellen 348
Scham 269
Schamgefühle, Umgang mit 270
Schamlippen, große/kleine 325, 327
Scharniergelenk 334
Schaumstoffring 69
Scheide 325, 327
Scheidenvorhof 327
Schenkelhalsfraktur 60
Schilddrüse 349
Schlaf, der 45, 260
Schlafen 37–52
Schlaffelle 69
Schlafgewohnheiten 48
Schlafmuster 46
Schlafphasen 45
Schlafprogramm, normales 46
Schlafstörungen 47–51
– im Alter 51
Schlaftypen 47
Schlafunterstützung 48, 49
Schlaganfall 79–84
– Bobath-Therapie 82
– Krankheitszeichen 80
– Lagerung 82, 84
– Lähmungen 81
– Pflege 82
– Raumgestaltung 83
– Risiken 80
– Sprach- u. Sehstörungen 81
– Therapiekonzept 81
– Ursachen 79
Schleimbeutel 337
Schleimhautinfektionen 205
Schließmuskel 322
Schluckvorgang 318
Schlüsselelemente 294
Schmerzen 282–284
– Beobachtung der Reaktionen 283
– Einschätzung 282
– Hinweise 283
– Lagern/Umlagern 284
– Linderung 284
– Nachsorge 284
– Physiologie 282

SACHREGISTER

– Skalen 282
– Therapie, physikalische 284
Schmerzskala, numerische 282
Schmierinfektion 204, 205
Schmuck 209
Schmutzwäsche, Umgang mit 219
Schnappatmung 177
Schnecke 348
Schock 279
Schräglagerungssystem 69
Schüttelfrost 169
Schwefel 294
Schweigepflicht 26
Schweißausbrüche 168
Schweißdrüsen 342
Schwerhörigkeit 348
Schwerhörigkeit, Umgang mit 239–244
– Geräte s. Hörgeräte
Schwitzen 342
Sehbehinderung, Umgang mit 237–239
– An- u. Ausziehen 238
– Begleiten/Führen 238
– Betroffene 239
– Eintritt 237
– Körperpflege 238
– Sich hinsetzen 238
Sehen 346
Sehnen 333, 337
Sehnenscheiden 333, 337
Sehnerv 345
Sehorgan 345–346
Seife 87
Seine Geschlechtlichkeit leben 267–275
– Ekel 271
– Frau oder Mann sein 268
– Intimsphäre 269
– Intimzone 269
– Privatsphäre 270
– Scham 269, 270
– Sexualität 274
– Sozialzonen 269
– Tabuzonen 269
– Übereinstimmungszonen 269
– Verletzbarkeitszonen 269
Seitenlagerung 67, 83, 181
Sekretansammlung 179
Sekretlösung/-lockerung 181
Selen 124, 294
Sensibilitätsverlust 81
Sepsis 204
Sexualhormone 326, 329
Sexualität 274–275
– Bedürfnisse/Verhaltensweisen 274

– Folgerungen 275
Sich beschäftigen 260–266
– Arbeit/Freizeit/Schlaf 260, 261
– Arbeit/Freizeit in Lebensaltern 262
– Aufgaben/Beispiele 266
– Aufgaben vs. Aktivitäten 264
– Bedeutung 260
– Beschäftigung, geglückte 264
– Beschäftigungswegfall 261
– Einschränkungen/Probleme 263
– Einschränkungen/Probleme Personal 265
– Unterstützung 263
– Ziele 261
Sich bewegen 53–84
– Krankheitsbilder, beeinflussende 77
Sich kleiden 114–118
– An- u. Auskleiden 115
– Hilfsmittel 117
– Hilfsmittel Ankleiden 118
– Hose 116
– Jahreszeit 115
– Oberteil 116
– Spital- u. Wohnheim 115
Sich sauber halten 85–114
Sicherheit im Alltag 200
Sicherheitsbedürfnis 200
Sicherungsdecke 70
Sinn finden 278–292
Sinnesorgane/-sytem 345–348, 350, 352
– Auge 345
– Haut 343, 345
– Hör- und Gleichgewichtsorgan 347
Sirup 229
Skelett 331–333
Skelettmuskeln s. Muskeln, quergestreifte
Skrotum 328, 329
Smiley-Schmerzskala 283
Sondermüll 212
Soorprophylaxe 98
Speichel 318
Speicheldrüsen 318
Speicherfett 300, 339
Speiseröhre 317, 318, 319
Spermien 329
Spezialbetten 40
Spezialkissen 69
Spezialmatratzen 68
Spinalnerven 353, 354
Spitaleintritt s. Heimeintritt
Spontanurin 145

Sprays mit Treibgas 212
Spurenelemente 294
Sputum 179, 318
Staub 213
Steckbecken 150
Steckbeckenautomat 216
Steckkapseln 227
Sterben und Tod 277, 284–292
– Abschiedsrituale 292
– Dinge, belastende störende 286
– Glaubensüberzeugungen 288
– Hirntod 291
– LA-Unterstützung 286
– Maßnahmen nach Todeseintritt 292
– Pflege, palliative 285
– Situationen, belastende, Umgang mit 290
– Tod, biologischer 291
– Todeszeichen, sichere/unsichere 291
– Umgebungsgestaltung 285
– Verstorbene, Umgang mit 288
– Wohlbefinden 287
Sterilgut, Umgang mit 214–215
– Lagerungsdauer 215
– Richtlinien 215
Sterilisation 204, 213–215
Sterilisationsverfahren 214
Steuerungssysteme 349–357
Stickstoff 294
Stimulieren s. Basale Stimulation
Stoffwechsel 121–126, 295, 311
Strahlenschutz 342
Strahlung 357
Stressinkontinenz 159
Stridor 179
Stuhl 153–154, 320
– Beimengungen 154
– Beobachtung 153
Stuhlentleerung, gestörte 154
– Durchfall 155
– Verstopfung 154
Sturzprophylaxe 65
Sturzursachen 64
Stützgewebe 300, 330
Subkutis 338, 339
Sublingual-Kapseln 228
Sublingual-Tabletten 228
Substanz, weiße und graue 351
Superweichmatratzen 70
Suppositorien 230
Sympathikus 354
Synapsen 351
Syndets 87
Synonymwörterliste 359

SACHREGISTER

Systole 188, 310

T
Tabletten 226, 227
Tachykardie 187, 188
Tachypnö 176
Temperaturregulationszentrum 355
Testes 328, 349
Testosteron 329
Thalamus 352
Thrombose 193, 194
Thrombose, venöse 195–196
– Risikofaktoren 196
– Ursachen 195
– Zeichen 196
Thromboseprophylaxe 196–198
– Beine einbinden 198
– Kompressionsstrümpfe 197
– Lagerung 197
– Muskelpumpe 197
Thrombozyten 306, 307
Tieflagerung 67
Tiefschlaf 46
Tod s. Sterben und Tod
Todesangst 193
Toilettengang 150
Toilettentraining 160
Töne/Tonfrequenz 348
Tränendrüsen 346
Traubenzucker 320
Träume 46
Treibgas 212
Trinkmengenformular 134
Trizeps 336
Trommelfell 347, 348
Tröpfcheninfektion 204, 205
Tropfen 229, 231
TTS 225, 231
Tuben 325, 327, 349
Tussis 179

U
Übergewicht 129
Überhitzung 356
Überlaufinkontinenz 159
Übersäuerungsatmung 177–178
Ultraschallvernebler 183
Umkehrisolierung 220, 222
Unabhängigkeit 200
Unguentum 231
Untergewicht 130
Untertemperatur 172
Urin/Urinmenge 143–153
– Beimengungen, pathologische 145
– Farbe/Geruch 144
– Gewinnung 145
– Messungen 145
– Untersuchungen 147
– Veränderungen 144
– 24-Stunden-Urin 146
Urinausscheidung, gestörte 143, 145
– Unterstützung 150
Urinbestandteile 324
Urinbeutel 151–152
Urinflasche 151
Urininkontinenz 158
– Form 159
– Hilfsmittel 161
– Kleidung 162
– Maßnahmen 160
– Umgebung gestalten 162
– Ursachen 158
Uterus 325, 327
UV-Strahlen 342

V
Vagina 325, 327
Vaginalzäpfchen 231
Validation 252–254
– Grundsätze/Werte 253
– Prinzipien 253
– Techniken 254
Venen/Venolen 312
Verdauung, chemische/mechanische 321
Verdauungssäfte 320
Verdauungssystem 302, 317–321
– Anteile 317
Verstorbene s. Sterben und Tod
Verwirrtheit, akute 245
Verwirrtheit, chronische s. Demenz
Viren 206
Vitamine 123, 125
Vollkost 127
Vollkost, leichte 127
Vomitus 155
Vorsteherdrüse 328, 329

W
Wahlkost 127
Wahrnehmen 24–26
– Klischees/Stereotypen 26
– Prozess, komplexer 25
Wärme 335
Wärmeabgabe 356
Wärmehaushaltsregulation 342, 355–357
– Körperkern/Körperschale 355
Wärmeleitung 357
Wärmeproduktion 356
Wärmerezeptoren 355
Wärmeverteilung 307
Waschen am Waschbecken 94
Wasser 87, 121, 124, 295
Wasserausscheidungskontrolle 323, 324
Wasserhaushalt, gestörter 148, 149
Wasserlassen, schmerzhaftes 145
Wasserstoff 294
Wasserverdunstung 357
Weichkapseln 228
Weitsehen 346
Wickel 181
Wiedergeburt 290
Wischdesinfektion 218
Wohnlichkeit 38
Wunden 61
Wundinfektion 203, 204
Wundverschluss 307
Würmer 206
Wurmfortsatz 317

Z
Zähne 317, 318
Zahnersatz-Pflege 97–98
Zahnpflege 95–97
– Grundpflege, zahnmedizinische 97
– Menschen, alte 96
– Putztechnik 96
Zäpfchen 230
Zellarten 298
Zellen 335, 296
Zellkern 296
Zellleib 296
Zellmembran 296, 297
Zellorganellen 297
Zellstoffwechsel/-lebens-eigenschaften 297
Zentriolen 297
Zeugen Jehovas 290
Zevi-Decke 70
Ziliarkörper 345
Zimmer/-ausstattung 38
Zink 124, 294
ZNS s. Nervensystem, zentrales
Zuckerkrankheit 136
Zunge 317, 318, 345
Zuverlässigkeit 200
Zwillingspuls 187, 188
Zwischenhirn 352
Zwölffingerdarm 317, 319
Zytoplasma 296